写真で学ぶ 整形外科テスト法

増補改訂新版

ジョセフ J. シプリアーノ 著
斉藤明義 監訳

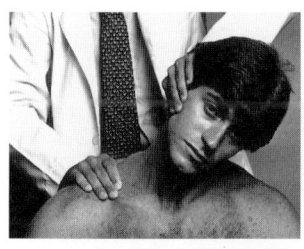
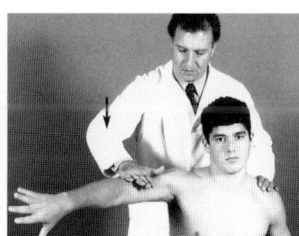
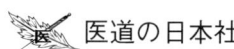

医道の日本社

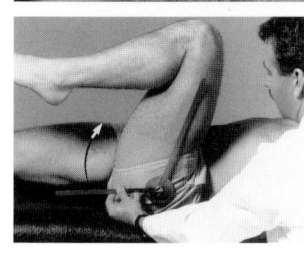

PHOTOGRAPHIC MANUAL OF
REGIONAL ORTHOPAEDIC
AND NEUROLOGICAL TESTS

Authorized translation of the original
English edition,
"photographic manual of REGIONAL ORTHOPAEDIC AND NEUROLOGICAL TESTS",
Fourth Edition
by Joseph J. Cipriano
Copyright ©, 2003 by Lippincott Williams & Wilkins
Japanese translation rights arranged with Lippincott Williams & Wilkins through
Japan UNI Agency, Inc., Tokyo.
Fourth Japanese edition copyright © 2004 by Ido-no-Nippon-sha, Inc. Tokyo.
All rights reserved.

まえがき

『写真で学ぶ整形外科テスト法』は初版以来約20年が経ち，改訂版も4版を数えるに至りました．読者は情報が論理的かつ正確に提供されさえすれば，すばやく技術や知識を習得します．このため，このマニュアルは4版を通じて同じように構成されており，整形外科や神経学の専門医と学生向けに，整形外科の身体的テストと神経テストを正しく行い，正確な診断をするための手引書となっています．様々なテスト法をまず解剖学的な見地から局所的に大きく分け，さらにこれを診断学的にみて細分類しました．この区分の仕方によって，医師や学生は様々な整形外科的および神経学的症状を診断しやすくなります．

第4版もそれまでの版と同様，読者の使いやすさが考慮されています．各テストには検査法を的確に示す写真が掲載されています．また，コンセプトが明快になるように解剖図も随所に掲載されています．各テストの内容はすべて1ページ，あるいは2ページに示されており，とても見やすいレイアウトとなっています．

この新版には，新しい写真と解剖図で解説したおよそ50種類の新しいテストが紹介されています．新しく加わった2つの特徴は，臨床解説（それぞれの診断を行うための簡潔な臨床解説）および画像検査の提案（それぞれの症状に応じた画像診断の提案）です．いずれも便利に，見やすく表示されています．さらに，敏感度／信頼度のスケール が加えられています．それぞれのテストは，望ましい結果をもたらす動きの生物力学に基づいて段階づけられています．敏感度／信頼度の段階は，より敏感で信頼度の高いテストを最初に示し，効率よくテストを選択するための順序を論理的に提示しています．

この第4版は，伝統的で標準的なテストを効率よく学べると同時に，新しい身体的整形外科テストと神経テストも学べるようになっています．

この手引書が臨床技術の向上に役立ち，ひいては私たちのもとを訪れる患者の皆さんの幸せにつながるものと信じています．

ジョセフ J. シプリアーノ D.C.

謝　辞

この本の完成にあたってご助力いただいた次の方々に感謝の意を捧げます．

J.ランダッツォD.C., マークE.ホワイトD.C.およびウォーレンT.ヤーンD.C.からは，原稿の技術的点検と貴重なご示唆をいただきました．

マーク・デルサントロ氏，スティーブ・ハイト氏，L.F.ジャーニガン博士，そしてミシェル・ラーソン氏は，卓越した写真技術によってこの手引書の正確さを高めてくださいました．

そして，アンソニー・コンティチェリ氏，ジョン・ミチー氏，バリー・シルバースタイン氏，ジョセフ・カステラーナ氏，マークE.ホワイト氏，ルーカス・ウェルズ氏の6氏には，モデル役として時間を費やし，プロフェッショナリズムを発揮してくださったことに感謝します．

また，リディア・キビュイク氏は，素晴らしいアートワークに新たにイラストを加えてくださり，この手引書全体を通して，読者の解剖学的構造に対する理解を深めてくれています．

スティーブンP.ワイニガーD.C.は，その経験と専門知識を生かし，姿勢診断に関する重要な章を執筆してくださいました．

最後に，出版に至るまで常に辛抱強く励ましてくださったのはリッピンコット・ウィリアムス＆ウィルキンス社のピート・ダーシー氏，リンダ・ナポラ氏，そしてジェン・アジェロ氏の3氏です．

ジョセフJ.シプリアーノD.C.

監訳のことば

『写真で学ぶ整形外科テスト法』は今回で4版の改訂版を出版する事になりました．本書の特徴は，1ページあるいは2ページで一つのテスト法がわかるように，そして見やすい図解，写真を多用する工夫がされてきた事です．

今回は第1章に，診断に必要な既往歴，現病歴の取り方，視診，触診，可動域の計測法，その他適当な補助的画像診断法のすすめが書かれています．さらに，今までになかった「姿勢の評価」が第2章に述べられており，全部で19章からなっています．

わが国では，医療施設を訪れる患者さんの中，運動機能障害を主訴に来院する患者さんは循環器疾患についで第2位となっています．これらの患者さんに的確な診断をすることは，決して容易なことではありません．本書を参考にすることで，仮にその疾患を引き起こした原因の全容がわからなくても，その疾患にたどり着くことができ，解明の糸口をつかむことで，次の参考書を開く事ができれば幸いです．

監訳にあたっては著者の意図するところを損なわないように十分注意したつもりですが，分かりにくい点，不十分な点があるかと思います．今後さらに版を重ねることで，より完全なものにしていくつもりです．

原著者，医道の日本社，ならびに本訳にあたりご協力を戴きました日本大学医学部整形外科学教室，スポーツ整形外科研究班の皆様に深謝いたします．

2004年7月

斉藤明義

目　次
CONTENTS

まえがき　Ⅲ
謝　辞　Ⅳ
監訳のことば　Ⅴ

第1章　臨床評価プロトコル／1
患者の病歴　2
観察もしくは視診　4
触　診　5
関節可動域　6
特殊な理学的，整形外科学的および神経学的テスト　9
X線診断と特殊画像診断法　11
機能テスト　16
まとめ　17

第2章　姿勢の評価／18
なぜ姿勢が重要なのか　19
構造上の姿勢変化に対する適応性姿勢変化：体型，傷害，習慣　19
姿勢評価の方法と観察　22
姿勢のタイプ　28
姿勢症候群　29
その他の姿勢の歪み，適応性および病理学　31

第3章　頚椎部整形外科テスト／42
頚椎部整形外科検査フローチャート　44
触　診　45
頚椎可動域　51
頚椎の抵抗下等尺性筋力テスト　56
椎骨脳底部の循環の評価　60
鎖骨下動脈の異常　72
鑑別診断：挫傷と捻挫　74
頚椎骨折　76

頚椎の不安定性　80
占拠性病変　84
頚椎内の神経の圧迫と刺激症状　87

第4章　頚椎神経根／99
C5　104
C6　107
C7　109
C8　113
T1　116

第5章　肩関節部整形外科テスト／118
肩関節部整形外科検査フローチャート　121
触　診　122
肩関節可動域　130
腱炎（棘上筋）　136
腱炎（上腕二頭筋）　139
滑液包炎　143
肩甲上腕関節の前方不安定性　146
肩甲上腕関節の後方不安定性　154
肩関節多方向不安定性　158
関節唇損傷　161
ローテーター・カフ（腱板）不安定性　164
上腕二頭筋腱の不安定性　166
胸郭出口症候群　171
腕神経叢の刺激症状　177

第6章　肘関節部整形外科テスト／183
肘関節部整形外科検査フローチャート　185
触　診　186
肘関節可動域　194
外側上顆炎（テニス肘）　198

内側上顆炎（ゴルフ肘）　202
　　靱帯不安定性　204
　　神経障害（ニューロパシー）と圧迫症
　　　候群　207

第7章 手関節部整形外科テスト／213
　　手関節部整形外科検査フローチャ
　　　ート　214
　　触　診　215
　　手関節可動域　221
　　手根管症候群　225
　　尺骨神経管症候群　231
　　狭窄性腱鞘炎　232
　　手根不安定性　234

第8章 手部整形外科テスト／237
　　触　診　238
　　関節不安定性　242
　　関節包テスト　244
　　腱不安定性　246

第9章 胸椎部整形外科テスト／250
　　胸椎部整形外科検査フローチャ
　　　ート　251
　　触　診　252
　　胸椎可動域　259
　　脊柱側弯と脊柱後弯の検査　262
　　胸椎の骨折　265
　　神経根障害　267
　　肋椎関節強直症　270

第10章 腰椎部整形外科テスト／272
　　腰椎部整形外科検査フローチャ
　　　ート　274
　　触　診　275
　　腰椎可動域　282
　　関節機能障害テスト　285
　　腰椎骨折　289
　　腰椎神経根と坐骨神経の刺激症
　　　状と圧迫テスト　290
　　占拠性病変　311

　　鑑別診断：腰椎損傷と腰仙部損傷　314

第11章 腰椎神経根障害／320
　　T12, L1, L2, L3（臨床解説）　321
　　T12, L1, L2, L3　324
　　L2, L3, L4　326
　　L4　328
　　L5　330
　　S1　334

第12章 仙腸関節部整形外科テスト／337
　　仙腸関節部整形外科検査フロー
　　　チャート　338
　　触　診　339
　　仙腸関節の捻挫　342
　　仙腸関節障害　348

第13章 股関節部整形外科テスト／353
　　股関節部整形外科検査フローチャ
　　　ート　355
　　触　診　356
　　股関節可動域　362
　　先天性股関節形成不全　368
　　股関節の骨折　371
　　股関節拘縮テスト　372
　　股関節障害　377

第14章 膝関節部整形外科テスト／383
　　膝関節部整形外科検査フローチャ
　　　ート　385
　　触　診　386
　　膝関節可動域　397
　　半月板不安定性　399
　　ひだテスト　409
　　靱帯不安定性　412
　　膝蓋大腿機能障害　422
　　膝関節水腫　425

第15章 足関節部整形外科テスト／428
　足関節部整形外科検査フローチャート　429
　触診　430
　足関節可動域　440
　靱帯不安定性　444
　足根管症候群　448
　アキレス腱の断裂　451

第16章 その他の整形外科テスト／455
　末梢動脈不全　456
　深部静脈血栓症　460
　詐病の評価　462
　髄膜の刺激症状と炎症　467
　脚長測定　471

第17章 脳神経／473
　嗅神経（Ⅰ）　476
　視神経（Ⅱ）　477
　検眼鏡検査［法］（検眼鏡による眼底検査）　480
　動眼神経，滑車神経，外転神経（Ⅲ，Ⅳ，Ⅵ）　482
　三叉神経（Ⅴ）　485
　顔面神経（Ⅶ）　488
　聴神経（Ⅷ）　491
　舌咽神経と迷走神経（Ⅸ，Ⅹ）　497
　副神経脊髄根（Ⅺ）　500
　舌下神経（Ⅻ）　502

第18章 神経反射／504
　病的反射（上肢の神経反射）　505
　病的反射（下肢の神経反射）　509
　皮膚表在反射　514

第19章 小脳の機能テスト／517
　上肢の機能テスト　518
　下肢の機能テスト　523

　和文索引　528
　欧文索引　534

第1章
臨床評価プロトコル
CLINICAL ASSESSMENT PROTOCOL

患者の病歴　PATIENT HISTORY　　2
    直接的問診法　Closed-Ended History　　3
    自由問診法　Open-Ended History　　3

観察もしくは視診　OBSERVATION / INSPECTION　　4
    皮膚　Skin　　4
    皮下の軟部組織　Subcutaneous Soft Tissue　　4
    骨の構造　Bony Structure　　4

触診　PALPATION　　5
    皮膚　Skin　　5
    皮下の軟部組織　Subcutaneous Soft Tissue　　5
    脈拍　Pulse　　6
    骨の構造　Bony Structure　　6

関節可動域　RANGE OF MOTION EVALUATION　　6
    他動的関節可動域　Passive Range of Motion　　6
    自動的関節可動域　Active Range of Motion　　8
    抵抗可動域　Resisted Range of Motion　　9

特殊な理学的，整形外科学的および神経学的テスト
SPECIAL PHYSICAL, ORTHOPAEDIC, AND NEUROLOGIC TESTING　　9
    敏感度／信頼度のスケール　Sensitivity / Reliability Scale　　10

X線診断と特殊画像診断法　DIAGNOSTIC IMAGING AND OTHER SPECIALIZED STRUCTURAL TESTING　　11
    単純X線撮影　Plain Film Radiology　　11
    コンピュータ断層撮影（CT）　Computed Tomography　　12
    磁気共鳴映像法（MRI）　Magnetic Resonance Imaging　　13
    脊髄造影法　Myelography　　14
    骨シンチグラフィー　Skeletal Scintigraphy　　15

機能テスト　FUNCTIONAL TESTING　　16
    脳波検査　Electroencephalography　　16
    筋電図検査　Electromyography　　16
    体性感覚誘発電位　Somatosensory Evoked Potential　　16
    画像診断の提案　Suggested Diagnostic Imaging　　16

まとめ　SUMMARY　　17

解剖学と生体力学の原理を完全に理解することは，整形外科および関連神経の状態を正しく評価するための基礎となる．整形外科および神経の機能障害を診断する上で，構造と機能とその役割の関係を理解するには，これらの原理を知ることが必要である．また，臨床家はある患者にとっては正常かもしれない解剖学的および生体力学的異型にも精通していなければならない．

本書は主に，整形外科や関連神経の検査に不可欠な理学的検査法を取り上げる．診断は理学的検査だけでなく，単純X線撮影，CT，MRIなどの標準的な方法も含む．臨床家は患者の状態を評価するために適切なプロトコルを行わなければならない．

この章では，整形外科および関連神経の問題を評価するための適切なプロトコルについて述べる．ここで取り扱う方法を正しく実践すれば，患者の状態を視覚化するためのパズルのパーツを集めることができる．パズルのそれぞれのピースは，臨床診断プロトコルにおいてそれぞれの検査法で集めた情報に類似している．臨床診断プロトコルは表1.1に示されている．

臨床診断の間に所見を文書化する必要がある．診断の結果を記録するのに最もよく用いられる方法は，SOAP（主観的，客観的，評価，計画）記録フォーマット（表1.2）を用いた問題志向記録方法である．

臨床診断プロトコルは，包括的，組織的，かつ再生可能なシステムである．このプロトコルは筋骨格および神経の障害を評価するのに不可欠なツールである．

● 患者の病歴　PATIENT HISTORY

きちんと病歴をおさえることは，臨床評価プロトコルの最も重要な項目の1つである．完全で詳細な病歴は，患者の状態の評価において非常に貴重なものである．我々は病歴のみによって適正な診断を下すことができる場合もある．

臨床家は，患者の病歴の中で臨床上，最も有意義な部分を重視すべきである．そして臨床上，最も有意義な部分に集中しながらも，その時点で関連性が見えても見えなくても，患者の病歴のすべてを入手することを忘れてはならない．臨床診断中に関連性がないと思われた情報が大いに役立つ時が来ることもあるからである．

病歴は患者の性格や指示に従う能力や意志を見極める上でも役立つ．同じ障害で多数の医師にかかりながら，ほとんど，あるいは全く臨床に役に立つことのない病歴しか持っていない患者は，状態を改善させる意志がないか，能力がないという可能性がある．

患者を問題に集中させ，現状から逃れさせないようにすることが重要である．きちんと病歴を得るためには，問題についての患者の懸念や，診断と治療への期待を注意深く聞くことが肝要である．患者から情報を得る時，「この動きは痛いですか？」というように患者に質問の答えを誘導してはならない．「この動きはどう感じますか？」というように質問すべきである．

こうした病歴は，患者の主訴，既往歴，家族歴，職歴ならびに社会歴を中心とするものでなければならないが，これらのみに限定されるものではない．

問診は，下記の2つの段階で行われなければならない．

表1.1　臨床診断プロトコル

- 患者の病歴
- 視診・観察
- 触診
- 可動域
- 整形外科および神経テスト
- 画像診断
- 機能テスト

表1.2　ＳＯＡＰ記録フォーマット

主観的（Subjective）	主観的所見は患者の病歴を取って評価する
客観的（Objective）	客観的所見は客観的要素を測定する観察と特別なテストによって評価する
評価（Assessment）	評価は主観的および客観的所見と検査を集積したものに基づく
計画（Plan）	計画には他のテストや治療のオプションが含まれる

表1.3　ＯＰＱＲＳＴ記憶術

- O：症状あるいは主訴の始まり（Onset of complaint）
- P：苦痛を誘発する，あるいは緩和する事項（Provoking or palliative concerns）
- Q：痛みの質（Quality of pain）
- R：特定の部位への広がり（Radiating to a particular area）
- S：症状あるいは主訴の部位および重篤度（Site and severity of complaint）
- T：症状あるいは主訴の期間（Time frame of complaint）

直接的問診法　Closed-Ended History

最初の段階は，直接的な質疑応答方式であり，この方法では，患者は直接，率直な質問に答える．またこの段階では，書式を用いて患者に記入させる．

自由問診法　Open-Ended History

直接的問診後に，自由問診を実施する必要がある．この場合には，患者と検者が自由な対話を行って患者の状態について話し合う．直接的問診によって検者は患者が抱える問題に辿り着くかもしれないが，現在の状態についての患者の不安や懸念を扱うことができない場合もある．また患者が現在の主訴に直接または間接的に関係する他の問題を有していても，直接的問診ではそれらの問題を対処できない場合もある．

自由問診法は，ディスカッション形式で行うこともでき，この場合には，検者も患者も互いに質問を交わす．このようにして，検者は患者と患者の訴えについて，必要な追加情報を得ることができる．患者の訴えのすべての面を十二分に調査し，評価しなければならない．

検者は患者に現在の問題に集中させて，無関係な話題を排除し，患者と良い関係を築くべきである．この評価にはOPQRST記憶術（徴候，苦痛を誘発するあるいは緩和する事項，痛みの質，広がり，部位と重篤度，期間）を組み入れることができる（表1.3）．

現在の主訴をすべての面で見極めたら，病歴に焦点を絞る．「患者はこの病気か他の病気で以前にも問題を抱えていたか？」といった情報は，問題の評価と対処法の洞察に役立つ．

家族歴は，遺伝性の家族性疾患についての患

者の傾向の手がかりを我々に与えてくれることがある．ほとんどの神経学的問題および整形外科的問題は，家族に遡って追跡調査することができる．

職歴および社会歴も，患者の問題（例えば，オーバーユース症候群）を引き起こしている要因につながる場合があるため，重要である．また，患者が仕事上で控えなければならない動作がある場合に，それが本当に患者にとってに好ましいことかどうかを判断する助けにもなる．例えば，「持ち上げる」，「曲げる」といった動作やテニスやゴルフは，患者にとって禁忌である場合がある．また，患者が他の種類の仕事に就くための再教育を受ける必要がある場合もある．

● 観察もしくは視診　OBSERVATION／INSPECTION

患者の全体的外見と動きの状態を観察する．体型（やせ型，肥満型，身長の高低）ならびに外見上の姿勢のずれ，動きでは歩行，筋性防御，代償性の動きを記録し，機能的評価の助けとする．

視診は，皮膚，皮下の軟部組織，骨構造の3つの層に分けて行う．それぞれの層は，潜在的な病状または機能障害の判定のための固有の特徴を有している．

皮　膚　Skin

皮膚の評価は，打撲傷，瘢痕，外傷あるいは手術痕のような一般的で明白な所見から開始する．次に炎症を伴う血管の変化や，蒼白またはチアノーゼのような血管不全による色の変化を調べる．とりわけ，脊椎上またはその付近における大きな茶色がかった色素沈着部位や毛深い部位は，二分脊椎のような骨の欠陥を示す場合がある．組織の変化は，反射性交感神経性ジストロフィーを伴う場合がある．開放性損傷は，外傷性であるか潜行性であるかを評価する必要があり，これは糖尿病を伴う場合がある．

皮下の軟部組織　Subcutaneous Soft Tissue

皮下の軟部組織の異常は，通常，炎症ならびに腫脹，萎縮を伴う．サイズの増大について評価する場合には，浮腫，関節水症，筋肥大，あるいは他の肥大性変化を区別する必要がある．

また，小結節，リンパ節，嚢胞の存在も書き留める．炎症の存在は，体幹については左右対称，四肢については周径測定の比較によって判断されなければならない．

骨の構造　Bony Structure

とりわけ，患者が歩行異常や可動域異常のような機能上の異常を有する場合には，骨の構造の評価を行わなければならない．脊柱における

骨の視診は，脊柱側弯，骨盤の傾斜ならびに肩の高さといった分野に焦点を当てる．

先天性あるいは外傷によると思われる四肢の

形態異常について十分に注意して，可能なかぎり測定しておく．

先天的な形態異常の2つの例として，X脚およびO脚が挙げられる．外傷性の変形には，弯曲を残し変形治癒したコーレス骨折が挙げられる．すべての骨の構造をよく見て異常を発見し，記録しなければならない．

◯ 触診　PALPATION

視診の対象となる構造は，触診の対象となる構造と同じであるため，触診は，視診と関連させて行うべきである．触診の対象となる層は，視診と同じである．すなわち，皮膚，皮下の軟部組織および骨の構造である．

皮膚の触診の際には，軽い触診から開始する．とりわけ，神経圧迫のおそれがある場合には重要で，神経を圧迫すると感覚異常を引き起こす場合があり，この結果として，患者に過大な灼熱感を感じさせる場合がある．

皮　膚　Skin

最初に皮膚温の評価を行う．皮膚温の上昇は，下層の炎症過程を示している場合がある．皮膚温の低下は，血管不全を示している場合がある．

とりわけ，外科手術または外傷後には，癒着について皮膚の可動性も評価しなければならない．

皮下の軟部組織　Subcutaneous Soft Tissue

皮下の軟部組織は，脂肪，筋膜，腱，筋，靱帯，関節包，神経および血管で構成されている．これらの構造の触診は，皮膚の触診の場合よりも強い圧力で行わなければならない．圧痛は，記録すべき主観的症状である．圧痛は，①創傷，②棘上筋腱炎の場合の棘上筋靱帯部における圧痛のように，圧痛と直接の相関関係を有する場合，あるいは，③腰椎の損傷または病理による殿部の圧痛のような関連要素による場合，がある．

ある部位を圧迫して圧痛を判断し，患者の反応によって段階をつける（表1.4）．

腫脹および浮腫は，その要因に応じて評価する必要がある．炎症が関節包内であるか関節包外であるかを定める．滲出液が関節包内に貯留している場合には，滲出液は関節包内に限定されている．滲出液が関節包外に貯留している場合には，滲出液は周囲の組織内に存在する．

様々な触診のテクニックについては，各章で部位別に詳しく述べる．

表1.4　圧痛の段階表

第1段階	患者が痛みを訴える
第2段階	患者が痛みを訴え，たじろぐ
第3段階	患者がたじろぎ，関節を引っ込める
第4段階	患者が関節の触診をさせない

徴候や触診の感触によって，様々なタイプの腫脹や浮腫がある．損傷直後に腫脹が起こり，硬く温かい場合は，腫脹に血液が含まれている．損傷の8時間から24時間後に腫脹が起こり，ぷにょぷにょした感じがあったら，腫脹に滑液が含まれている．腫脹が硬く乾いていたら，皮膚硬結の可能性が高い．厚くなり革のように感じるなら，慢性的な腫脹である可能性が高い．腫脹か浮腫が柔らかく，変動するようなら，急性の腫脹である可能性が高い．硬く感じるようなら，骨である可能性が高い．厚く，ゆっくり動く感じがしたら，圧痕性浮腫の可能性が高い．

脈拍　Pulse

一定の動脈における脈幅測定は，重要な手法である．これは，ある部位の血管の完全性を評価するために用いられ，胸郭出口症候群，動脈不全ならびに椎骨脳底動脈循環不全のためのテストの一部である．

骨の構造　Bony Structure

骨の構造の触診は，転位，脱臼，亜脱臼，骨折のようなアライメントの問題の検出のために非常に重要である．骨の構造の触診の際には，これらの構造に付属している靱帯や腱も特定する必要がある．圧痛は，骨の触診における主要な所見である．骨膜靱帯の挫傷を示唆している場合がある．また，骨折を示している場合もある．骨増殖（肥大）は，通常，仮骨折および変形性関節疾患の治癒と関連している．

◯ 関節可動域　RANGE OF MOTION EVALUATION

関節可動域の評価は，機能の測定にとどまるだけではなく，生体力学的分析の一部でもある．関節可動域の評価は，3種類の機能について行う．すなわち，他動運動，自動運動および抵抗運動である．

他動的関節可動域　Passive Range of Motion

他動運動の場合には，検者は患者の力を借りずに患者の身体部分を動かす．他動的関節可動域テストにより，原疾患に関する多くの情報がもたらされる場合がある．言うまでもなく，目標は，テストの対象とする関節ならびに疑わしい疾患または創傷によって異なる．こうした運動の評価では，最初に運動範囲が正常であるか，増大（拡大）しているか，減少しているか，ならびにどの面においてこうした現象が見られるかを記録する．次に痛みがあるかどうかを記録しなければならない．従来より，他動的関節可動域における痛みは，運動側の関節包または靱帯の病変，または運動の拮抗筋の病変の徴候である．角度および痛みの所在によって，様々な問題が推測される．表1.5に6つのバリエーションを示した．

他動的可動域の程度を見極め，痛みを評価したら，末端の感覚を評価する．末端の感覚を見

極めるには，関節を可動域の末端まで他動的に動かし，わずかに限度を超えた圧力を関節にかける．ここで引き出される感覚の質が末端感覚であり，正常（生理的）か異常（病理的）かを診断する（表1.6）．

表1.5 関節可動域と疼痛のバリエーション

1. 痛みのない正常な可動性：病変のない正常な関節
2. 痛みの誘発を伴う正常な可動性：軽微な靱帯の捻挫，または関節包の病変の徴候である可能性がある．
3. 痛みの誘発を伴わない運動性低下：テスト対象の特定の構造の癒着の徴候である可能性がある．
4. 痛みの誘発を伴う運動性低下：より急性な靱帯の捻挫，または関節包の病変の徴候である可能性がある．損傷が深刻である場合の運動性の低下と痛みは，防衛あるいは運動の拮抗筋の筋緊張によって生じた筋痙攣の徴候である可能性がある．
5. 痛みの誘発を伴わない過運動性：構造が完全に断裂しており，この構造には痛みが誘発される可能性のある正常な線維がないことを示唆している．また外傷がなくて過運動性の場合には，この現象はもともと正常である場合もある．
6. 痛みの誘発を伴う過運動性：まだ，いくつかの正常な線維が残っている部分的断裂を示唆している．靱帯または関節包に付属している構造の重みによる通常の圧力が及ぼされている．正常な線維に対するこの圧力によって，痛みが誘発される場合がある．

表1.6 末端感覚評価

カテゴリー	正常な生理的末端感覚	異常な病理的末端感覚
硬い	骨と骨が接触するとき，動きが突然止まる 例：他動的な肘伸展 　　肘頭突起が肘頭窩でぶつかる	正常時に予想される他動的な動きの前に突然動きが止まる 例：重度の変形性関節症による頚椎前屈の際の硬い末端感覚
軟らかい	2つの体表が一緒になると，組織の柔らかい圧迫が感じられる 例：受動的な肘屈曲 　　前腕の近位が二頭筋に近づく	滑膜炎または軟部組織浮腫に起因する軟らかい感覚 例：靱帯の捻挫
堅固	筋，靱帯，あるいは腱が伸びたとき，弾力性のある堅固あるいはふわふわした感覚 例：他動的な手首の屈曲，他動的肩外旋	関節包におけるわずかな弾力性のある動きに対する堅固なばねのような感覚 例：肩関節周囲炎
ばねのような，ブロック		通常半月板のある関節における可動の限定されたリバウンド効果 例：半月板損傷
空洞		他動的に動かした時に激しい痛みを伴う関節内の空洞感 痛みのために動かすことができない 例：骨折，肩峰下滑液包炎，新生物，関節炎

自動的関節可動域　Active Range of Motion

　自動的関節可動域テストは，基本的に身体各部位の身体機能評価のために実施される．このタイプの可動域テストでは，その部位の患者の一般的能力および動かそうとする意志についての一般的情報が得られる．患者に対して，可動域全体にわたって関節を動かすように要求し，正常可動域を動かすことができない場合には，その機能喪失の原因が痛みなのか，神経運動機能障害による衰弱なのか，硬直なのか，あるいは，全機能を使うことに対する患者の意識的抵抗なのかを区別することはできない．したがって，自動的関節可動域の評価値は，それ自体が曖昧であり限定されたものである．

　自動運動は，その動作で使用される単数または複数の筋，ならびにその筋を支配する運動神経が完全であるかどうかを知る基本的なテストである．言うまでもなく，筋または神経の機能不全を評価する場合には，テスト対象となる関節の完全性が損なわれていてはならない．この完全であるかどうかの最良の評価手段が，他動的可動域テストなのである．

　自動的関節可動域の評価の際には，テストする面における可動角度ならびに運動に伴う痛みを記録しなければならない．痛みは，全周にわたる痛みなのか，可動域の末端部のみにおける痛みなのかというように，運動と相関付けなければならない．自動的関節可動域テストを行う場合には，関節摩擦音も記録しなければならない．関節摩擦音とは，通常，関節面の粗糙化や，腱と腱鞘との摩擦の増大（腫脹また粗糙化による）を示す音である．

　関節可動域を測定し，これを一般的に認められている再現可能な手段によって記録しなければならない．脊柱の可動域を測定する場合の最も正確な計器はインクリノメーター（図1.1）である．この計器は，ゴニオメーター（図1.2）のように，円弧ではなく重力に対する角度変位を測定する．脊椎の測定にインクリノメーターを使用する理由は，脊椎は同時に機能し運動を行う複数の関節で構成されているからである．ゴニオメーターのような円弧タイプの測定機器は，前屈の場合に，腰部では，仙骨の屈曲と腰椎の屈曲の差の区別ができない．こうした場合にインクリノメーターでは，実際の腰椎の屈曲と仙骨または殿部の屈曲を区別することができる（3章頚椎部，9章胸椎部ならびに10章腰椎部のインクリノメーターによる可動域測定を参照）．ゴニオメーターは，四肢の可動域の測定に最も適している．

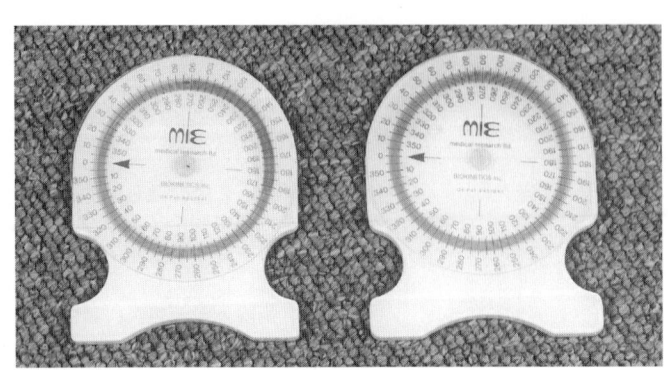

図1.1

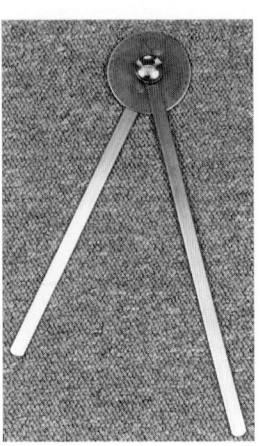

図1.2

抵抗可動域　Resisted Range of Motion

　抵抗可動域は，筋腱ならびに神経系の評価に役立つ．この評価は，主として神経機能のテストに使用される．テストは，5から0までの段階で等級付けされる（表1.7）．

　筋腱の創傷は，一般的に筋力の低下よりも痛みを伴うものである．神経の病変は，一般的に，痛みよりも筋力低下を伴うものである．

　抵抗可動域テストに対する，一般的な痛みについての4つの反応を表1.8に示す．

表1.7　筋力評価分類（Muscle Grading Chart）

5	強い抵抗を加えてもなお重力に打ち勝って完全に動く
4	いくらか抵抗を加えても，なお重力に打ち勝って完全に動く
3	抵抗を加えなければ，重力に打ち勝って完全に動く
2	重力を除けば完全に動く（水平面での運動）
1	筋の収縮が認められるが，関節は動かない
0	筋の収縮はまったくみられない

表1.8　抵抗可動域テストにおける痛みの反応

1. 痛みの誘発を伴わない強い反応は正常であり，病変の徴候ではない．
2. 痛みの誘発を伴う強い反応は，筋または腱の微小な病変の徴候である可能性がある．
3. 痛みがなく弱い反応は，神経の病変の徴候である可能性があり，これは既応歴と合わせて評価する必要がある．また，これは筋または腱の完全な断裂の徴候である可能性もある．すなわち，痛みの誘発の元となる無傷の線維がないということである．
4. 痛みを伴う弱い反応は，刺激を受けることができ，痛みを発生することのできる無傷の線維がまだあるという意味において，筋または腱の部分的断裂を示唆している場合がある．骨折，新生物あるいは急性炎症の可能性もある．

○特殊な理学的，整形外科学的および神経学的テスト
SPECIAL PHYSICAL, ORTHOPAEDIC, AND NEUROLOGIC TESTING

　特殊な理学的，整形外科学的および神経学的テストは，基礎疾患を踏まえて，単独の組織構造に機能的に負荷を与えるように考案されている．積極的理学的テストは，それ自体が診断ではなく，むしろ，完全な臨床評価の一部として使用されるべき生体力学的評価である．

　この特殊テストを行う前に，テストが患者の体に害を及ぼさないことを確かめなくてはならない．可動域テストや特殊な理学的，整形外科学的および神経学的テストを行う際に注意しなければならない状態を表1.9に挙げる．

表1.9　理学的検査の注意

- 脱臼
- 治癒していない骨折
- 骨化性筋炎，異所性骨化
- 化膿性関節炎
- 顕著な骨粗しょう症
- 骨性強直
- 新たに結合した骨折
- 手術後

特殊な理学的テストが患者に有害となる可能性があると判断したら，理学的テストを行う前に単純X線撮影，CT，MRI，筋電図検査（EMG）などの構造・機能テストを行わなければならない．

以下の章は，診断機関によって解剖学的に組織され，下位区分化されている特殊な理学的，整形外科学的および神経学的テストを含んでいる．これらのテストは，筋骨格の状態ならびに整形外科関連の神経状態の適切な評価に最適なものである．それぞれのテストについて，テストの正しい実施のために必要な手法が説明され論じられている．それぞれのテストには，そのテストにおける陽性指標が何を示すのか，また，基礎疾患または創傷から見て，これらの指標が何を意味するかが説明されている．特定のテストの従来の解釈では明らかにならなかった生体力学的考察事項も探求されている．

敏感度／信頼度のスケール　Sensitivity／Reliability Scale

本書で述べたそれぞれのテストについて，敏感度／信頼度のスケールを加えることにした．それぞれの診断には複数のテストがある．中にはより敏感で信頼度の高いテストもある．動きの生体力学に基づいて各テストの評価を試みた．段階には0〜4の番号が付けられている．1〜2はあまり敏感でなく，信頼度が高くない．2〜3は中程度に敏感で信頼性があり，3〜4は非常に敏感で信頼度が高い．非常に敏感で信頼度の高いテストを最初に行うべきである．患者の状態を迅速に評価するのに役立つ．

◯ X線診断と特殊画像診断法
DIAGNOSTIC IMAGING AND OTHER SPECIALIZED STRUCTURAL TESTING

X線診断ならびに特殊画像診断法は，解剖学的構造を見るための専用機器を必要とする．最も一般的な画像診断手法としては，単純X線撮影，CT（コンピュータ断層撮影），MRI（磁気共鳴映像法），骨シンチグラフィーがある．個々の種類の構造テストは，様々な方法でそれぞれの構造を見るのに最も適している．

単純X線撮影　Plain Film Radiology

単純X線撮影の起源は，1895年に遡り，その基本原理は今日も実際に使用されている．X線は，短い波長を有する放射エネルギーの1つの形態であり，多くの物質を透過することができる（図1.3）．X線は，X線管内において電子ビームでタングステンのターゲットを照射することによって発生する．単純X線撮影では，5つの基本的密度が明らかになる．すなわち，空気，脂肪，皮下組織，骨および金属である．X線写真上では，解剖学的構造は，様々な組織の密度の全体または一部の輪郭として現れる．これらの密度差がX線撮影フィルム上に可視化された組織の状態が正常であるか病的であるかを判断する鍵となる．単純X線撮影において，最もよく見ることができるのは骨の部分である．

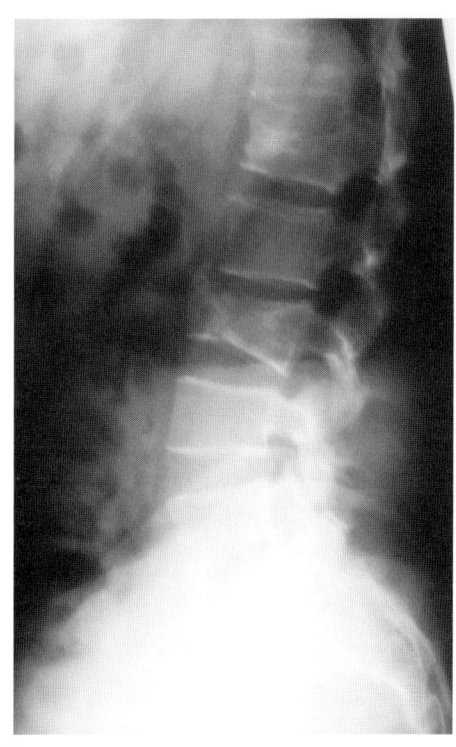

図1.3

コンピュータ断層撮影（CT） Computed Tomography

　CTは，エネルギーとしてX線を使用する断面画像診断技法である（図1.4）．X線の透過の測定値に基づいて，コンピュータを使用して断面画像を再構成する．大半のCT装置は，1〜10mmのスライス厚が可能であり，一般的に軸平面に限定されている．CTの最良の用途は，骨の詳細ならびに石灰化の実証である．椎間円板の異常もCTで見ることができる場合がある（ただし，MRIと比較すると劣る）．

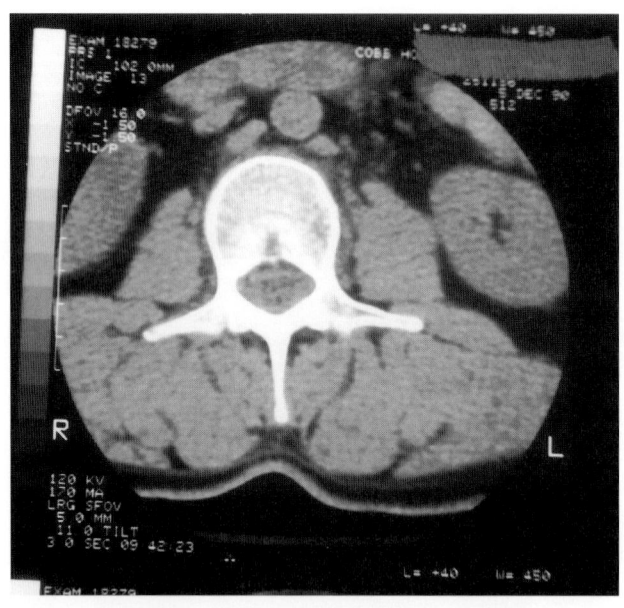

図1.4

磁気共鳴映像法（MRI） Magnetic Resonance Imaging

　MRIも，断面画像診断技法である（図1.5）．この技法では，X線ではなく磁界と電磁波を用いて画像を生成する．MRIは，強磁界中に置かれた場合に電磁波を吸収および放出する人体能力に基づいている．このエネルギーの吸収と放出は個々の種類の組織で異なっており，これを検出することが可能である．従って，MRIは，電離放射線を使用せずに多くの異なった平面において軟部組織の構造を対照比較する場合に非常に有益である．しかし，骨密度の詳細や石灰化はあまり明らかにすることはできない（これに関しては，CTのほうが優れている）．椎間円板や他の軟部組織の病状の可視化に関しては，MRIのほうが優れている．

　金属製インプラントや金属片を体内に有する患者（例えば，心臓ペースメーカー，インシュリン・ポンプ，血管クリップ，皮膚ステープル，弾丸，爆弾片）の場合には，スキャナーが強い磁界を発生するため，MRIは実施しないように薦める．この磁界により，スキャンを受けている者の体内で，金属製のインプラントや物体が移動したり，外れたりする場合があるからである．

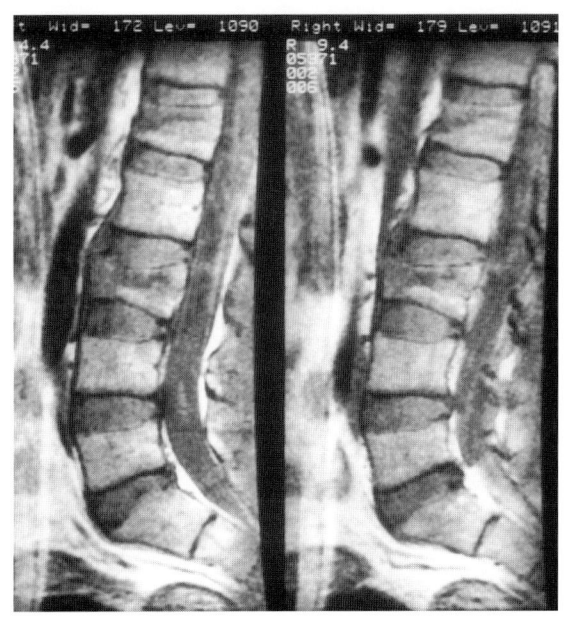

図1.5

脊髄造影法　Myelography

脊髄造影は，少量の水溶性造影剤をくも膜下スペースに注入する（図1.6）．その後，脊椎狭窄症，脊髄病変，硬膜裂傷などの脊椎管の欠陥を評価するために，脊椎を単純X線撮影する．

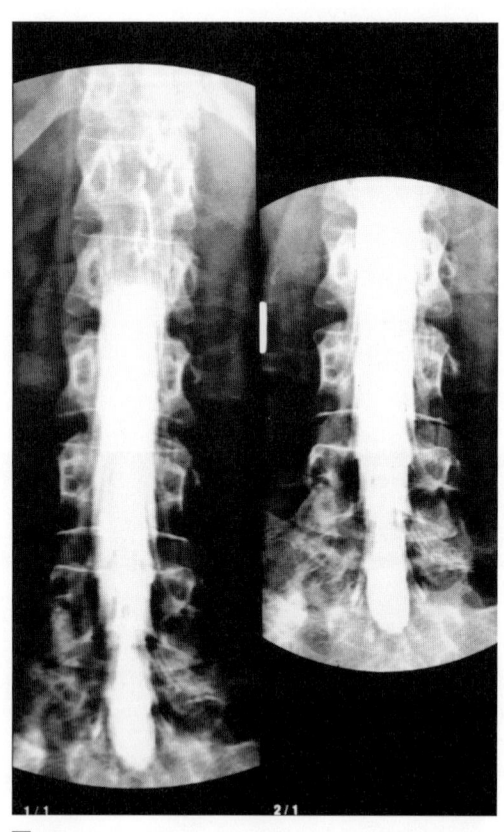

図1.6

骨シンチグラフィー　Skeletal Scintigraphy

　骨シンチグラフィー,すなわち骨スキャンは,骨組織内の骨芽細胞の活動によって付着し,ガンマ・カメラによって検出される静脈内放射性医薬品（テクネチウム・99M）を使用する画像診断法である（図1.7）．活発な骨芽細胞の活動は,骨の血流および骨修復を促進し,骨折や病的状態を治癒させる．同様に,より多くの放射性医薬品がその区域に付着し,活動の増加を示して評価を可能にする．骨シンチグラフィーは,X線で検出できない骨折,ならびに,早期の関節変性変化,骨髄炎,骨格形成異常,原発性骨腫瘍や転移性悪性病変のような関節症に最も適している．

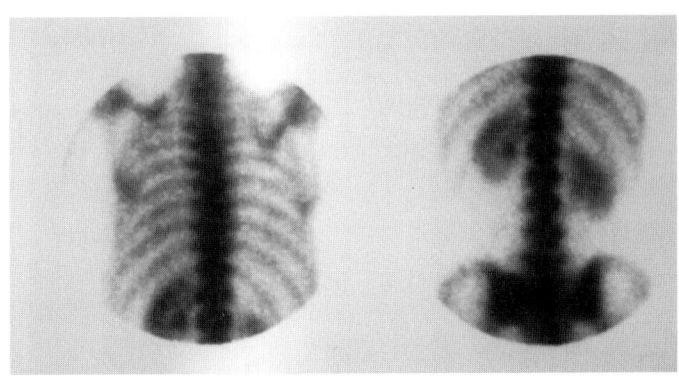

図1.7

◯ 機能テスト　FUNCTIONAL TESTING

筋骨格および神経病状の機能テストには，脳波検査（EEG），筋電図検査（EMG）ならびに体感覚性誘発電位調査（SSEP）のような神経機能のテストが含まれる．

脳波検査（EEG）Electroencephalography

脳波検査（EEG）は，表面電極により，頭蓋骨を通して脳の電気的活性を記録する．電気的活性の異常により，構造テストでは検出できない脳の病的状態（例えば，てんかん，炎症性脳症，梗塞，損傷または腫瘍）が示される場合がある．

筋電図検査（EMG）Electromyography

筋電図検査（EMG）は，収縮している筋肉の電気活動を測定する検査である．表面の電極あるいは筋に直接刺した針によって記録する．表面の電極が多くの運動神経単位から活動を記録し平均を取るのに対し，針のEMGは1つの運動神経単位から活動を検知することができる．これらの記録は筋力低下の原因を見つけるために用いる．ニューロパシー，脱神経の原因，絞扼症候群の発見にも役立つ．

体性感覚誘発電位（SSEP）Somatosensory Evoked Potential

体性感覚誘発電位（SSEP）は，末梢神経から，より中央に近い神経のポイントや脊髄，脳幹までの電気活動を測定する．末梢に刺激が与えられ，中央から刺激された部分への反応が記録され，平均が取られる．このテストの目的は神経，索状組織，あるいは脳幹の病変を判断し，測量することである．神経系の外傷や腫瘍，脊髄疾患を発見するのに最もよく使われる．

画像診断の提案　Suggested Diagnostic Imaging

各章には，それぞれの診断のための画像診断の提案が述べられている．これらの提案は最も基本的な画像診断に始まり，より先進的なテスト法へと進む．画像診断が必要な場合，最も基本的なテストから始め，最初のテストの結果に基づいて先へ進むべきである．もし静止検査フィルムに不安定性が見られ，基本的な画像診断の結果，頚椎の屈曲・伸展の単純X線撮影のようなテストをさらに行うと損傷が生じる可能性がある場合は，他の診断テストに進むべきではない．完全な既往歴と理学的検査に代わるものはなく，画像診断の提案はあくまでも，患者の既往歴と検査に基づいての「提案」であることを念頭に置いていただきたい．

○ まとめ　SUMMARY

　検者は，患者の状態を診断するために，この章で取り上げたテクニックを使用するべきである．それぞれの患者や病気にすべての臨床診断プロトコルを使用する必要はない．既往歴，検査，触診，可動域，理学的検査は必要条件の核となる．画像診断と機能テストを使用するか否かは，核となる必要条件の結果と医師の臨床判断および経験に基づく．

参考文献　General References

1. Adams JC, Hamblen DL. Outline of Orthopaedics. 11th ed. Edinburgh：Churchill Livingstone, 1990.
2. American Academy of Orthopaedic Surgeons. The Clinical Measurement of Joint Motion. Chicago：American Academy of Orthopaedic Surgeons, 1994.
3. Bates B. Bates' Guide to Physical Examination and History Taking. 7th ed. Philadelphia：Lippincott Williams & Wilkins, 1999.
4. Clarkson HM. Musculoskeletal Assessment：Joint Range of Motion and Manual Muscle Strength. 2nd ed. Baltimore：Lippincott Williams & Wilkins, 2000.
5. Corrigan B, Maitland GD. Practical Orthopaedic Medicine. London：Butterworth, 1983.
6. Cyriax J. Textbook of Orthopaedic Medicine. Vol 1. Diagnosis of Soft Tissue Lesions. 8th ed. London：Bailliere Tindall, 1982.
7. Dambro MR, Griffith JA. Griffith's 5 Minute Clinical Consult. Baltimore：Williams & Wilkins, 1997.
8. Endow AJ, Swisher SN. Interviewing and Patient Care. New York：Oxford University, 1992.
9. French S. History Taking in Physiotherapy Assessment. Physiotherapy 1988；74：158-160.
10. Greenstein GM. Clinical Assessment of Musculoskeletal Disorders. St. Louis：Mosby, 1997.
11. Hawkins RJ. An Organized Approach to Musculoskeletal Examination and History Taking. St. Louis：Mosby, 1995.
12. Hertling D, Kessler RM. Management of Common Musculoskeletal Disorders：Physical Therapy Principles and Methods. 3rd ed. Philadelphia：Lippincott Williams & Wilkins, 1996.
13. Hoppenfeld S. Physical Examination of the Spine and Extremities. New York：Appleton-Century-Crofts, 1976.
14. Kendall FP, McCreary EK, Provance PG. Muscles：Testing and Function. 4th ed. Baltimore: Williams & Wilkins, 1993.
15. Krejci VP. Koch muscle and tendon injuries. Chicago：Year Book, 1979.
16. Magee DJ. Orthopaedic physical assessment. 3rd ed. Philadelphia：WB Saunders, 1997.
17. Minor MAD, Minor SD. Patient Evaluation Methods for the Health Professional. Reston, VA：Reston, 1985.
18. Mooney V. Where is the Pain Coming From? Spine 1989；12：8：754-759.
19. Nordin M, Frankel VH. Basic biomechanics of the musculoskeletal system. 3rd ed. Philadelphia：Lippincott Williams & Wilkins, 2001.
20. Post M. Physical Examination of the Musculoskeletal System. Chicago：Year Book, 1987.
21. Salter RB. Textbook of disorders and injuries of the musculoskeletal system. 3rd ed. Baltimore：Williams & Wilkins, 1999.
22. Starkey C, Ryan J. Evaluation of Orthopaedic and Athletic Injuries. Philadelphia. FA Davis, 1996.

第2章

姿勢の評価
POSTURAL ASSESSMENT
Steven P. Weiniger, DC*

なぜ姿勢が重要なのか　WHY POSTURE IS IMPORTANT　　　19

構造上の姿勢変化に対する適応性姿勢変化：体型，傷害，習慣
ARCHITECTURAL VERSUS ADAPTIVE POSTURAL CHANGES : BODY TYPES, INJURY, AND HABIT　　19

姿勢評価の方法と観察　POSTURE EVALUATION : METHODS AND OBSERVATIONS　　22
  後方観察評価　Posterior View Evaluation　　24
  側面観察　Lateral View　　25
  前後・前面観察　Anteroposterior / Front View　　27

姿勢のタイプ　POSTURE TYPES　　28

姿勢症候群　POSTURAL SYNDROMES　　29

その他の姿勢の歪み，適応性および病理学
OTHER POSTURAL DISTORTIONS, ADAPTATIONS, AND PATHOLOGIES　　31
  頭部前傾姿勢　Forward Head Posture　　31
  頭部の傾きおよび／または回旋　Head Tilt and / or Rotation　　33
  不均衡肩　Unlevel Shoulders　　33
  翼状肩甲　Scapula Winging　　35
  肩甲骨の回旋　Scapula Rotation　　35
  丸みを帯びた肩・上肢の内旋　Round Shoulders / Internal Rotation of the Upper Extremity　　36
  脊柱の外側逸脱・側弯　Lateral Spinal Deviation / Scoliosis　　36
  骨盤の外側への傾き・腹部不均整　Lateral Pelvic Tilt / Abdominal Asymmetry　　37
  骨盤の前傾あるいは後傾　Anterior or Posterior Pelvic Tilt　　38
  腹部の突出　Abdomen Protrusion　　39
  X脚：外反膝　Knock Knees : Genu Valga　　39

＊ジョージア州コンヤースにて個人開業．BodyZone.Com.設立．

○なぜ姿勢が重要なのか　WHY POSTURE IS IMPORTANT

　姿勢とは，体がいかに釣り合いを取るかである．人は，体が釣り合いを取れないと倒れる．姿勢を分析するには，体がいかに釣り合いを取っているかを観察する必要がある．姿勢は筋と骨だけで形成されるのではない．靱帯はあるが筋のついていない脊柱は，非常に不安定な構造になっている．筋とその複雑な神経・筋制御が，（1）与えられた姿勢で胴体を安定させ，（2）生理学的な活動中の運動を生み出す，ために必要である[1]．運動神経組織と感覚神経組織は一体となって機能する[2]．従って，姿勢の分析とは，運動神経組織（骨，筋および靱帯）の機能と感覚神経組織による運動神経組織の制御機能を診断することである．

　姿勢の観察は有機的である．つまり，有機体全体を扱う．ほとんどの整形外科テストが損傷や病気，その他の障害の特質を見極めるのに対し，姿勢の評価は人物全体を観察し，無数の姿勢観察から関連する影響の評価を試みる．姿勢は，体が釣り合いを取り有効に機能するための，損傷や習慣に対する適応と代償の蓄積から成る．

　人が立ち，座り，動く際，空間で体の釣り合いを取るためには，脳と神経組織が以下の3つの部位からの情報を使い，中立の姿勢が形成される．

目：水平なものを見る．
耳：前庭器官が，各内耳の相対的位置と動きに関する情報を脳に伝達する．
筋と関節：筋，靱帯，および腱の受容器がそれぞれのストレスの強さを脳に伝達する．
　脳は受け取った情報を統合して体の釣り合いを取る．

○構造上の姿勢変化に対する適応性姿勢変化：体型，傷害，習慣
ARCHITECTURAL VERSUS ADAPTIVE POSTURAL CHANGES: BODY TYPES, INJURY, AND HABIT

　悪い姿勢は，障害の原因にも結果にもなりうる．整形外科的な傷害はしばしば姿勢の変化を引き起こし，それがさらにその傷害を悪化させる．自覚症状のない姿勢の問題は，過度の構造上のストレスを引き起こし，けがをしやすくさせ，慢性のメカニカルストレス症候群にかかりやすくする．

　「正常な」姿勢というものはない．理想的な姿勢が参考として用いられるが，患者が「完全な姿勢」をしていることはめったにない．姿勢とは，体がいかに釣り合いを取るかであり，理想的な姿勢は釣り合いの取れた筋機能のための重力を供給する．動きの末端の靱帯における無理なストレスと緊張を最小限にするため，関節は負担のかからない範囲で動くべきであり，関節の表面にストレスを十分に供給すべきである．生体力学的に効率の良い姿勢は，日常生活活動において最大限の効果を発揮し，傷害を予防する．

　人には様々な体型やサイズがあり，独自の生活を営んでいるので，姿勢も各々異なる（図2.1）．人は幼少期に，体の独自の構造の釣り合いを取ることを学ぶ．幼少期の習慣は姿勢に影響する．良い習慣は強く安定した姿勢を作り，悪い習慣は悪い姿勢と安定の悪さを形成する．長時間座る，重いバッグを背負う，あるいは寝る姿勢が悪いといったことが原因で前かがみの姿勢が形成される．重いバッグを持つ，配置の悪いコンピュータのモニターを横目で見るといった習慣的に一方に偏った活動は，左右が釣り合わない体を形成する．

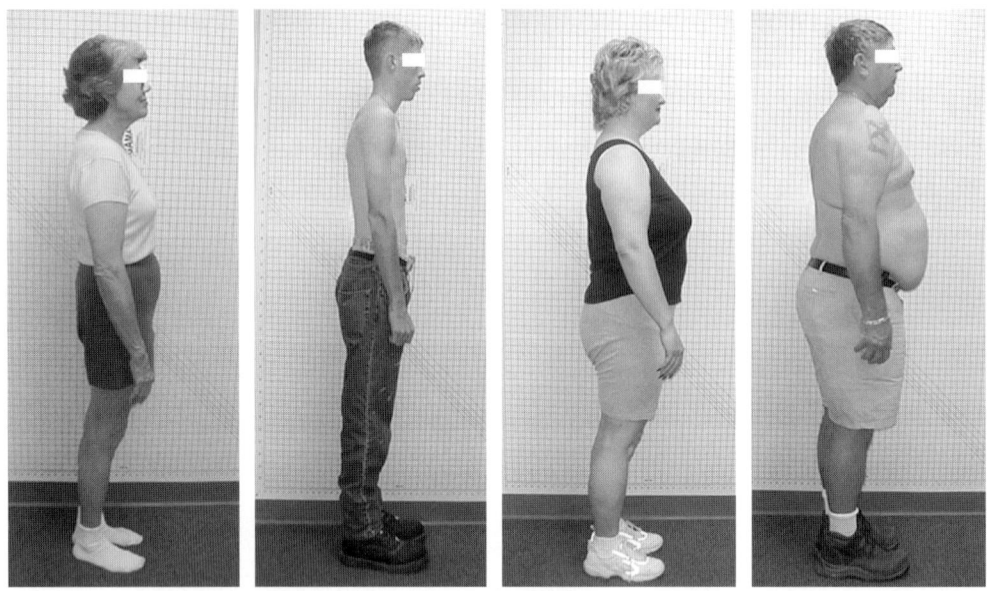

図2.1 個人の体型，傷害の既往，習慣によって姿勢が異なる

　悪い姿勢は体の動きの適応性のパターンを作り出す．悪い姿勢や体の動きは筋骨格組織にストレスを加え，早期に関節の変化を引き起こし，結果としてけがをしやすくする．研究によれば，スポーツの傷害は人体力学の逸脱と相互に関係がある[3]．運動選手の傷害の発生は，傷害をした箇所に関係する姿勢の歪みと関連付けられている．2つ以上のタイプの傷害をした選手は，姿勢の左右の釣り合いが著しく悪くなっている．

　人間の二足の姿勢は非常に有効であり，「いったん直立の姿勢が達成されると，反重力のメカニズムの中で最も効率的である」[4]．しかし，病気や傷害があると，体はその病気や傷害に適応して動き，体は釣り合いを取らなければならないため，姿勢は筋肉の変化，関節の動き，休息に応じて変化する．過度にストレスを加えられた筋は強くなり，負荷を与えられなかった筋は弱くなってしまう．

　姿勢と体の動きは，1枚の紙の折り目のようである．紙はいったん折りたたまれると，圧力がかけられた時，折り目に沿って曲がる．同様に，姿勢と体の動きが，悪い習慣やけがが原因で変化すると，体は同じ不均衡な休止姿勢をとり続け，適応するための同じ動きのパターンに従ってしまうのである．生体力学的には，この適応するための姿勢はほとんどの場合，よい影響を与えない．子供に良い姿勢を取らせるため，頭と肩を後ろに引いてまっすぐに立てと教えた母親は正しかったのである．

　臨床的には，姿勢の変化は原因と結果の悪循環を引き起こす．患者は通常，自分はまっすぐ立っていて釣り合いが取れていると主観的に信じている．もし体の釣り合いが取れていないのに取れていると脳が信じると，姿勢の適応が不均衡なストレスを引き起こし，将来，けがをしやすくなる．日常活動や習慣が一生涯を通しての独自の姿勢を形成するのである．

脊柱の歪みは三次元空間のすべての方向に発生し，脊柱を前面，後面，側面から見た数の合計よりも多い．上から見ると，脊柱がらせん状になっているのがよくわかる（図2.2)[1]．しかし，White氏とPanjabi氏[1]によれば，現在の知識と技術ではこのらせん状を有効に評価することはできないという．とはいえ，姿勢の分析によって，患者の既往や報告された症状と相互に関係のある貴重な臨床情報を得ることができる．

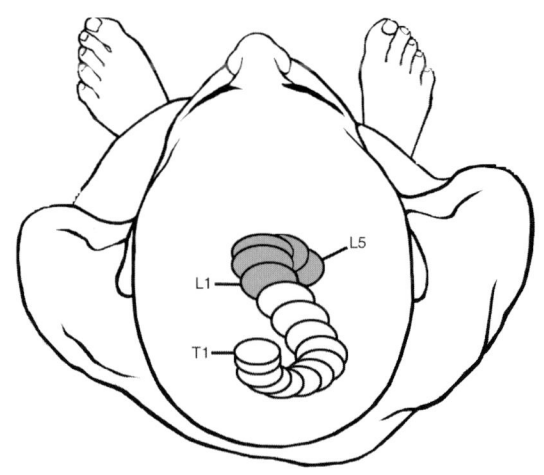

図2.2　脊柱のらせん状

姿勢評価の方法と観察
POSTURE EVALUATION: METHODS AND OBSERVATIONS

姿勢を評価するに当たっての見方の1つは，人間の体を「子供用の積み木を積み重ねたもの」と考えることである（図2.3）．積み木の釣り合いがすべて取れていると，積み重ねたものは安定している．しかし，1つがずれていると，積み重ねたものは動揺する．積み木の釣り合いを取るには，最初の積み木の上に2つ目を置く．2つ目の上に3つ目を置くと，2つ目と同じように安定する．4つ目の積み木を置くには，下の積み木が安定していなくてはならない．その後も同様である．このような下から上への配置によって，人間は釣り合いを取っている．骨盤の外側への傾きが矯正されると，肩も矯正される傾向があるが，その逆が必ずしも起こらないのはこの下から上への積み重ねによるためである．

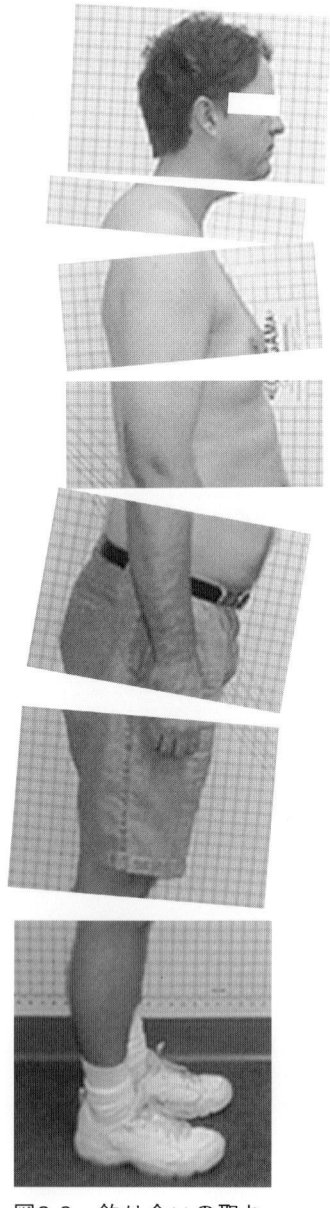

図2.3 釣り合いの取れていない姿勢が不安定さを生む

加えて，姿勢の分析と臨床において重要なのは，筋が弱いか，あるいは抑制されているかどうかを見極めることである．弱い筋はストレスを受けないので使われておらず，したがって，運動で強化すべきである．抑制された筋は，その拮抗筋が適応するために過度に使用されているため，使われない．拮抗筋による筋の神経学上の相互抑制は，姿勢保持に最も使用される筋の発達過剰とその拮抗筋の発達不足につながる[2]．

臨床の目標は，運動連鎖における欠陥を見極めることである．姿勢の分析は診断に役立ち，治療法を導く可能性があるため，作用と反作用を区別することが肝要である．釣り合いの取れていない姿勢には代償となる反作用がある．姿勢を観察する時，検者は左右および前後の不一致や不均衡に気付くべきである．患者の訴えと病歴を体の釣り合いの力学と統合して考える．触診によって，長年にわたる反応性の筋肥大（触診で著しい反応的な痛みを伴わない，片側だけ硬い筋）は急性の筋痙攣（触診で反応的な痛みを伴う）と区別することができる．

姿勢評価の前に検者は，症状の説明，骨折，外傷，先天的異常，患者の利き腕など，関連病歴をすべて入手すべきである．そして全般的な構造の不釣り合い，脊柱側弯，その他の不均衡の要因に気づくことが重要である．

患者の衣類は可能な限り少なくし，検者が輪郭，骨の突起，その他の解剖学上の目印を前面（前後〔AP〕観察），背面（後前〔PA〕観察），そして側面（左右側部観察）からはっきりと見えるようにする（図2.4）．

患者にまっすぐに立って，まっすぐ前を見るように告げる．硬直した直立姿勢（すなわち，直立姿勢を取ると両肩や腹部がこわばる）を取る患者には，リラックスして楽な姿勢を取るように告げる．患者は「良い」姿勢を取ろうとするため，本来の休止姿勢を観察するには，一直線になっていない箇所をまっすぐさせるなどの指導を患者に対して行わないことが重要である．

下肢と体幹が一直線に並んでいない，あるいは両足が同じ角度に向いていない場合，その場で5歩歩くように指示する．下肢と体幹がまだ一直線に並んでいなければ，姿勢の歪みを示している．

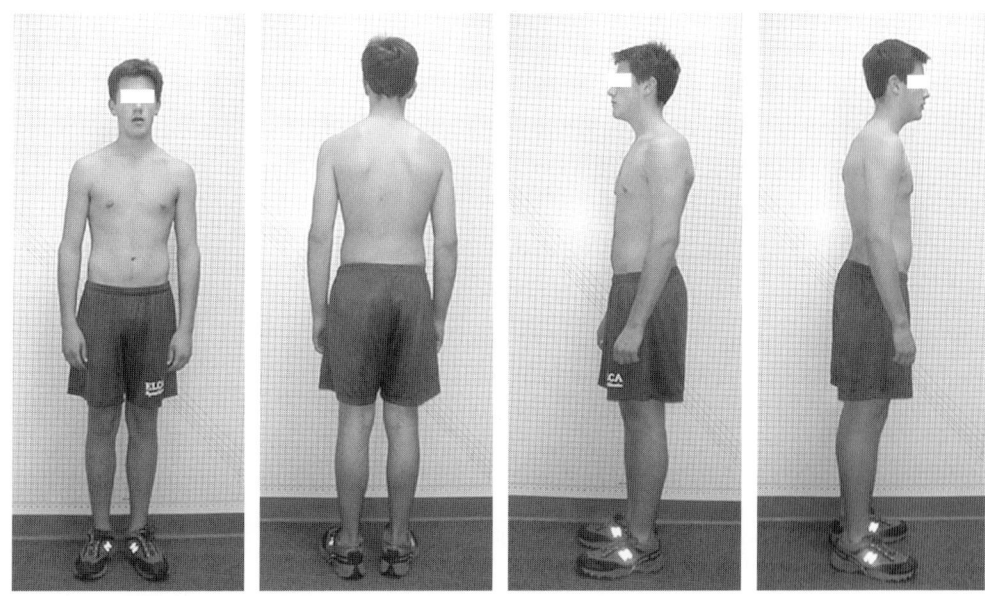

図2.4 姿勢は前面，背面，左側面，右側面から観察すべきである

後方観察評価　Posterior View Evaluation

　釣り合いの取れた姿勢では，体は左右均等に見える．人体中央の垂直の正中線（図2.5）は後頭隆起，頸椎・胸椎・腰椎の棘突起，尾骨，殿部のくぼみが一直線に並んでいることを示す．上肢は体幹から均等に下がり，手掌が均等に見える．上肢と体幹の間隔は左右同じになる．脚は中央線から均等に外転しているように見え，膝窩部は同じに見える．足首と足は左右対称に並び（例えば，回内や回外がない），足趾が外に出ている．釣り合いの取れた姿勢では，以下の構造が水平で均等である：乳様突起の先端，肩峰，肩甲骨，第12肋骨下端，腸骨稜，上後腸骨棘，坐骨結節．

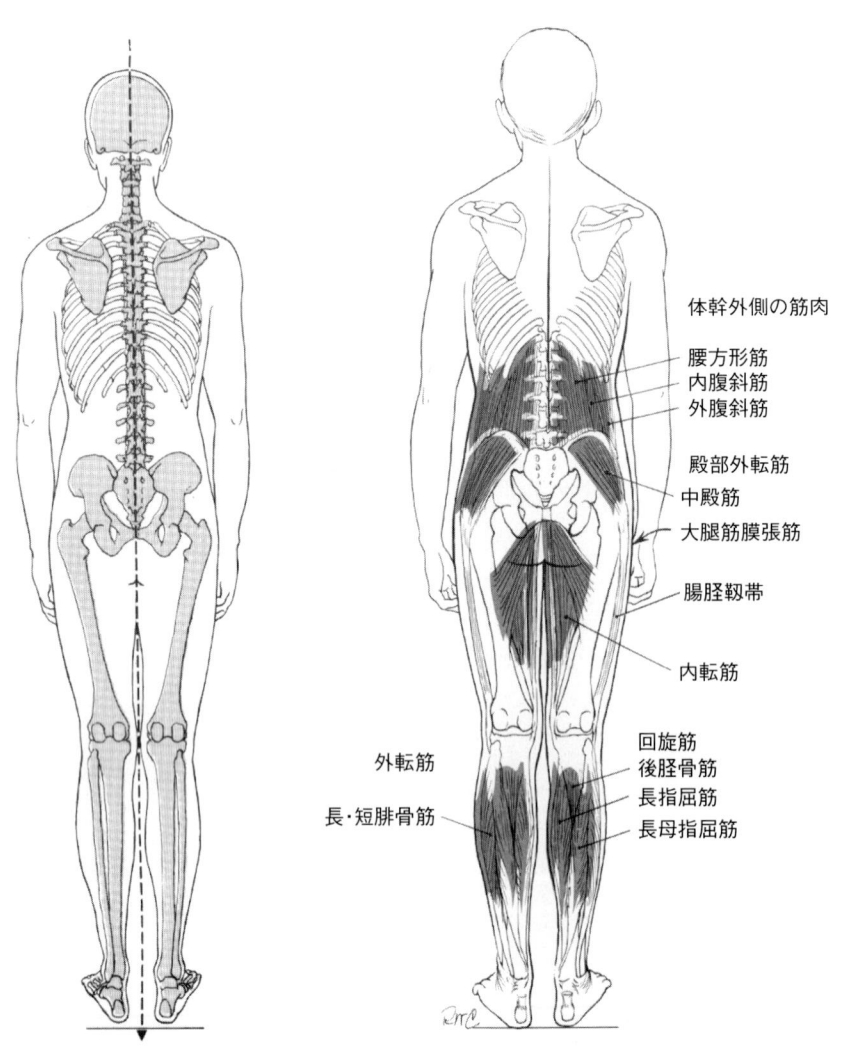

図2.5　理想的な一直線の後方観察図
(Kendall FP, McCreary EK, Provance PG. Muscles：Testing and Function. 4th ed. Baltimore：Williams & Wilkins, 1993：88.より許可を得て修正)

ほとんどの人が利き腕の影響でわずかな姿勢の歪みがある．右利きの人は右の殿部が高く，右肩が低い傾向にある（図2.6）．左利きの人は左の殿部が高く，左肩が低い傾向にある．さらに，通常の前後（AP）観察をした脊柱は，胸部でわずかに右に凸状弯曲をしているが，これは利き腕の影響が多分に考えられる[1]．

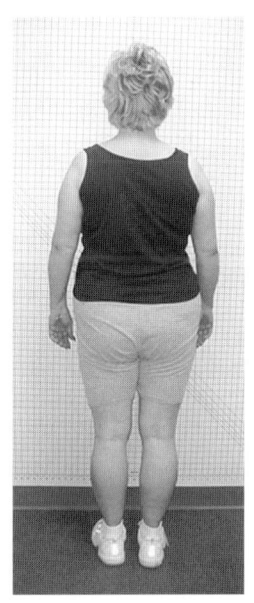

図2.6　右利きの人の姿勢のパターン

側面観察　Lateral View

検者は患者を両側面から評価すべきである．側面から見ると，釣り合いが取れた姿勢は外耳管，肩峰の突起，腋窩線，腸骨稜中央，大転子，大腿骨外側上顆，そして外果よりわずかに前方にある脛骨が一直線に並んでいる．

そして頭，胸，骨盤，下肢も一直線に並び，正常な頚椎前弯，胸椎後弯，腰椎前弯がある（図2.7）．頭部は，後頭隆起から頬骨弓の下端まで水平な線が引ければ釣り合いが取れている．自然な姿勢では，頭部は肩の上にあり，前方に傾いていないはずである．目は水平を求める傾向が強いため，姿勢に歪みがある場合，頭部がその歪みの代償となるので前方あるいは後方に傾く（図2.8）．

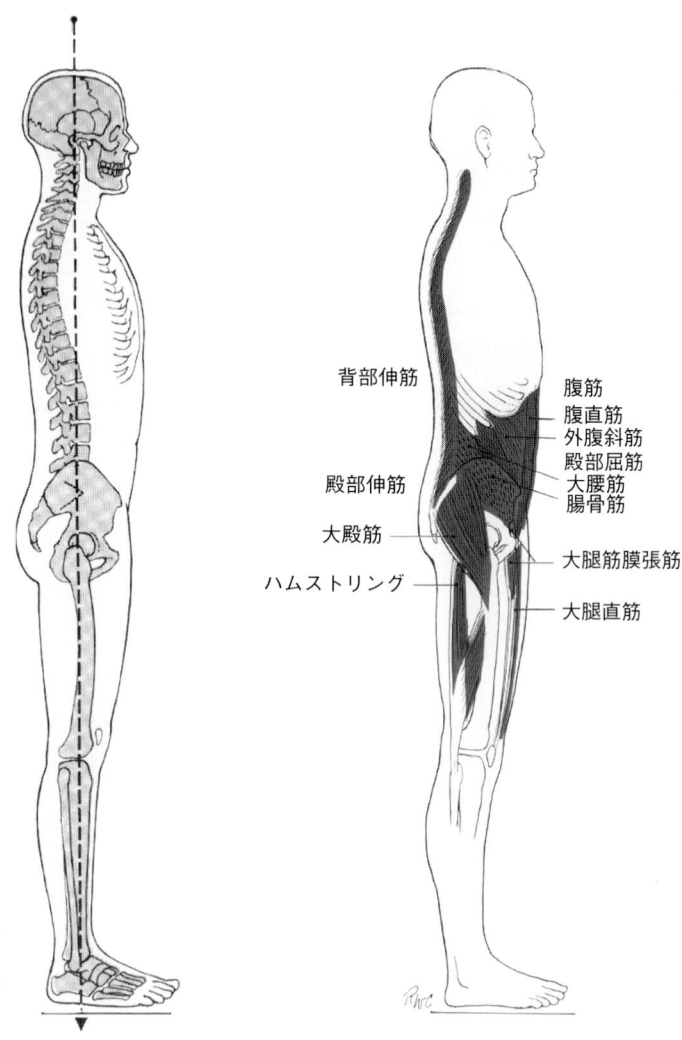

図2.7 側面姿勢の一直線
(Kendall FP, McCreary EK, Provance PG. Muscles：Testing and Function. 4th ed. Baltimore：Williams & Wilkins, 1993：83. より許可を得て修正)

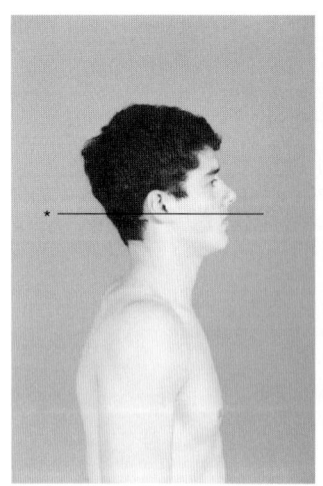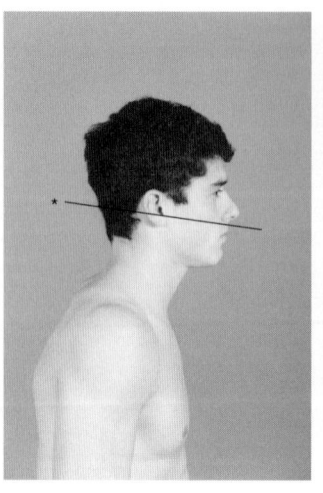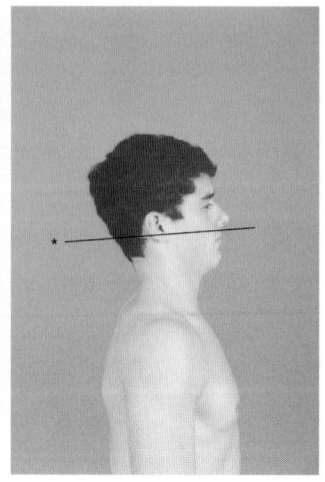

図2.8 生理的姿勢（左），前傾の姿勢（中央），頸椎収縮（右）

側面から見ると，肩甲骨棘の中央先端から上腕骨頭を通り，鎖骨の中央先端まで水平の線が引ければ，肩甲帯と体幹の釣り合いが取れている．肩甲骨は体幹に対して均等で，対称的に見えるはずである（図2.9）．

　骨盤は，上前腸骨棘の真下から上後腸骨棘まで水平の線が引ければ，水平で釣り合いが取れている．理想的には，上前腸骨棘は恥骨結合と垂直に一直線に並んでいるべきである（図2.9）．

　下肢の基本軸は膝関節（例えば，過伸展で固定されていない）と垂直に交わる．下腿は均等に足底に垂直で正しい角度をなすべきである（図2.9）．

前後・前面観察　Anteroposterior／Front View

　釣り合いの取れた姿勢は左右対称に見えるはずである．人体の中央を通る正中線は，鼻梁，顎の中央，胸骨のくぼみ，剣状突起，へそ，恥骨を通る一直線を示す．腕は同じように下がり，両手掌が大腿の脇にくる．手が同じような回転と位置を示せば，肩甲帯が左右対称だということになる．下肢は中央線から対等に外転し，足は左右対称の直線を示し（例えば，回内や回外がない），足趾が外に出ている．膝は前方に出て，左右対称に並び，下肢の方向に向く（図2.10）．

　釣り合いの取れた姿勢においては，前面の評価から，以下の構造が左右均等で水平であることがわかる：目，鎖骨，胸郭の下端，上前腸骨棘，大転子，膝，および足首．

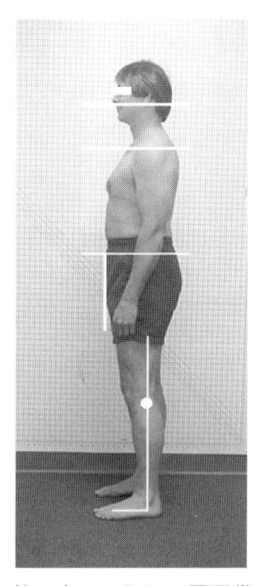

図2.9　釣り合いの取れた肩甲帯と体幹

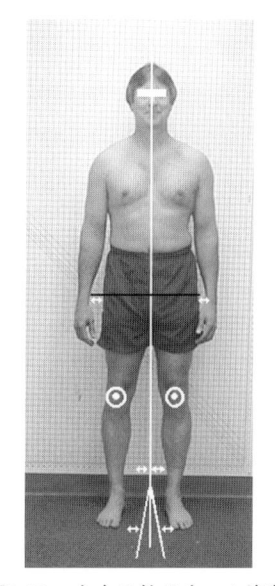

図2.10　左右の釣り合った姿勢

姿勢のタイプ　POSTURE TYPES

　姿勢の歪みは，体が釣り合いを取る上での適応あるいは変化である．これは，機能障害を起こす筋の硬さと筋力低下という特徴的なパターンを伴う．異なった姿勢のタイプと歪みを観察し，相互に関連付けることで重要な臨床情報を推測することができる．

　ケンダルとケンダルの姿勢分類システムは，側面観察図によって姿勢を4つに分類している．軍隊姿勢，前弯後弯姿勢，スウェイバック（脊柱弯曲姿勢），フラットバック姿勢である（図2.11）．筋の活動過多と活動不足における各タイプの特徴的なパターンを，硬い筋を濃色で，弱い筋を淡色で示している．また頭部の位置（中立または前傾）と骨盤の位置（中立または後傾）を観察することで，姿勢を4つのタイプに分類できる．表2.1は図2.11の姿勢のタイプと相互に関連しており，姿勢のタイプとそれに関連する筋力低下のパターンを要約したものである．

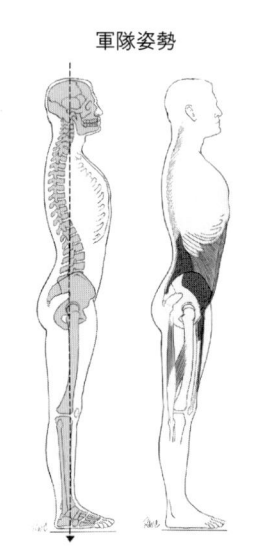

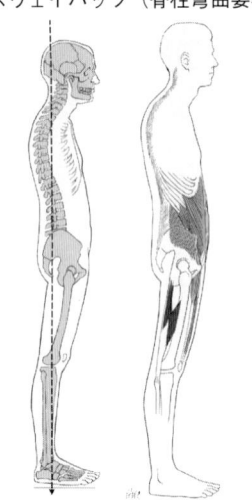

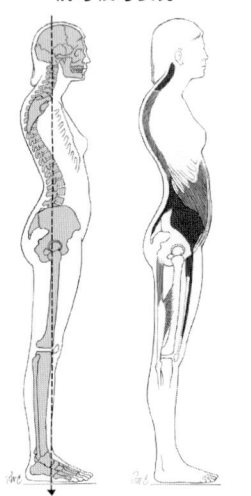

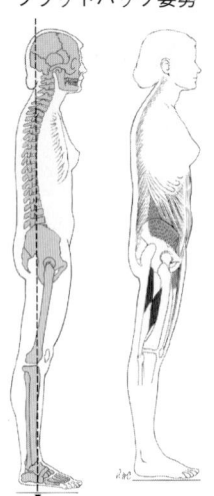

図2.11　4つの姿勢のタイプ
（Kendall FP, McCreary EK, Provance PG. Muscles：Testing and Function. 4th ed. Baltimore：Williams & Wilkins, 1993：84-87.より許可を得て修正）

表2.1　骨盤の傾きと頭部の位置による姿勢のタイプ分類

	頭部中立姿勢	頭部前傾姿勢
後傾骨盤	軍隊姿勢 体の前方構造 　もし前弯が現れていたら，胸・骨盤 硬い筋 　下部背筋 　殿部屈筋 弱い筋 　最初は腹筋，次に膝の腱が伸び，その後適応して縮む	前弯後弯姿勢 体の前傾構造 　頭部（頭部前傾姿勢） 　腹部 硬い筋 　後頭下の頚部伸筋 　殿部屈筋 　前鋸筋 　胸筋 　僧帽筋上部（肩甲骨が外転している場合） 弱い筋 　頚部屈筋 　上部胸椎 　外腹斜筋 　中部胸椎および下部腰椎は強く曲がる（肩甲骨が外転している場合）
前傾骨盤	スウェイバック（脊柱弯曲姿勢） 体の前傾構造 　長期の後弯を代償する 　骨盤または大腿骨頭 硬い筋 　膝の腱 　内腹斜筋 　背中下部の脊柱起立筋 　同側の大腿筋膜張筋（骨盤外側の歪みがある場合） 弱い筋 　股関節屈筋群 　外腹斜筋 　僧帽筋（中部，下部） 　深頚部屈筋 　同側の中殿筋（骨盤外側の歪みがある場合）	フラットバック姿勢 体の前傾構造 　頭部 硬い筋 　膝の腱 　腹筋 弱い筋 　股関節屈筋群

● 姿勢症候群　POSTURAL SYNDROMES

　体は動作のパターンで動く．姿勢筋（例えば，姿勢を維持するのに使う筋）を不均衡に使いすぎると，対立する拮抗筋が弱まる．その原因は廃用性萎縮と神経学的相互抑制である．オーバーユースと筋力低下のこのパターンは，確実に姿勢症候群を引き起こす．上部交差姿勢症候群は頭部，首，肩に影響を及ぼし，下部交差姿勢症候群は腰椎と骨盤に影響を及ぼす．これらはしばしば同時に存在し，結合して慢性的な筋骨格ストレスを生む．

　この上部交差姿勢症候群はコンピュータ・ユーザー（および長時間座位の人々）の首と肩の慢性的なこりと痛みの根源である．上部交差姿勢の特徴は，胸椎後弯が増大して内側に巻いて

前傾した肩，頭部前傾，そして頚椎前弯がないことである（図2.12）．肩前部の筋の硬さは，弱く，抑制された棘下筋，小円筋，菱形筋，および胸部脊柱起立筋につながる．首，背中の上部と中間部，および肩甲帯はオーバーユースにより短く，硬くなっているが，その拮抗筋は弱く，伸びている．その誘因となるポイントは，使いすぎた首の伸筋，僧帽筋上部，肩甲挙筋にあることが多い．対抗する頚長筋，頭部の筋，僧帽筋下部は弱い（表2.2）．

下部交差姿勢症候群は現代人のもう1つの姿勢パターンである．下部交差姿勢の特徴は，前傾骨盤と，腰筋と腰部脊柱起立筋の硬さで増大した腰椎前弯である（図2.13）．大腿を屈曲するとき，座ると腰筋とその他の殿部の屈筋が短くなる．仕事や遊び，運転で長時間座ると，使いすぎた殿部屈筋とあまり使われない殿部の伸筋の間に筋の不均衡が起こる．主な殿部の伸筋である大殿筋は殿部の屈筋に対抗するため，適応して弱くなる．直立姿勢と釣り合いを保つため，腰部の脊柱起立筋はその代償として脊柱を伸展し，腰部の脊柱起立筋の緊張亢進と拮抗する腹筋の適応性弱化につながる．また，股関節内転筋はしばしば硬くなり，中殿筋と小殿筋はその代償として弱くなる（表2.2）．

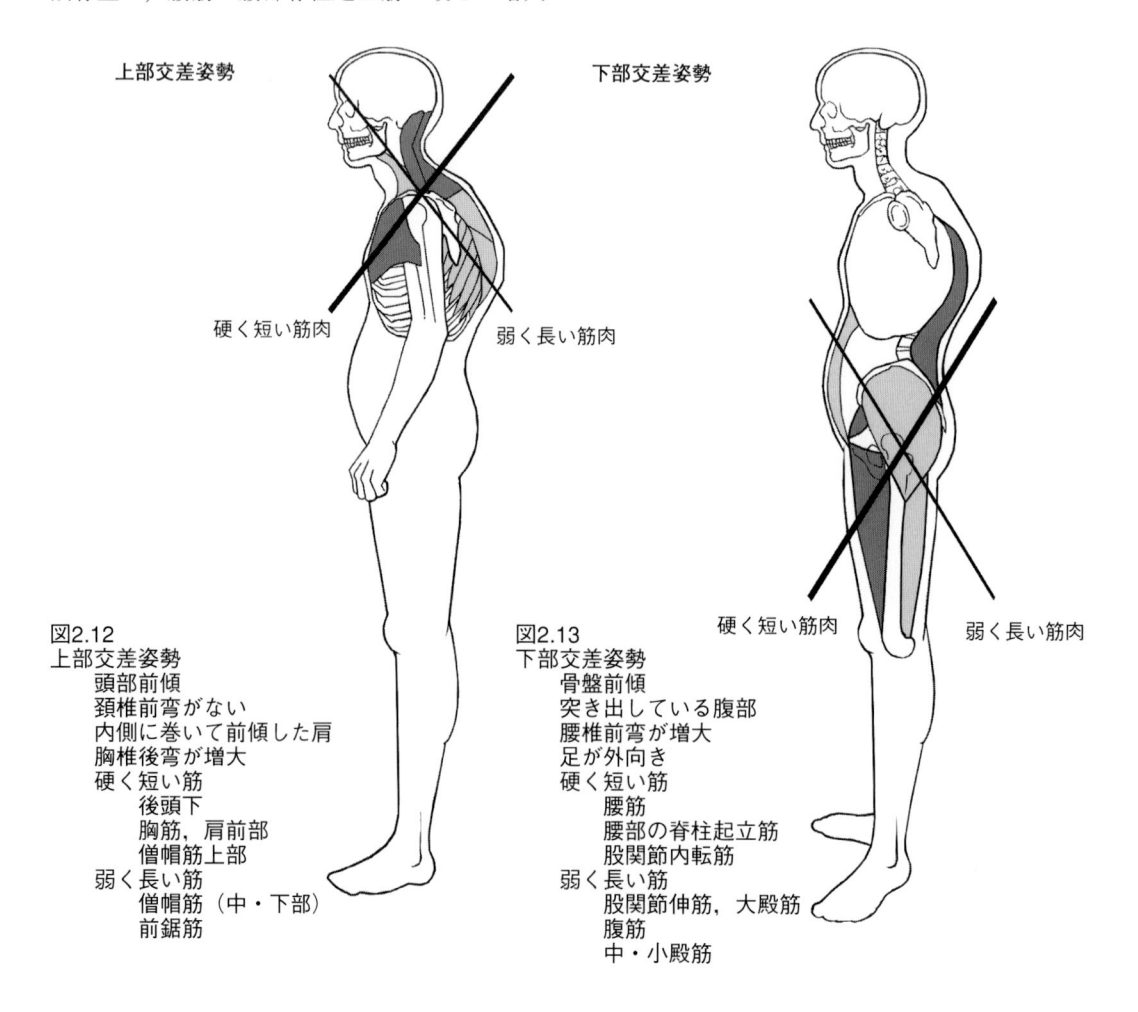

上部交差姿勢

硬く短い筋肉　　　弱く長い筋肉

下部交差姿勢

硬く短い筋肉　　　弱く長い筋肉

図2.12
上部交差姿勢
　頭部前傾
　頚椎前弯がない
　内側に巻いて前傾した肩
　胸椎後弯が増大
　硬く短い筋
　　後頭下
　　胸筋，肩前部
　　僧帽筋上部
　弱く長い筋
　　僧帽筋（中・下部）
　　前鋸筋

図2.13
下部交差姿勢
　骨盤前傾
　突き出している腹部
　腰椎前弯が増大
　足が外向き
　硬く短い筋
　　腰筋
　　腰部の脊柱起立筋
　　股関節内転筋
　弱く長い筋
　　股関節伸筋，大殿筋
　　腹筋
　　中・小殿筋

表2.2　上部および下部交差症候群の姿勢の兆候

姿勢所見	機能障害
上部交差症候群 　丸みを帯びた肩 　前傾した頭部 　C0-C1 過度の伸長 　肩の隆起 　翼状肩甲	胸筋が短い 後弯した上胸椎 後頭下が短い 僧帽筋上部，肩甲挙筋が短く，僧帽筋（中・下部）が弱い 前鋸筋が弱い
下部交差症候群 　腰部の過度な前弯 　前傾骨盤 　突き出している腹部 　足が外向き 　胸腰椎移動部の肥大 　腸脛靱帯の溝	脊柱起立筋が短い 大殿筋が弱い 腹筋が弱い 梨状筋が短い 腰仙結合部が過度に動きやすい 大腿筋膜張筋が短い

Liebenson C, ed. Rehabilitation of the Spine. Baltimore：Williams & Wilkins, 1996：363-364より許可を得て改変

●その他の姿勢の歪み，適応性および病理学
OTHER POSTURAL DISTORTIONS, ADAPTATION, AND PATHOLOGIES

　姿勢評価では，体がいかに釣り合いを取っているかを全体的に評価する．運動連鎖の一部から生じた問題とその姿勢が，他の部位の姿勢の歪みの原因となっていることがわかる．すべての歪みとその結果として，人が釣り合いを取り，苦しい姿勢や動作を避けるために必要な代償を合わせたものが姿勢全体を形成する．包括的な概要を提供するべく，主な局所的な筋のかかわり合いを以下に詳しく述べる．なお，脊椎圧迫骨折や，半椎症のような先天的異常のない正常な骨格組織と仮定する．

頭部前傾姿勢　Forward Head Posture

　頭部前傾姿勢はおそらく最も一般的な姿勢の歪みである（図2.14）．頭部が中間位から1インチ（約2.54センチ）前傾するごとに，頭部全体の重量が徐々に加わり，首の下部が支える重量が増える（図2.15）．多くの患者の首，肩，腕の痛み，頭痛，ストレスといった症状は，体幹より前に傾きすぎた頭蓋骨を支えるという生体力学的欠陥と関係している．頭部前傾姿勢に関係する観察には，（1）肩峰より前方の外耳道と，（2）通常肥大した胸鎖乳突筋などがある．

・硬く，活動過多になっている可能性のある筋
　胸鎖乳突筋および／または後頭下，前頚部屈筋，僧帽筋上部，肩甲挙筋，胸筋．
・弱く，活動不足になっている可能性のある筋
　頚部伸筋，僧帽筋中・下部，前鋸筋．
　深層頚部屈筋（頚長筋）抑制の可能性もある．
・臨床相互関係
　座位と立位で後頭下を触診する（図2.16，2.17）．座位で緊張が小さければ，骨盤の姿勢ストレスが頭部前傾姿勢の一因をなしている．

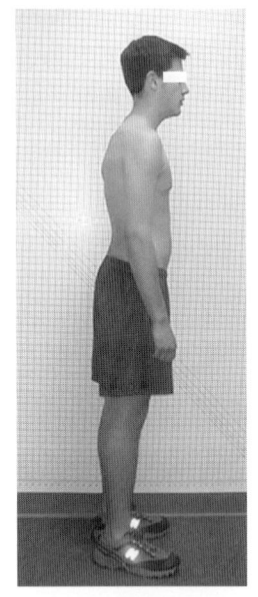

図2.14　頭部前傾姿勢

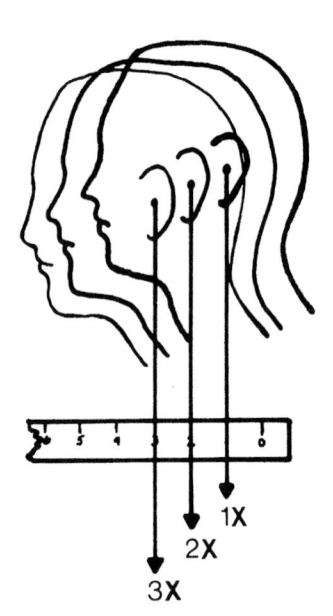

図2.15　頭部が生理的姿勢から1インチ（約2.54センチ）前傾するごとに，頭部全体の重量が徐々に加わり，首の下部で支える重量が増える
（Liebenson C, ed. Rehabilitation of the Spine. Baltimore：Williams & Wilkins, 1996：177.より改変）

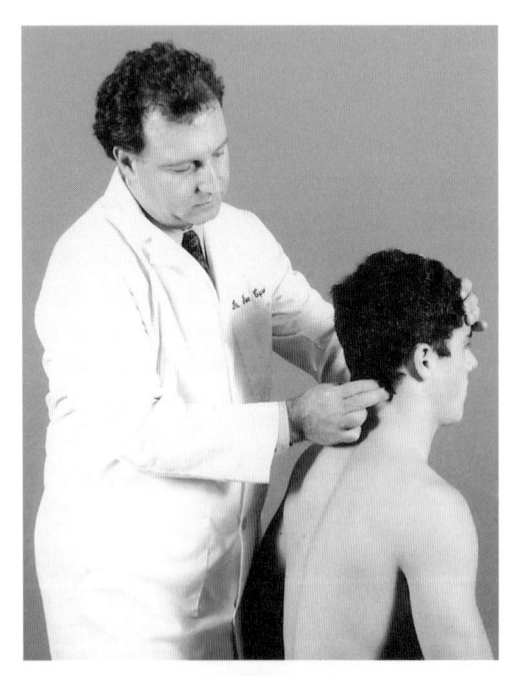

図2.16　座位の患者の後頭下の触診

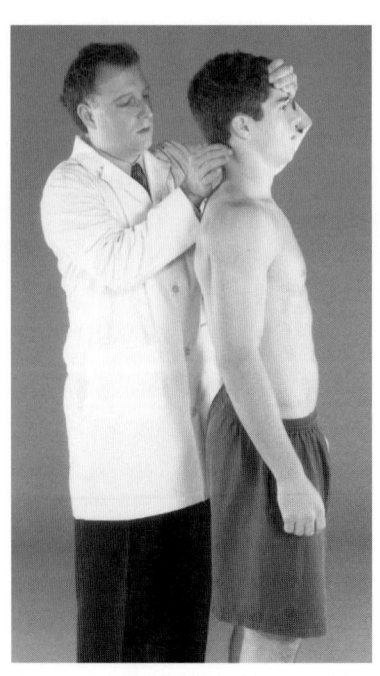

図2.17　立位の患者の後頭下の触診

頭部の傾きおよび／または回旋　Head Tilt and／or Rotation

後前〔PA〕観察

乳様突起の頂点を結ぶ線が水平でない（図2.18）．後頭隆起が骨盤と脊柱を2等分する正中線の片側に傾く．頭蓋骨が正中線で均等に2等分されない．

・硬く，活動過多になっている可能性のある筋
　曲がっている側の首の外側の屈筋，回旋している頭部の反対側の斜角あるいは内在回旋筋．胸鎖乳突筋，僧帽筋上部．肩甲挙筋，胸筋．

・弱く，活動不足になっている可能性のある筋
　曲がっている頭と反対側の首の外側の屈筋．回旋している頭部側の内在回旋筋．

不均衡肩　Unlevel Shoulders

観察

肩峰を結ぶ水平線が水平でない．胸椎側弯と利き腕の優位性を伴った肩の不均衡も見られる（図2.19）．

・硬く，活動過多になっている可能性のある筋
　高い肩の側の僧帽筋上部および／または肩甲挙筋．低い肩の側の僧帽筋下部と小胸筋，硬い菱形筋および／または広背筋．

・弱く，活動不足になっている可能性のある筋
　高い肩の側の僧帽筋中・下部．低い肩の側の僧帽筋上部．

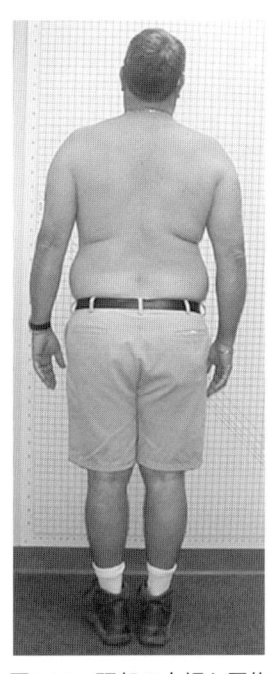

図2.18　頭部の右傾と回旋

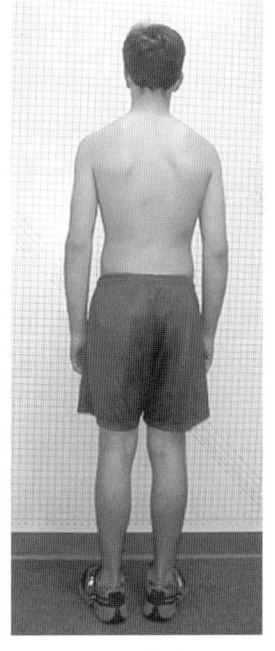

図2.19　高い左肩

観察

首と肩の線が正常な輪郭を示していない（図2.20）．首と肩の線をまっすぐにすると硬い僧帽筋を示す．ゴシック様式の教会の塔のように見えるため，ゴシック肩として知られる．

観察

肩甲挙筋の付着点における外側肩甲骨に現れる二重の波は肩甲挙筋の硬さを示す（図2.21）．

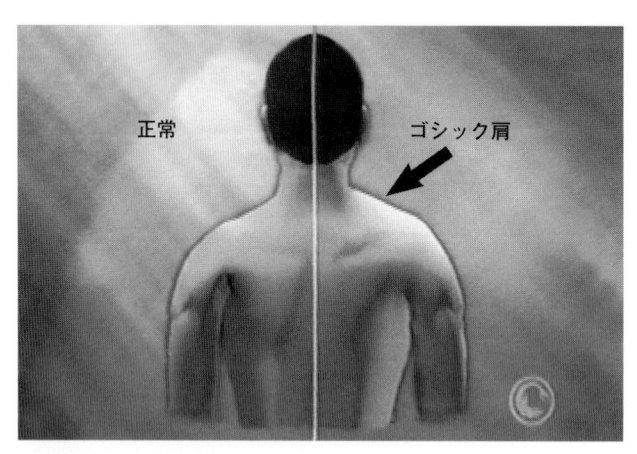

図2.20　ゴシック肩
（Liebenson C, Chapman S. Cervico-Thoracic Spine：Making a Rehabilitation Prescription, Tape 2. Baltimore：Williams & Wilkins, 1998, Fig 3. より許可を得て転載）

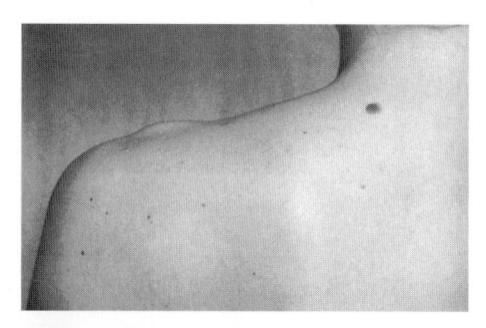

図2.21　肩甲挙筋の硬さ
（Liebenson C, ed. Rehabilitation of the Spine. Baltimore：Williams & Wilkins, 1996：108. より許可を得て転載）

翼状肩甲　Scapula Winging

　肩甲骨の内側端が肋骨から背側に向かって上がっている．

・硬く，活動過多になっている可能性のある筋
　　菱形筋
・弱く，活動不足になっている可能性のある筋
　　前鋸筋
・臨床相互関係
　　腕立て伏せテスト．患者が腕立て伏せをすると肩甲骨の翼状態が増大するかどうか観察する（図2.22）

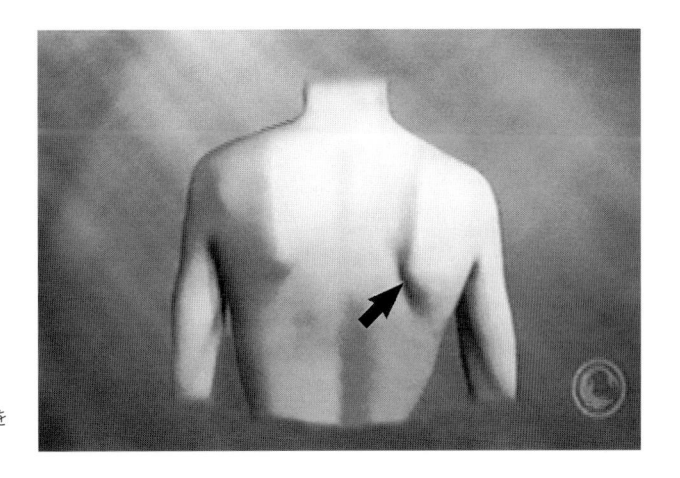

図2.22　翼状肩甲
（Liebenson C, Chapman S. Cervico-Thoracic Spine：Making a Rehabilitation Prescription, Tape 2. Baltimore：Williams & Wilkins, 1998, Fig 2.より許可を得て転載）

肩甲骨の回旋　Scapula Rotation

　肩甲骨が不均等に位置している．通常，片方は（胸椎正中線から外側へ）外転し，もう片方は（胸椎正中線に向かって中央へ）内転している（図2.23）．肩甲骨の回旋は胸椎側弯と利き腕優位性も伴って見られる．

・硬く，活動過多になっている可能性のある筋
　　外転した肩甲骨側の前鋸筋．内転した肩甲骨側の菱形筋．
・弱く，活動不足になっている可能性のある筋
　　外転した肩甲骨側の菱形筋と僧帽筋中部．内転した肩甲骨側の大胸筋または小胸筋．

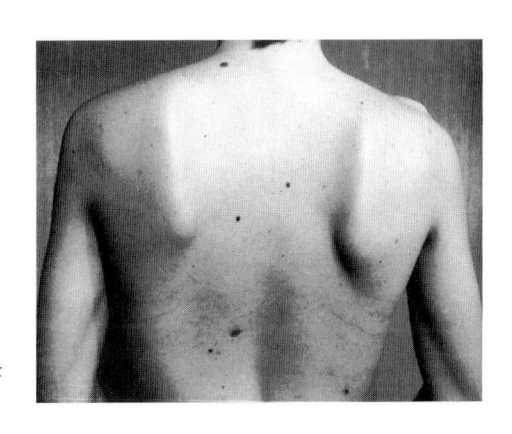

図2.23　右肩甲骨外転と翼状
（Liebenson C, ed. Rehabilitation of the Spine. Baltimore：Williams & Wilkins, 1996：108.より許可を得て転載）

丸みを帯びた肩・上肢の内旋　Round Shoulders／Internal Rotation of the Upper Extremity

　肩が丸みを帯びているのに加え，母指が前方でなく体側に向いているため，前方から見ると手背が見えるであろう．後方からは手掌が見えるであろう（図2.24）．

・硬く，活動過多になっている可能性のある筋
　　広背筋および／または胸筋．
・弱く，活動不足になっている可能性のある筋
　　僧帽筋中部．
・臨床相互関係
　　通常，頭部前傾姿勢とともに見られる．

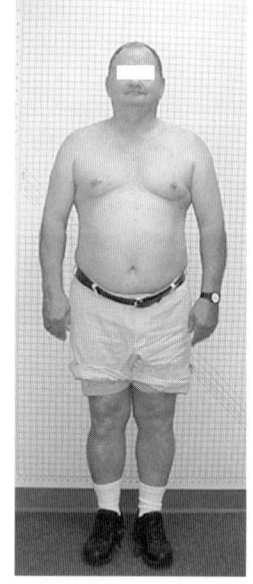

図2.24　腕が内旋し，丸みを帯びた肩

脊柱の外側逸脱・側弯　Lateral Spinal Deviation／Scoliosis

　側弯は，後天的あるいは先天的な脊柱の外側弯曲である．先天的な側弯は楔形脊椎骨あるいはその他の解剖学上の異形など，構造上の不均整による．後天的側弯のほとんどは突発性疾患あるいは原因不明の疾患である．側弯の評価や治療は進歩し続けてはいるが，まだ議論の余地がある．視覚的に評価すると，脊椎棘突起が体幹の正中線の外側になっている（図2.25）．

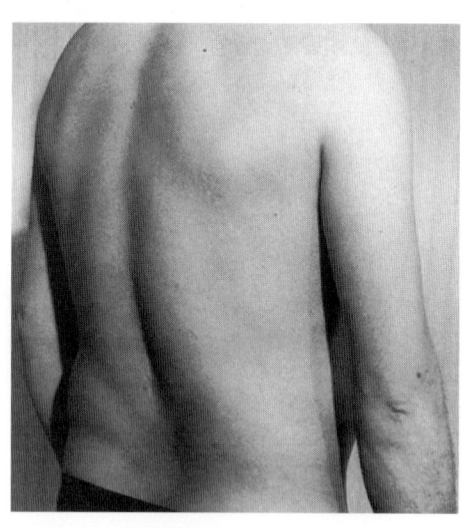

図2.25　右胸腰椎移行部の脊柱起立筋肥大
(Liebenson C, ed. Rehabilitation of the Spine. Baltimore：Williams & Wilkins, 1996：107.より許可を得て転載)

・硬く，活動過多になっている可能性のある筋
　凹面の短くなった内在の傍脊柱筋
・弱く，活動不足になっている可能性のある筋
　凸面の長くなった内在の傍脊柱筋
・臨床相互関係
　胸腰椎移行部の脊柱起立筋肥大が長期にわたって継続している適応性変化を示す．前後（AP）観察では，ほとんどの場合，右利きを原因とするわずかな右への凸状胸部弯曲が見られる．先天性異常や脚の長さの差異による要因，その他の歪みを除外することが重要である．

骨盤の外側への傾き・腹部不均整　Lateral Pelvic Tilt／Abdominal Asymmetry

左右の腸骨稜を結ぶ水平線が水平でない（図2.26）．
・硬く，活動過多になっている可能性のある筋
　高い側：後前（PA）観察では腰方形筋
　　　　　前後（AP）観察では腹斜筋
　低い側：殿部の内転筋
・弱く，活動不足になっている可能性のある筋
　高い側：大殿筋，外転筋
　低い側：反対側の腹斜筋
・臨床相互関係
　一般的に，足の長さの差異とその他の歪みが存在する．トレンデレンブルグテストが偏りのある側に有効であろう．脊柱側弯が存在する可能性がある．

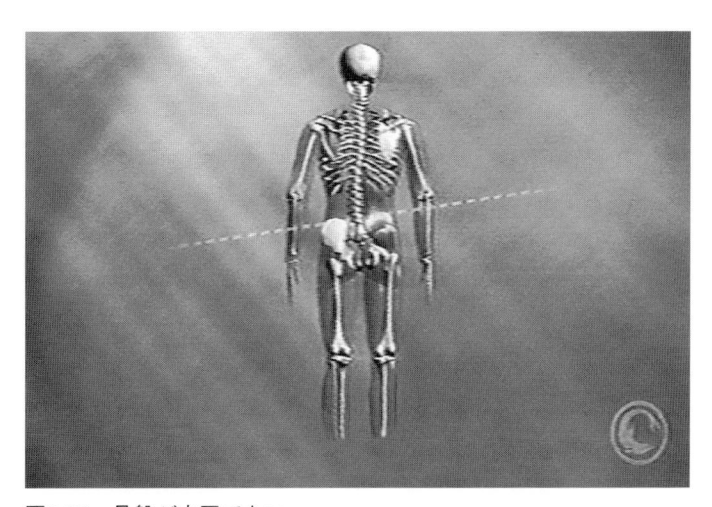

図2.26　骨盤が水平でない
（Liebenson C, Chapman S. Lumbar Spine：Making a Rehabilitation Prescription, Tape 1. Baltimore：Williams & Wilkins, 1998, Fig 5. より許可を得て転載）

骨盤の前傾あるいは後傾　Anterior or Posterior Pelvic Tilt

　骨盤の自然で安定した位置は，脊椎に負荷がかからない安定した姿勢を得ることができる位置である．骨盤の上前腸骨棘を結ぶ線は，前後して恥骨結合と水平に並ぶべきである．側面から見ると，ウエスト・ライン（またはベルト・ライン）は水平，あるいは安定した姿勢を形成する正常な前部腰椎前弯によってわずかに前方に傾いているべきである．

前傾骨盤
　関連して増大した腰椎前弯とともに，骨盤は前方に傾く（図2.27，図2.28）

・硬く，活動過多になっている可能性のある筋
　腰筋，腰部の脊柱起立筋
・弱く，活動不足になっている可能性のある筋
　大殿筋，腹筋

後傾骨盤（図2.29）
　骨盤が後方に傾くか，水平よりわずかに前方に傾いて，腰部弯曲が平らになっている．

・硬く，活動過多になっている可能性のある筋
　膝の腱，腹筋，背中下部の脊柱起立筋
・弱く，活動不足になっている可能性のある筋
　殿部の屈筋，大腿四頭筋

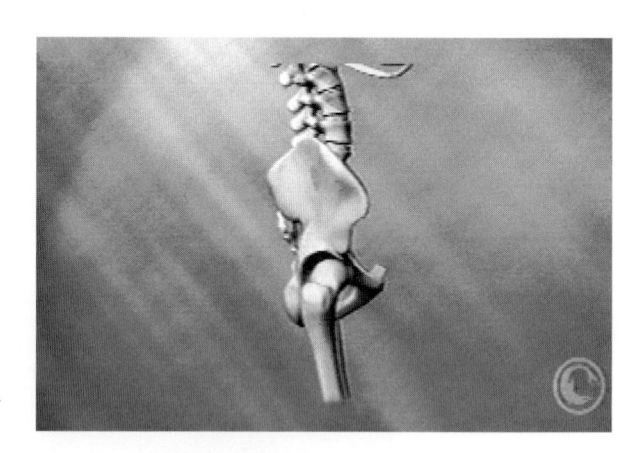

図2.27　前傾骨盤
（Liebenson C, Chapman S. Lumbar Spine：Making a Rehabilitation Prescription, Tape 1. Baltimore：Williams & Wilkins, 1998, Fig 4.より許可を得て転載）

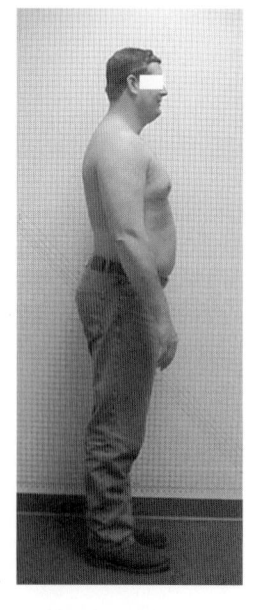

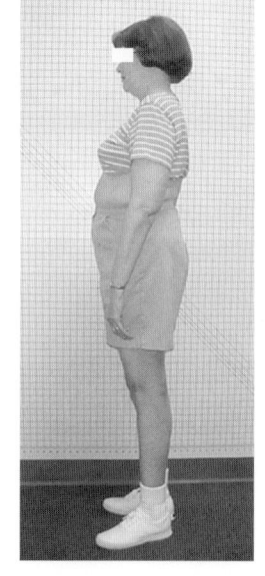

図2.28　前傾骨盤

図2.29　後傾骨盤

腹部の突出　Abdomen Protrusion（図2.30と2.31）

・可能性のある関連所見
　外側または上腹部における側面殿部の扁平化
・硬く，活動過多になっている可能性のある筋
　脊柱起立筋，腸腰筋
・弱く，活動不足になっている可能性のある筋
　大殿筋，腹筋
・臨床相互関係
　著しい前傾骨盤は一般的に腹部の突出を伴うため，殿部の伸長と外転が弱く，動く範囲に限界がある．

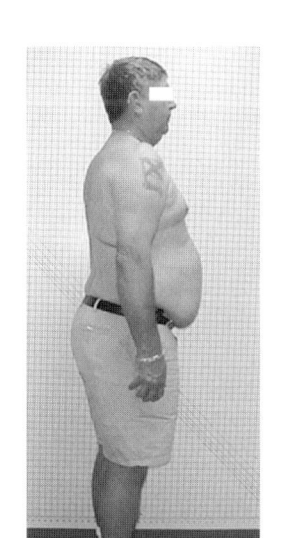

図2.30　腹部の突出

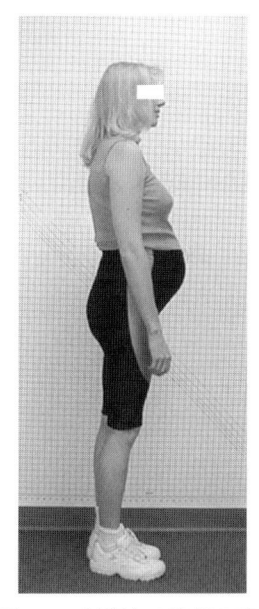

図2.31　妊娠中の腹部の突出

X脚：外反膝　Knock Knees：Genu Valga（図2.32）

関連観察
・回内
・腸脛靱帯の突起

観察：膝蓋骨の外側逸脱
・硬く，活動過多になっている可能性のある筋
　大腿筋膜張筋
・弱く，活動不足になっている可能性のある筋
　内転筋，縫工筋
・臨床相互関係
　靴の履き方と相互関係がある

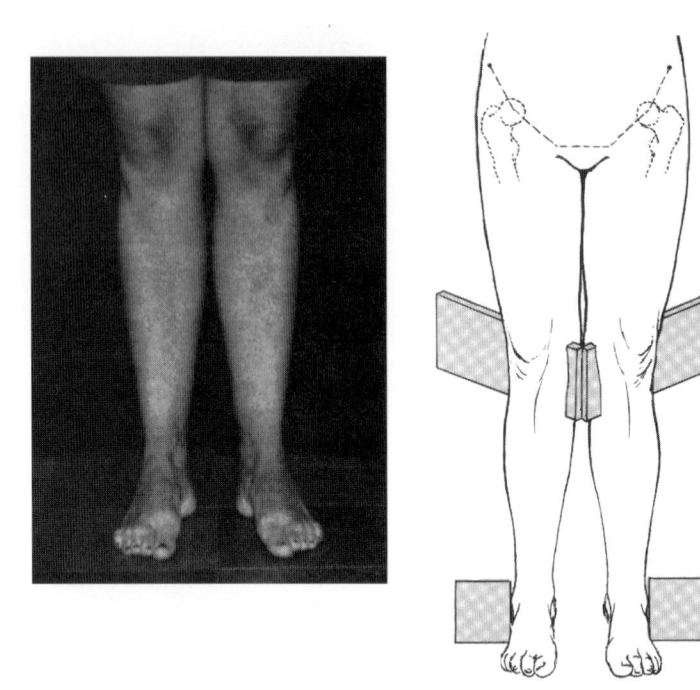

図2.32　X脚（外反膝）
（Kendall FP, McCreary EK, Provance PG. Muscles：Testing and Function. 4th ed. Baltimore：Williams & Wilkins, 1993：97.より許可を得て転載）

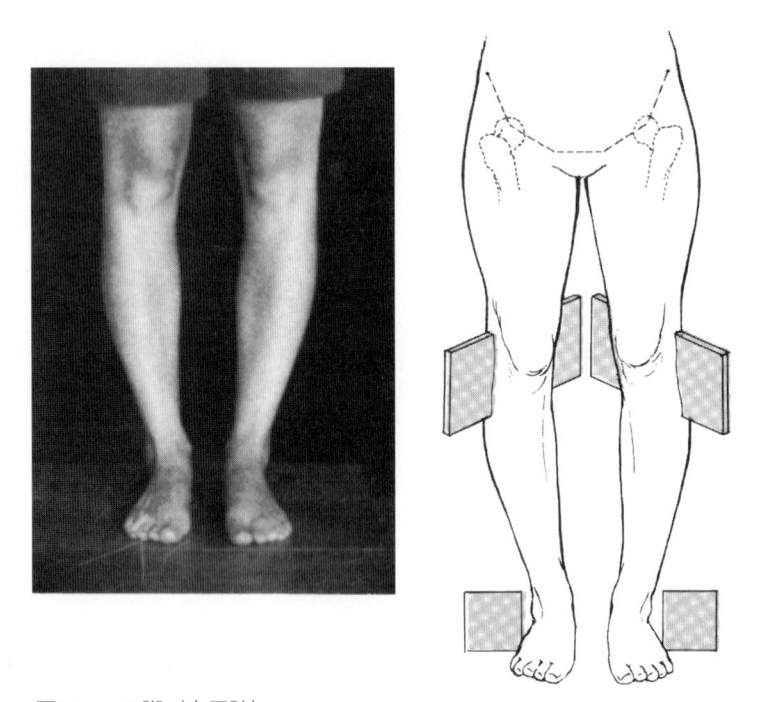

図2.33　O脚（内反膝）
（Kendall FP, McCreary EK, Provance PG. Muscles：Testing and Function. 4th ed. Baltimore：Williams & Wilkins, 1993：97.より許可を得て転載）

観察：O脚（内反膝）（図2.33）
・弱く，活動不足になっている可能性のある筋
　弱い殿部の回旋筋

観察：足の回内（図2.34，図2.35）
・硬く，活動過多になっている可能性のある筋
（右の）ヒラメ筋
・弱く，活動不足になっている可能性のある筋
　前脛骨筋，大・中殿部
・臨床相互関係
　扁平足

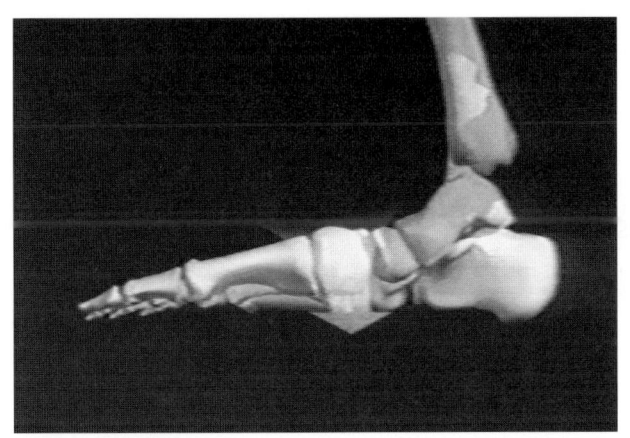

図2.34　足の回内
（Liebenson C, Chapman S. Lumbar Spine：Making a Rehabilitation Prescription, Tape 1. Baltimore：Williams & Wilkins, 1998, Fig 1. より許可を得て転載）

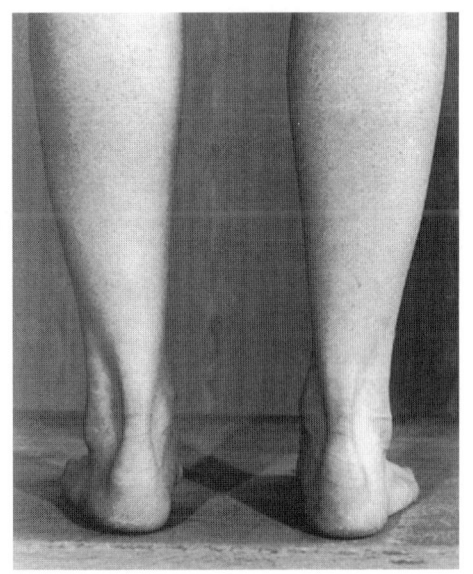

図2.35　右足のヒラメ筋の硬さを伴う回内
（Liebenson C, ed. Rehabilitation of the Spine. Baltimore：Williams & Wilkins, 1996：107. より許可を得て転載）

参考文献　References

1. White AA, Panjabi MM. Clinical Biomechanics of the Spine. 2nd ed. Philadelphia: JB Lippincott, 1990：58, 86-91, 116, 162.
2. Janda V. Functional Pathology of the Motor System Seminars. Atlanta：1999；Greenville, SC：2000；Prague：2000.
3. Watson J. Relationship between injuries & body mechanics in soccer and rugby players. Sports Med Physical Fitn 1995；35：289-294.
4. Basmajian JV, De Luca DJ. Muscles Alive. 5th ed. Baltimore：Williams & Wilkins, 1985：255, 414, P71, 328.

推薦図書　General References

Kendall FP, McCreary EK, Provance PG. Muscles：Testing and Function. 4th ed. Baltimore：Williams & Wilkins, 1993：20, 70-119, 354-356.

Janda V. Functional Pathology of the Motor System Seminars. Atlanta：1999；Greenville, SC：2000；Prague：2000.

Jull G, Janda V, Muscles and motor control in low back pain. In：Twomey LT, Taylor JR, eds. Physical Therapy for the Low Back. Clinics in Physical Therapy. New York：Churchill Livingstone, 1987.

Liebenson C, ed. Rehabilitation of the Spine. Baltimore：Williams & Wilkins, 1996.

第3章

頚椎部整形外科テスト
CERVICAL ORTHOPAEDIC TESTS

頚椎部整形外科検査フローチャート
CERVICAL ORTHOPAEDIC EXAMINATION FLOW CHART　　44

触診　PALPATION　　45

前面　ANTERIOR ASPECT　　45
　　胸鎖乳突筋　Sternocleidomastoid Muscle　　45
　　頚動脈　Carotid Arteries　　46
　　鎖骨上窩　Supraclavicular Fossa　　47

後面　POSTERIOR ASPECT　　48
　　僧帽筋　Trapezius Muscle　　48
　　頚内在筋　Cervical Intrinsic Musculature　　49
　　棘突起・椎間関節　Spinous Process / Facet Joints　　50

頚椎可動域　CERVICAL RANGE OF MOTION　　51
　　屈曲　Flexion　　52
　　伸展　Extension　　53
　　側屈　Lateral Flexion　　54
　　回旋　Rotation　　55

頚椎の抵抗下等尺性筋力テスト
CERVICAL RESISTIVE ISOMETRIC MUSCLE TESTING　　56
　　屈曲　Flexion　　56
　　伸展　Extension　　57
　　側屈　Lateral Flexion　　58
　　回旋　Rotation　　59

椎骨脳底部の循環の評価
VERTEBROBASILAR CIRCULATION ASSESSMENT　　60
　　バレ・リーウー徴候　Barré-Liéou Sign　　63
　　椎骨脳底動脈の機能検査　Vertebrobasilar Artery Functional Maneuver　　64
　　マイグネテスト　Maigne's Test　　65
　　椎骨動脈テスト　Vertebral Artery（Cervical Quadrant）Test　　66
　　デクリーンテスト　Dekleyn's Test　　67
　　ホータントテスト　Hautant's Test　　68
　　アンダーバーグテスト　Underburg's Test　　68
　　ホールパイク検査　Hallpike's Maneuver　　70

鎖骨下動脈の異常　SUBCLAVIAN ARTERY COMPROMISE　　72
　　　ジョージのスクリーニング法　George's Screening Procedure　　73

鑑別診断：挫傷と捻挫
DIFFERENTIAL DIAGNOSIS : STRAIN VERSUS SPRAIN　　74
　　　オドノヒュー検査　O'Donoghue's Maneuver　　75

頚椎骨折　CERVICAL FRACTURES　　76
　　　棘突起叩打テスト　Spinal Percussion Test　　77
　　　ソート・ホールテスト　Soto-Hall Test　　78
　　　ラストの徴候　Rust's Sign　　79

頚椎の不安定性　CERVICAL INSTABILITY　　80
　　　シャープ・パーサーテスト　Sharp-Purser Test　　81
　　　横靱帯ストレステスト　Transverse Ligament Stress Test　　82
　　　翼状靱帯ストレステスト　Alar Ligament Stress Test　　83

占拠性病変　SPACE-OCCUPYING LESIONS　　84
　　　バルサルバ検査　Valsalva's Maneuver　　85
　　　デジェリン徴候　Déjérine's Sign　　86
　　　嚥下（飲み込み）テスト　Swallowing Test　　86

頚椎内の神経の圧迫と刺激症状
CERVICAL NEUROLOGICAL COMPRESSION AND IRRITATION　　87
　　　椎間孔圧迫テスト　Foraminal Compression Test　　88
　　　ジャクソン圧迫テスト　Jackson's Compression Test　　89
　　　伸展圧迫テスト　Extension Compression Test　　90
　　　屈曲圧迫テスト　Flexion Compression Test　　91
　　　スパーリングテスト　Spurling's Test　　92
　　　最大椎間孔圧迫テスト　Maximal Foraminal Compression Test　　93
　　　ラーミット徴候　Lhermitte's Sign　　94
　　　肩引き下げテスト　Shoulder Depression Test　　95
　　　肩の伸延テスト　Distraction Test　　96
　　　肩の外転テスト（バコーディの徴候）　Shoulder Abduction Test（Bakody's Sign）　　97

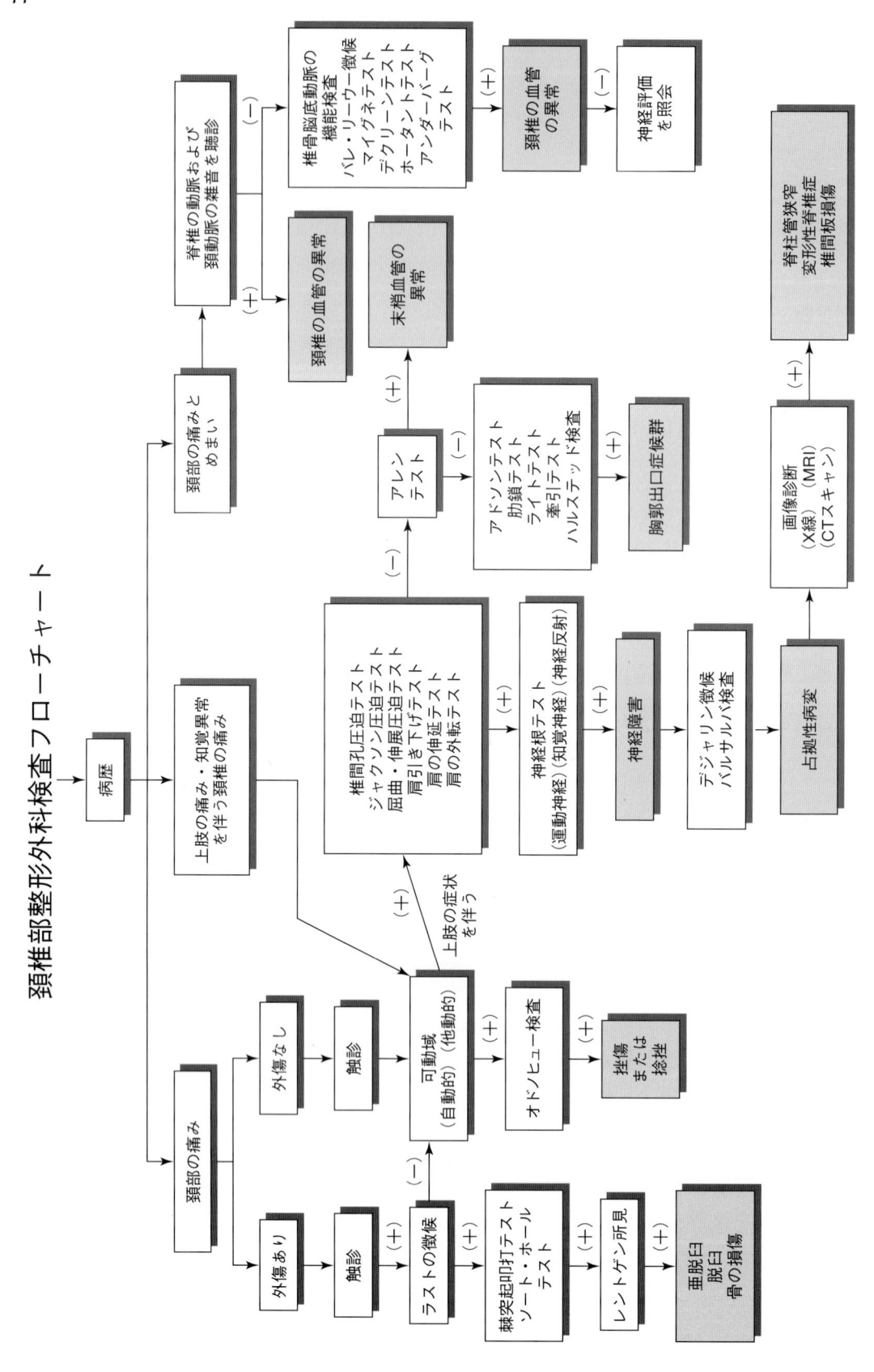

頚椎部整形外科検査フローチャート

病歴
├─ 頚部の痛みとめまい
│   └─ 脊椎の動脈および頚動脈の雑音を聴診
│   ├─ (+) → 頚椎の血管の異常
│   └─ (−) → 椎骨脳底動脈の機能検査
│   - バレ・リーヴー徴候
│   - マイグネテスト
│   - デクリーンテスト
│   - ホータントテスト
│   - アンダーバーグテスト
│   ├─ (+) → 頚椎の血管の異常
│   └─ (−) → 神経評価を照会
│
├─ 上肢の痛み・知覚異常を伴う頚椎の痛み
│   └─ 椎間孔圧迫テスト
│   ジャクソン圧迫テスト
│   屈曲・伸展圧迫テスト
│   肩引き下げテスト
│   肩の外転テスト
│   ├─ (+) → 神経根テスト(知覚神経)(運動神経)(神経反射)
│   │   ├─ (+) → 神経障害 → デジャリン徴候 バルサルバ検査 → 占拠性病変
│   │   │   → 画像診断 (X線)(MRI)(CTスキャン)
│   │   │   └─ (+) → 脊柱管狭窄/変形性脊椎症/椎間板損傷
│   └─ (−) → アレンテスト
│   ├─ (+) → 末梢血管の異常
│   └─ (−) → アドソンテスト, 肋鎖テスト, ライトテスト, 牽引テスト, ハルステッド検査
│   └─ (+) → 胸郭出口症候群
│
└─ 頚部の痛み
    ├─ 外傷あり → 触診 → (+) ラストの徴候
    │   └─ (+) → 棘突起叩打テスト, ソート・ホールテスト
    │   └─ (+) → レントゲン所見
    │   └─ (+) → 亜脱臼/脱臼/骨の損傷
    └─ 外傷なし → 触診 → 可動域(自動的)(他動的)
        └─ (+) → オドヒュー検査
            └─ (+) → 挫傷または捻挫

上肢の症状を伴う

● 触診　PALPATION

■前面　Anterior Aspect
胸鎖乳突筋　*Sternocleidomastoid Muscle*

解　剖　胸鎖乳突筋は側頭骨の乳様突起から鎖骨および胸骨へと広がり（図3.1），頚部を前部と後部の三角形に分ける．その動きは頭部を側屈させ，反対側に回旋させる．両方の筋がともに動いて頚部が前方に屈曲する．

表3.1　圧痛の段階表

第1段階 　適度な触診で，軽い痛さ 第2段階 　適度な触診で，顔が歪んでたじろぐ痛さ 第3段階 　身を引く激しい痛さ 第4段階 　害のない刺激で身を引く激しい痛さ

検査法　患者に頚部を片側に回旋させるように指示する．頚部が向いている側（回旋した側）の筋を母指と示指でつまみ，鎖骨から乳様突起へと動かす（図3.2）．左右両側の各筋を比較し，炎症，圧痛，硬結の触知を確認する．硬結とは，骨格筋あるいは筋膜の緊張した部位の中の刺激過敏箇所である．圧痛の段階表（表3.1）に基づき，圧痛を評価する．

　外傷に伴う炎症と圧痛は，一般的に頚部の加速減速損傷（cervical acceleration and deceleration：CAD）と関連している．斜頚も局所的な炎症や圧痛の原因となることがある．触知可能な硬結は筋・筋膜のトリガーポイントを示していることがある．トリガーポイントの原因はオーバーユース，外傷，あるいは冷えによることがある．また関節炎や精神的苦痛を示していることもある．

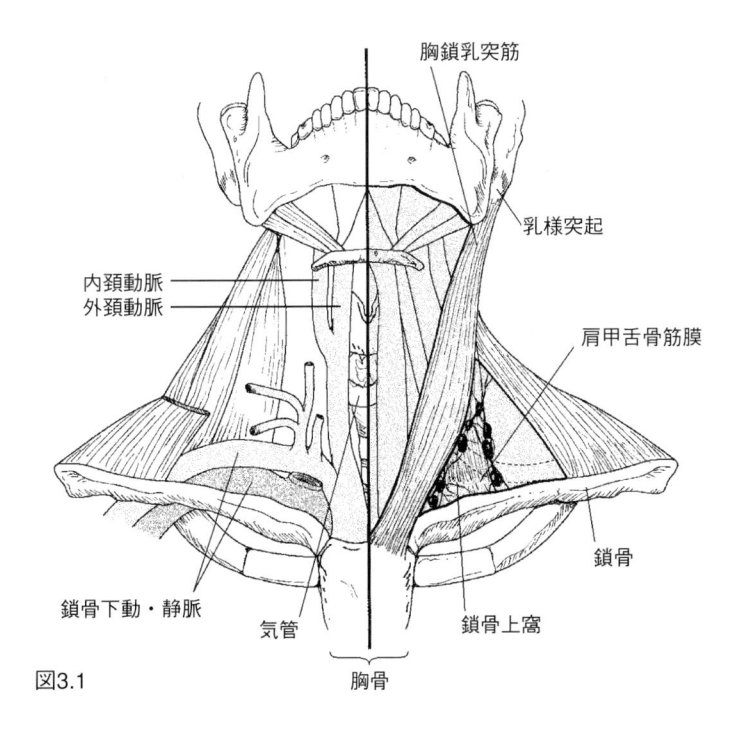

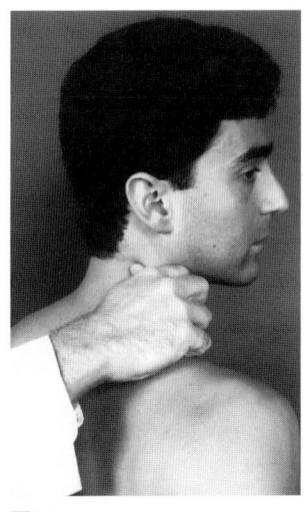

図3.1

図3.2

頚動脈　*Carotid Arteries*

解　剖　頚動脈は気管の外側，胸鎖乳突筋の中間にある．頚動脈は分岐して内・外頚動脈を形成し，脳に血液を送る（図3.1）．

検査法　示指と中指で，頚椎の横突起に向かって頚動脈を軽く押す（図3.3）．各動脈を個々に触診し，振幅が均一かどうかを診断する．脈拍の強さに差があれば，頚動脈の狭窄あるいは圧迫を示している可能性がある．頚動脈の狭窄あるいは圧迫の疑いがある場合は，頚動脈の雑音を聴診し，椎骨脳底部の血流を評価する．

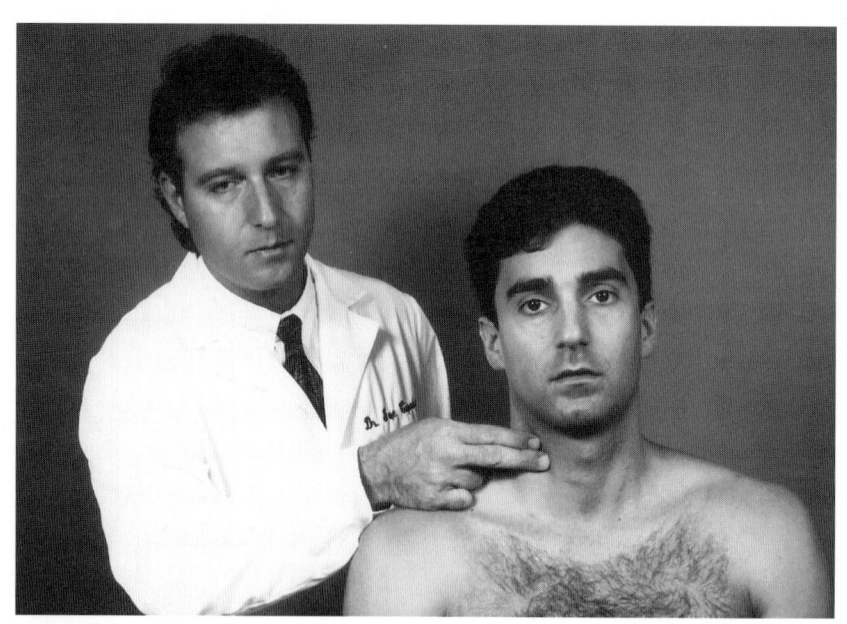

図3.3

鎖骨上窩　*Supraclavicular Fossa*

解　剖　鎖骨上窩は鎖骨の上にあり，肩甲舌骨筋膜，リンパ節，鎖骨下動脈の圧点を含む．一般的になめらかな，輪郭のあるくぼみである（図3.1）．

検査法　両方の上窩を触診し，腫れ，圧痛，骨の形態異常あるいは軟部組織の腫瘤を調べる（図3.4）．外傷に伴い，腫れを伴う痛みや圧痛は，鎖骨骨折あるいは肩鎖関節脱臼を示している可能性がある．骨の形態異常は，上肢に神経あるいは血管の症状を引き起こす頚肋を示している可能性がある．余分な肋骨が疑われたら，胸郭出口症候群の可能性を調べる（第5章参照）．異常な軟部組織の腫瘤は，リンパ節腫張あるいは腫瘍を示している可能性がある．

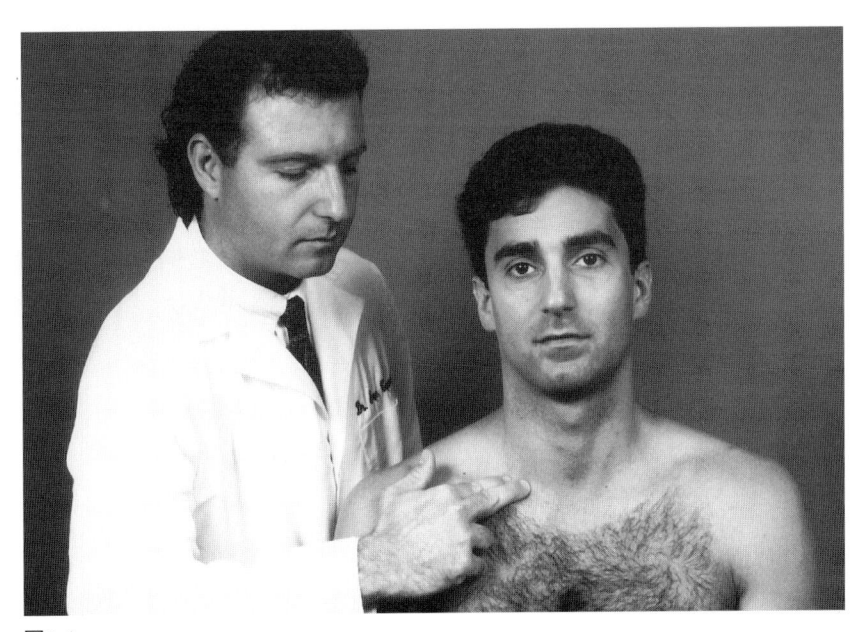

図3.4

■後面　Posterior Aspect
僧帽筋　*Trapezius Muscle*

解　剖　僧帽筋は大きな三角形の筋で，後頭部および頚椎と胸椎の棘突起から，鎖骨の肩峰端および肩甲棘まで広がる（図3.5）．その上部線維が肩を持ち上げ，中部線維が肩甲骨を引き寄せ，下部線維が肩甲骨を押し下げ，肩を下げる．

検査法　各部の筋を後頭部真下の上部線維から下方へ触診し，肩甲棘上部，肩峰端外側まで進める（図3.6）．そして次に胸椎棘下部から外上方の肩峰端に向かって触診する（図3.7）．

　外傷に伴う炎症と圧痛は，浮腫を伴い，断裂した筋線維によって引き起こされる筋痙攣を示している可能性がある．外傷と関係のない炎症と圧痛は，筋組織の線維症あるいは線維筋痛症を示している可能性がある．圧痛の段階表（表3.1）に従って診断する．硬結は，オーバーユース，過負荷，外傷，あるいは冷えによって引き起こされる可能性のある筋・筋膜のトリガーポイントを示唆する．これらの硬結は関節炎や精神的苦痛も示している可能性がある．

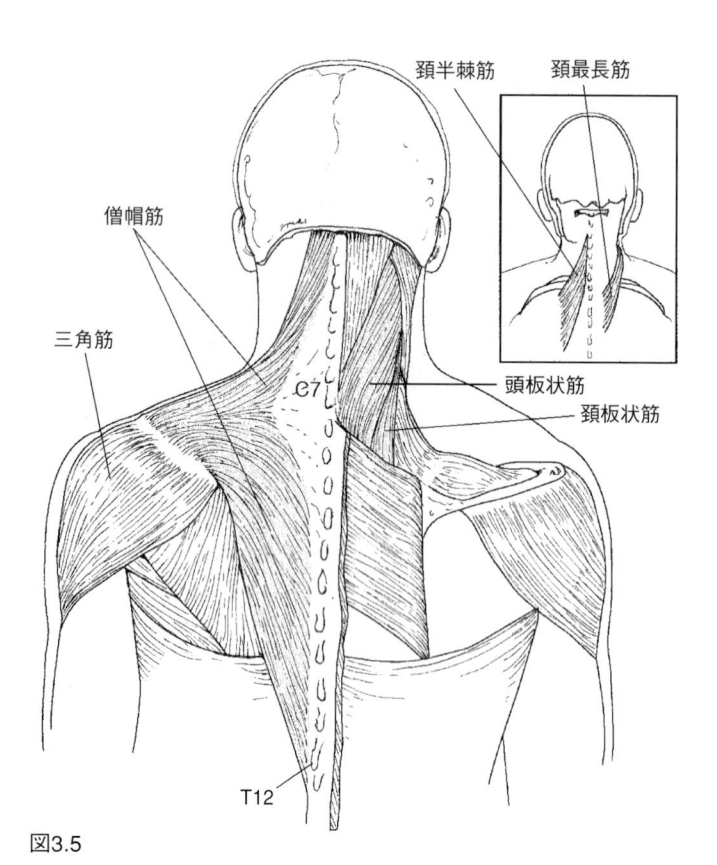

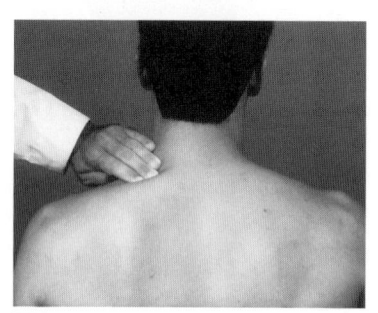

図3.5

図3.6

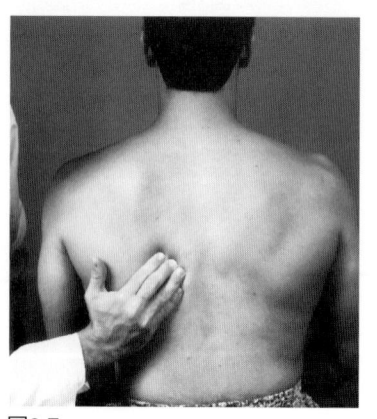

図3.7

頚内在筋　*Cervical Intrinsic Musculature*

解　剖　頚椎内の触知できる内在脊柱筋は，頭板状筋，頚板状筋，頚最長筋，頚半棘筋から成る．これらの筋層は姿勢の維持と頚椎の動きに使われる．表層は頭板状筋と頚板状筋，中間層は頚最長筋と頚半棘筋から成る．これらの筋は後頭部底から胸椎上部へ伸びる（図3.5）．頚椎の深筋は最良の状態では触知が難しく，ここでは取り上げない．

検査法　頚椎を少し伸展させた状態で，筋腹上を横断するように指を動かして表層を触診する（図3.8）．異常音や圧痛，あるいは硬結に注意する．やはり頚椎を少し伸展させた状態で，棘突起に直接指先を当てて中間層の筋を触診する（図3.9）．異常な音や圧痛，あるいは硬結に注意する．圧痛の段階表（表3.1）に従って筋層を評価する．異常音や圧痛は，挫傷，筋・筋膜，あるいは線維筋痛症のような筋の炎症を示している可能性がある．硬結は，オーバーユース，過負荷，外傷，あるいは冷えによって引き起こされる可能性のある筋・筋膜のトリガーポイントを示唆する．これらは関節炎や精神的苦痛も示している可能性がある．

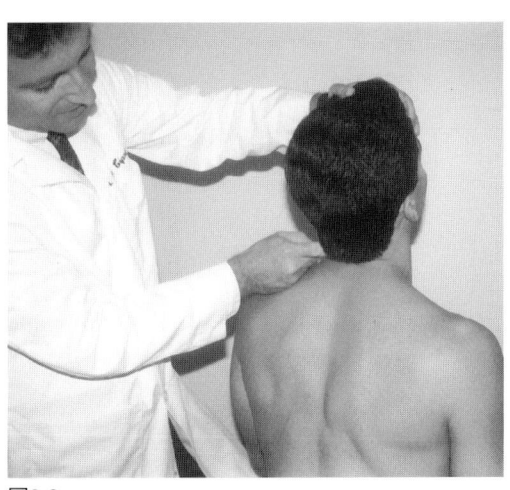

図3.8

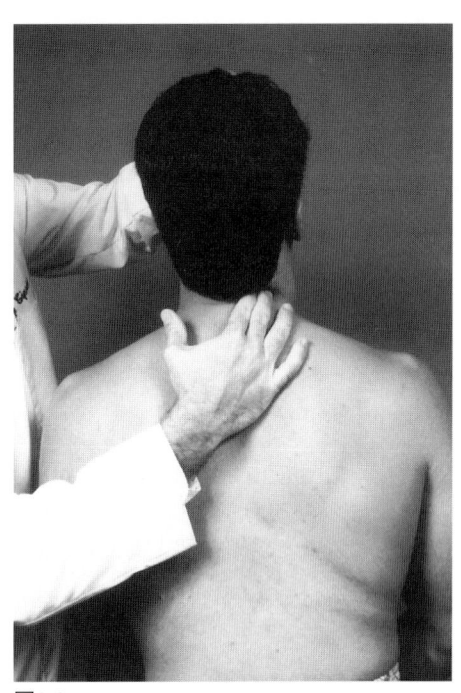

図3.9

棘突起・椎間関節　*Spinous Process／Facet Joints*

解　剖　頚椎のC1（環椎）は棘突起というより後方へ弓形になっており，触知が難しい．頚椎のC2からC7は比較的顕著な棘突起があり，触知しやすい．棘突起の少し外側に椎間関節がある．椎間関節はそれぞれ組み合わされる脊椎からの下関節突起と上関節突起で構成される（図3.10）．

検査法　患者を座位にし，頭を少し前方に屈曲させ，示指や中指で各棘突起を触診し，痛みや圧痛に注意する（図3.11）．また，頚椎を屈曲，伸展させて各棘突起を評価し，可動性の大小を診断する（図3.12）．

再び患者の頭を前方に屈曲させてそのまま保持（図3.13）し，次に伸展させ，伸展した状態（図3.14）で左右両側の椎間関節を母指と示指で触診する．棘突起または椎間関節に触れたときの痛みは，その箇所の炎症を示唆する．一般的に炎症は，亜脱臼あるいは外傷といった過度の屈曲あるいは伸展による損傷に伴って起こる．動かしたときの軋轢音は変形性関節症を示している可能性がある．

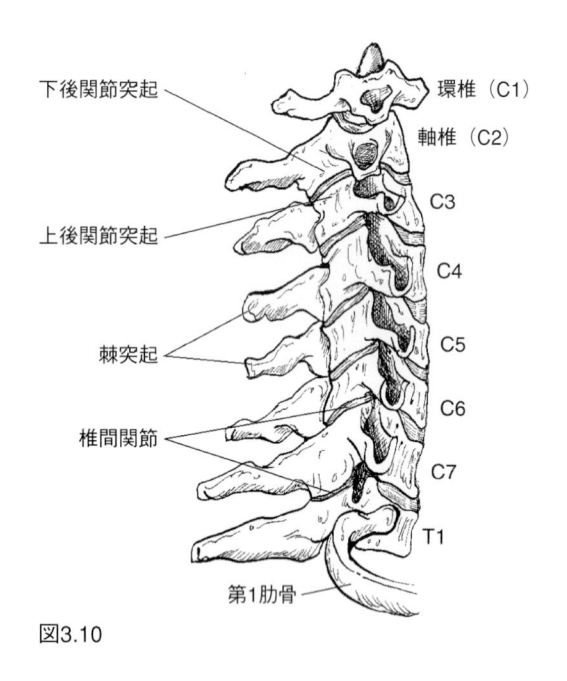

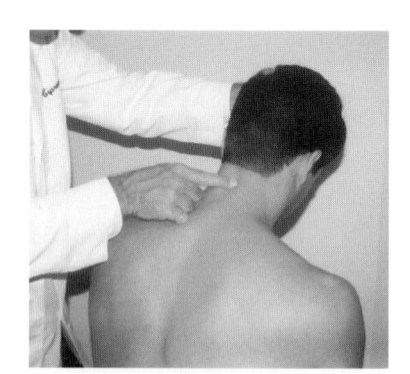

図3.10

図3.11

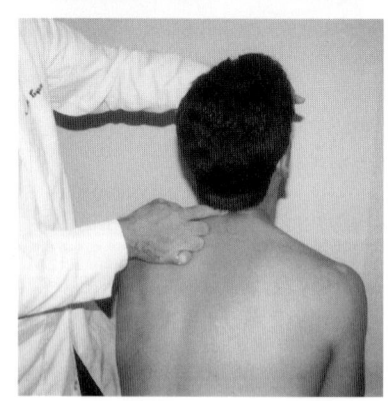

図3.12

図3.13　　　　　　　　　　　　　　　　　　図3.14

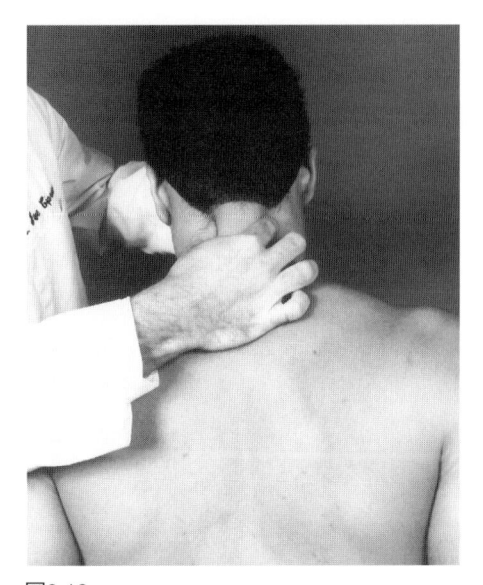

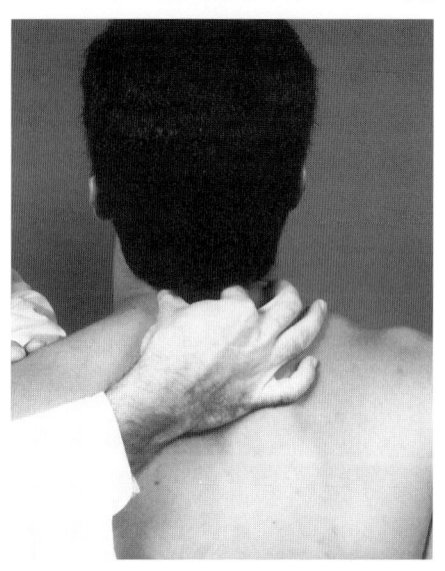

◯ 頚椎可動域　CERVICAL RANGE OF MOTION

　頚椎可動域を評価する前に，この検査が患者に悪影響を及ぼすような徴候がないかどうか，徹底的に病歴を調べなければならない．骨折や脱臼，あるいは頚椎の血管の異常の原因となる重い外傷がある場合は，可動域検査から除外しなければならない．頚椎の可動域だけでなく，あらゆる痛みとその位置や特性に注意しなければならない．最も痛みを伴う動きは最後に行い，前の検査からの痛みが残らないようにする．動かしたときの軋轢音にも注意する．これは頚椎における退行性病変を示している可能性がある．

　頚椎の可動域は，患者が自動的および他動的に動かすのを，インクリノメーターを使って測定する．インクリノメーターは，重力に関連した角度の変化を測ることができるため，脊椎の可動域を測定するのに適している．記録の継続と患者のコンプライアンス評価のためには，3回動作させるべきである．記録すべき有効な基準であるには，3回の測定の差異がそれぞれの5度あるいは10％以内でなければならない．動きの最大弧が脊椎における可動域の評価にとって重要である．最大弧を正確に計るには，反対側の測定を行うことである．これは頚椎可動域を測定するための最も客観的な方法である．例えば，ある患者は頭部が10°前方に屈曲しており，それがこの患者の自然な位置である．この患者の頚椎屈曲を測定すると，平均より10°小さい可能性があり，伸展を測定すると10°大きい可能性がある．この増加は，この患者にとって自然な状態である10°の前方屈曲角度によるものである可能性がある．個々に測定すると，屈曲では動きが足りず，伸展では増える．したがって両方の動きを足せば，最大弧が正常な範囲内であることがわかる．

屈曲（インクリノメーター法）[1,2]　*Flexion：Inclinometer Method*

患者を座位にし，頚椎を中間位にさせる．第1のインクリノメーターを頚椎の矢状面のT1棘突起にあてる．第2のインクリノメーターを後頭部の上部のやはり矢状面にあてる（図3.15）．それぞれのインクリノメーターの目盛りをゼロにする．次に患者の頭部を前方に屈曲させて双方の角度を記録する（図3.16）．後頭部の傾きの角度からT1の角度を引いたものが頚椎の屈曲角度である．

正常可動域　中間位すなわち0°から50°以上．

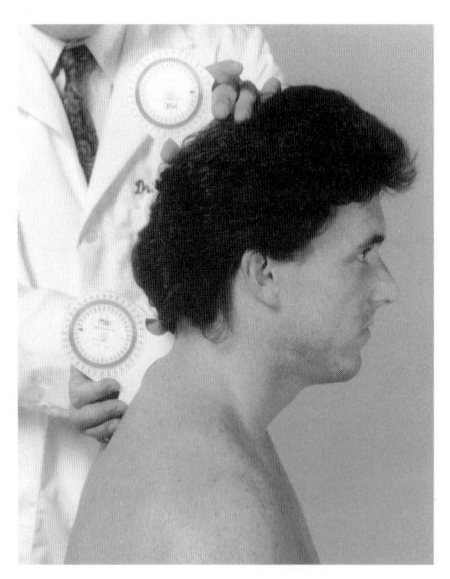

図3.15

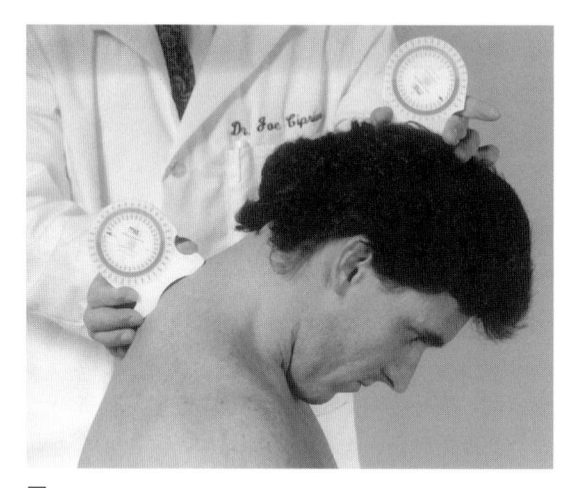

図3.16

伸展（インクリノメーター法）[1,2]　Extension：Inclinometer Method

患者を座位にし，頚椎を中間位にさせる．第1のインクリノメーターを頚椎の矢状面のT1棘突起のやや外側にあてる．第2のインクリノメーターを後頭部の上部のやはり矢状面にあてる（図3.17）．それぞれのインクリノメーターの目盛りをゼロにし，患者の頭部を伸展させて双方の角度を記録する（図3.18）．後頭部の傾きの角度からT1の角度を引いたものが頚椎の伸展角度である．

正常可動域　中間位すなわち0°から60°以上．

最大自動的屈曲伸展角度　110°

最大他動的屈曲伸展角度[3]

年齢	角度
20–29	151±17
30–49	141±35
>50	129±14

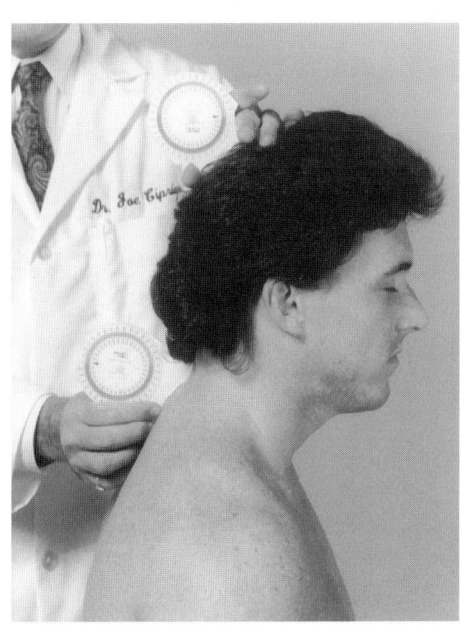

図3.17

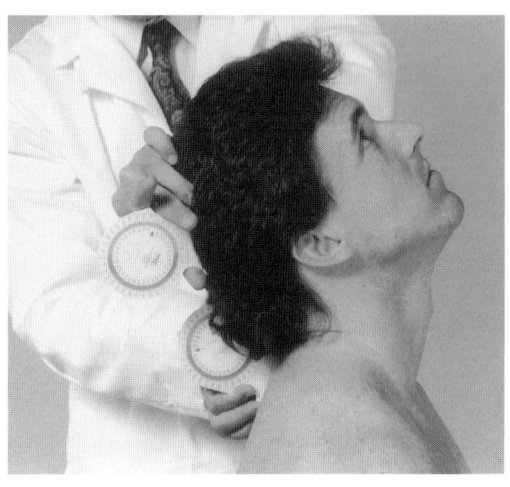

図3.18

側屈（インクリノメーター法）[1,2]　Lateral Flexion : Inclinometer Method

患者を座位にし，頚椎を中間位にさせる．第1のインクリノメーターをT1棘突起の冠状面にあてる．第2のインクリノメーターを後頭部の上部のやはり冠状面にあてる（図3.19）．それぞれのインクリノメーターの目盛をゼロにし，患者の頭部を片側に側屈させて双方の角度を記録する（図3.20）．後頭部の傾きの角度からT1の角度を引いたものが頚椎の側屈角度である．反対側にもこれを繰り返す．

正常可動域　中間位すなわち0°から45°以上．

最大自動左右側屈角度　90°

最大他動左右側屈角度[3]

年齢	角度
20-29	101±11
30-49	93±13
>50	80±17

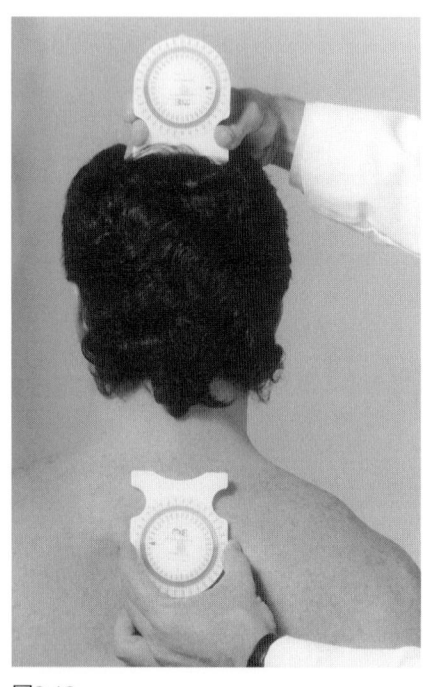

図3.19

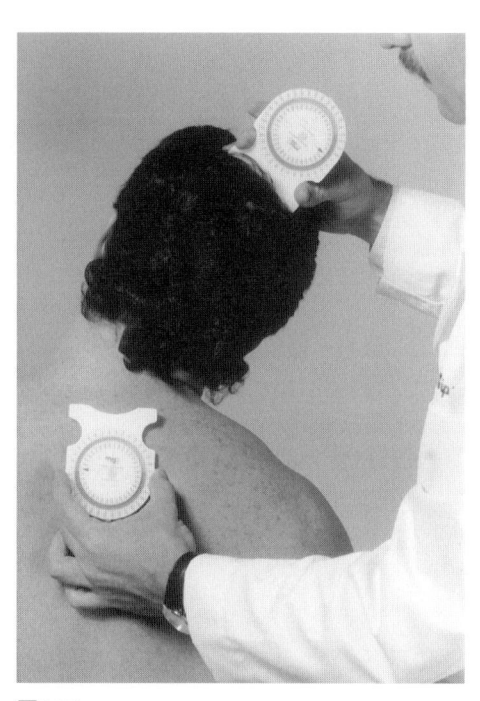

図3.20

回旋（インクリノメーター法）[1,2)]　Rotation：Inclinometer Method

患者を仰臥位とし，インクリノメーターを頭頂部の冠状面にあてる（図3.21）．インクリノメーターの目盛りをゼロにする．患者の頭部を片側に回旋させて角度を記録する（図3.22）．反対側にもこれを繰り返す．

正常可動域　中間位すなわち0°から80°以上．

最大自動左右回旋角度　160°

最大他動左右回旋角度[3)]

年齢	角度
20-29	183±11
30-49	172±13
＞50	155±15

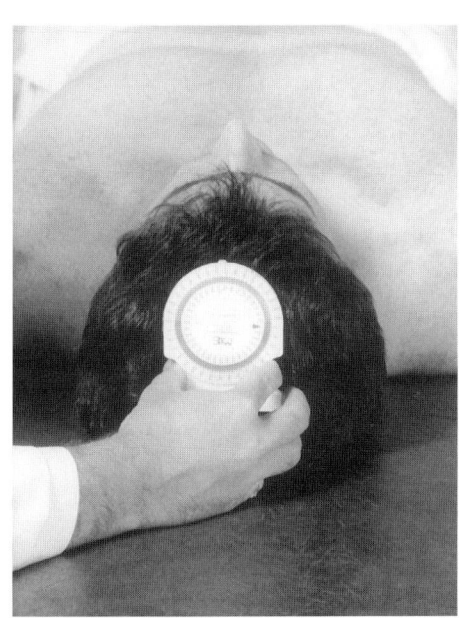

図3.21

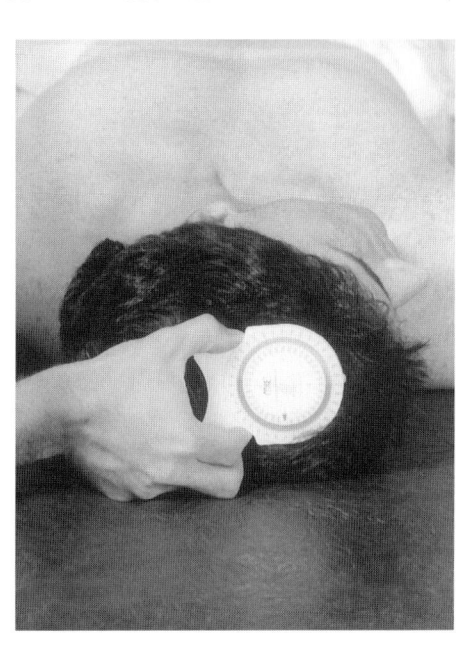

図3.22

頚椎の抵抗下等尺性筋力テスト
CERVICAL RESISTIVE ISOMETRIC MUSCLE TESTING

前項でテストし計測したのと同様の動きは抵抗を加えてもテストできる．骨折や脱臼や頚椎の血管損傷のような適応外の場合は，抵抗を加えるテストの前に考慮する必要がある．

頚椎の抵抗下等尺性筋力テストは筋の力と状態を評価するために行う．特定の筋あるいは筋群の筋力の低下は，筋に影響を与える神経の機能障害を示唆している可能性がある．

次の動作の各々では，筋の動きを図で示し，各筋と支配する神経を表している．検者は筋力に応じて，それぞれの筋の動きを評価する．その段階は下記の表に基づく（表3.2）．

表3.2 筋力評価分類（Muscle Grading Chart）

5	強い抵抗を加えてもなお重力に打ち勝って完全に動く
4	いくらか抵抗を加えても，なお重力に打ち勝って完全に動く
3	抵抗を加えなければ，重力に打ち勝って完全に動く
2	重力を除けば完全に動く
1	筋の収縮が認められるが，関節は動かない
0	筋の収縮はまったくみられない

屈曲　*Flexion*

患者を座位にし，頚椎を中間位にさせる．患者の体が動かずに，筋収縮のみ行えるように注意し，検者の抵抗に逆らわせながら，患者の頭部を前方に屈曲させる（図3.23）．

運動に関与する筋　　支配神経
1. 頚長筋　　　　　C2-C5
2. 前斜角筋　　　　C4-C5
3. 中斜角筋　　　　C3-C8
4. 後斜角筋　　　　C6-C8
5. 胸鎖乳突筋　　　副神経，C2

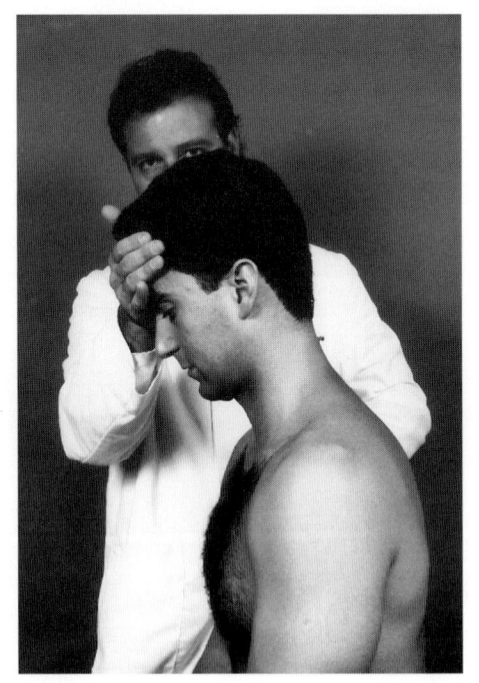

図3.23

伸展　*Extension*

患者を座位とし，頸椎を中間位にさせる．患者の体が動かずに，筋収縮のみ行えるように注意し，検者の抵抗に逆らわせながら，患者の頭部を伸展させる（図3.24）．

運動に関与する筋	支配神経
1. 頸板状筋	C6, C7, C8
2. 頸半棘筋	C1-C6, C7, C8
3. 頸最長筋	C6-C8
4. 肩甲挙筋	C3-C4
5. 頸腸肋筋	C6, C7, C8
6. 頸棘筋	C6, C8
7. 多裂筋	C1-C6, C7, C8
8. 頸棘間筋	C1-C8
9. 僧帽筋	C3, C4
10. 大後頭直筋	C1
11. 短回旋筋	C1-C8
12. 長回旋筋	C1-C8

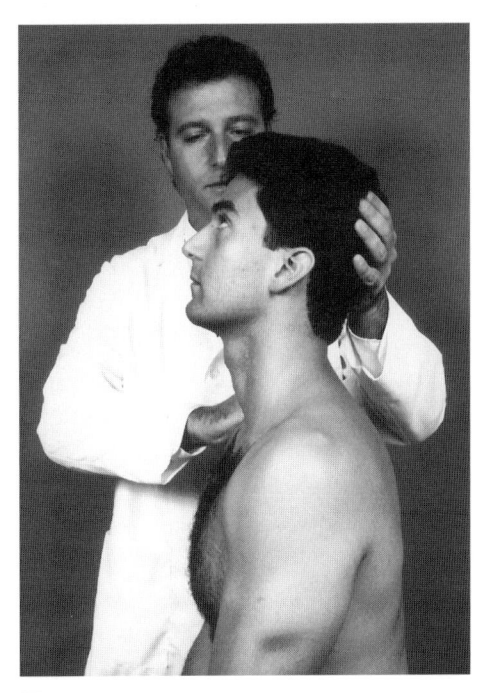

図3.24

側屈　*Lateral Flexion*

　患者を座位にし，頚椎を中間位にさせる．患者の体が動かずに，筋収縮のみ行えるように注意し，検者の抵抗に逆らわせながら，患者の頭部を側屈させる（図3.25）．

　この動作は両側に行う．

運動に関与する筋	支配神経
1. 肩甲挙筋	C3-C4
2. 頚棘筋	C4-C6
3. 頚腸肋筋	C6-C8
4. 頚最長筋	C6-C8
5. 頚半棘筋	C1-C8
6. 多裂筋	C1-C8
7. 横突間筋	C1-C8
8. 斜角筋	C3-C8
9. 胸鎖乳突筋	C2
10. 下頭斜筋	C1
11. 短回旋筋	C1-C8
12. 長回旋筋	C1-C8
13. 頚長筋	C2-C6
14. 僧帽筋	C3-C4

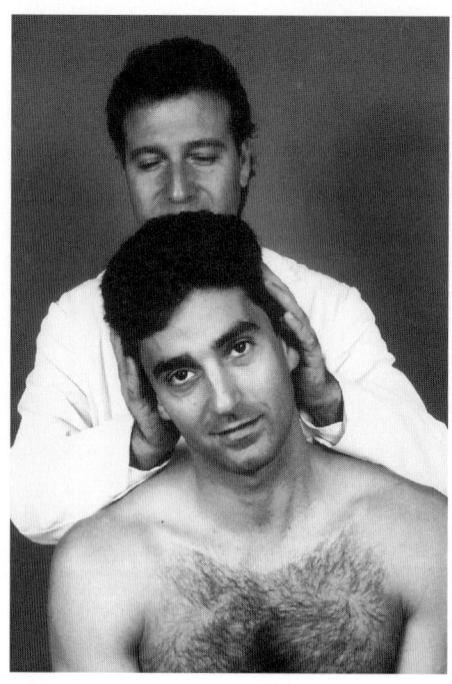

図3.25

回旋　*Rotation*

　患者を座位にし，頸椎を中間位にさせる．患者の体は動かさずに，筋収縮のみ行えるように注意し，検者の抵抗に逆わせながら，患者の頭部を回旋させる（図3.26）．

　この動作は両側に行う．

理論的根拠　抵抗下の等尺性筋力テストにおける疼痛は，動きに関与する1つ以上の筋腱移行部損傷を示唆している．筋力低下は動きに関与する筋の神経損傷を示唆している．

運動に関与する筋	支配神経
（顔の動きと同じ側）	
1. 肩甲挙筋	C3-C4
2. 頸棘筋	C4-C6
3. 頸腸肋筋	C6-C8
4. 頸最長筋	C6-C8
5. 横突間筋	C1-C8
6. 下頭斜筋	C1
7. 短回旋筋	C1-C8
8. 長回旋筋	C1-C8
（顔の動きと反対側）	
1. 多裂筋	C1-C8
2. 斜角筋	C3-C8
3. 胸鎖乳突筋	C2

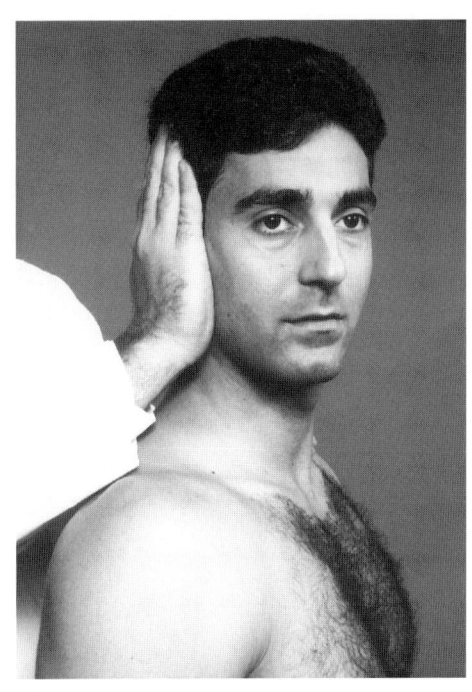

図3.26

椎骨脳底部の循環の評価
VERTEBROBASILAR CIRCULATION ASSESSMENT

頚椎の潜在的な変化は循環不全を増悪させる恐れがある．頚椎の矯正や整復を行う前には椎骨脳底部の循環の評価を行わなければならない．報告があまりないとはいえ，頚椎の矯正や整復には絶対禁忌やリスクがある．しかし，絶対禁忌やリスクは適切な診断で最小限にすることができる．機能的もしくは誘発テスト，該当する病歴（心血管系の病気に関する発作や家族歴，高血圧，喫煙，頚椎症，関節症，凝固障害，投薬状況，解剖学的異常，病理）を聴取することで，これらのリスクや絶対禁忌を予測できる症例もある．循環不全による問題は，徴候や誘発テストが陰性でも起こりうる．表3.3に脳血管発作に関連する最も多く見られる8つの素因を挙げる．

表3.3 脳血管発作の素因

- 頭痛，扁頭痛
- めまい
- 急な激しい頭や首の痛み
- 高血圧
- 喫煙
- 経口避妊薬
- 肥満
- 糖尿病

これから述べるすべてのテストは，頚椎のポジションの変化によるものである．回旋による変化が，これらのテストにおける共通の特徴である．C1とC2における30°から40°の回旋は頭部の回旋方向と逆の環軸椎間椎骨動脈を圧迫し，脳底動脈の血流を減少させる（図3.27）[5,6]．通常，この頚椎のポジションによる血流減少は，神経症状やめまい，吐気，耳鳴り，失神，眼振の原因になることはない．これらの症状が見られない理由は，反対側の椎骨動脈，総頚動脈が脳の動脈輪（ウイリスの動脈輪）に続く側副血行として正常に循環しているからである（図3.28）．

外傷，動脈性疾患，頚椎の変形性関節症による上位頚椎の回旋不安定性は，血流の減少を引き起こし神経症状の原因となる．この血流減少は脳の機能を維持するのに十分な側副血行を保つことができないほど深刻になることがある．それゆえ頚椎の血管にストレスを加えたときは，ストレスを加えた血管が供給している領域の側副血行を調べていることとなるのである．

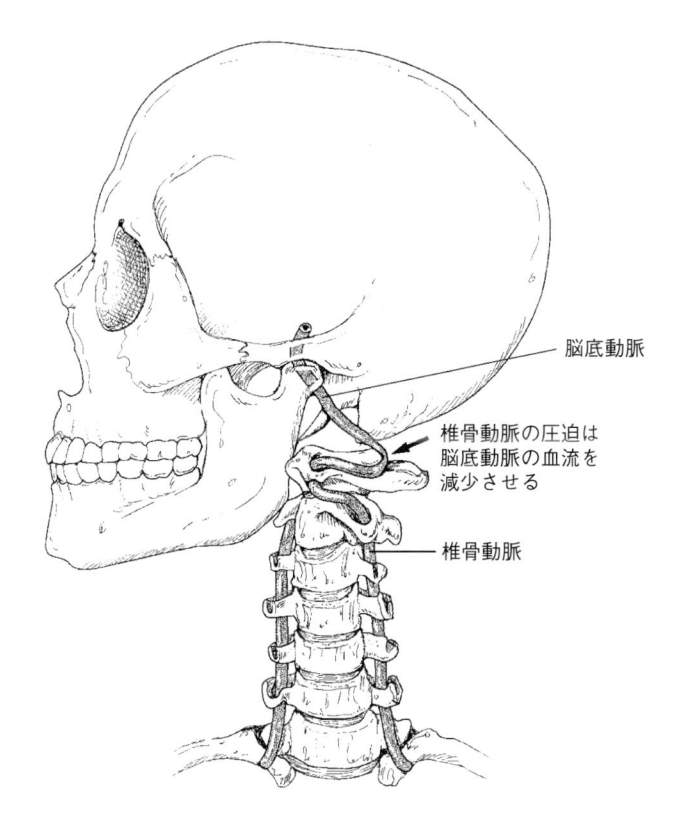

図3.27

脳底動脈
椎骨動脈の圧迫は脳底動脈の血流を減少させる
椎骨動脈

図3.28

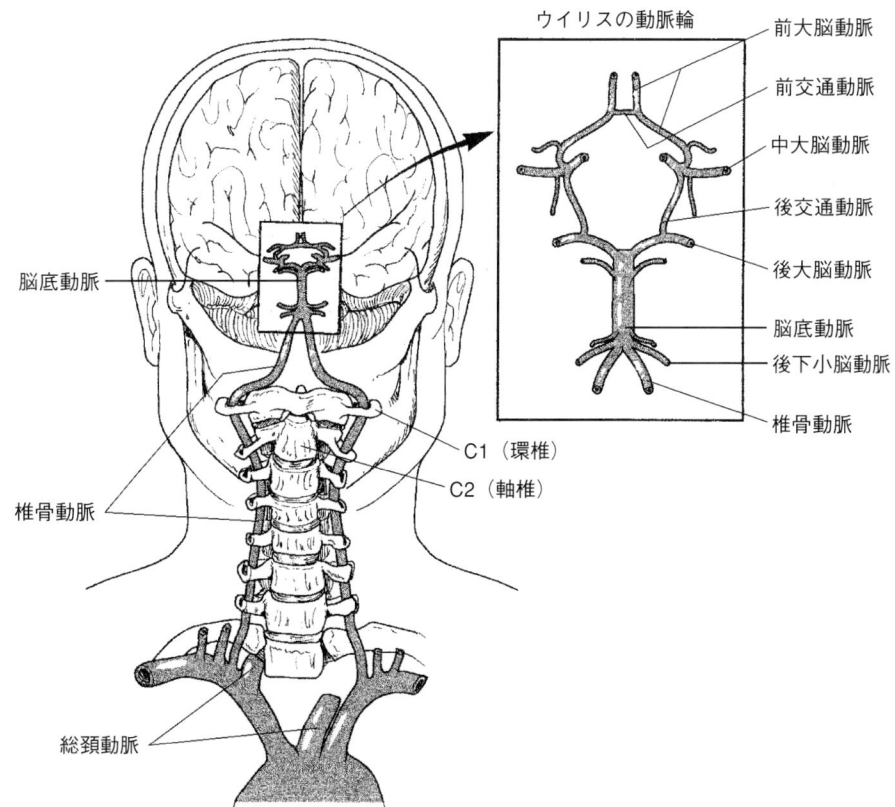

脳底動脈
椎骨動脈
C1（環椎）
C2（軸椎）
総頸動脈

ウイリスの動脈輪
前大脳動脈
前交通動脈
中大脳動脈
後交通動脈
後大脳動脈
脳底動脈
後下小脳動脈
椎骨動脈

椎骨脳底循環の評価は，誘発，機能テストによる7つの部位の検査から得ることができる．それらの部位（図3.29）を以下に述べる．

1. C1-2横突起間の圧迫．この部位では，椎骨動脈がC1とC2の横突孔のところで比較的固定されている．
2. 頭部の回旋と同側のC3の上関節面レベルにあるC2-3領域の圧迫．
3. C1横突起の内頚動脈の圧迫．
4. 環椎後頭孔．環椎後弓と大孔の縁による圧迫．すなわち，前方は環椎後頭関節包，後方は環椎後頭膜による圧迫．
5. フォン・ルシュカ関節の関節症に基づくC4-5またはC5-6レベルの圧迫．頭部回旋で同側に圧迫がかかる．
6. 頭部回旋時における，下頭斜筋と横突間筋による環椎または軸椎横突孔への圧迫．
7. C6横突起の入口前部付近．頚長筋，あるいは頚長筋と前斜角筋を結ぶ組織による圧迫．

ほとんどの圧迫や損傷は最初の4つの領域で報告されている．

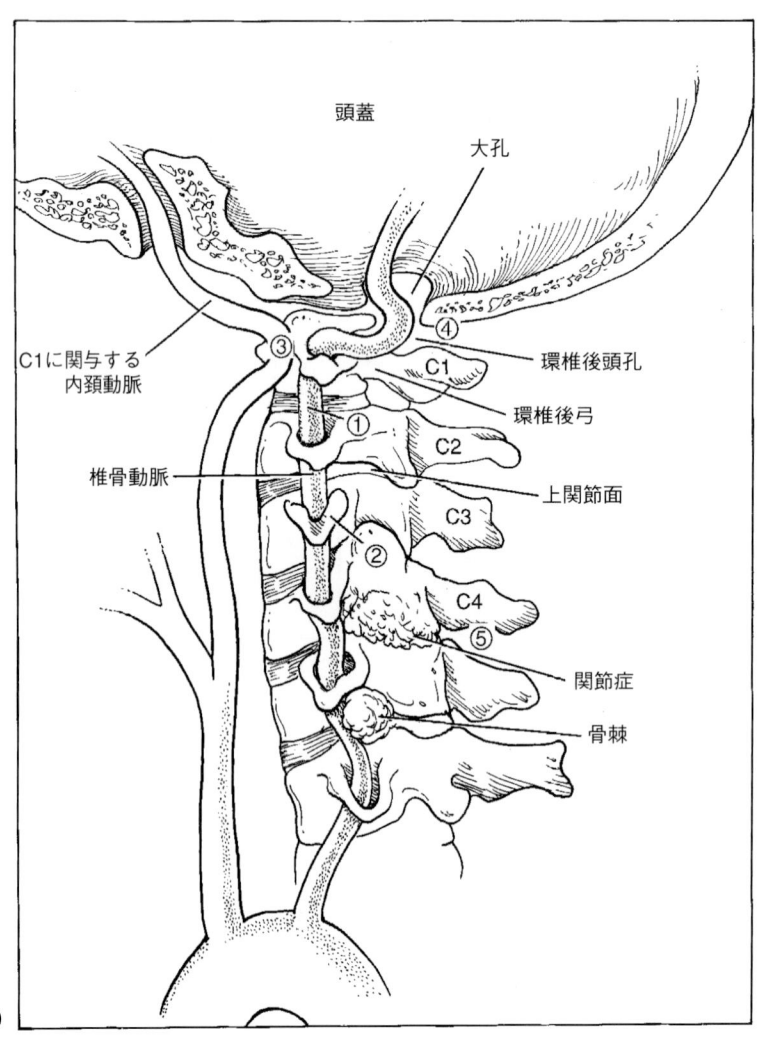

図3.29

テストの間隔を10秒おいて潜伏性の症状がないようにする．症状が再現されたら，他の頚椎血管刺激テストへ進む必要はない．脳血管症状に見られる，最も共通した臨床の徴候と症状は以下の表の通りである．

> **脳血管疾患の出現の臨床徴候および症状**
> - めまい，ふらつき
> - 転倒，意識喪失
> - 複視
> - 構音障害
> - 嚥下障害
> - 足の運動失調症
> - 吐き気，嘔吐
> - 顔の片側のしびれ
> - 眼振

■バレ・リーウー徴候[6]　Barré-Liéou Sign

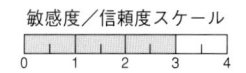

検査法　座位で頭部を両側に回旋するよう患者に指示する（図3.30）．

理論的根拠　頚部の回旋は椎骨動脈の圧迫を起こす．目まい，ふらつき，かすみ目，吐き気，失神や眼振はすべて，テスト陽性の徴候である．これは椎骨動脈圧迫症候群があることを示唆する．

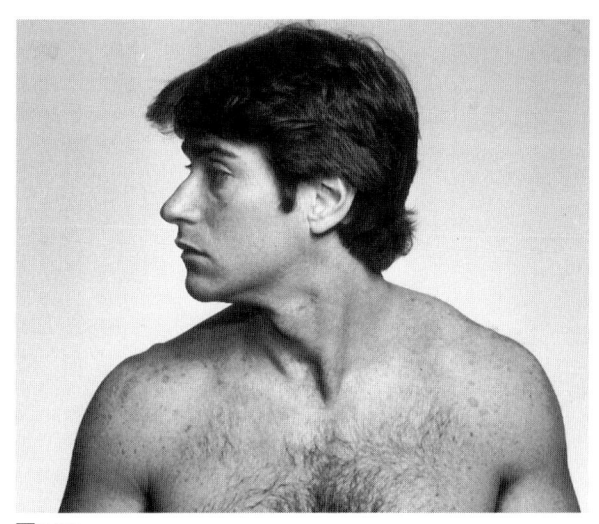

図3.30

■椎骨脳底動脈の機能検査 [7]
Vertebrobasilar Artery Functional Maneuver

敏感度／信頼度スケール
0 1 2 3 4

検査法 患者を座位にし，総頚動脈（図3.31）と鎖骨下動脈（図3.32）を触診および聴診して，拍動と異常雑音の有無を調べる．両方とも見られなければ，頭部を左右にそれぞれ回旋および過伸展位にするよう指示して再検査する（図3.33）．ただし，拍動や雑音が通常位で聞き取れる場合には，回旋・過伸展位での検査を決してしてはならない．

理論的根拠 頚動脈や鎖骨下動脈に拍動や雑音があればテストは陽性である．これは頚動脈や鎖骨下動脈の圧迫や狭窄を示唆している．回旋や過伸展位による検査は，頚部の回旋している側とその反対側の椎骨動脈に運動誘発性の圧迫を起こす（図3.27）．めまい，ふらつき，かすみ目，吐き気，失神，眼振はすべて，テスト陽性の徴候である．テスト陽性はこの章の最初に述べた7つの領域の1つで，椎骨動脈や脳底動脈の狭窄や圧迫があることを示唆する．頚動脈や大脳動脈輪への循環障害にも考慮しなくてはならない．

Note 椎骨脳底動脈の機能検査およびジョージのスクリーニング法は，「ジョージの脳血管・頭頚部機能検査」の一部である．

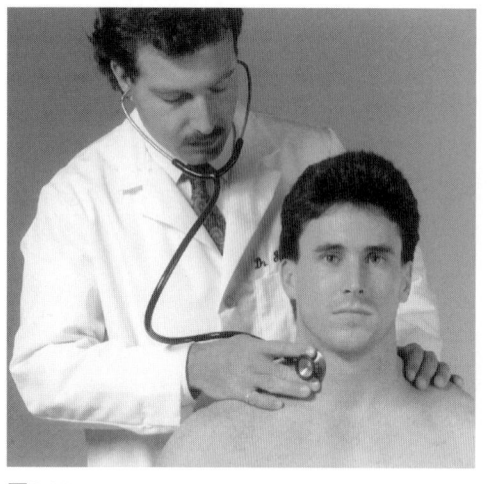

図3.31

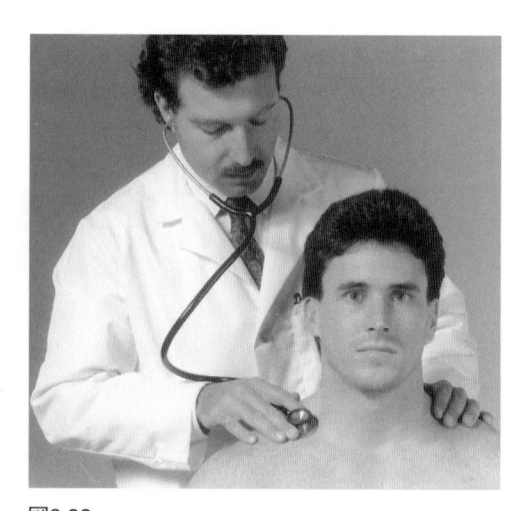

図3.32

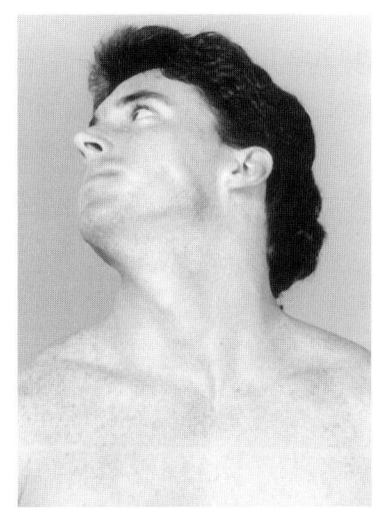

第3章　頚椎部整形外科テスト　65

図3.33

■マイグネテスト[8]　Maigne's Test

敏感度／信頼度スケール
0　1　2　3　4

検査法　患者を座位にし，頭部を片側に伸展・回旋させて，15～40秒間その位置を保持させる（図3.34）．次いで反対側にもこのテストを繰り返す．

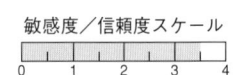

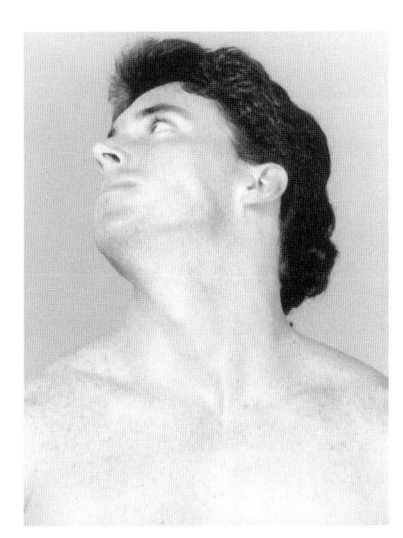

理論的根拠　回旋や過伸展による検査では頚部の回旋している側とその反対側の椎骨動脈に運動誘発性の圧迫を与える．めまい，ふらつき，かすみ目，吐き気，失神，眼振はすべて，テスト陽性の徴候である．テスト陽性はこの章の最初に述べた7つの領域の1つで，椎骨動脈や脳底動脈の狭窄や圧迫があることを示唆する．頚動脈や大脳動脈輪への循環障害も考慮しなくてはならない．

図3.34

■椎骨動脈テスト[9]
Vertebral Artery (Cervical Quadrant) Test

敏感度／信頼度スケール
0　1　2　3　4

検査法　患者を仰臥位にし，頭部をベッドの端から出す．患者の頸部を過伸展・側屈させて，30秒間その位置を保持する（図3.35）．反対側にもこのテストを繰り返す．

理論的根拠　頸部の過伸展と側屈は，側屈している側の椎骨動脈に運動誘発性による軽い圧迫を与える．めまい，ふらつき，かすみ目，吐き気，失神，眼振はすべて，テスト陽性の徴候である．これは，この章の冒頭で述べた7つの領域の1つで椎骨動脈や脳底動脈の狭窄や圧迫があることを示唆する．頸動脈や大脳動脈輪への循環障害も考慮しなければならない．

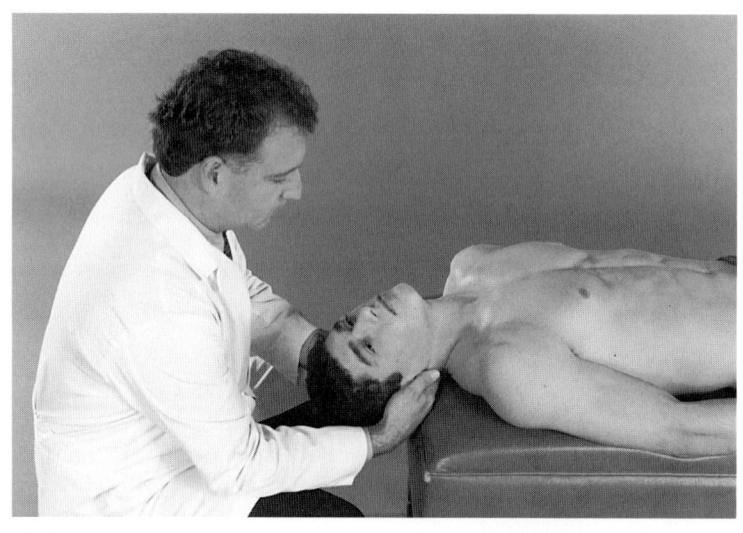

図3.35

■デクリーンテスト [10,11]　Dekleyn's Test

検査法　患者を仰臥位にし，頭部をベッドの端から出す．患者に頚部を過伸展・回旋するよう指示し，15～40秒間その位置を保持させる（図3.36）．反対側にもこのテストを繰り返す．

理論的根拠　頚部の回旋と過伸展は，回旋している側とその反対側の椎骨動脈に運動誘発性による圧迫を与える（図3.27）．めまい，ふらつき，かすみ目，吐き気，失神，眼振はすべて，テスト陽性の徴候である．これは，この章の冒頭で述べた7つの領域の1つで，椎骨動脈や脳底動脈の狭窄や圧迫があることを示唆する．頚動脈や大脳動脈輪への循環障害も考慮しなければならない．

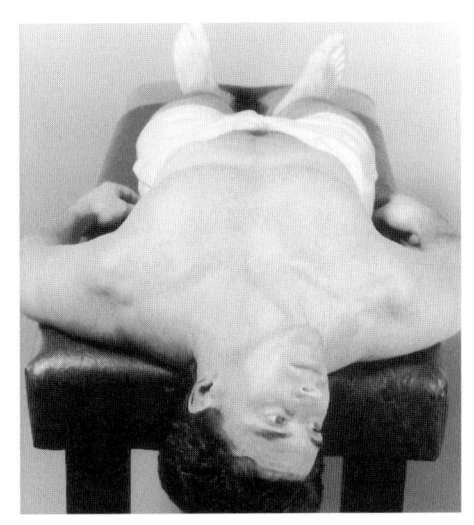

図3.36

■ホータントテスト [12]　Hautant's Test

敏感度／信頼度スケール
0　1　2　3　4

検査法　患者を座位にして目を閉じさせ，両腕を手掌を上にして前方に伸展するよう指示する．次いで，頭部を片側に伸展・回旋させる（図3.37）．反対側にもこのテストを繰り返す．

理論的根拠　椎骨動脈，脳底動脈や鎖骨下動脈に十分な側副血行がない患者は，バランスを崩す，腕を落とす，腕を回内するなどが見られる．テスト陽性はこの章の最初に述べた7つの領域の1つで，椎骨や脳底動脈の狭窄や圧迫があることを示唆する．

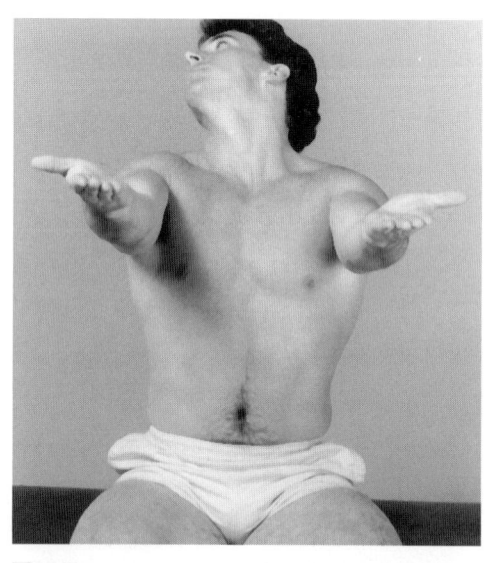

図3.37

■アンダーバーグテスト　Underburg's Test

敏感度／信頼度スケール
0　1　2　3　4

検査法　患者を立位にして目を閉じさせ，平衡が困難かどうか見る（図3.38）．次に，両腕を前方に伸ばし両手を回外するよう指示する（図3.39）．平衡が困難かどうか，腕が流されるか，回内できるかどうかを見る．次いで，その場で足踏みをさせる（図3.40）．次に，さらに足踏みをしながら，頚部を片側に伸展・回旋させる（図3.41）．反対側にもこのテストを繰り返す．

理論的根拠　その場で足踏みさせると心拍数が上がり，疑いのある血管への血流が増加する．回旋や過伸展位による検査では，頚部の回旋している側とその反対側の椎骨動脈に運動誘発性の圧迫を与える（図3.27）．めまい，ふらつき，かすみ目，吐き気，失神，眼振はすべて，テスト陽性の徴候である．テスト陽性はこの章の最初に述べた7つの領域の1つで，椎骨動脈や脳底動脈の狭窄や圧迫があることを示唆する．頚動脈や大脳動脈輪への循環障害も考慮しなくてはならない．

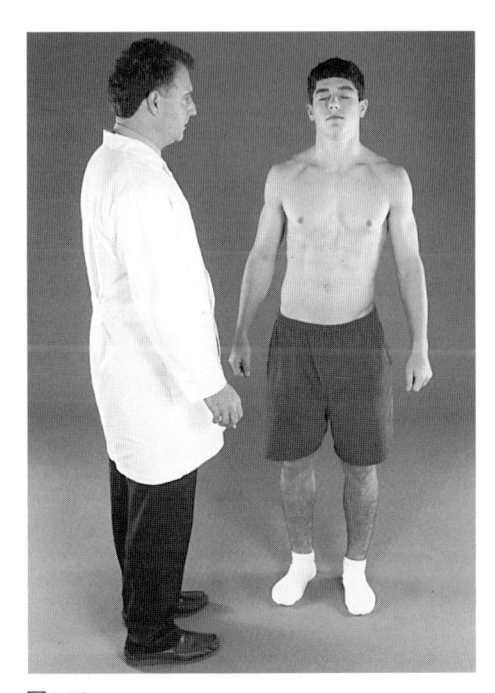

第3章　頚椎部整形外科テスト　　69

図3.38

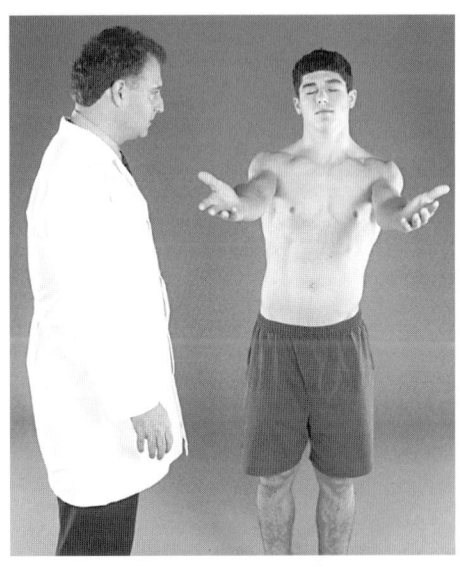

図3.39

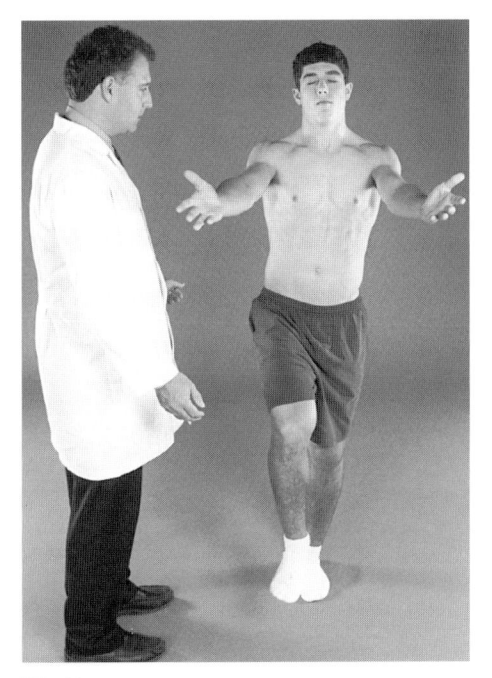

図3.40

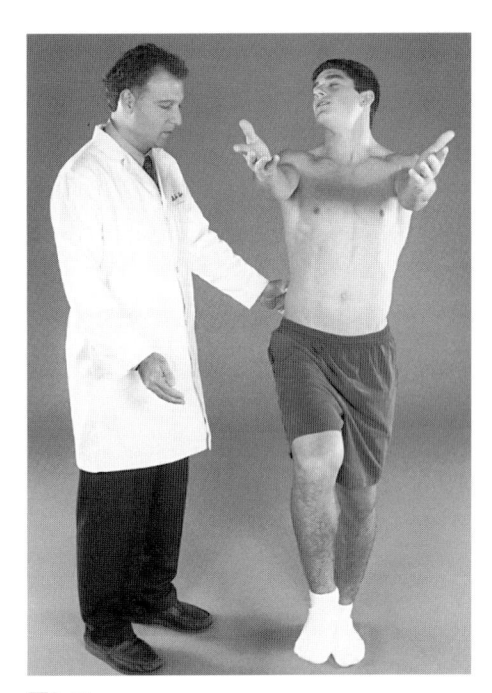

図3.41

■ホールパイク検査　Hallpike's Maneuver

敏感度／信頼度スケール
0　1　2　3　4

検査法　患者を仰臥位にし，頭部をベッドの端から出す．頭を支えながら伸展させる（図3.42）．次に回旋させ，側方へ側屈させる（図3.43）．その位置で15秒から45秒押さえておく．反対側も同様に行う．最後に過伸展となるようにゆっくりと頭から手を離す（図3.44）．

理論的根拠　回旋や過伸展位による検査では，頸部の回旋している側とその反対側の椎骨動脈に運動誘発性の圧迫を起こす（図3.27）．めまい，ふらつき，かすみ目，吐き気，失神，眼振はすべて，テスト陽性の徴候である．テスト陽性はこの章の最初に述べた7つの領域の1つで，椎骨動脈や脳底動脈の狭窄や圧迫があることを示唆する．頸動脈や大脳動脈輪への循環障害も考慮しなくてはならない．

画像診断の提案
・頸椎単純X線撮影
　　開口前後像
　　頸椎下部・胸椎上部前後像
　　頸椎中間位側面像
　　斜位像
・脊椎と頸動脈超音波
・MRA血管造影
・脳血管造影

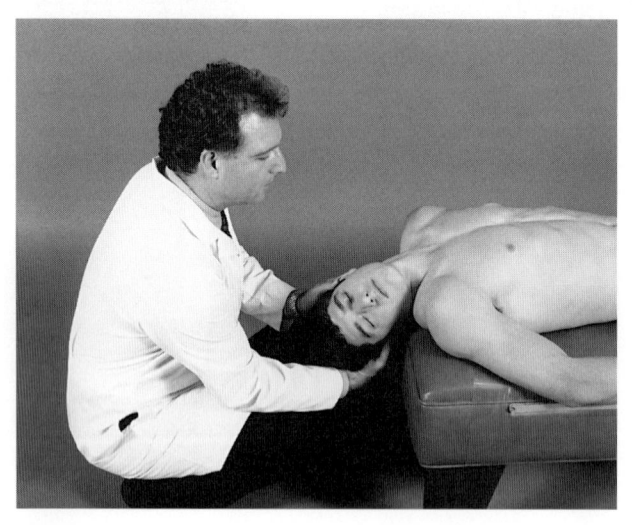

図3.42

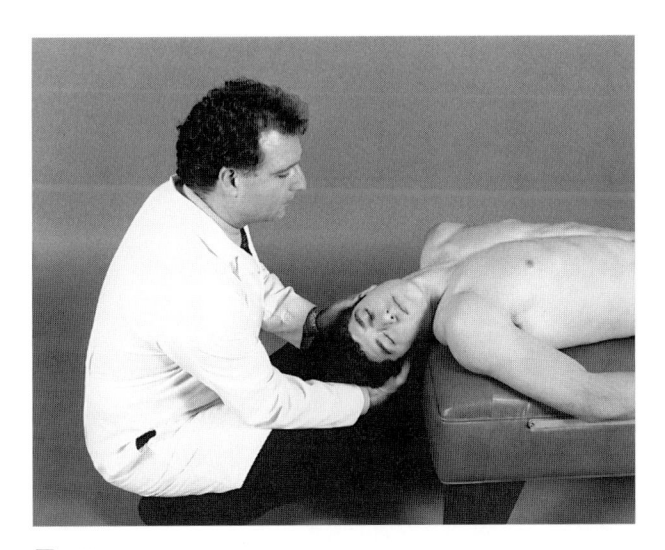

図3.43

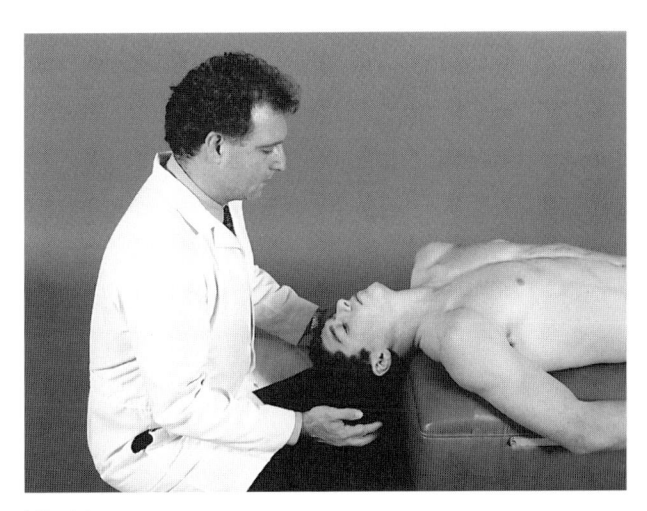

図3.44

◯ 鎖骨下動脈の異常　SUBCLAVIAN ARTERY COMPROMISE

臨床解説　鎖骨下動脈は上後部に弓形になっており，肋膜と肺に溝を刻んでいる．そして鎖骨中央の後方を通る．前斜角筋が鎖骨下動脈の前を交差する（図3.45）．鎖骨下動脈の異常はアテローム症，筋機能障害，あるいは占拠性病変によって引き起こされる可能性がある．

以下（1）〜（3）の状態だと，鎖骨下動脈に異常をきたすことがある．
（1）動脈壁の硬化（斑）
（2）前斜角筋の痙攣
（3）上溝腫瘍（パンコースト腫瘍）

臨床徴候・症状
・上肢の痛み
・上肢が冷たい
・上肢の跛行
・鎖骨上の痛み

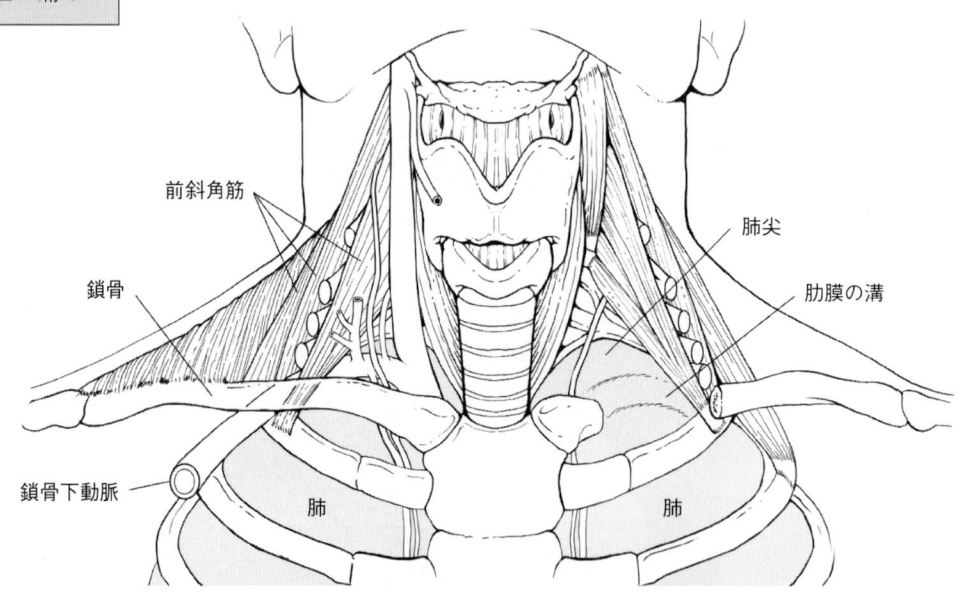

図3.45

■ジョージのスクリーニング法[7]
George's Screening Procedure

敏感度／信頼度スケール
0 1 2 3 4

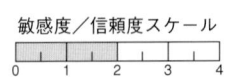

検査法 座位で患者の左右の血圧を測り，記録する（図3.46）．次に左右の橈骨動脈の強弱を調べる（図3.47）．

理論的根拠 左右の収縮期血圧に10mmHgの差があるときや，脈拍が微弱か触知できないときは，微弱な側の鎖骨下動脈の狭窄または圧迫の可能性を示唆する．

Note テスト結果が陰性の場合，聴診器を鎖骨上窩にあて，鎖骨下動脈の有無を調べる（図3.48）．雑音があるようなら，鎖骨下動脈の狭窄または圧迫の疑いがある．

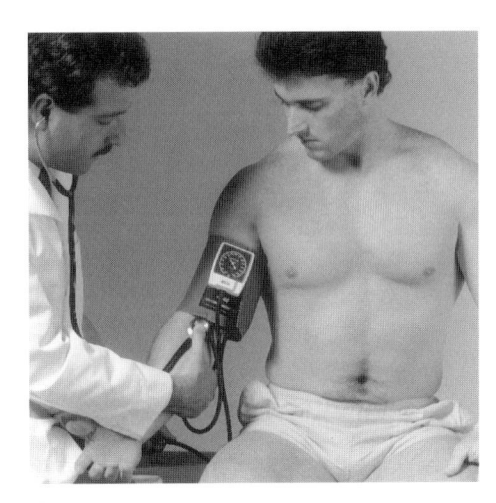

画像診断の提案
・単純X線撮影
　　頚椎下部・胸椎前後像
　　開口前後像
　　頚椎中間位側面像
　　胸部前後像
　　肺尖部撮影
　　肩前後像
・血管超音波
・MRA血管造影

図3.46

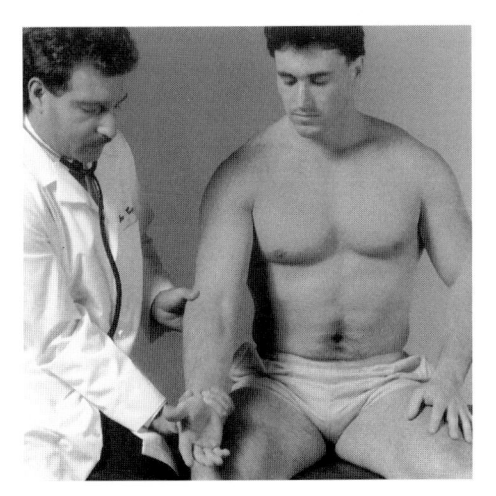

図3.47

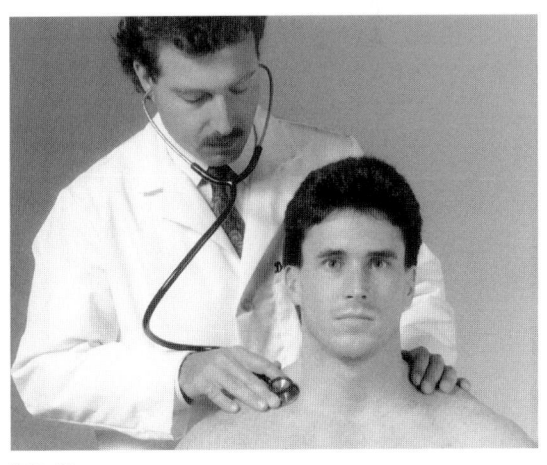

図3.48

鑑別診断：挫傷と捻挫
DIFFERENTIAL DIAGNOSIS：STRAIN VERSUS SPRAIN

臨床解説 頚椎挫傷は，部分的な筋線維の断裂を伴う（あるいは伴わない）頚椎の筋の刺激症状と痙攣である（p.56，頚椎の抵抗下等尺性筋力テスト参照）．

頚椎捻挫は，靱帯の部分的な断裂を伴う頚椎関節のねじれである．頚椎の加速減速損傷（CAD）のような外傷が挫傷と捻挫を引き起こす．

一般的に，スポーツ傷害やオーバーユース，過度の伸張，抵抗に対する過度の収縮，直接の打撃などのような外傷性，あるいは非外傷性の状態が捻挫のような筋の状態を引き起こす．挫傷は筋線維損傷の程度によって分類される（表3.4）．捻挫は靱帯損傷の程度によって分類される（表3.4）．

挫傷と捻挫の臨床徴候・症状
- 頚部と上背部の痛み
- 頚部と上背部のこり
- 頚部と僧帽筋上部が硬い
- 頚椎可動域の減少
- 頚部と僧帽筋上部の痙攣

表3.4 挫傷と捻挫の分類

挫傷の程度
1. 軽度：筋線維の軽度の断裂．明らかな出血がなく，わずかな腫れと浮腫がある．
2. 中度：筋線維の裂傷．周辺組織への明らかな出血と中程度の腫れと浮腫がある．
3. 重度：筋腱単位の完全な断裂．おそらく腱の骨からの断裂か筋腹内の筋の断裂を伴う．

捻挫の程度
1. 軽度：少数の靱帯線維の軽い断裂
2. 中度：靱帯線維の重度の断裂．しかし靱帯の完全な分離ではない．
3. 重度：靱帯の結合部からの完全な断裂
4. 剥離：骨に結合する靱帯が骨片とともに剥離している．

■オドノヒュー検査[13]　O'Donoghue's Maneuver

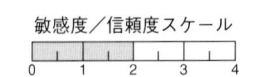

敏感度／信頼度スケール　0 1 2 3 4

検査法　患者を座位にし，検者が抵抗を加えながら頚椎を可動域まで側屈させる（図3.49）．次いで患者に力を抜かせ，検者の力で側屈させる（図3.50）．

理論的根拠　抵抗に打ち勝とうとする際や等尺性筋収縮時の痛みは，筋の挫傷を示唆する．

他動運動時の痛みは以下のいずれかの靱帯の捻挫を示唆する：翼状靱帯，横靱帯，棘上靱帯，棘間靱帯，黄色靱帯，関節包，横突間靱帯，後縦靱帯，前縦靱帯（図3.51）

Note　この操作は，単独あるいは連携している関節のすべてについて，損傷が靱帯にあるのか筋組織にあるのかを判断する際に応用できる．抵抗を加えたときの運動は主として筋組織にストレスをかけ，他動運動は主として靱帯にストレスをかける．これを理解していれば，挫傷か捻挫，あるいは両方の合併症であるかどうかを判断できる．

> **画像診断の提案**
> ・単純X線撮影
> 　　頚椎下部・胸椎上部前後像
> 　　開口前後像
> 　　頚椎中間位側面像
> 　　頚椎屈曲・伸展像＊
> 　　頚椎側屈像＊

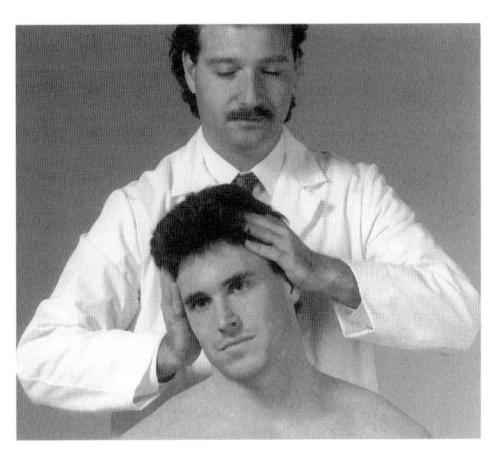

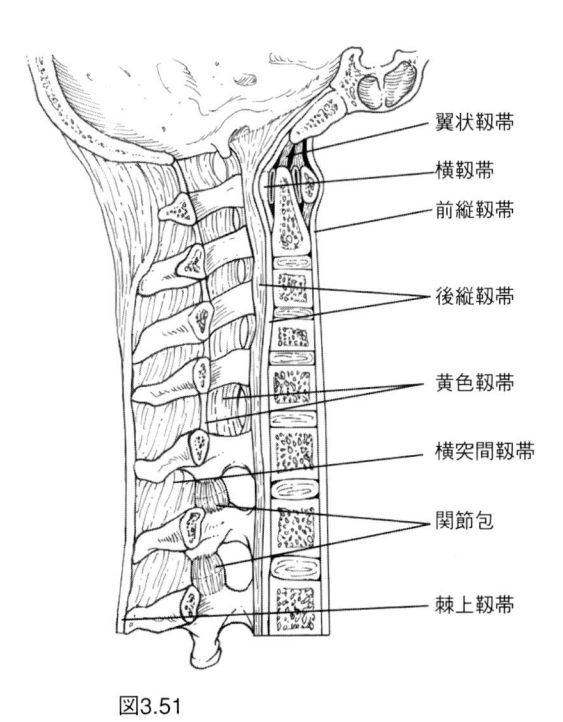

図3.49

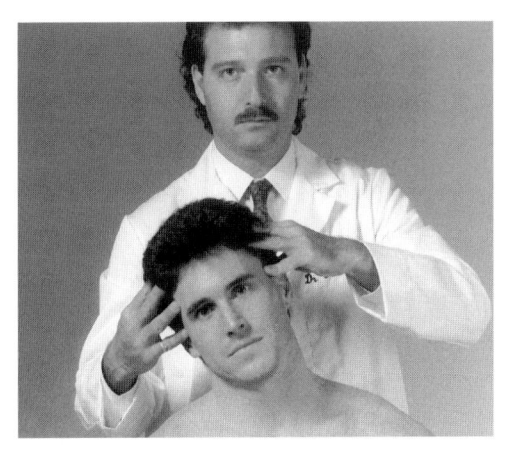

図3.50

図3.51　翼状靱帯／横靱帯／前縦靱帯／後縦靱帯／黄色靱帯／横突間靱帯／関節包／棘上靱帯

＊頚椎前後像，開口像，および中間位側面のX線像の結果に基づき，動きが患者に悪影響を及ぼさない場合に撮影する．

頚椎骨折　CERVICAL FRACTURES

臨床解説　外傷による頚椎骨折は，脊柱管を分断しているか否か，安定しているか否かによって分類される．頚椎の骨折，脱臼，骨折脱臼は，頭上に物が落ちてくるなど，頭部と頚椎に突然の強度の前方屈曲，あるいは強い軸圧（力）が加わった結果生じることが多い．頚椎骨折において一番気をつけなければならないのは，脊髄の圧迫や切断である．中枢神経系の一部が3分から5分圧迫されると神経組織，特に神経細胞の死につながる．

頚椎骨折が疑われたら注意しなければならない．頚椎を動かす前に影響を受けている領域のX線写真を撮らなければならない．骨折の原因は自動車事故，落下，スポーツ傷害，あるいは落下物などである．頚椎骨折で多いのは，棘突起骨折，椎体圧迫骨折，環椎後弓骨折，歯突起骨折，破裂骨折，前後椎体から側方にかけての粉砕骨折などである．重度の障害の原因となる頚椎骨折のほとんどは，緊急に検査しなければならない．

臨床徴候・症状
- 頚部の重度の痛み
- 患者が頭部を安定させている
- 頚部の動きがほとんど，あるいは全くない
- 頚部の筋の重度の痙攣
- 上肢の神経機能障害（第4章）
- 下肢の神経機能障害（第11章）

第3章 頚椎部整形外科テスト　77

■棘突起叩打テスト [13,14)　Spinal Percussion Test

敏感度／信頼度スケール
0　1　2　3　4

検査法　患者を座位にして頭部を軽く前方に屈曲させる．検者は各頚椎の棘突起（図3.52）と関連筋組織（図3.53）を打腱器で叩打する．

理論的根拠　局所痛があれば椎体の損傷，放散痛があれば椎間板損傷の可能性が示唆される．

骨折の疑いがあれば，頚椎のX線撮影の適応である．

放散痛が起きれば，後部椎間板病変の疑いがある．どの神経レベルに障害があるかを診断するには，第4章を参照されたい．

Note　このテストは非特異的なものなので，他の症状でも陽性反応が生じる．棘突起を叩打すると，靱帯の捻挫による痛みを，また関連筋組織の叩打は筋の挫傷による痛みを起こすことがある．

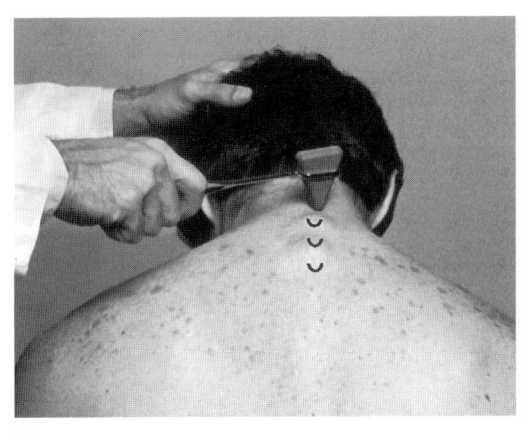

図3.52

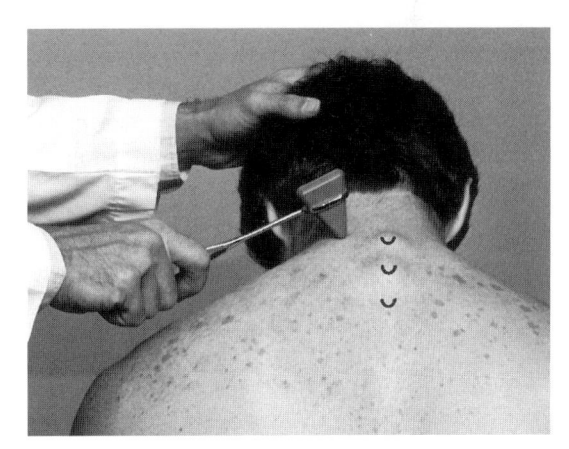

図3.53

■ソート・ホールテスト[15]　Soto-Hall Test

敏感度／信頼度スケール
0　1　2　3　4

検査法　患者を仰臥位にして片手で胸骨を押さえる．もう一方の手で患者の頸椎を胸の方に他動的に屈曲させる（図3.54）．

理論的根拠　局所痛があれば靱帯，筋，骨性の損傷や頸髄の疾患が示唆される．

　このテストは非特異的であり，頸椎の他動的な屈曲運動により症状の出現を確認する．患者が他動的屈曲で上肢の神経根症状を訴えるようであれば，椎間板の損傷が疑われる．頸椎は前方屈曲すると椎間板は前方で圧迫され，後方で引き延ばされる（図3.55）．硬膜もまた後方で引き延ばされる．患者の椎間板が後方で損傷していれば，この動きで脊髄や神経根の圧迫による損傷を増悪させる．

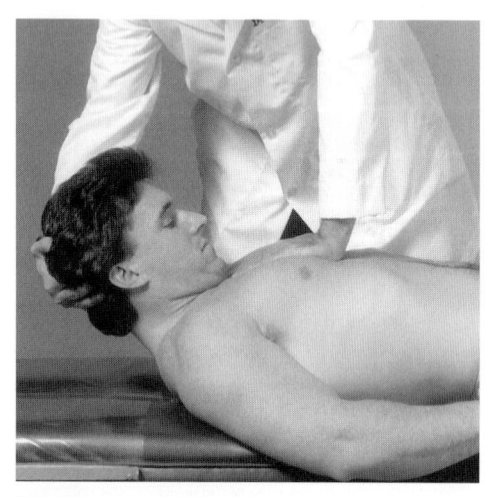

図3.54

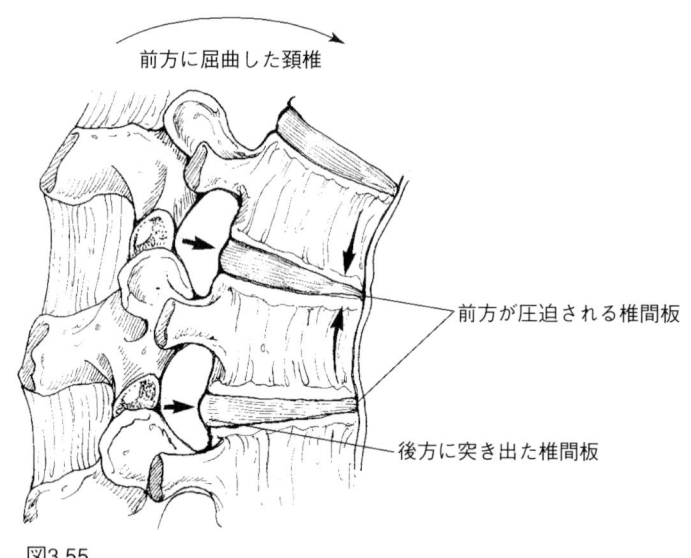

図3.55

■ラストの徴候　Rust's Sign

敏感度／信頼度スケール
0　1　2　3　4

検査法　頚椎に重度な損傷を受けた患者は，頚椎にかかる頭部の重さを軽くするために両手で頭を支えるようになる（図3.56）．患者が仰臥位の場合には仰臥位から体を起こす際に頭を支える傾向がある．

理論的根拠　筋挫傷や靱帯の不安定性，椎間板後方の損傷，頚椎の骨折や脱臼のような重度な損傷が上位頚椎にある患者は，痛みを軽減するために若干牽引し，頭部を安定させるような防御運動をする傾向がある．

画像診断の提案
・単純X線撮影
　　頚椎下部・胸椎上部前後像
　　開口前後像
　　頚椎中間位側面像
　　頚椎屈曲・伸展像*
・CT
・脊髄造影

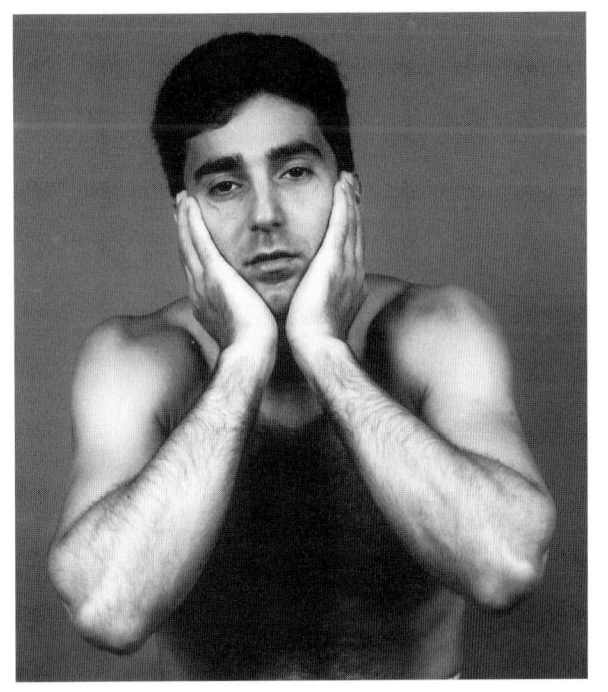

図3.56

＊頚椎前後像，開口，および中間位側面のX線像の結果に基づき，動きが患者に悪影響を及ぼさない場合に撮影する．

頚椎の不安定性　CERVICAL INSTABILITY

臨床解説　骨折のような頚椎の不安定性は，通常，頭部と頚椎への外傷に関係している．不安定性が骨折によるものでなければ，環椎後頭関節や環軸関節の靱帯が断裂しているか，伸びていることが原因となっている可能性があり（図3.57），それがこれらの関節のいずれかの亜脱臼あるいは脱臼を引き起こす可能性がある．

頚椎の不安定性が疑われたら，頚部脊髄の圧迫や切断を疑う．頚部脊髄の圧迫は神経の重大な問題につながり，頚部脊髄の切断は死につながる恐れがある．最も重篤な頚部脊髄損傷は，救急科で検査される．

以下のテストは，環椎後頭関節，環軸関節，およびそれらに関連する靱帯の安定性を評価するものである．テストする靱帯は，翼状靱帯と横靱帯である．頚椎の不安定性は神経障害につながる可能性があるため，テストを行う前に頚椎のX線写真を入手しなければならない．不安定な頚椎の損傷の性質上，厳重に注意しながら以下のテストを行わなければならない．

臨床徴候・症状
・頚部の重度の痛み
・患者が頭部を安定させている
・頚部の動きがほとんど，あるいは全くない
・頚椎の筋の重度の痙攣
・上肢の神経機能障害（第4章）
・下肢の神経機能障害（第11章）

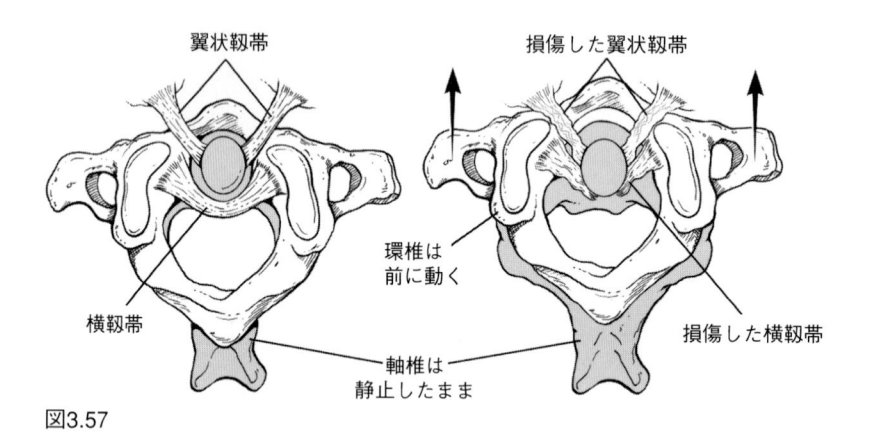

図3.57

■シャープ・パーサーテスト[16]　Sharp-Purser Test

敏感度／信頼度スケール

検査法　患者を座位にして，片手を患者の額に当て，もう一方の手の母指をC2の棘突起に当てて安定させる（図3.58）．手掌で額を後方に押しながら，患者にゆっくりと頭部を前方に屈曲させるように指示する（図3.59）．動きの間に頭部が後方へスライドするのを感じたら，テストは陽性であることを示唆する．

理論的根拠　重症の外傷による環椎の前方亜脱臼では，翼状靱帯または横靱帯の損傷に伴い，環椎が軸椎より前方に出る．後方へのスライドは，軸椎上の環椎の亜脱臼が減少したことを示唆し，「コツン」という音を伴うことがある．その亜脱臼は翼状靱帯か横靱帯が伸びたか断裂したことにより，引き起こされた可能性がある（図3.60）．

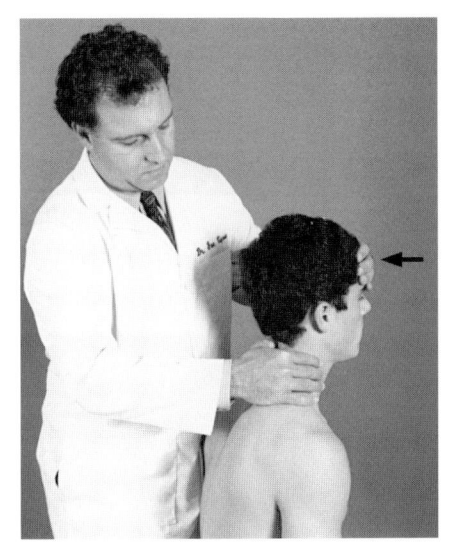

図3.58

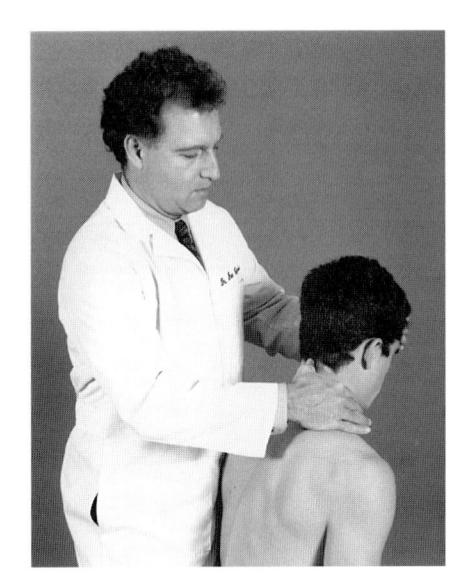

図3.59

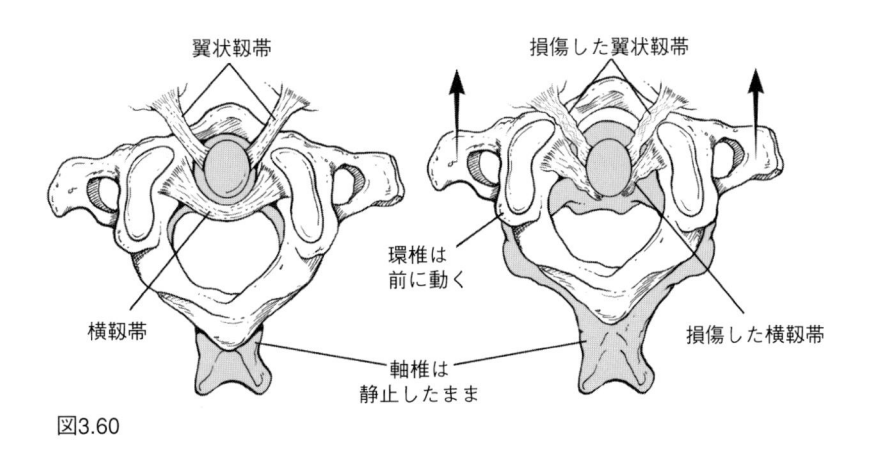

図3.60

■横靱帯ストレステスト[17,18] Transverse Ligament Stress Test

敏感度／信頼度スケール
0 1 2 3 4

検査法 患者を仰臥位にし，後頭部を両手掌と中指，環指，小指で支える．両手の示指を後頭部と後弓のC2あるいは環椎の間に置く（図3.61）．環椎は触知できない．頚椎が屈曲あるいは伸展しないように注意して頭部とC1を持ち上げる（図3.62）．10秒から20秒間その位置を保持する．

理論的根拠 頭部とC1をベッドから持ち上げることにより，歯突起に沿って走行している横靱帯において，運動誘発性による後部への牽引が起こる．この動きは横靱帯によって制限されるはずである．横靱帯が断裂か伸びていると，それが前方にずれることにより脊髄の圧迫が起こる．考えられる徴候には，柔らかい先端感触，筋の痙攣，めまい，吐き気，唇，顔，あるいは手足の知覚異常，眼振，のどが詰まる感覚などがある．これは環軸関節の運動機能亢進を示唆する．

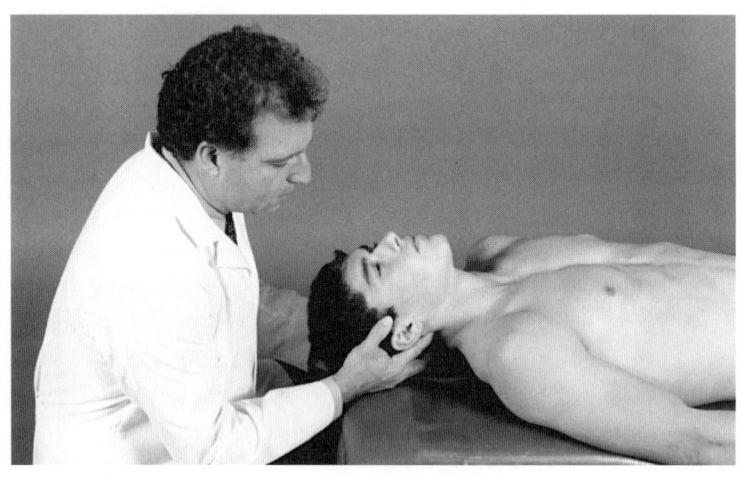

図3.61

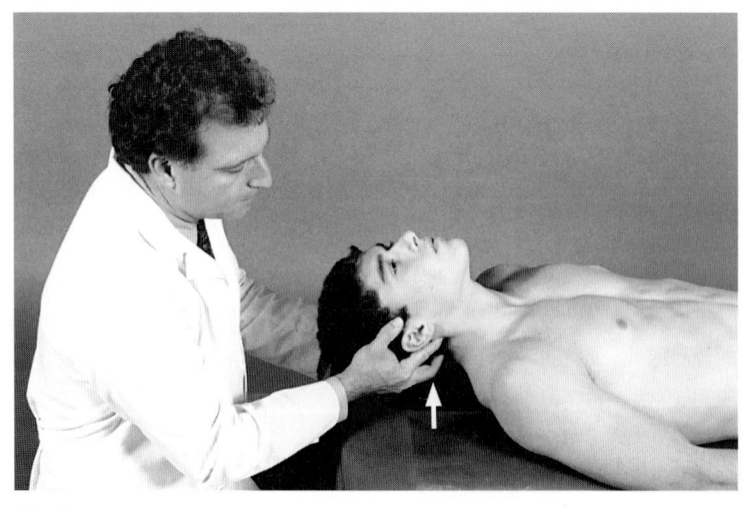

図3.62

■翼状靱帯ストレステスト[17,18)　Alar Ligament Stress Test

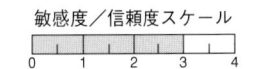

敏感度／信頼度スケール
0　1　2　3　4

検査法　患者を仰臥位にし，片手で頭部をつかむ．もう一方の手で棘突起と椎弓板の周りをつまむようにC2をつかむ（図3.63）．軸椎に向かって頭部を横にずらすように動かす（図3.64）．強い膜様の停止感とともに，最小限の側面の動きがあるはずである．

理論的根拠　翼状靱帯は歯突起から大後頭孔の側面の端まで広がる．これらの靱帯は軸椎上の頭蓋の横の動きを制限する．過度の横の動きは翼状靱帯が伸びているか，断裂していることを示唆している．

画像診断の提案
・単純X線撮影
　　頚椎下部・胸椎上部前後像
　　開口前後像
　　頚椎中間位側面像
　　頚椎屈曲・伸展像＊
　　頚椎側屈像＊
　　開口回旋前後像＊
・CT
・脊髄造影
・MRI

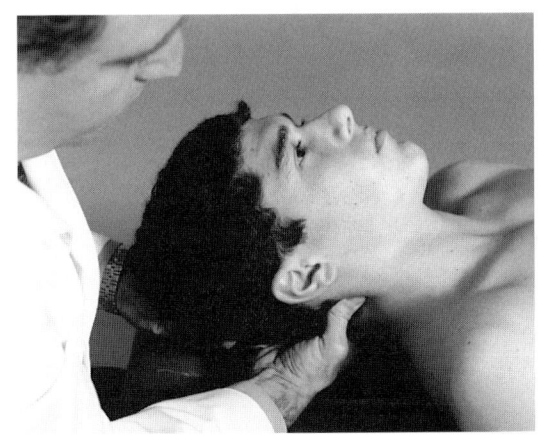

図3.63

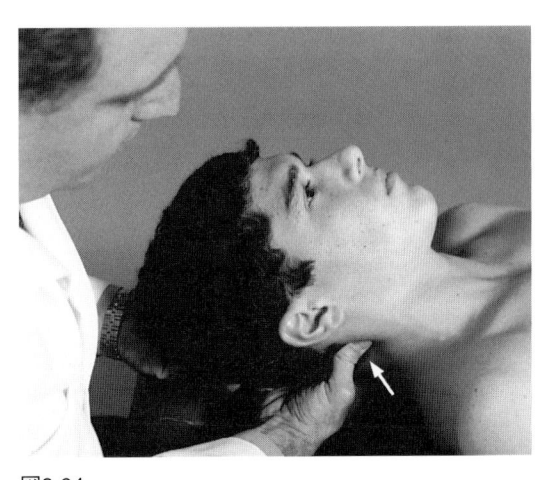

図3.64

＊頚椎前後像，開口，および中間位側面のX線写真の結果に基づき，動きが患者に悪影響を及ぼさない場合に撮影する．

◯ 占拠性病変　SPACE-OCCUPYING LESIONS

臨床解説　頚椎内と頚椎周辺の占拠性病変には様々な原因がある．椎間板の後部欠損，後部骨増殖体，腫瘍，脱臼骨折などの占拠性病変（塊）は脊柱管の中にある．脊柱管外の同様な占拠性病変には椎間板の前方欠損，前部骨増殖体，腫瘍，脱臼骨折などがある．脊柱管内の占拠性病変は神経欠陥を引き起こす可能性がある．これらの占拠性病変の多くは様々な画像による検査で確認できる．

以下のテストは，占拠性病変が脊柱管の中にあるか，外にあるか，を見分けるものである．疑いのある塊が脊柱管の中にあり，神経機能障害を引き起こしている場合，この項のテストの結果に基づき，神経障害を検査すべきである．占拠性病変の位置と種類を見極める上で，この項の最後に挙げた画像診断の研究を必ず行わなければならない．

臨床徴候・症状
・頚部の痛み
・上肢の神経症状
・下肢の神経症状

■バルサルバ検査[19]　Valsalva's Maneuver

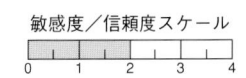

敏感度／信頼度スケール
0　1　2　3　4

検査法　患者を座位にして排便させるように力ませ，その力の大半が頸椎の病変部に集中するように指示する（図3.65）．患者に痛みが増強するかを聞き，もし増強するならその部位を示させる．この検査は非常に主観的なので患者から正確な反応を聞き出すことが必要とされる．

理論的根拠　この検査は全脊椎中の硬膜の内圧を増強させるが，患者は頸椎へストレスを限局させることができるはずである．内圧上昇による局所痛は，椎間板の損傷や腫瘍，骨棘などの占拠性病変を示唆する．

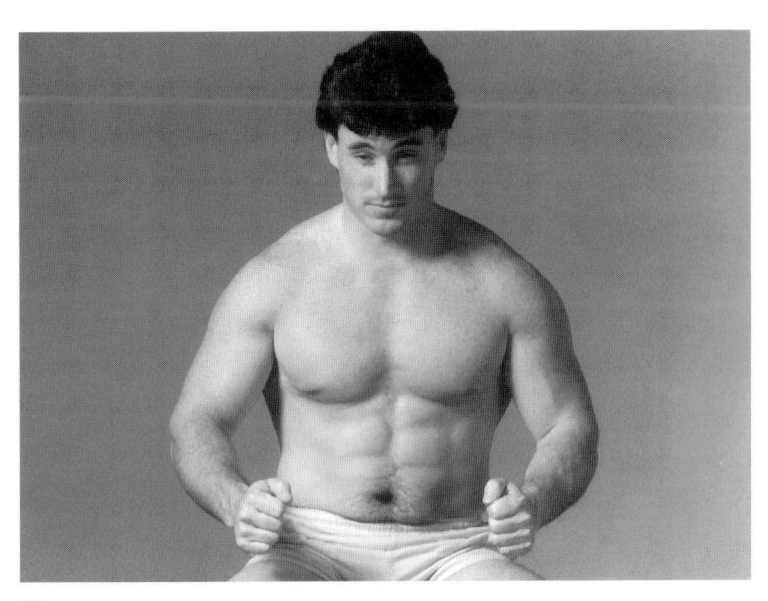

図3.65

■デジェリン徴候　Déjérine's Sign

敏感度／信頼度スケール
0　1　2　3　4

検査法　患者を座位にして，患者に咳，くしゃみ，排便をするような動作（バルサルバ法）をさせる．

理論的根拠　上記のような動作を指示して，肩や上肢に限局または放散するような痛みがある場合は硬膜の内圧上昇によるものと考えられる．この痛みは椎間板の損傷や骨棘，腫瘍などの占拠性病変による可能性がある．

■嚥下（飲み込み）テスト[19]　Swallowing Test

敏感度／信頼度スケール
0　1　2　3　4

検査法　患者を座位にし，嚥下（飲み込み）動作をさせる（図3.66）．

理論的根拠　飲み込み時の痛みは，通常食道や咽頭の損傷，機能不全，病変を示唆する．飲み込み時の痛みは整形外科的にも意味がある．それは頚椎では前縦靱帯や前方の椎間板損傷，骨棘，腫瘍，筋攣縮などの頚椎前方の病変が食道に近接しているため，食道を圧迫したり刺激すると，飲み込み時に痛みが生ずるからである．

画像診断の提案
・単純X線撮影
　　頚椎下部・胸椎上部前後像
　　開口前後像
　　頚椎中間位側面像
　　頚椎斜位像
　　側面伸展像（後咽頭の塊を調べるため）
・CT
・頚椎MRI

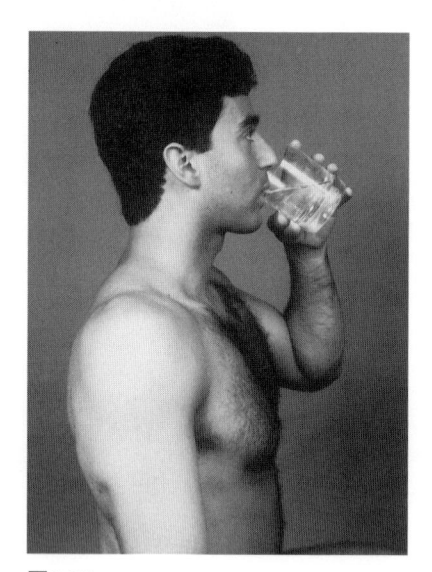

図3.66

頚椎内の神経の圧迫と刺激症状
CERVICAL NEUROLOGICAL COMPRESSION AND IRRITATION

臨床解説　頚椎内の神経組織の圧迫と刺激症状は，主に脊髄と神経根に関係する．これらの組織の圧迫の原因は椎間板損傷，骨増殖体，変形性関節症，腫瘍，骨折などである．この項のテストのほとんどは刺激を与えるものである．つまり，圧迫があればさらに圧迫する．神経圧迫が疑われる場合，第4章に記載されている神経障害について評価すべきである．これらのテストを行い，神経障害について評価したら，状態に適した画像検査法を選ぶ．

> **臨床徴候・症状**
> ・頚部の痛み
> ・上肢の根性痛
> ・上肢の感覚の喪失
> ・上肢の神経反射の喪失
> ・上肢の筋力の喪失

■椎間孔圧迫テスト [20,21,22) Foraminal Compression Test

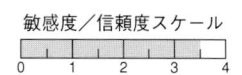

敏感度／信頼度スケール
0 1 2 3 4

検査法　患者を座位にして，患者の頭頂部を上から強く押しつける（図3.67）．さらに頚部を両側へ回旋させてテストを行う（図3.68）．

理論的根拠　頭部に下方への力が加わると次に挙げるような生体力学上の状態になる．1）椎間孔の狭小，2）頚椎の椎間関節の圧迫，3）頚椎の椎間板の圧迫．

　局所痛は，神経根の圧迫や関節包炎を伴わない椎間関節の椎間孔の障害を示唆する．放散痛は椎間孔を小さくしたり，椎間板の損傷により神経根が圧迫されていることを示唆する．神経根障害が疑われる場合には，どの神経レベルであるかを第4章を参照し，診断すること．

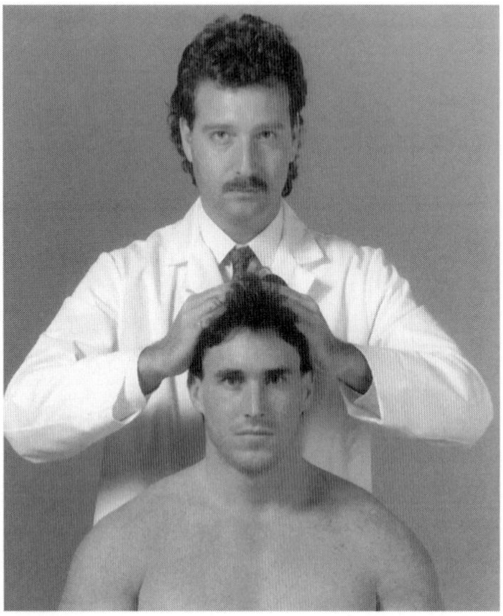

図3.67

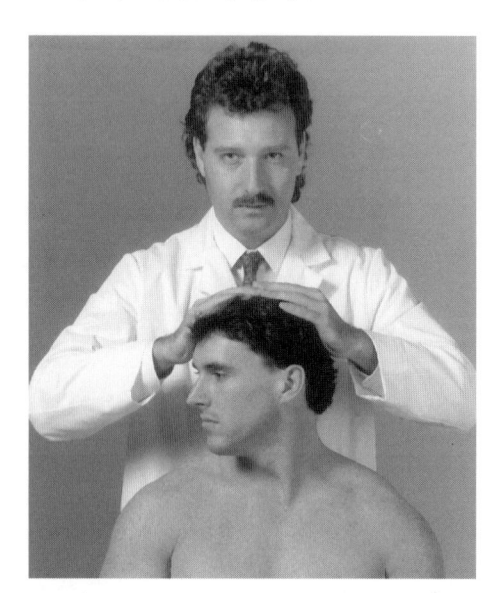

図3.68

■ジャクソン圧迫テスト[23]　Jackson's Compression Test

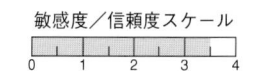

敏感度／信頼度スケール
0　1　2　3　4

検査法　患者を座位にし，患者の頚部を側屈させて，頭頂部を上から強く押しつける（図3.69）．これを左右両側に繰り返す．

理論的根拠　頚部を側屈し，下方へ力を加えると，次の生体力学上の状態になる．1）側屈した側の椎間孔の狭小，2）側屈した側の椎間関節の圧迫，3）頚椎の椎間板の圧迫．

　局所痛は，神経根の圧迫や関節包炎を伴わない椎間関節や椎間孔の障害を示唆する．放散痛は椎間孔を小さくしたり，椎間板の損傷により神経根が圧迫されていることを示唆する．神経根の圧迫が疑われるときは，どの神経レベルであるかを第4章を参照し，診断すること．

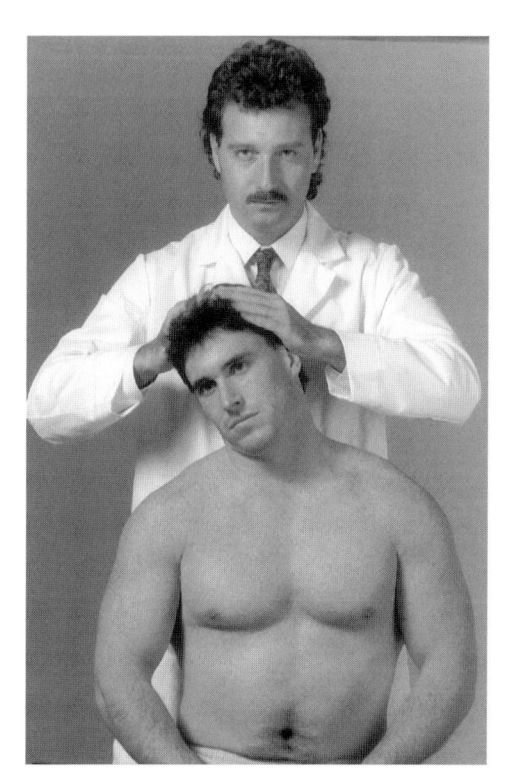

図3.69

■伸展圧迫テスト[24]　Extension Compression Test

敏感度／信頼度スケール
0 1 2 3 4

検査法　患者を座位にし，頸椎を約30°伸展させる．次に頭頂部を下方に徐々に押し下げるように圧を加える（図3.70）．

理論的根拠　患者の頸椎を伸展して下方に圧を加えると頸椎の後方の椎間板スペースは狭くなり，後方の椎間関節には圧が増加する．反対に椎間板の前方スペースは広がる（図3.71）．

もし，この時に症状が軽減するときは後外側に存在した椎間板の突出が前方の広くなったスペースに移行し神経根あるいは脊髄への圧を除圧していると推測する．

しかし，この動作で頸椎の後方に痛みを訴えたら頸椎椎間関節の病変を考える．

そして，この動作で上肢に放散する神経根痛が出現したら頸椎椎間板ヘルニア，椎間孔内の骨棘，占拠性病変，変性椎間板などの病変を考える．

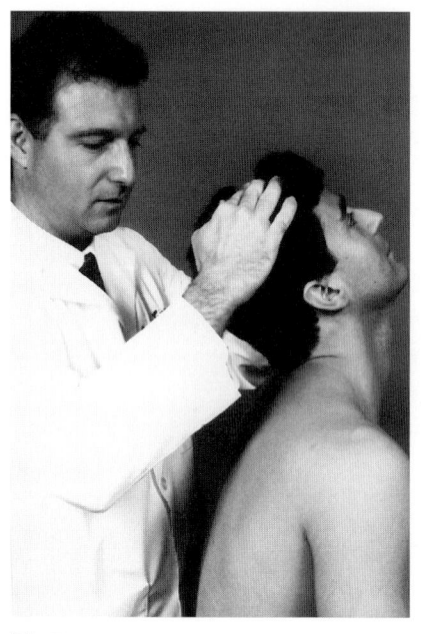

図3.70

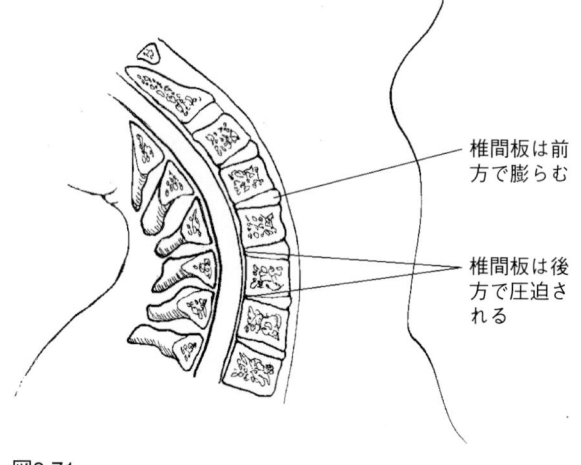

図3.71

椎間板は前方で膨らむ

椎間板は後方で圧迫される

■屈曲圧迫テスト[24]　Flexion Compression Test

検査法　患者を座位にし，頚椎を前方に屈曲させる．そして頭頂部を下方に押しつける（図3.72）．

理論的根拠　患者の頚椎を屈曲させ，下方に負荷を加えると，椎間板は前方で圧迫される．この圧力は後方でも椎間板を膨らませるように働く（図3.73）．脊髄や神経根症状が増悪する場合は椎間板ヘルニアが示唆される．頚椎を屈曲し頭部を圧迫すると椎間関節後方では負荷が軽減される．局所痛の軽減は椎間関節の損傷や病変を示唆する．

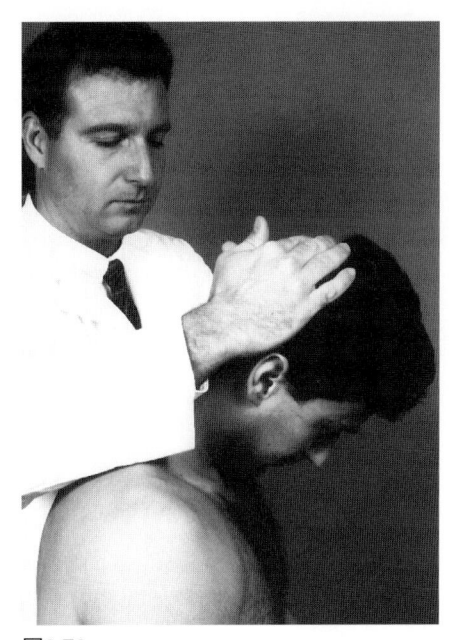

図3.72

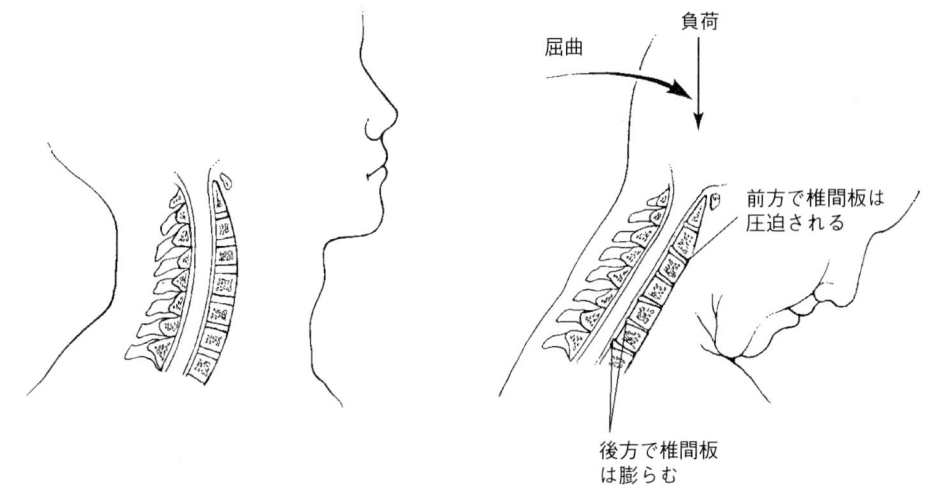

図3.73

■スパーリングテスト[20]　Spurling's Test

敏感度／信頼度スケール
0　1　2　3　4

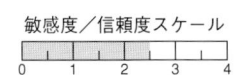

検査法　患者を座位にし，頸部を側屈させて，頭頂部で徐々に下方へ強い力を加える（図3.74）．疼痛が出た場合，テストは陽性とみなされ，次の手技を行ってはならない．疼痛が出ないなら，頸椎中間位で頭頂部を縦に叩いてみる（図3.75）．

理論的根拠　頭頂部に加えた強い下方への圧力や縦の叩打で生じる限局した痛みは，椎間関節障害を示唆する．放散痛は椎間孔を小さくしたり，椎間板の欠損により神経根が圧迫されていることを示唆する．このテストは側方の椎間板損傷も調べられる．

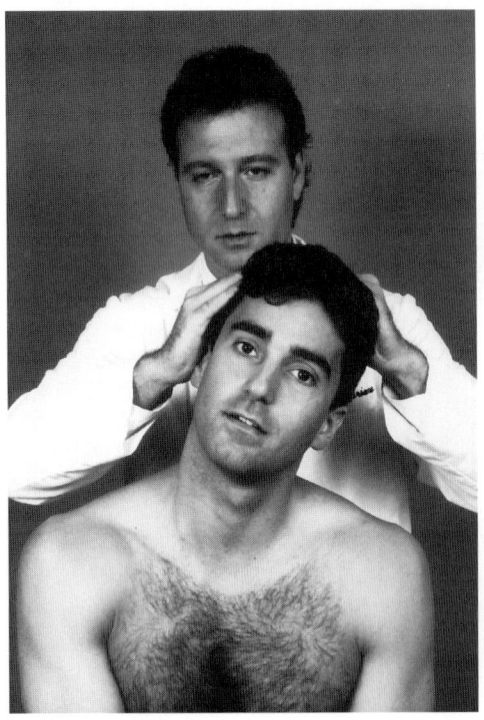

図3.74

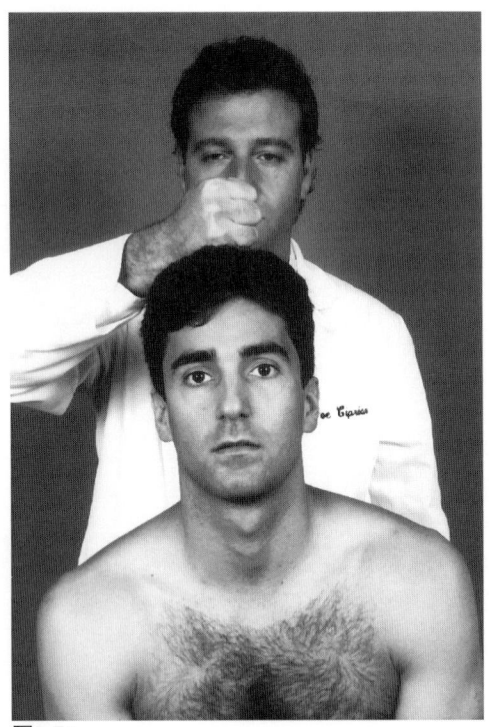

図3.75

■最大椎間孔圧迫テスト　Maximal Foraminal Compression Test

敏感度／信頼度スケール
0　1　2　3　4

検査法　患者を座位にし，顎を片方の肩にできるだけ近づけさせて頸を伸展させる．これを左右両側に繰り返す（図3.76）．

理論的根拠　頸部を回旋させ，頸椎を過伸展すると次の生体力学上の状態となる．1）頸部を回旋した側の椎間孔の狭小，2）頸部を回旋した側の椎間関節の圧迫，3）頸椎の椎間板の圧迫．頸部を回旋した側の放散痛は，骨棘や腫瘍などによる椎間孔の病変や狭小による神経根の圧迫を示唆する．放散しない局所痛は，頸部を回旋し伸展した側の椎間関節の病変を示唆する．頸部の回旋方向と反対側の痛みは筋挫傷や靱帯損傷を示唆する．

神経根の圧迫が疑われる場合には，どの神経レベルであるかを第4章を参照し診断すること．

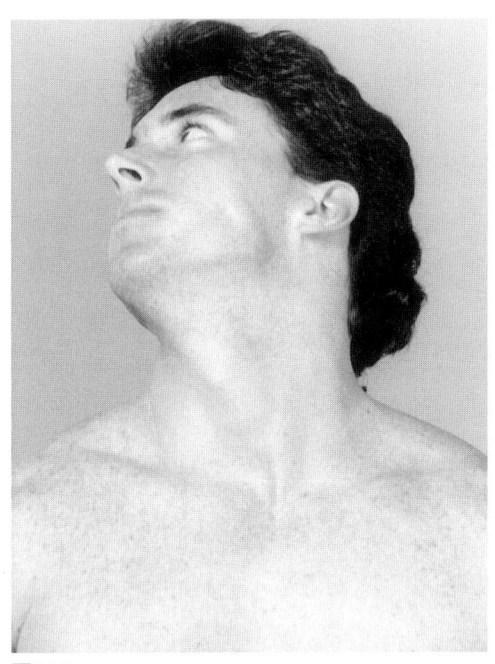

図3.76

■ラーミット徴候[25,26)] Lhermitte's Sign

敏感度／信頼度スケール

検査法 患者を座位にし，他動的に顎を胸の方向に近づけるようにする（図3.77）．

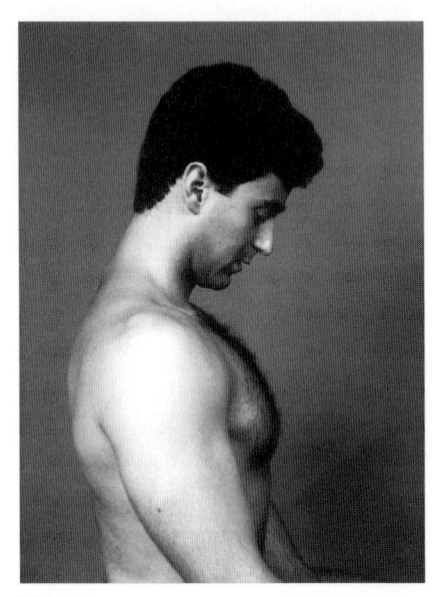

図3.77

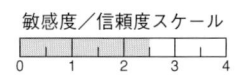

理論的根拠 頚椎は屈曲させると脊髄とその周囲の組織は後方で引き延ばされ，椎間板は前方で圧迫され後方で膨らむ（図3.78）．患者に椎間板後方の損傷がある場合には，この動きで損傷が増悪され，脊髄や神経根の圧迫を引き起こす．脊髄疾患，髄膜炎，骨棘，腫瘍では局所もしくは放散痛を上肢や下肢に引き起こす．頚椎屈曲時に脊椎や四肢に急激な電撃痛を認める場合には，頚椎症性脊髄症や多発性硬化症が示唆される．

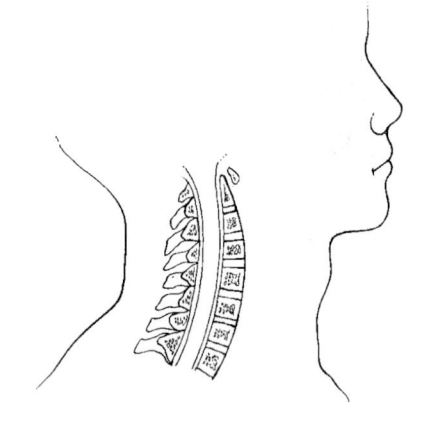

図3.78

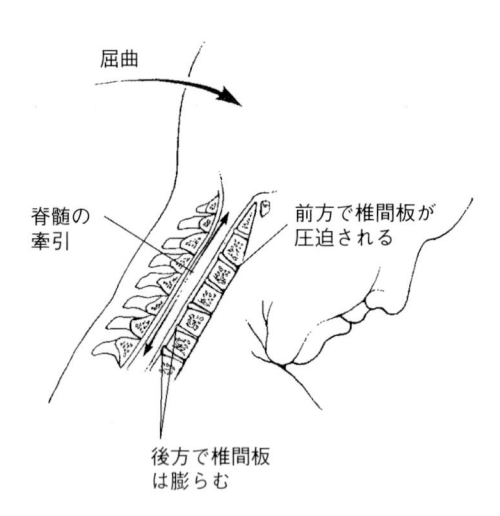

■肩引き下げテスト[23]　Shoulder Depression Test

敏感度／信頼度スケール
0　1　2　3　4

検査法　患者を座位にし，片手で患者の肩を押し下げながら，もう一方の手で患者の頭部を反対側に側屈させる（図3.79）．

理論的根拠　肩に負荷を加えながら頚部をわずかに反対側に屈曲させると，筋，靱帯，神経根，神経根鞘，腕神経叢は引き延ばされ，鎖骨は第一肋骨を圧迫する．テストした側の局所痛は筋の短縮，筋の癒着，筋痙攣や靱帯損傷を意味する．根性疼痛は神経血管束，硬膜の癒着，胸郭出口症候群を示唆する．テストした側と反対側の痛みは椎間孔の病的狭小化，椎間関節の圧迫，椎間板の圧迫によるものである．逆側のテストの際に痛みが消失するなら椎間孔の病的狭小化，椎間関節の病変や椎間板の損傷が考えられる．

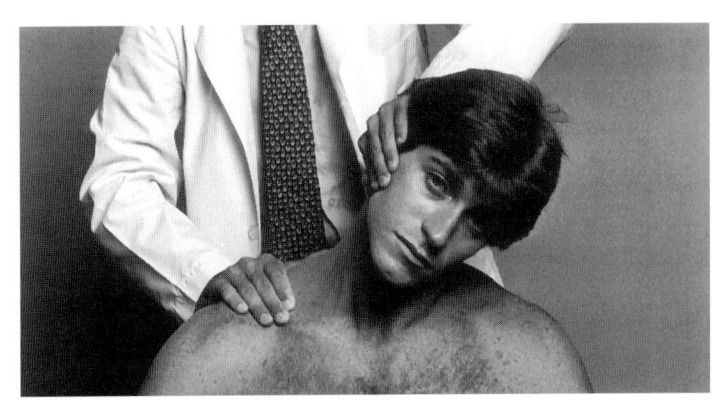

図3.79

■肩の伸延テスト[19]　Distraction Test

敏感度／信頼度スケール
0　1　2　3　4

検査法　患者を座位にし，乳様突起をつかみ，患者の頭部を上に持ち上げる．この動作で患者の頭部の重みは頸椎から除去される（図3.80）．

理論的根拠　頭部が引き上げられると，頸部の筋，靱帯，椎間関節包は引き延ばされる．引き上げることで局所痛が増悪するなら筋挫傷，筋攣縮，靱帯損傷，椎間関節包炎が疑われる．頭部が引き上げられると，椎間孔や椎間板腔は増大する．局所痛や根性疼痛は椎間孔の狭小や椎間板の損傷を意味する．

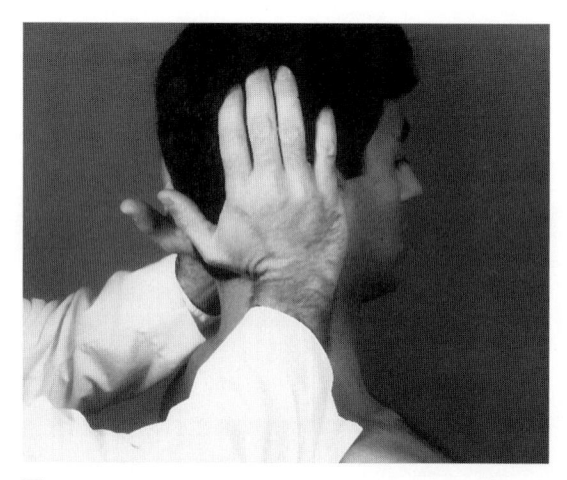

図3.80

■肩の外転テスト（バコーディの徴候）[27]
Shoulder Abduction Test (Bakody's Sign)

敏感度／信頼度スケール
0 1 2 3 4

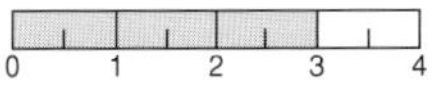

検査法 患者を座位にし，肩を外転し頭部に手をのせるように指示する（図3.81）．

理論的根拠 頭部に手を置くことで肩甲上神経が持ち上げられ，腕神経叢の下部が緩む．この手技で圧迫された神経が緩められる．患者の症状が減少や消失した場合には，通常C5とC6間にみられるヘルニアや硬膜外静脈の圧迫，神経根の圧迫などの頚椎の硬膜外の圧迫が示唆される．

画像診断の提案
・単純X線撮影
　　頚椎下部・胸椎上部前後像
　　開口前後像
　　頚椎中間位側面像
　　頚椎斜位像
・頚部MRI
・CT
・脊髄造影

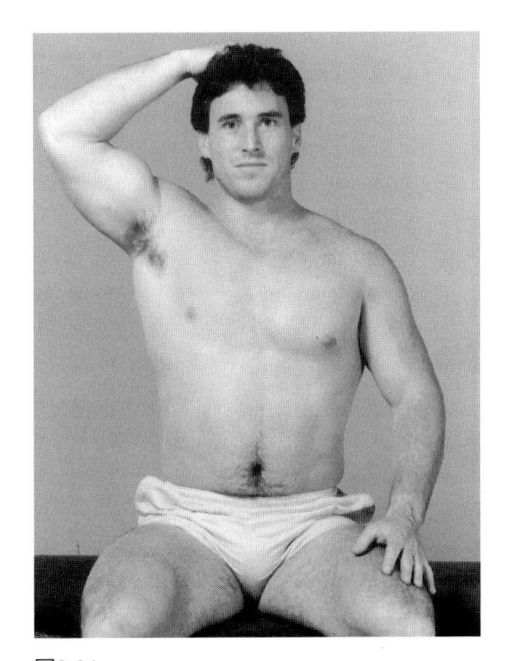

図3.81

参考文献　References

1. American Medical Association. Guides to the evaluation of permanent impairment. 5th ed. Chicago:American Medical Association, 2000.
2. American Academy of Orthopaedic Surgeons. The clinical measurement of joint motion. Chicago: American Association of Orthopaedic Surgery, 1994.
3. Dvorak J, Antinnes JA, Panjabi M, et al. Age and gender normal motion of the cervical spine. Spine 1992;17(suppl 10):S393-S398.
4. Okawara S, Nibbelink D. Vertebral artery occlusion following hyperextension and rotation of the head. Stroke 1974;5;640-643.
5. White AA, Panjabi MM. Clinical biomechanics of the spine, 2nd ed. Philadelphia:JB Lippincott, 1990.
6. Barré JA. Le syndrome sympathique cervical postérieur. Rev Neurol 1926;33:248-249.
7. George PE, Silverstein HT, Wallace H, et al. Identification of the high risk pre-stroke patient. J Chiropractic 1981;15:26-28.
8. Maigne R. Orthopaedic medicine. A new approach to vertebral manipulations. Springfield, IL:Charles C Thomas, 1972:155.
9. Maitland GD. Vertebral Manipulation. London, Butterworths, 1973.
10. deKleyn A, Versteegh C. Über verschiendene Formen von Méniére's Syndrom. Deutsche Ztschr 1933;132:157.
11. deKleyn A, Nieuwenhuyse P. Schwindelandfaelle und Nystagmus bei einer bestimmten Stellung des Kopfes. Acta Otolaryng 1927;11:555.
12. Lewis CB, Knotz NA. Orthopedic Assessment and Treatment of the Geriatric Patient. St. Louis:Mosby, 1993.
13. O'Donoghue D. Treatment of injuries to athletes. 4th ed. Philadelphia:WB Saunders, 1984.
14. Turek SL. Orthopaedics. 3rd ed. Philadelphia:JB Lippincott, 1977.
15. Soto-Hall R, Haldeman K. A useful diagnostic sign in vertebral injuries. Surg Gynecol Obstet 827-831.
16. Magee DJ. Orthopedic Physical Assessment. 3rd ed. Philadelphia:WB Saunders, 1997.
17. Pettman E. Stress test of the craniovertebral joints. In Boyling JD, Palastanga N, eds. Grieve's Modern Manual Therapy:The Vertebral Column. 2nd ed. Edinburgh:Churchill Livingstone, 1994.
18. Meadows JJ, Magee DJ. An overview of dizziness and vertigo for the orthopedic manual therapist. In Boyling JD, Palastanga N, eds. Grieve's Modern Manual Therapy:The Vertebral Column. 2nd ed. Edinburgh:Churchill Livingstone, 1994.
19. Hoppenfeld S. Physical examination of the spine and extremities. New York:Appleton-Century-Crofts, 1976:127.
20. Spurling RG, Scoville WB. Lateral rupture of the cervical IVDs-a common cause of shoulder and arm pain. Surg Gynecol Obstet 1944;78:350-358.
21. Harris NM. Cervical spine dysfunction. GP 1967;32(4):78-88.
22. Depalma A, Rothman RH. The Intervertebral Disc. Philadelphia:WB Saunders, 1970:88.
23. Jackson R. The Cervical Syndrome. 3rd ed. St. Louis:Mosby, 1985.
24. Gerard J, Kleinfeld S. Orthopaedic testing. New York:Churchill Livingstone, 1993.
25. L'hermitte J, Étude de la commotion de la moella. Rev Neurol(Paris), 1:210, 1933.
26. L'hermitte J, Bollak P, Nicholas M. Les douleurs a type de décharge électrique dans la sclérose en plaques. Un cas forme sensitive de la sclérose multiple. Rev Neurol(Paris).
27. Davidson RI, Dunn EJ, Metzmater JN. The shoulder abduction test in thte diagnosis of radicular pain in cervical extradural compressive monoradiculopathies. Spine 1981;6:441.

推薦図書　General References

Clarkson HM. Musculoskeletal Assessment: Joint Range of Motiond Manual Muscle Strength. 2nd ed. Baltimore:Lippincott Williams & Wilkins, 2000.

Cyriax J. Textbook of Orthopaedic Medicine. Vol. 1. Diagnosis of Soft Tissue Lesions. London: Bailliere Tindall, 1983.

Edwards BC. Combined movements in the cervical spine(C2-C7):their value in examination and technique choice. Aust J Physiother 1980;26:165.

Foreman SM, Croft AC. Whiplash Injuries:The Cervical Acceleration / Deceleration Syndrome. 3rd ed. Baltimore:Lippincott Williams & Wilkins, 2002.

Kapandji IA. The Physiology of Joints. Vol. 3. The Trunk and the Vertebral Column. New York:Churchill Livingstone, 1974.

Naffzinger HC, Grant WT. Neuritis of the brachial plexus mechanical in origin:the scalenus syndrome. Clin Orthop 1967;51:7.

Neviaser JS. Musculoskeletal disorders of the shoulder region causing cervicobrachial pain: differential diagnosis and treatment. Surg Clin North Am 1963;43:1703.

Nichols HM. Anatomic structures of the thoracic outlet. Clin Orthop 1967;51:17.

Norkin CC, Levangie PK. Joint Structure and Function: A Comprehensive Analysis. Philadelphia:FA Davis, 1983.

Terrett AGJ. Importance and interpretation of tests designed to predict susceptibility to neurocirculatory accidents from manipulation. J Aust Chiropr Assoc 1983;13(2)29-34.

第4章

頚椎神経根
CERVICAL NERVE ROOT LESIONS

    C5   *104*
        運動神経　Motor　*104*
          三角筋（C5腋窩神経支配）　Deltoid Muscle　*104*
          上腕二頭筋（C5，C6筋皮神経支配）　Biceps Muscle　*105*
        神経反射　Reflex　*105*
          二頭筋反射（C5，C6筋皮神経支配）　Biceps Reflex　*105*
        知覚神経　Sensory　*106*

    C6　*107*
        運動神経　Motor　*107*
          上腕二頭筋（C5，C6筋皮神経支配）　Biceps Muscle　*107*
          手首の伸筋群：長・短橈側手根伸筋（C6，C7橈骨神経支配）　Wrist Extensor Group　*107*
        神経反射　Reflex　*108*
          腕橈骨筋反射（C5，C6橈骨神経支配）　Brachioradialis Reflex　*108*
        知覚神経　Sensory　*108*

    C7　*109*
        運動神経　Motor　*109*
          上腕三頭筋（C7橈骨神経支配）　Triceps Muscle　*109*
          手首の屈筋群：橈側手根屈筋（C7正中神経支配）と尺側手根屈筋（C8尺骨神経支配）　Wrist Flexor Group　*110*
          指の伸筋群：総指伸筋，示指伸筋，小指伸筋（C7橈骨神経支配）　Finger Extensor Group　*111*
        神経反射　Reflex　*112*
          三頭筋反射（C7橈骨神経支配）　Triceps Reflex　*112*
        知覚神経　Sensory　*112*

    C8　*113*
        運動神経　Motor　*113*
          指の屈筋群：浅指屈筋（C7，C8正中神経支配）と深指屈筋（C7，C8正中神経と尺骨神経支配）　Finger Flexor Group　*113*
          指の外転筋群：背側骨間筋，小指外転筋（C8，T1尺骨神経支配）　Finger Abductor Group　*114*
          掌側骨間筋（C8，T1尺骨神経支配）　Palmar Interossei　*114*
        神経反射　Reflex　*115*

　　　　知覚神経　Sensory　　*115*
　T1　　*116*
　　　　運動神経　Motor　　*116*
　　　　　指の外転・内転筋群　Finger Abductor and Adductor Groups　　*116*
　　　　神経反射　Reflex　　*116*
　　　　知覚神経　Sensory　　*116*

頚椎は8対の脊髄神経から成る．それぞれの脊髄神経は後根（感覚要素）と前根（運動要素）から成る．これらの神経根は脊柱から側面椎間孔まで現れる．最初の4つの頚椎神経が集まって頚神経叢を形成する．次の4つの神経が最初の胸椎神経とともに腕神経叢を形成する（図4.1）．

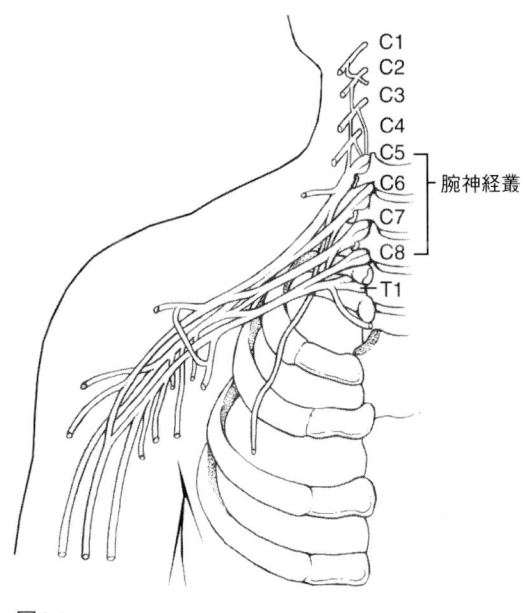

図4.1

神経根病変が疑われた場合には，神経学的検査として臨床上3つの重要な点である知覚，運動，反射について機能不全があるかを評価しなければならない．知覚テストでは皮膚の神経分布を線引きすることが必要である．知覚領域のテストには滅菌もしくはディスポーザブルの針やピンウィールを用いて行う．

ここに2種類の皮膚の神経分布図を示す．図4.2は，上位および下位神経根が障害された場合の正常知覚領域，そして1つかそれ以上の連続した神経根が障害された場合の知覚脱落領域，またはヘルペスや知覚過敏の場合の障害領域を元に作製されている．図4.3はピンスクラッチを用いて調べた神経根病変で，知覚低下の部位や皮膚電気抵抗の研究で明らかになった四肢への縦の皮膚の神経分布により構成されている．これで知覚神経の機能不全を評価する．かなりの部分で重複があるため，単一の片側の病変が複数の皮膚の神経分布に影響を及ぼすことがある．

運動機能は，表4.1の筋力評価分類（Muscle Grading Chart）を用いて特定の神経根に支配される筋の筋力によって評価する．反射弓は特定の神経根の体表の伸張反射によって評価する．これはウェクスラー・スケール（Wexler Scale）で分類されている（表4.2）．

神経根病変による臨床症状は2つの重要な要素の組み合わせにより決まる．その要素とは，障害または病変の部位と重症度であり，その組み合わせの可能性は無限にある．かすかな感覚や痛みの欠如，筋力，知覚，反射における神経根の機能不全といったように，ほとんど症状がみられないものから重篤な症状を示すものまで幅広くみられる．

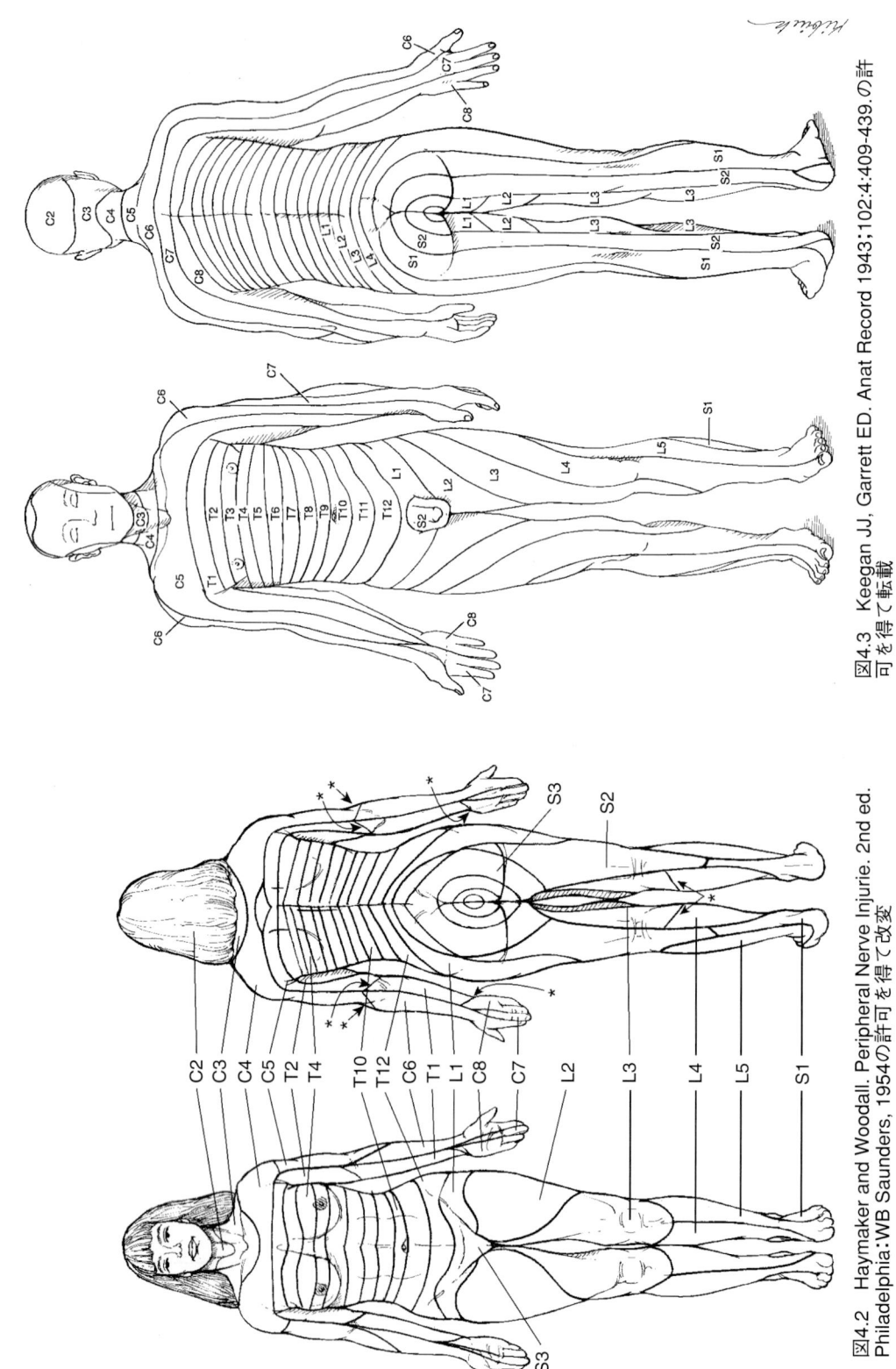

図4.3 Keegan JJ, Garrett ED. Anat Record 1943;102:4:409-439.の許可を得て転載

図4.2 Haymaker and Woodall. Peripheral Nerve Injurie. 2nd ed. Philadelphia:WB Saunders, 1954の許可を得て改変

表4.1 筋力評価分類（Muscle Grading Chart）

5	強い抵抗を加えてもなお重力に打ち勝って完全に動く
4	いくらか抵抗を加えても，なお重力に打ち勝って完全に動く
3	抵抗を加えなければ，重力に打ち勝って完全に動く
2	重力を除けば完全に動く
1	筋の収縮が認められるが，関節は動かない
0	筋の収縮はまったくみられない

表4.2 ウェクスラー・スケール（Wexler Scale）

0	消失
＋1	反射低下
＋2	正常
＋3	反射亢進
＋4	1週間のクローヌスを伴う反射亢進
＋5	継続的なクローヌスを伴う反射亢進

　それぞれの神経根の項ごとに感覚神経の分布，筋力テスト，伸展反射を解説しているので，これらを統合すれば，疑いのある神経レベルの診断に役立つだろう．

　臨床評価は神経学的所見だけでなく，既往歴，視診，触診などや筋力，反射，知覚の3つのテスト，適切な画像診断や筋電図のような神経学的機能検査などを組み合わせて決定することを忘れてはいけない．また，評価しようとしている障害や病変が神経根だけでなく，腕神経叢や体幹の神経叢，あるいは神経に由来する可能性もあることも知っておくべきである．障害や病変の重症度や部位により，様々な組み合わせの神経学的機能不全が生じることになる．

臨床徴候・症状
・頚部の痛み
・上肢の知覚異常
・上肢の感覚の減少または喪失
・上肢の神経反射の減少または喪失
・上肢の筋力の低下または喪失
・上肢の萎縮性病変

◯ C5

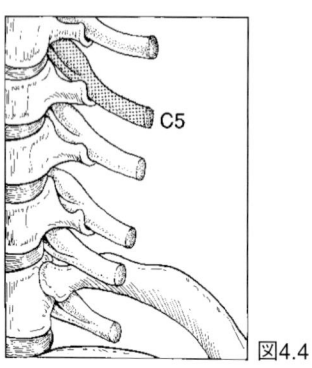

C5神経根は，C4とC5脊椎の間の椎間孔から出ており，C4椎間板の影響を受けやすい（図4.4）．

図4.4

■運動神経　Motor
三角筋（C5腋窩神経支配）Deltoid Muscle

敏感度／信頼度スケール
0　1　2　3　4

検査法　患者を座位にし，検者はその後ろに立って，患者の肘の外側に片手をあてる．次に，検者の抵抗に抗して腕を外転するように指示する（図4.5）．このときの力を，筋力評価分類でグレード化する．両側に行って比較する．

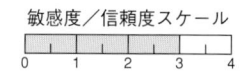

理論的根拠　片側がグレード0ないし4なら，C5神経根の腕神経叢の上神経幹，または腋窩神経で神経学的な欠陥が示唆される．C5"神経学的テスト群"のうち，知覚神経と反射神経が健常なら，三角筋の筋力低下あるいは筋疲労が疑われる．

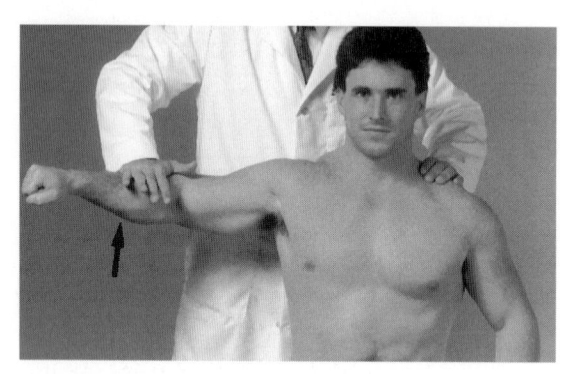

図4.5

上腕二頭筋（C5，C6筋皮神経支配） *Biceps Muscle*

検査法 患者を座位にし，前腕を屈曲させる．検者は，患者の肘を手で固定し，もう一方の手で，患者の手首の内側を握って，抵抗に抗して前腕を屈曲するように指示する（図4.6）．このときの力を，筋力評価分類でグレード化し，両側を比較する．

理論的根拠 片側がグレード0ないし4なら，C5ないしC6神経根，腕神経叢の上神経幹，あるいは筋皮神経での神経学的な欠陥が示唆される．C5"神経学的テスト群"のうち，知覚神経と反射神経が健常なら，上腕二頭筋の筋力低下あるいは筋疲労が疑われる．

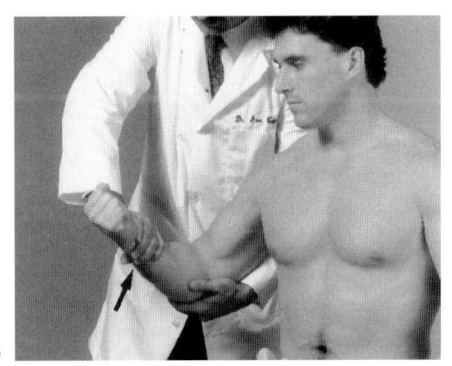

図4.6

■神経反射　Reflex
二頭筋反射（C5，C6筋皮神経支配） *Biceps Reflex*

敏感度／信頼度スケール
0　1　2　3　4

検査法 患者の腕を，検者の反対側の腕にのせて，母指を上腕二頭筋の上にあてる．次に，その指を打腱器の小さな頭でコツンと叩く（図4.7）．上腕二頭筋が軽く収縮するのが母指で感じられるはずだ．この反応をウェクスラー・スケールによってグレード化し，両側を比較する．

理論的根拠 反射低下は神経根病変を示唆する．反射の消失は，反射弓の障害（下位運動ニューロンの病変）を示唆する．反射亢進があれば，上位運動ニューロンの病変が示唆される．

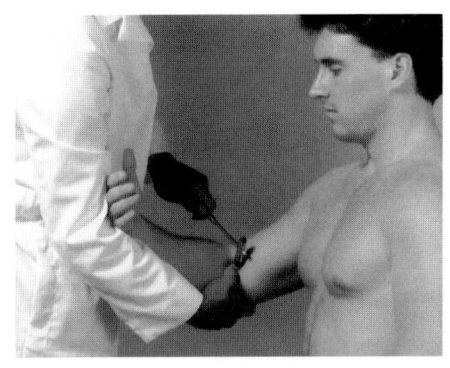

図4.7

■知覚神経　Sensory

敏感度／信頼度スケール
0　1　2　3　4

検査法　上腕の外面をピンで引っかく（図4.8）．

理論的根拠　片側に感覚減退があれば，C5神経根ないし腋窩神経の神経学的な欠陥が示唆される．

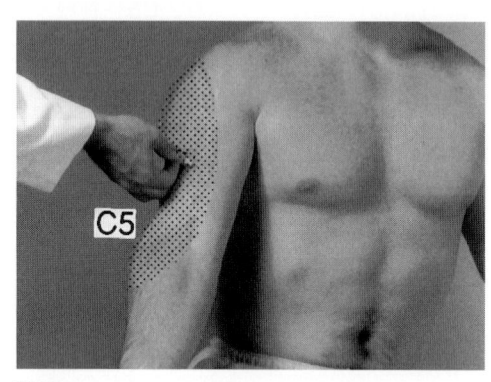

図4.8

●C6

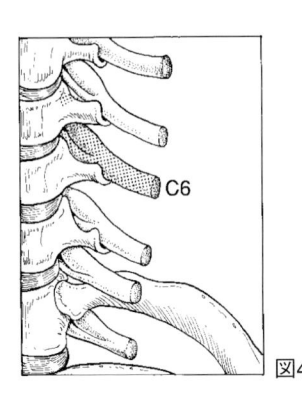

図4.9

C6神経根は，C5とC6脊椎の間の椎間孔から出ており，C5椎間板の影響を受けやすい（図4.9）.

敏感度／信頼度スケール
0　1　2　3　4

■運動神経　Motor

上腕二頭筋（C5，C6筋皮神経支配）Biceps Muscle

図4.6とその説明文を参照.

手首の伸筋群：長・短橈側手根伸筋（C6，C7橈骨神経支配）
Wrist Extensor Group:Extensor Carpi Radialis,Longus and Brevis

検査法　患者を座位にし，片手で患者の肘を握って前腕を固定する．次に，拳をつくって手首を伸展をさせ（図4.10），もう一方の手で患者の手首を上から押して検者の抵抗に対し屈曲を試みる（図4.11）．反応を筋力評価分類によってグレード化し，両側を比較する．

理論的根拠　片側がグレード0ないし4なら，C6ないしC7神経根の神経学的な欠陥が示唆される．C6およびC7"神経学的テスト群"のうち，知覚神経と神経反射が健常なら，手首の伸筋群の筋力低下あるいは筋疲労が疑われる．

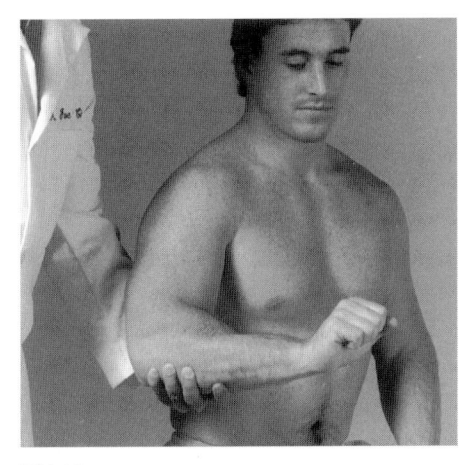

図4.10

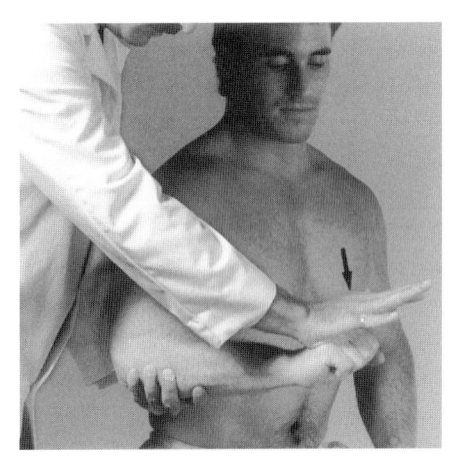

図4.11

■神経反射　Reflex
腕橈骨筋反射（C5, C6橈骨神経支配）　*Brachioradialis Reflex*

敏感度／信頼度スケール
0　1　2　3　4

検査法　患者の腕を，検者の反対側の腕にのせて，前腕の腕橈骨筋を打腱器で叩く（図4.12）．検者の腕の上で腕橈骨筋が軽く収縮するのが感じられるはずだ．この反応をウェクスラー・スケールによってグレード化し，両側を比較する．

理論的根拠　反射低下は神経根病変を示唆する．反射の消失は，反射弓の障害（下位運動ニューロンの病変）を示唆する．反射亢進があれば，上位運動ニューロンの病変が示唆される．

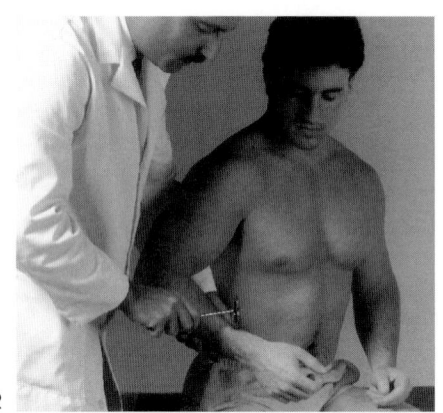

図4.12

■知覚神経　Sensory

検査法　前腕の外面，母指，示指をピンで引っかく（図4.13）．

理論的根拠　片側に知覚低下があれば，C6神経根ないし筋皮神経の神経学的な欠陥が示唆される．

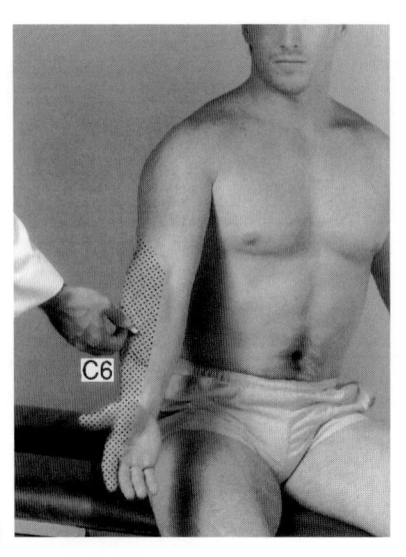

図4.13

○C7

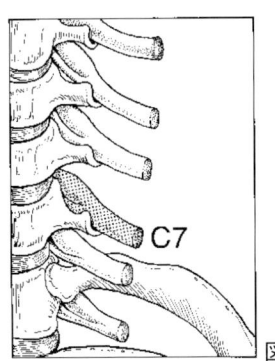

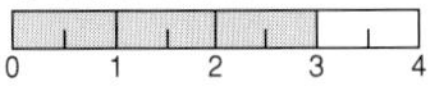

C7神経根は，C6とC7脊椎の間の椎間孔から出ており，C6椎間板の影響を受けやすい（図4.14）.

図4.14

■運動神経　Motor
上腕三頭筋（C7橈骨神経支配）　*Triceps Muscle*

敏感度／信頼度スケール
0　1　2　3　4

検査法　患者を背臥位にし，肩関節と肘関節を90°に屈曲させる．安定させるために上腕の近位をつかむ．次に，もう一方の手で患者の手首を握って，検者の抵抗に抗して前腕を伸展させる（図4.15）．この際の力を筋力評価分類によってグレード化し，両側を比較する．

理論的根拠　片側がグレード0ないし4なら，C7神経根あるいは橈骨神経の神経学的な欠陥が示唆される．C7"神経学的テスト群"のうち，知覚神経と反射神経が健常なら，上腕三頭筋の筋力低下あるいは筋疲労が疑われる．

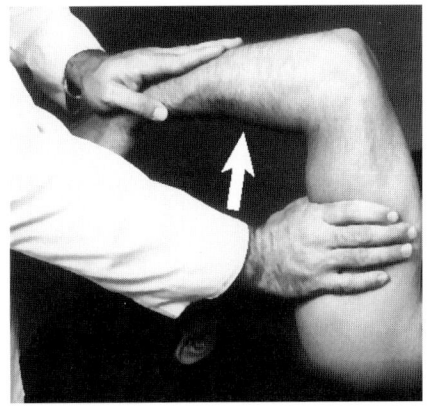

図4.15

手首の屈筋群：橈側手根屈筋（C7正中神経支配）と尺側手根屈筋（C8尺骨神経支配）
Wrist Flexor Group : Flexor Carpi Radialis and Flexor Carpi Ulnaris

敏感度／信頼度スケール

検査法 患者を座位にし，片手で患者の前腕を握って固定する．次に，拳をつくって手首を屈曲させる．もう一方の手で患者の拳を握り，患者の抵抗に抗して手首の伸展を試みる（図4.16）．反応を筋力評価分類によってグレード化し，両側を比較する．

理論的根拠 片側がグレード0ないし4なら，C7ないしC8神経根の神経学的な欠陥が示唆される．C7およびC8"神経学的テスト群"のうち，知覚神経と反射神経が健常なら，手首の屈筋の筋力低下あるいは筋疲労が疑われる．

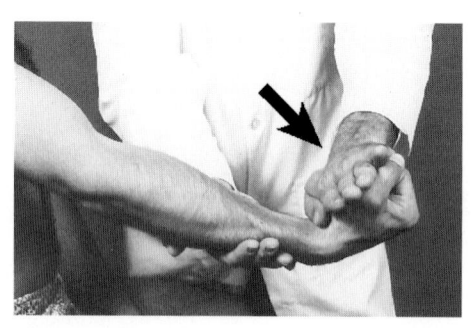

図4.16

指の伸筋群:総指伸筋,示指伸筋,小指伸筋(C7橈骨神経支配)
Finger Extensor Group:Extensor Digitorum Communis,Extensor Digiti Indicis,Extensor Digiti Minimi

検査法 患者の手首を中間位にして,検者の手で握る.次に,中手指節関節を伸展させて,近位および遠位の指節間関節を屈曲させる(図4.17).次いで,検者の手を患者の基節骨に置き,患者の抵抗に逆らいMP関節を屈曲させるように力を加える(図4.18).筋力評価分類によってグレード化し,両側を比較する.

理論的根拠 片側がグレード0ないし4なら,C7ないしC8神経根の神経学的な欠陥が示唆される.C7およびC8"神経学的テスト群"のうち,知覚神経と反射神経が健常なら,指の伸筋の筋力低下あるいは筋疲労が疑われる.

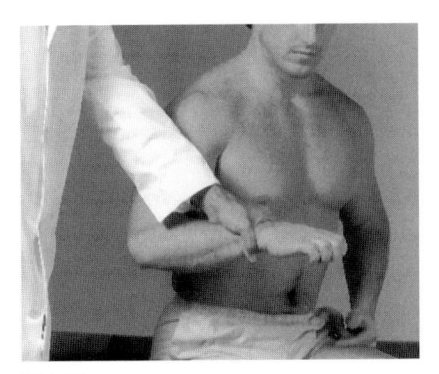

図4.17

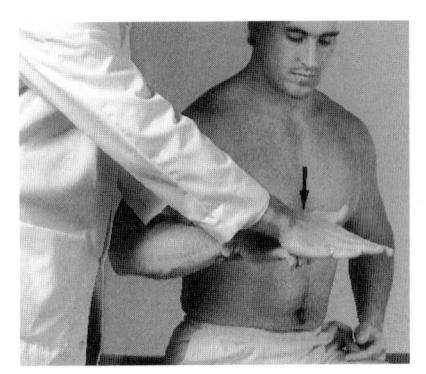

図4.18

■神経反射　Reflex
三頭筋反射（C7橈骨神経支配）　*Triceps Reflex*

敏感度／信頼度スケール
0　1　2　3　4

検査法　患者の腕を，検者の反対側の腕にのせて屈曲させ，肘頭窩の上腕三頭筋腱を打腱器で軽く叩く（図4.19）．上腕三頭筋腱は軽く収縮するはずだ．この反応をウェクスラー・スケールによってグレード化し，両側を比較する．

理論的根拠　片側の反射低下は神経根病変を示唆する．反射の消失は，反射弓の障害（下位運動ニューロンの病変）を示唆する．片側に反射亢進があれば，上位運動ニューロンの病変が示唆される．

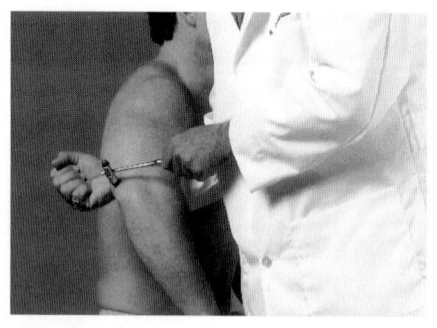

図4.19

■知覚神経　Sensory

敏感度／信頼度スケール
0　1　2　3　4

検査法　中指の掌面をピンで引っかく（図4.20）．

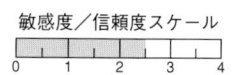

理論的根拠　片側に知覚低下があれば，C7神経根ないし橈骨神経の神経学的な欠陥が示唆される．

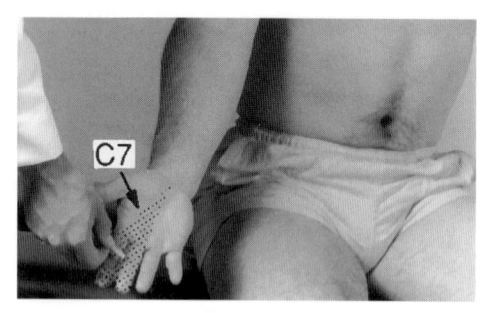

図4.20

◯ C8

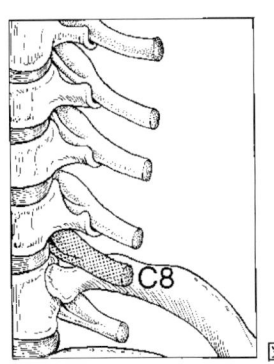

C8神経根は，C7とT1脊椎の間の椎間孔から出ており，C7椎間板の影響を受けやすい（図4.21）．

図4.21

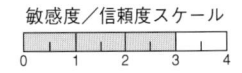

敏感度／信頼度スケール
0 1 2 3 4

■ 運動神経　Motor
指の屈筋群：浅指屈筋（C7，C8正中神経支配）と深指屈筋（C7，C8正中神経と尺骨神経支配）
Finger Flexor Group:Flexor Digitorum Superficialis and Flexor Digitorum Profundus

検査法　患者を座位にし，片手で患者の手首を握って固定する．次に，指を曲げて患者の拳の中に入れ，患者に抵抗させながら指を引っぱり，屈曲した拳の伸展を試みる（図4.22）．筋力評価分類によってグレード化し，両側を比較する．

理論的根拠　片側がグレード0ないし4なら，C8神経根の神経学的な欠陥が示唆される．C8"神経学的テスト群"のうち，知覚神経が健常なら，指の屈筋群の筋力低下あるいは筋疲労が疑われる．

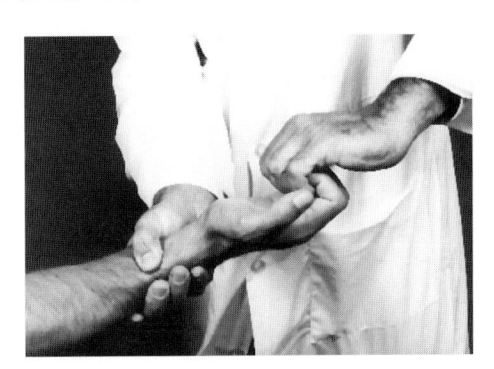

図4.22

指の外転筋群：背側骨間筋，小指外転筋（C8，T1尺骨神経支配）
Finger Abductor Group:Dorsal Interossei,Abductor Digiti Minimi

検査法 前腕を回内し，5本の指を外転するよう指示する．検者は，患者の指を2本ずつつまんで，患者の抵抗に抗してくっつける（図4.23）．この結果を，筋力評価分類によってグレード化し，両側を比較する．

理論的根拠 片側がグレード0ないし4なら，C8ないしT1神経根の神経学的な欠陥が示唆される．C8およびT1"神経学的テスト群"のうち，知覚神経が健常なら，指の外転筋の筋力低下あるいは筋疲労が疑われる．

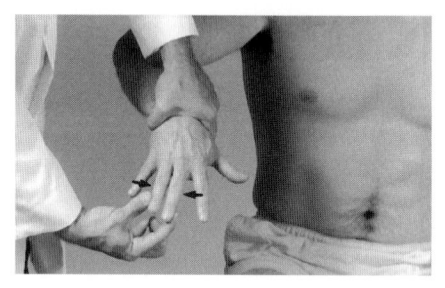

図4.23

掌側骨間筋（C8，T1尺骨神経支配）　*Palmar Interossei*

検査法 前腕を回内し，5本の指を外転するよう指示する．検者は，患者の指を2本ずつつまんで，患者の抵抗に抗してさらに広げる（図4.24）．筋力評価分類によってグレード化し，両側を比較する．

理論的根拠 片側がグレード0ないし4なら，C8ないしT1神経根の神経学的な欠陥が示唆される．C8およびT1"神経学的テスト群"のうち，知覚神経が健常なら，指の内転筋の筋力低下あるいは筋疲労が疑われる．

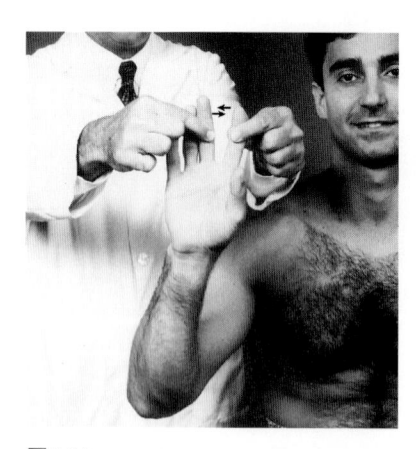

図4.24

■神経反射　Reflex

なし．

■知覚神経　Sensory

敏感度／信頼度スケール
0　1　2　3　4

検査法　環指・小指の掌側と前腕の尺骨面をピンで引っかく（図4.25）．

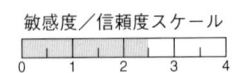

理論的根拠　片側に知覚減退があれば，C8神経根ないし尺骨神経の神経学的な欠陥が示唆される．

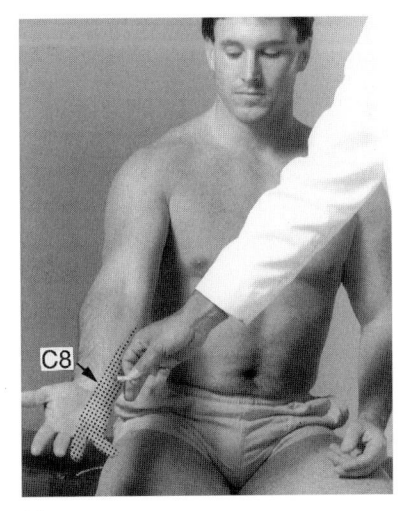

図4.25

◯ T1

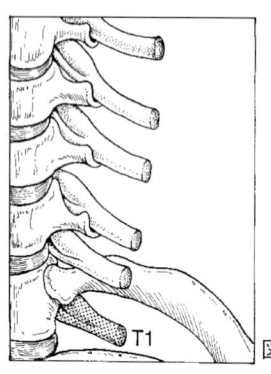

T1神経根は，T1とT2脊椎の間の椎間孔から出ており，T1椎間板の影響を受けやすい（図4.26）．

図4.26

■運動神経　Motor
指の外転・内転筋群　*Finger Abductor and Adductor Groups*

C8神経レベルを参照．

■神経反射　Reflex

なし．

■知覚神経　Sensory

検査法　上腕と前腕の近位内側面をピンで引っかく（図4.27）．

理論的根拠　片側に知覚低下があれば，T1神経根ないし内側上腕皮神経の神経学的な欠陥が示唆される．

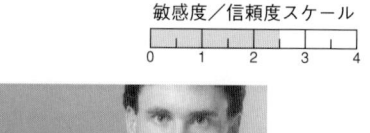

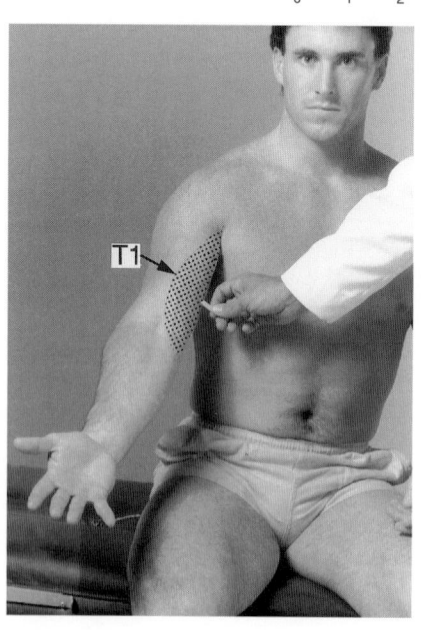

図4.27

推薦図書　General References

Bronisch FW. The Clinically Important Reflexes. New York; Grune & Stratton, 1952.

Chusid JG. Correlative Neuroanatomy and Functional Neurology. 17th ed. Los Altos, CA: Lange, 1976.

DeJong RN. The Neurologic Examination. 4th ed. Hagerstown, MD: Harper & Row, 1979.

Hoppenfeld S. Physial Examination of the Spine and Extremities. New York: Appleton-Century-Croft, 1976:127.

Kendall FP, McCreary EK, Provance PG. Muscles: Testing and Function. 4th ed. Baltimore: Williams & Wilkins, 1994.

Mancall E. Essentials of the Neurologic Examination. 2nd ed. Philadelphia: FA Davis, 1981.

Parsons N. Color Atlas of Clinical Neurology. Chicago: Year Book, 1989.

VanAllen MW, Rodnitzky RL. Pictorial Manual of Neurologic Tests. 2nd ed. Chicago: Year Book, 1981.

第5章

肩関節部整形外科テスト
SHOULDER ORTHOPAEDIC TESTS

肩関節部整形外科検査フローチャート
SHOULDER ORTHOPAEDIC EXAMINATION FLOW CHART　*121*

触診　PALPATION　*122*
　前方　Anterior Aspect　*122*
　　鎖骨，胸鎖関節と肩鎖関節　Clavicle, and Sternoclavicular and Acromioclavicular Joints　*122*
　　肩峰下滑液包（三角筋下滑液包）　Subacromial（Subdeltoid）Bursa　*123*
　　ローテーター・カフ（腱板）　Rotator Cuff　*124*
　　結節間溝　Bicipital Groove　*125*
　　上腕二頭筋　Biceps Muscle　*126*
　　三角筋　Deltoid Muscle　*127*
　後方　Posterior Aspect　*128*
　　肩甲骨　Scapula　*128*
　　僧帽筋　Trapezius Muscle　*129*

肩関節可動域　SHOULDER RANGE OF MOTION　*130*
　屈曲　Flexion　*130*
　伸展　Extension　*131*
　内旋　Internal Rotation　*132*
　外旋　External Rotation　*133*
　外転　Abduction　*134*
　内転　Adduction　*135*

腱炎（棘上筋）　TENDINITIS（SUPRASPINATUS）　*136*
　棘上筋腱炎テスト　Supraspinatus Tendinitis Test　*136*
　アプレー・スクラッチテスト　Apley Scratch Test　*137*
　ホーキンス・ケネディ インピンジメントテスト　Hawkins-Kennedy Impingement Test　*137*
　ニアーインピンジメント徴候　Neer Impingement Sign　*138*

腱炎（上腕二頭筋）　TENDINITIS（BICIPITAL）　*139*
　スピードテスト　Speed's Test　*140*
　リップマンテスト　Lippman's Test　*141*
　ギルクレスト徴候　Gilchrest's Sign　*142*

滑液包炎　BURSITIS　*143*
　　肩峰下プッシュボタン徴候　Subacromial Push-Button Sign　*144*
　　ドーバーンテスト　Dawbarn's Test　*145*

肩甲上腕関節の前方不安定性
ANTERIOR GLENOHUMERAL INSTABILITY　*146*
　　前方引き出しテスト　Anterior Drawer Test　*146*
　　前方不安感テスト　Anterior Apprehension Test　*147*
　　腹臥位前方不安定性テスト　Prone Anterior Instability Test　*148*
　　アンドリューズ前方不安定性テスト　Andrews Anterior Instability
　　　Test　*149*
　　ロックウッドテスト　Rockwood Test　*150*
　　ロウ前方不安定性テスト　Rowe Test for Anterior Instability　*151*
　　フルクラムテスト　Fulcrum Test　*152*
　　デューガステスト　Dugas Test　*153*

肩甲上腕関節の後方不安定性
POSTERIOR GLENOHUMERAL INSTABILITY　*154*
　　後方不安感テスト　Posterior Apprehension Test　*154*
　　後方引き出しテスト　Posterior Drawer Test　*155*
　　ノルウッドストレステスト　Norwood Stress Test　*156*
　　プッシュ・プルテスト　Push-Pull Test　*157*

肩関節多方向不安定性
MULTIDIRECTIONAL SHOULDER INSTABILITY　*158*
　　フィージンテスト　Feagin Test　*158*
　　ロウ多方向不安定性テスト　Rowe Test for Multidirectional Instability　*159*
　　サルカス徴候　Sulcus Sign　*160*

関節唇損傷　LABRAL TEARS　*161*
　　クランクテスト　Clunk Test　*162*
　　前方スライドテスト　Anterior Slide Test　*163*

ローテーター・カフ（腱板）不安定性
ROTATOR CUFF INSTABILITY　*164*
　　ドロップアームテスト　Drop Arm Test　*164*

棘上筋テスト　Supraspinatus Test　　165

上腕二頭筋腱の不安定性
BICEPS TENDON INSTABILITY　*166*
　　　ヤーガソンテスト　Yergason's Test　　*167*
　　　アボット・ソンダーステスト　Abbott-Saunders Test　　*168*
　　　ルディングトンテスト　Ludington's Test　　*169*
　　　上腕横靱帯テスト　Transverse Humeral Ligament Test　　*170*

胸郭出口症候群　THORACIC OUTLET SYNDROME　*171*
　　　アドソンテスト　Adson's Test　　*172*
　　　肋鎖テスト　Costoclavicular Test　　*173*
　　　ライトテスト　Wright's Test　　*174*
　　　牽引テスト　Traction Test　　*175*
　　　ハルステッド検査　Halstead Maneuver　　*176*

腕神経叢の刺激症状
BRACHIAL PLEXUS IRRITATION　*177*
　　　腕神経叢伸展テスト　Brachial Plexus Stretch Test　　*177*
　　　ビケル徴候　Bikele's Sign　　*178*
　　　腕神経叢緊張テスト　Brachial Plexus Tension Test　　*179*
　　　チネル徴候　Tinnel's Sign（for Brachial Plexus Lesions）　　*180*

肩関節部整形外科検査フローチャート

病歴
├─ 上肢と肩の痛み／感覚異常
│   └─ アドソンテスト／肋鎖テスト／ライトテスト／牽引テスト／ハルステッド検査
│   ├─ (+) → 胸郭出口症候群
│   └─ (−) → 腕神経叢ストレッチテスト／チネル徴候
│   └─ (+) → 腕神経叢の刺激症状
│
└─ 肩の痛み
    ├─ 外傷なし
    │   └─ 関節可動域（自動的）（他動的）
    │   ├─ (+) → 癒着性関節炎
    │   └─ (+自動的) → 棘上筋腱炎テスト／アプレー・スクラッチ／スピードテスト
    │   ├─ (+) → 棘上筋腱炎
    │   └─ (−) → 肩峰下プッシュボタン徴候／ドーバーンテスト
    │   ├─ (+) → 滑液包炎
    │   └─ (−) → ホーキンス・ケネディテスト／リップマンテスト
    │   └─ (+) → 二頭筋腱炎
    │
    └─ 外傷あり
        └─ 関節可動域（自動的）（他動的）
            └─ (+) → 前方引き出しテスト／前方不安感テスト／ロックウッドテスト／フルグラムテスト／デューガステスト
                ├─ (+) → レントゲン所見 (+) → 上腕関節の前方不安定性
                └─ (−) → 後方不安感テスト／後方引き出しテスト／プッシュ・プルテスト
                    ├─ (+) → 上腕関節の後方不安定性
                    └─ (−) → ドロップアームテスト／二頭筋腱安定性テスト／ヤーガソンテスト／アポット・ソンダーステスト／ルディングトンテスト／上腕横靱帯テスト
                        └─ (+) → 腱の不安定性

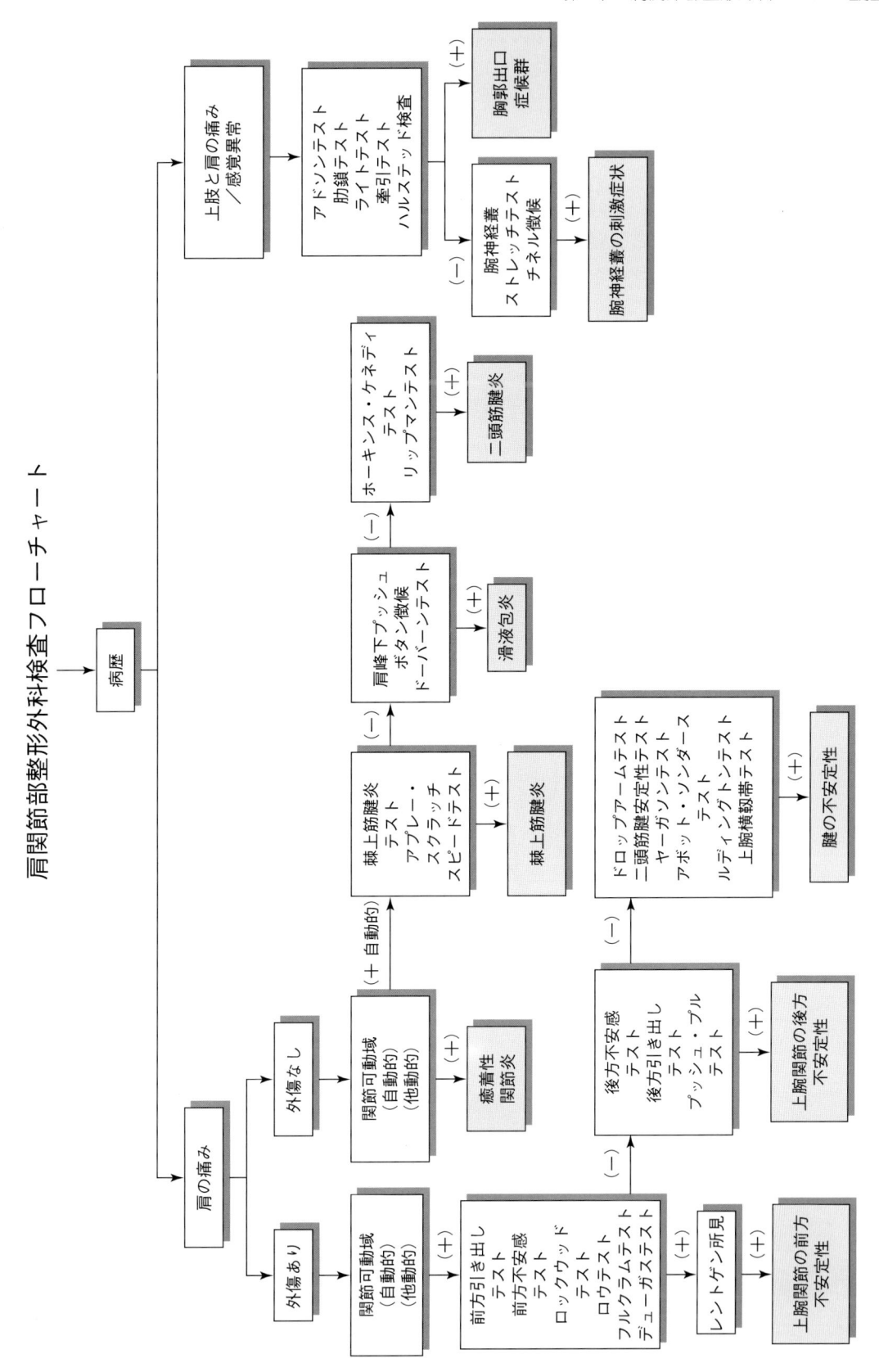

● 触診　PALPATION

■前方　Anterior Aspect

鎖骨，胸鎖関節と肩鎖関節　Clavicle, and Sternoclavicular and Acromioclavicular Joints

解　剖　鎖骨は肩の頂点から見て，前下方に位置している．胸鎖関節は鎖骨の内側端に位置し，鎖骨と胸骨をつないでいる．肩鎖関節は外側に位置し鎖骨と肩甲骨の肩峰突起をつないでいる（図5.1）．

検査法　指先で，鎖骨の全長を胸鎖関節の内側から肩鎖関節の外側まで触診する（図5.2）．鎖骨の全長にわたり，最近の外傷による骨折や仮骨形成を伴って治癒した骨折などを示す異常な圧痛や隆起などがないか注意を払う．対称性や位置を診るために両方の鎖骨を比較する．次に示指と中指で胸鎖関節（図5.3）と肩鎖関節（図5.4）の圧痛を触診する．もし，患側の鎖骨やその関節が健側の鎖骨よりも前方，後方または上方であれば，患側の関節において鎖骨の亜脱臼や脱臼が疑われる．肩鎖関節を触診しながら肩関節を屈曲，伸展すると関節摩擦音を感じることがある（図5.5）．関節摩擦音は変形性関節症のような関節炎により起こる．

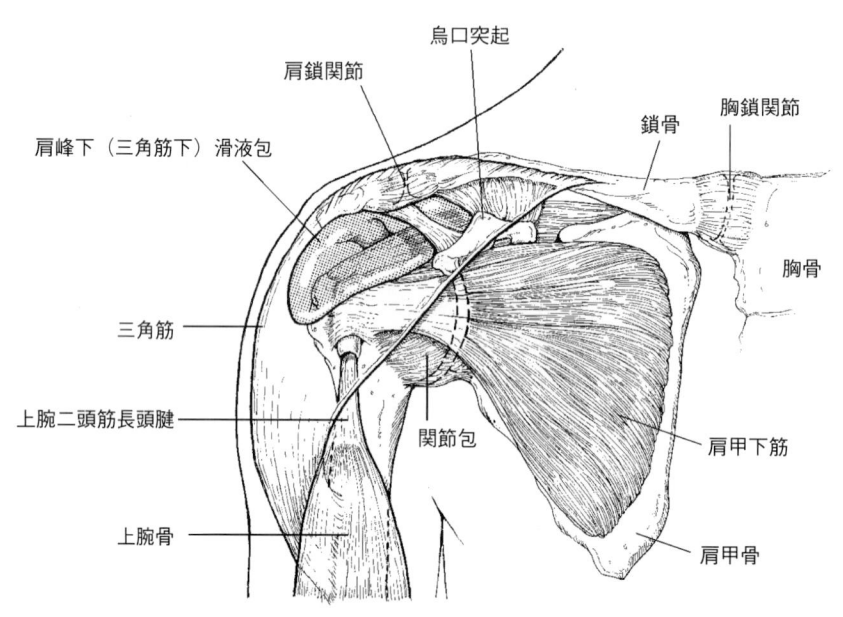

図5.1

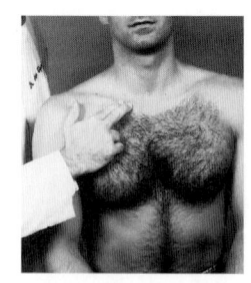

図5.2 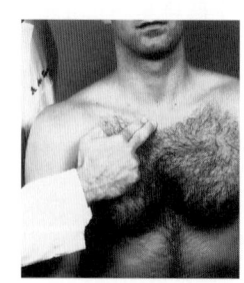　　図5.3 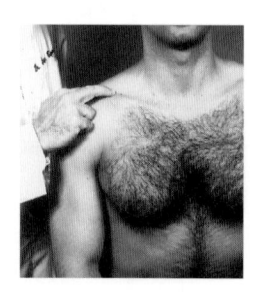　　図5.4 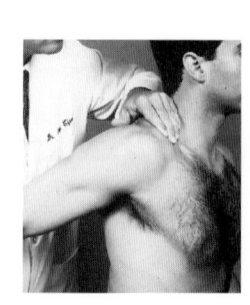　　図5.5

肩峰下滑液包（三角筋下滑液包）　Subacromial（Subdeltoid）Bursa

解　剖　肩峰下滑液包は，棘上筋腱の上と肩峰突起の下に伸びる液体で満たされた嚢である．肩峰下（三角筋下）滑液包は三角筋の下に存在し（図5.6），三角筋とローテーター・カフを分離する．

検査法　一方の手で患者の腕を伸展させる．もう一方の手で，両側の肩峰下部（図5.7），三角筋下部（図5.8）の滑液包に圧痛，腫瘤，肥厚がないか触診する．もし滑液包に圧痛があれば，肩峰下または三角筋下の滑液包炎が疑われる．圧痛は肩関節の特に屈曲，外転時の可動域制限，関節摩擦音と関連することがある．

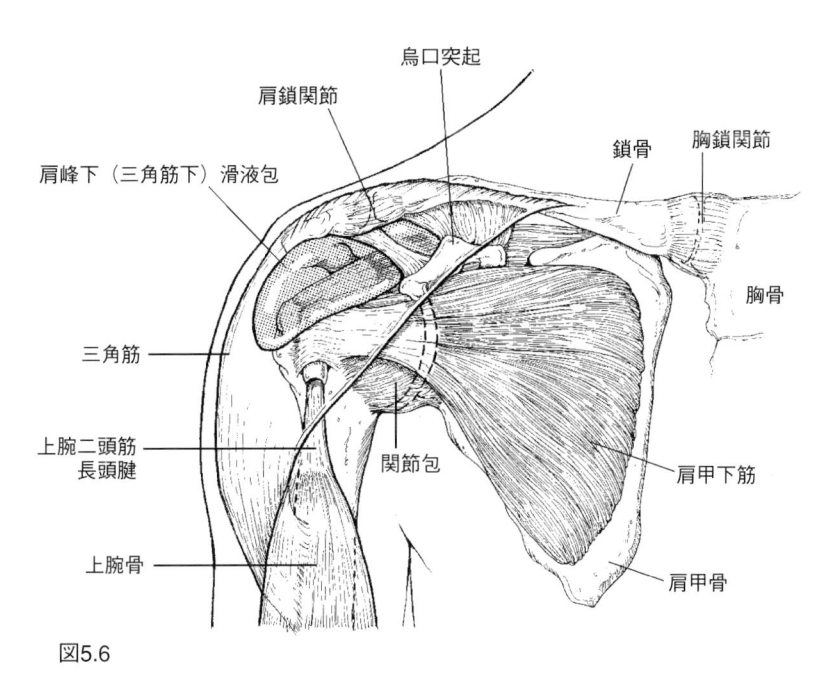

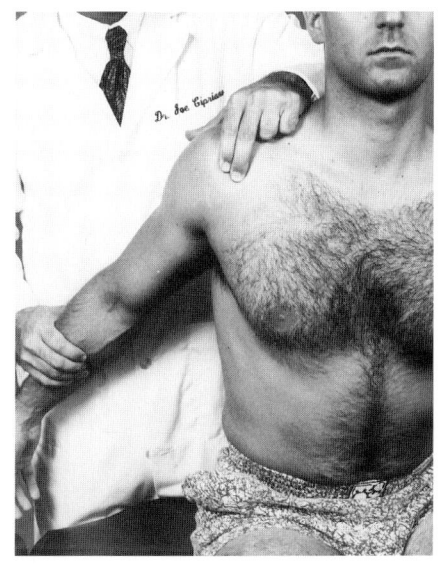

図5.6

図5.7

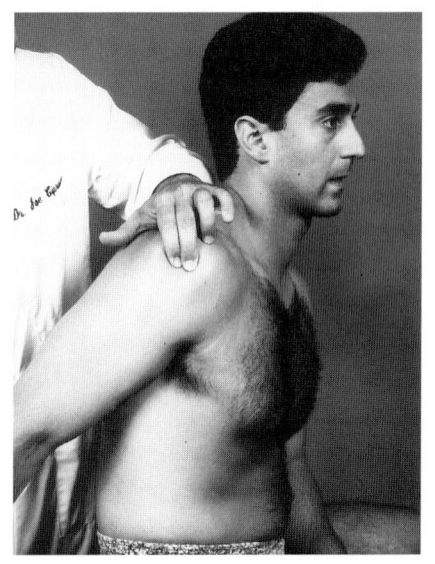

図5.8

ローテーター・カフ（腱板）　*Rotator Cuff*

解　剖　ローテーター・カフは触知可能な3つの筋と，触知不可能な1つの筋の4つの筋で構成されている．触知可能な3つの筋は，肩甲棘の上に横たわり，肩峰突起の下にその腱がある棘上筋，肩甲棘の下に横たわる棘下筋，棘下筋の下方にある小円筋である（図5.9，図5.10）．前方の筋は肩甲骨の前面にある肩甲下筋で，触知できない．ローテーター・カフは動的安定性を保つために関節包と一体となり，関節窩に上腕骨を保持している．

検査法　検者は患者の後ろに座り，一方の手で患者の腕をつかみ，後方に20度伸展させる．他方の手で，肩峰突起の前縁の下方を触診する（図5.11）．ローテーター・カフのどのような圧痛，腫脹，結節，または陥凹にも注意を払う．ローテーター・カフの炎症，断裂，異常なカルシウム沈着，変性などがあると，触診により圧痛を引き起こすだろう．陥凹が触知できるなら腱の断裂が考えられる．

ローテーター・カフ（後面）
①棘上筋
②棘下筋　③小円筋

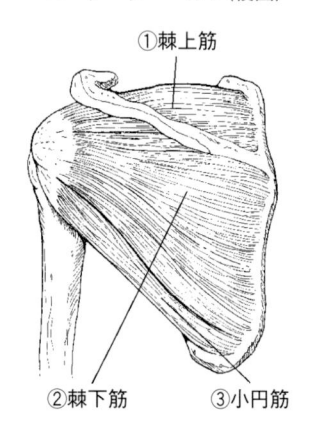

図5.9

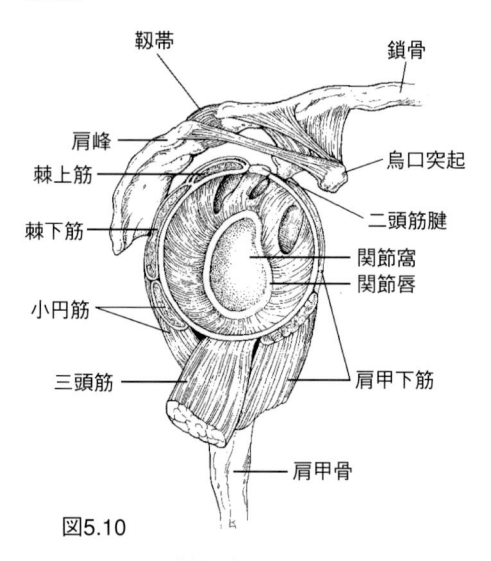

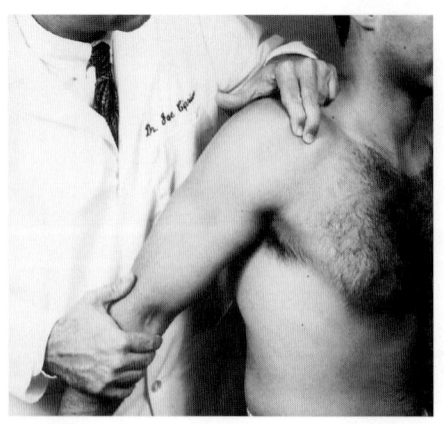

肩関節
靱帯　鎖骨
肩峰　烏口突起
棘上筋　二頭筋腱
棘下筋　関節窩
関節唇
小円筋　肩甲下筋
三頭筋
肩甲骨

図5.10

図5.11

結節間溝　*Bicipital Groove*

解　剖　結節間溝は上腕骨の大結節の前内側に位置している．その溝に上腕二頭筋長頭腱とその滑液包が位置する．腱は上腕横靱帯によって決まった場所に固定されている（図5.12）．

検査法　一方の手で肩峰突起の下端を見つけ，上腕骨の大結節に向かって下方に動かしていく．他方の手で患者の腕をつかみ，外旋させる（図5.13）．指の下で結節間溝が横に動くのが感じられる．上腕二頭筋長頭腱とその滑液鞘の腱鞘炎を示すような圧痛がないか注意を払う．同じく溝での異常な腱の動きにも注意する．これは上腕横靱帯が断裂し腱が脱臼している可能性を示している．

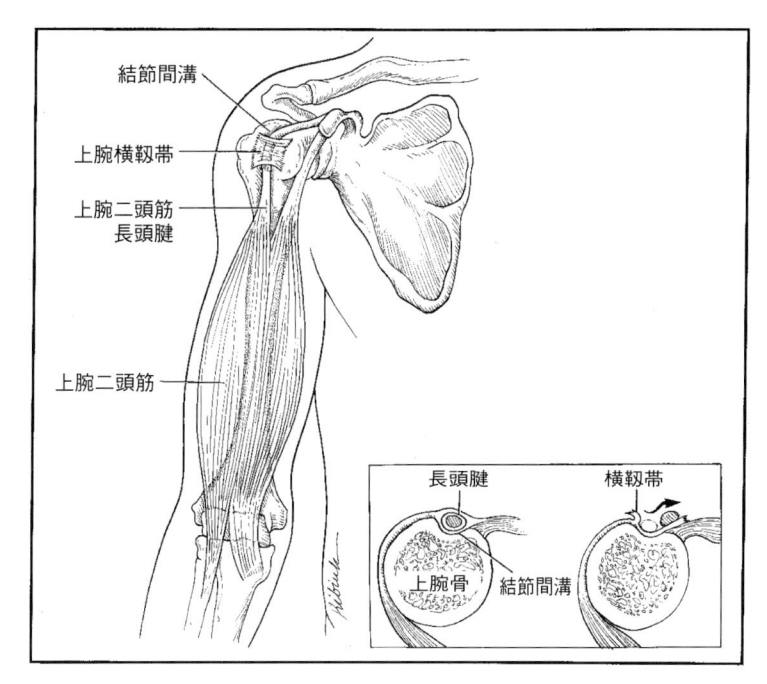

図5.12

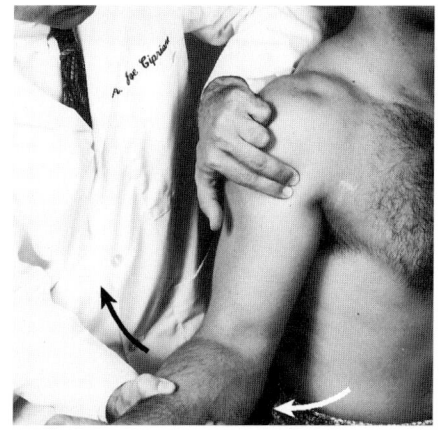

図5.13

上腕二頭筋　*Biceps Muscle*

解　剖　上腕二頭筋は2つの異なる部位に起始を持つ2つの筋腹をもっている．長頭は関節窩の上の粗面に起始し，短頭は肩甲骨の烏口突起に起始する．それらはともに橈骨の二頭筋粗面に付着する（図5.12）．

検査法　肘を90°に屈曲させ，橈骨の二頭筋粗面から結節間溝に向かって触診する（図5.14）．あらゆる圧痛，スパズム，筋の腫瘤に注意する．近位端に圧痛があれば二頭筋長頭腱滑膜炎である可能性がある．筋腹の圧痛は，筋断裂やトリガーポイントの活動の可能性がある．過負荷に続いて上腕中央に丸くなった筋がはっきり認められれば，それは二頭筋腱の起始からの断裂が考えられる．

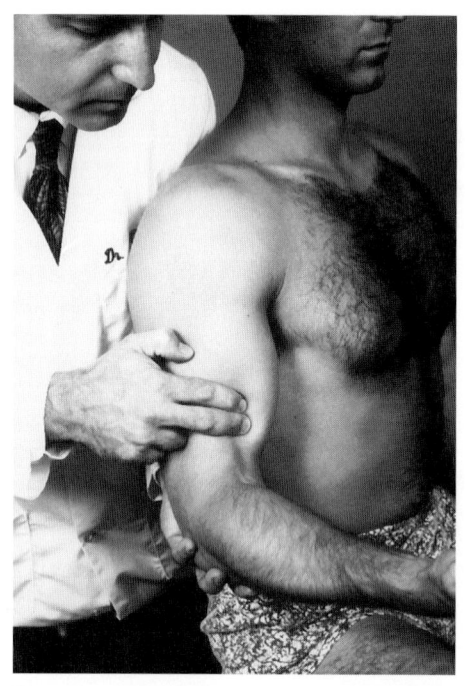

図5.14

三角筋　Deltoid Muscle

解　剖　三角筋は鎖骨と肩甲骨の肩峰に起始し，上腕骨の三角筋粗面に停止する（図5.15）．線維は前方，中央，後方の3つの部分に分けられる．この筋は，部分的または全体としても機能できる．前方部分は上腕骨を屈曲，内旋させる．中央部分は上腕骨を外転させる．後方部分は上腕骨を伸展，外旋させる．

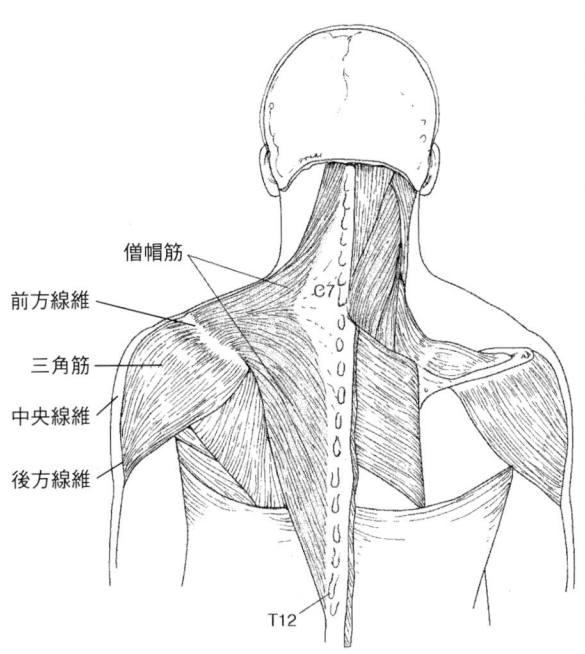

検査法　肩峰から下に向かって，三角筋の前方部分を触診し始め（図5.16），それから肩の外側面で（やはり下に向かって）三角筋の中央部分の触診をする（図5.17）．最後に肩関節を伸展しながら三角筋の後面を上面から下面まで触診する（図5.18）．圧痛や筋線維に注意する．三角筋の外側面の圧痛は三角筋下滑液包炎が考えられる．三角筋の前面は結節間溝と二頭筋長頭腱を覆っているため，その部位での圧痛は結節間溝の損傷や異常と関連することがある．全体的な圧痛はオーバーユース，過負荷，外傷，冷却による三角筋の断裂，またはトリガーポイントの活動を示唆する．

図5.15

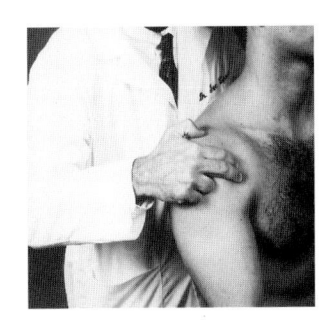

図5.16

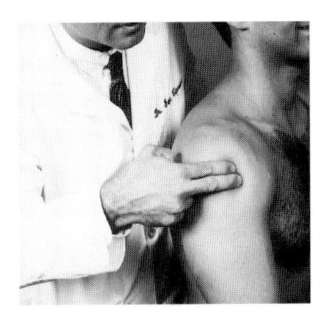

図5.17

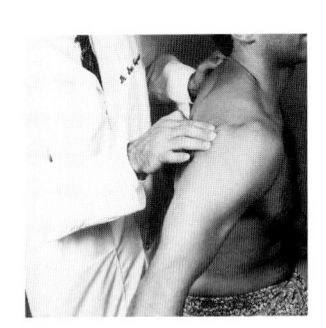

図5.18

■後方　Posterior Aspect

肩甲骨　*Scapula*

解　剖　肩甲骨はT2からT7の間に位置している．それは内側縁，外側縁，上縁の3つの縁から成る．また肩峰突起から伸びる鋭い隆起線である肩甲棘を有する（図5.19）．

検査法　まず，肩甲骨の内側縁から圧痛に注意しながら3つの縁をすべて触診する（図5.20-5.22）．次にあらゆる圧痛や異常に注意しながら肩甲棘を触診する（図5.23）．最後に，後面を触診し肩甲棘の上方で棘上筋を（図5.24），肩甲棘の下方で棘下筋を触診する（図5.25）．あらゆる圧痛，索状物の触知，萎縮，あるいはスパズムに注意する．棘上筋や棘下筋に索状物の触知は，オーバーユースや過負荷による損傷，あるいは冷却による筋筋膜症候群を示していることがある．萎縮はその筋への神経伝達の途絶を示唆する．

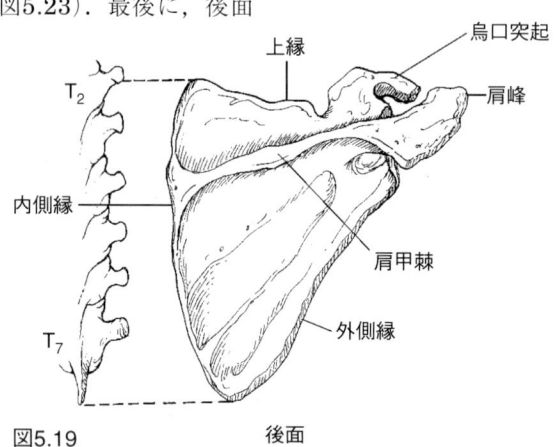

図5.19　後面

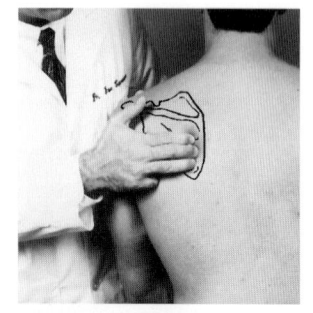

図5.20 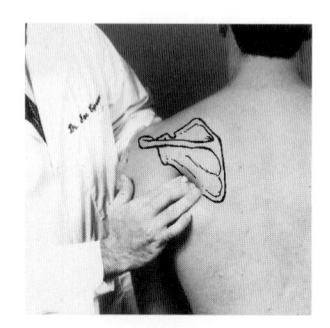　図5.21 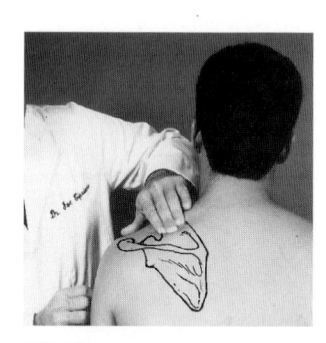　図5.22

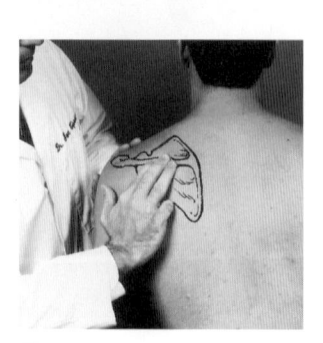

図5.23 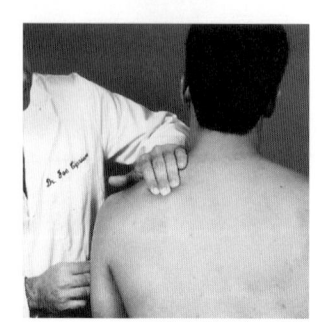　図5.24 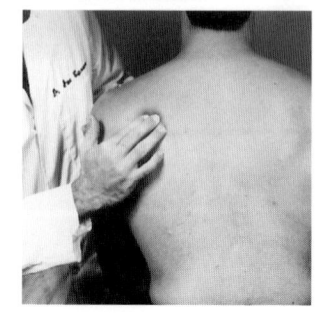　図5.25

僧帽筋　*Trapezius Muscle*

解　剖　僧帽筋は後頭，項靱帯，そして第7頚椎から第12胸椎の棘突起に起始し，肩峰突起と肩甲棘に停止している（図5.26）．僧帽筋は異なる作用を持つ3つの筋線維群からなる．上方線維は肩を上げ，中央線維は肩甲骨を引っ込める．そして下方線維は肩甲骨を押しつけ，肩を下げる作用がある．

検査法　後頭部の起始から上方線維を下に向かって肩甲棘まで触診する（図5.27）．それから肩甲棘から中央（図5.28）・下方（図5.29）線維を第12胸椎棘突起に向かって触診していく．筋の圧痛，索状物の触知，あるいは左右差に注意する．圧痛やスパズムは過伸展，過屈曲損傷により生ずることがある．触知できる索状物は，筋筋膜のトリガーポイントであることがある．**Travell** によれば，筋筋膜性のトリガーポイントは外傷，オーバーユース，過負荷，あるいは冷却により直接引き起こされる．またそれらは内臓疾患，関節炎，精神的なストレスにより間接的に引き起こされる．

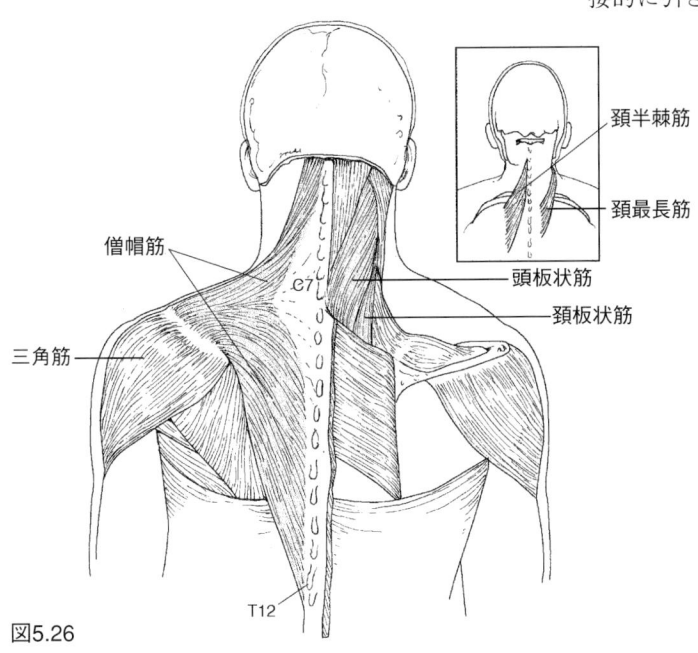

図5.26

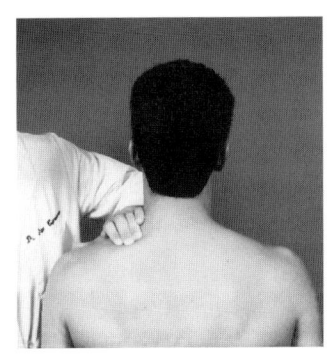

図5.27 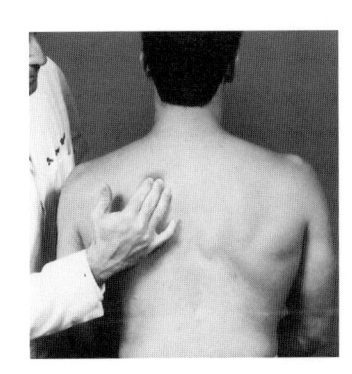　　　　　図5.28 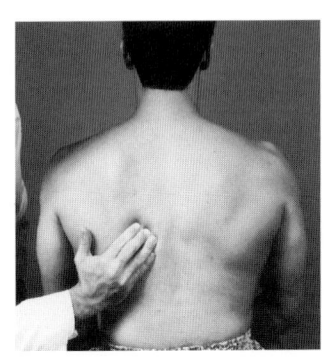　　　　　図5.29

肩関節可動域　SHOULDER RANGE OF MOTION

屈曲[1,2]　*Flexion*

　患者を座位にし，ゴニオメーターの中心を肩甲上腕関節（肩関節）の矢状面にあてがう（図5.30）．患者に腕を前に上げるよう指示し，ゴニオメーターの片方のアームで上腕の動きを追う（図5.31）．

正常可動域　中間位すなわち0°から167°±5.7°．

Note　この角度では，おそらく他で述べられている180°の屈曲を達成するのに十分な外旋と外転が行われなかったものと思われる．

運動に関与する筋	神経支配
1．三角筋前部	腋窩神経
2．大胸筋	外側胸筋神経
3．烏口腕筋	筋皮神経
4．上腕二頭筋	筋皮神経

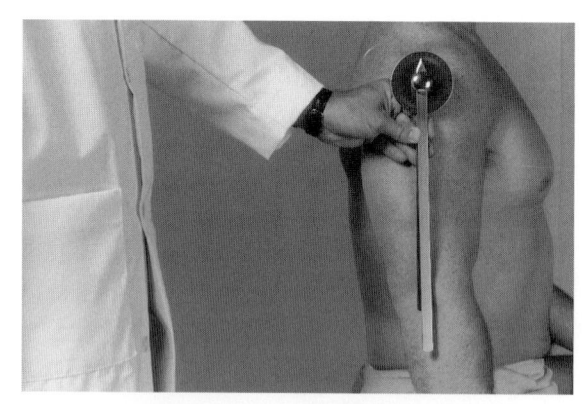

図5.30

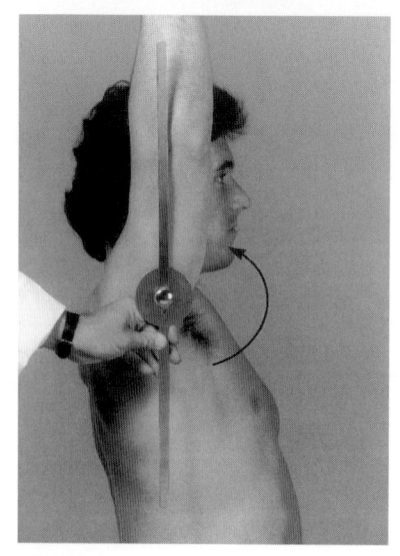

図5.31

伸展[1,2]　　*Extension*

患者を座位にし，ゴニオメーターの中心を肩関節の矢状面にあてがう（図5.32）．患者に腕を後ろに上げるよう指示し，ゴニオメーターの片方のアームで上腕の動きを追う（図5.33）．

正常可動域　中間位すなわち0°から62°±9.5°．

運動に関与する筋	神経支配
1．三角筋後部	腋窩神経
2．大・小円筋	肩甲下神経
3．広背筋	胸背神経
4．大胸筋	外側胸筋神経
5．上腕三頭筋	橈骨神経

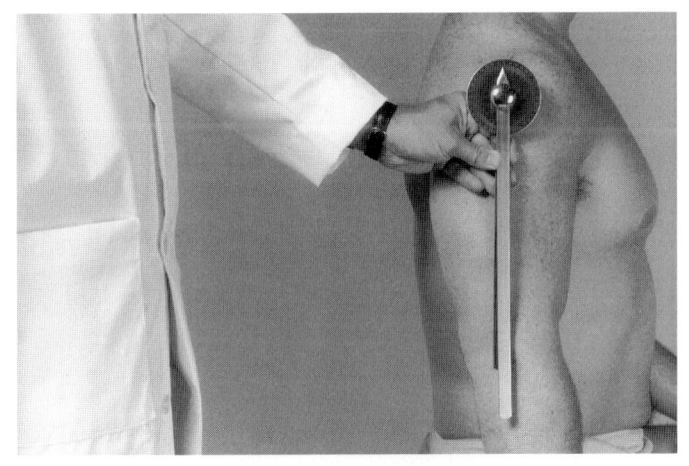

図5.32

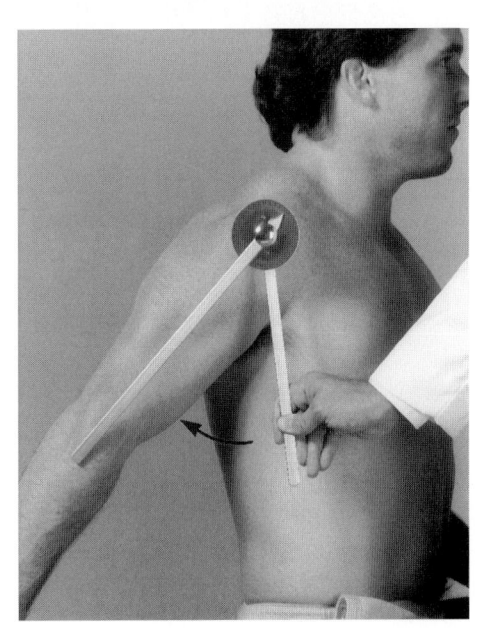

図5.33

内旋[1,2]　*Internal Rotation*

患者を座位にし，上腕を90°外転して，肘を90°屈曲するよう指示する．これが肩の回旋のための中間位である．

ゴニオメーターの中心を肘の外側の矢状面にあてがう（図5.34）．患者に上腕を手掌が後ろに向くように動かしながら肩を内旋させて，ゴニオメーターの片方のアームで前腕の動きを追う（図5.35）．

正常可動域　中間位すなわち0°から69°±5.6°．

運動に関与する筋	神経支配
1．大胸筋	外側胸筋神経
2．三角筋前部	腋窩神経
3．広背筋	胸背神経
4．大円筋	肩甲下神経
5．肩甲下筋	肩甲下神経

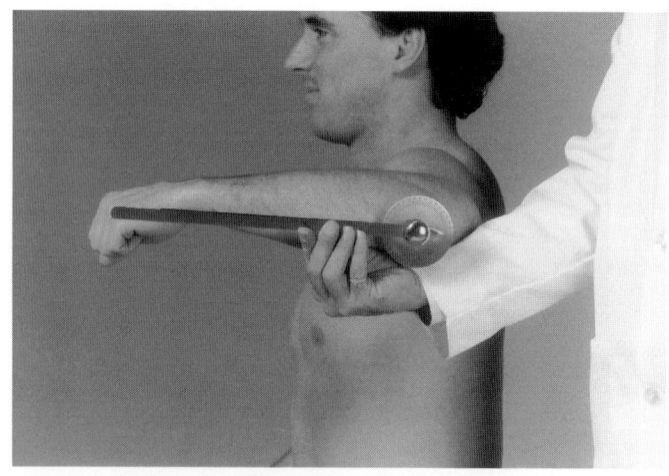

図5.34

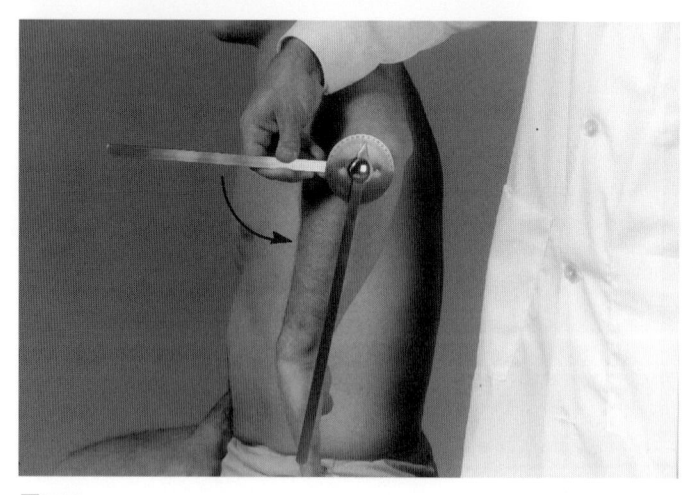

図5.35

外旋[1,2]　*External Rotation*

患者を座位にし，上腕を90°外転して，肘を90°屈曲するよう指示する．これが肩の回旋のための中間位である．

ゴニオメーターの中心を肘の外側の矢状面にあてがう（図5.36）．患者に上腕を手掌が前方に向くように動かしながら肩を外旋させて，ゴニオメーターの片方のアームで前腕の動きを追う（図5.37）．

正常可動域　中間位すなわち0°から104°±8.5°．

運動に関与する筋	神経支配
1．棘下筋	肩甲上神経
2．三角筋後部	腋窩神経
3．小円筋	腋窩神経

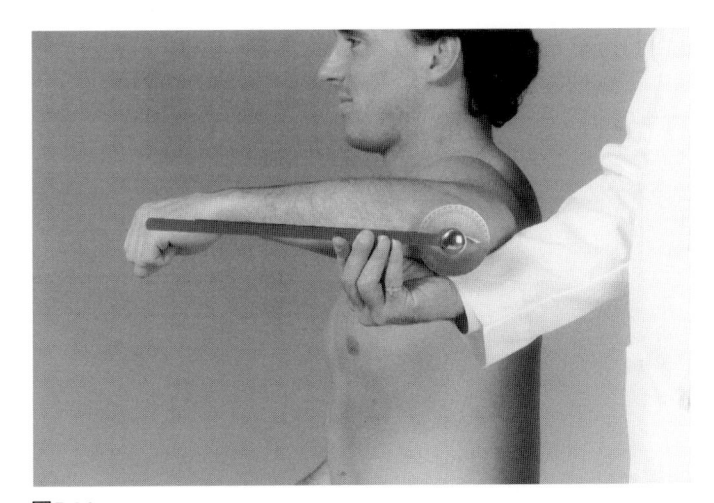

図5.36

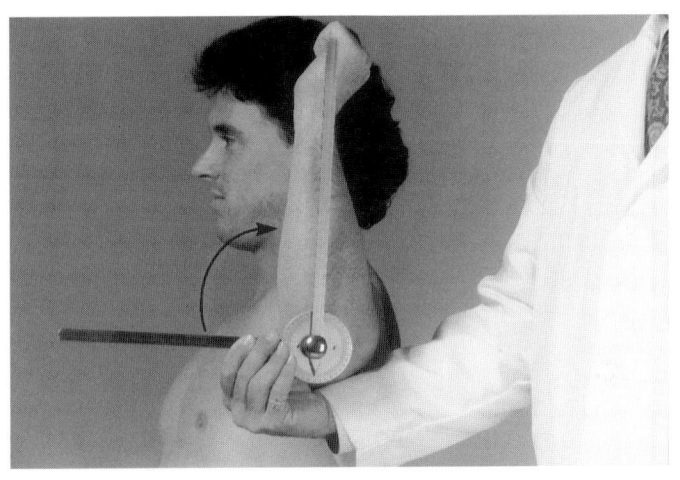

図5.37

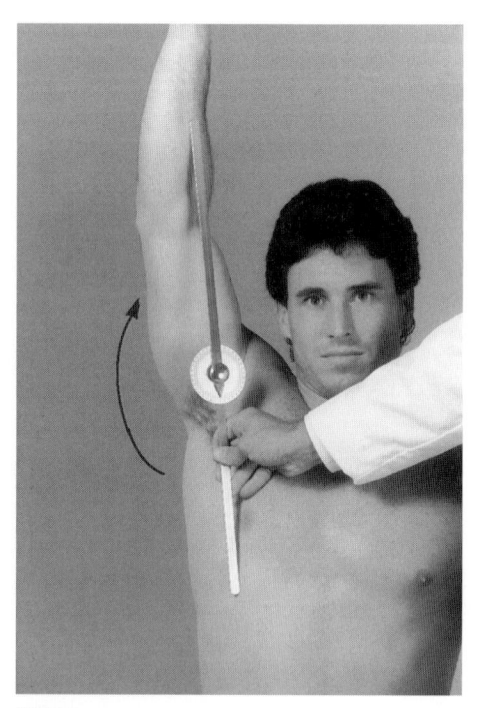

外転[1,2]　*Abduction*

　患者を座位にし，ゴニオメーターの中心を肩関節の冠状面にあてがう（図5.38）．患者に腕を横に上げるよう指示し，ゴニオメーターの片方のアームで上腕の動きを追う（図5.39）．

正常可動域　中間位すなわち0°から184°±7°．

運動に関与する筋	神経支配
1．三角筋	腋窩神経
2．棘上筋	肩甲上神経
3．棘下筋	肩甲上神経
4．肩甲下筋	肩甲下神経
5．小円筋	腋窩神経
6．上腕二頭筋，長頭	筋皮神経

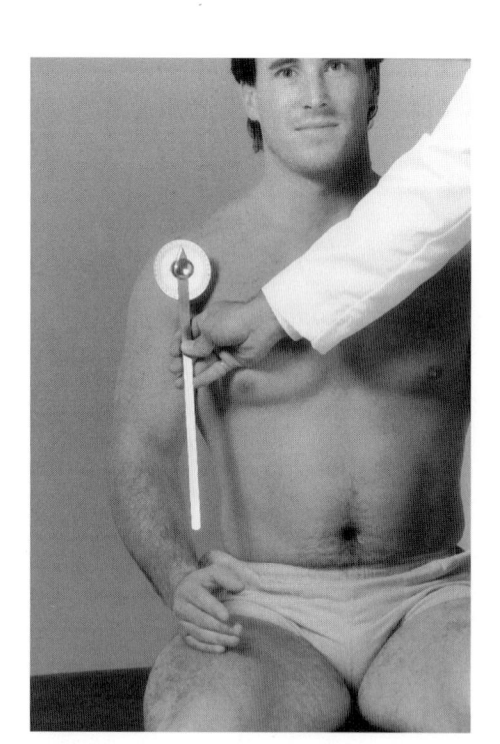

図5.38

図5.39

内転　*Adduction*

患者を座位にし，ゴニオメーターの中心を肩関節の冠状面にあてがう（図5.40）．患者に上腕を内側に曲げるよう指示し，ゴニオメーターの片方のアームで上腕の動きを追う（図5.41）．

正常可動域　中間位すなわち0°から75°ないし最大位まで．

Note　内転動作は屈曲と内転の複合動作である．複合動作を測定している資料はほとんどない．これは重要な動作であり，測定されるべきである．

運動に関与する筋	神経支配
1．大胸筋	外側胸筋神経
2．広背筋	胸背神経
3．大円筋	肩甲下神経
4．肩甲下筋	肩甲下神経

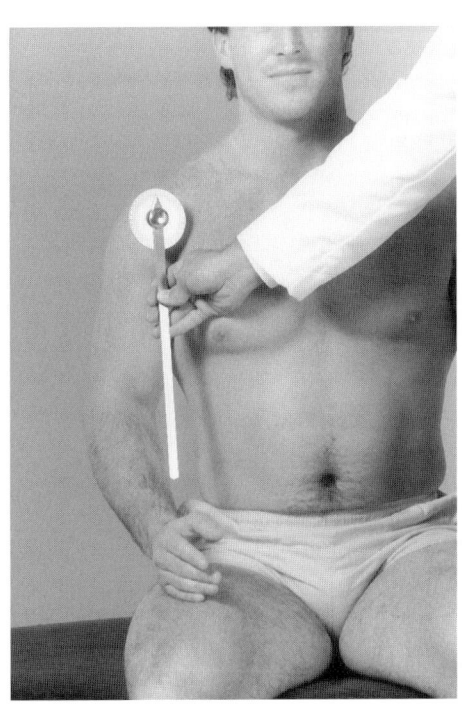

図5.40

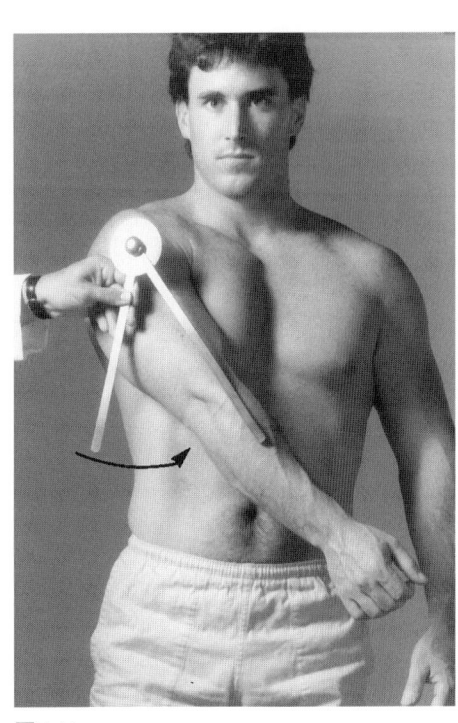

図5.41

腱炎（棘上筋） TENDINITIS (SUPRASPINATUS)

臨床解説 棘上筋腱炎は，肩の前方部の痛みを引き起こす肩の一般的な炎症状態である．この原因は，外傷，オーバーユース（特に頭上の動き），あるいはピッチングやボウリングのようなスポーツ活動中の不完全な体の動きなどである．

特に外転させると，患者は他動的可動域で痛みを感じ，自動的可動域が制限され，動作に不安を感じる．痛みを感じる角度は通常，60°から90°の外転である．この範囲では，大結節が肩峰と烏口肩峰靱帯の下を走る．肩の痛みと前部のスパズムは，中程度の炎症を起こして腱が腫れていることを示す．腱の刺激症状が続く場合は石灰沈着が進み，石灰腱炎を引き起こす可能性がある．

> **臨床徴候・症状**
> ・肩の前外側部の痛み
> ・患部を下にして眠ると痛む
> ・硬直
> ・肩のひっかかり感
> ・自動的・他動的可動域での痛み
> ・局所的な圧痛

■棘上筋腱炎テスト　Supraspinatus Tendinitis Test

敏感度／信頼度スケール
0　1　2　3　4

検査法 患者を座位とし，腕を外転と前方屈曲の間で，90°に外転するように指示する．

検者がかける抵抗に対して，上腕を外転するように指示する（図5.42）．

理論的根拠 検者の抵抗に対しての外転により，主に三角筋，棘上筋・腱にストレスがかかる．棘上筋腱の付着部上の痛みや弱さは棘上筋腱の変形性腱炎や裂傷を示している．三角筋上の痛みは三角筋の挫傷を示している．

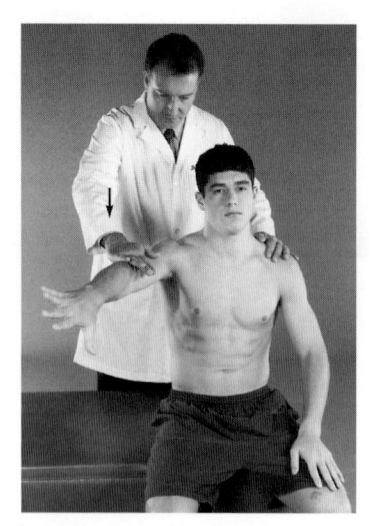

図5.42

第5章　肩関節部整形外科テスト　137

■アプレー・スクラッチテスト[3]　Apley Scratch Test

敏感度／信頼度スケール
0　1　2　3　4

検査法　患者を座位にし，患側の手を頭の後ろに回して，反対側の肩甲骨の上角に触れるよう指示する（図5.43）．次に患者に背中に手を回して，反対側の肩甲骨の下縁を触れるように指示する（図5.44）．

理論的根拠　肩甲骨の上と下の正反対の部分に意識的に触れるようにさせることで，ローテーター・カフの腱の部分にストレスが生じる．痛みが増すようなら，ローテーター・カフの1つ（通常は棘上筋腱）の変性性腱炎を示す．

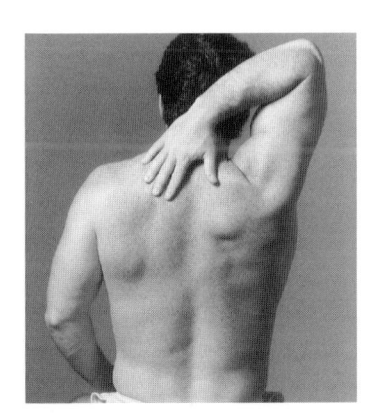

図5.43

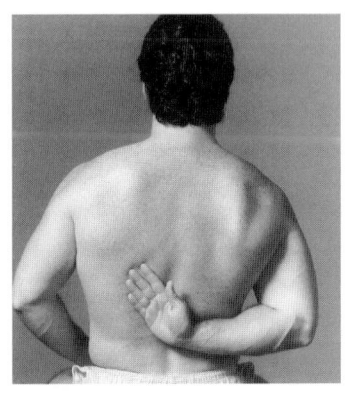

図5.44

■ホーキンス・ケネディ インピンジメントテスト[4]
Hawkins-Kennedy Impingement Test

敏感度／信頼度スケール
0　1　2　3　4

検査法　患者を立位にし，肩を前方に90°屈曲（挙上）させる．患者に力を抜いてもらった状態で肩を内旋させる（図5.45）．

理論的根拠　この動作は烏口肩峰靱帯の前面に棘上筋腱を押し当てる．局所の痛みは棘上筋腱炎を示している．

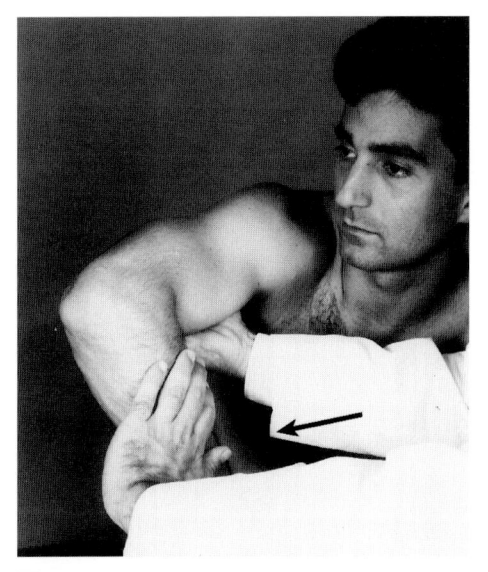

図5.45

■ニアーインピンジメント徴候[5]　Neer Impingement Sign

敏感度／信頼度スケール
0　1　2　3　4

検査法　患者を座位にし，検者は患者の後側から片手で肩甲骨を固定し，上腕骨を内旋位，かつ肩甲骨平面位で外転挙上させ，大結節を肩峰下面に押しつけるようにして疼痛とクリック音の誘発があるかどうかを調べる（図5.46）．

理論的根拠　上腕骨内旋位，かつ肩甲骨平面位で外転させることにより，肩峰前下端に対して上腕骨の大結節が圧迫される．肩の痛みと患者の不安な表情はテストが陽性であることを示している．これは棘上筋あるいは，二頭筋腱のオーバーユースによる損傷である．

画像診断の提案
・肩関節正面像
　中間位像
　内旋位像
　外旋位像
・超音波診断
・MRI

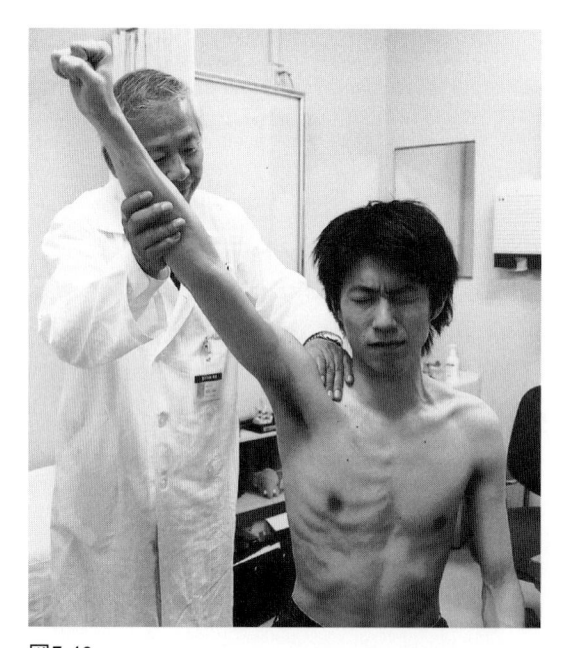

図5.46

◯ 腱炎（上腕二頭筋）　TENDINITIS（BICIPITAL）

臨床解説　上腕二頭筋には長頭と短頭の2つがある．長頭は関節窩の上方関節唇から出て側面を通り，上腕骨頭上面の結節間溝部で90°曲がる．ここが上腕二頭筋長頭腱炎の患部となっている腱である（図5.47）．上腕二頭筋長頭腱炎は結節間溝部における圧痛を伴う肩の痛みの慢性的な状態である（図5.51）．多くの場合，周囲の関節包の滑膜炎，癒着性関節包炎，結節間溝部の骨増殖体（骨棘），回旋筋腱板断裂などの病変を伴う．単独の上腕二頭筋長頭腱炎の場合，他動的可動域に制限がない．

> **臨床徴候・症状**
> ・肩の前部の痛み
> ・結節間溝の触診時の痛み
> ・自動的・他動的な肘の屈曲・伸展における痛み

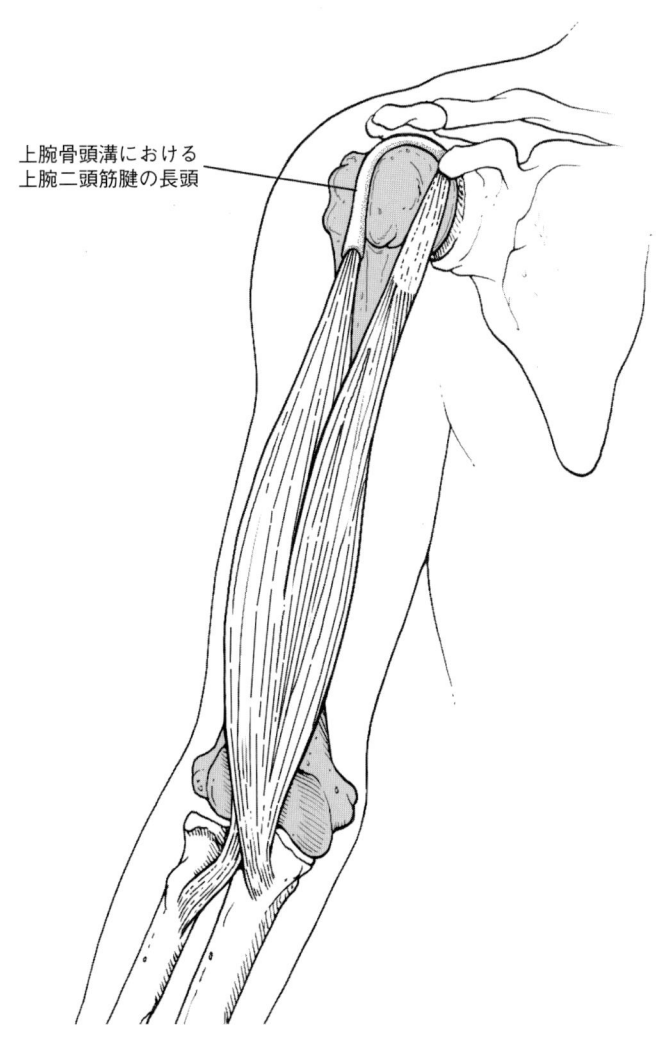

図5.47　上腕骨頭溝における上腕二頭筋腱の長頭

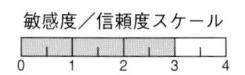

■スピードテスト[3,6]　Speed's Test

検査法　患者の前腕を完全に伸展させて回外し，45°の角度で体の前に差し出させる．検者は片手の指で患者の結節間溝を押さえ，一方の手で患者の手首を押さえる（図5.48）．次に，患者の腕を検者の抵抗に対しながら挙上するように指示する（図5.49）．

理論的根拠　このテストにより，結節間溝の中で腱にストレスがかかる．結節間溝に痛みや圧痛があれば，上腕二頭筋長頭腱炎が示唆される．

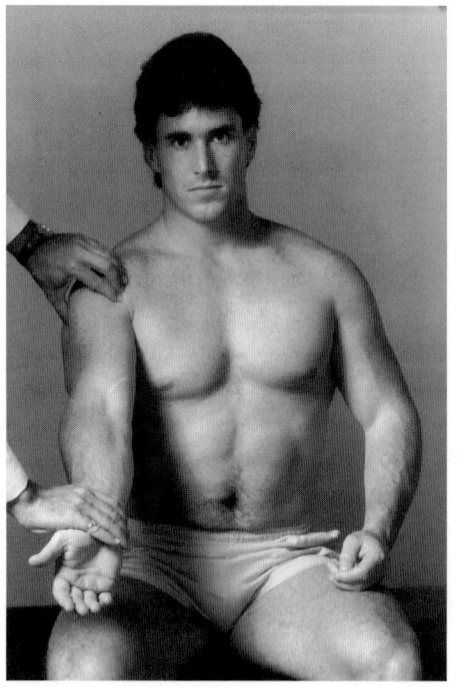

図5.48

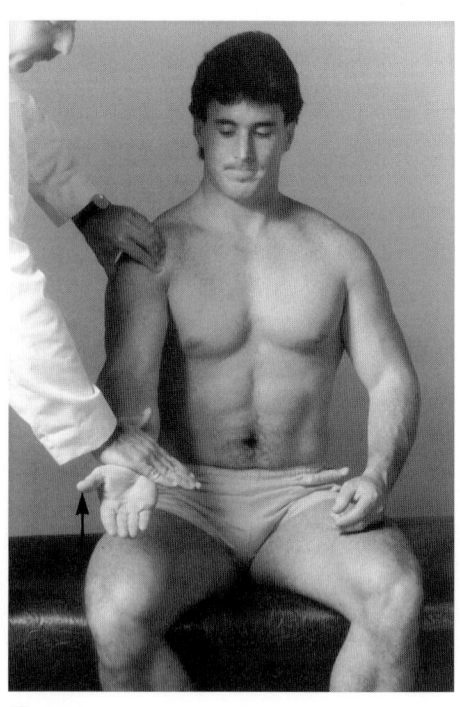

図5.49

■リップマンテスト[6]　Lippman's Test

検査法　患者を座位にし，肘を90°に曲げさせる．片手で患者の手首を固定して，反対の手で結節間溝にある上腕二頭筋長頭腱を触知し，左右に動かす（図5.50）．

敏感度／信頼度スケール

理論的根拠　結節間溝の中で，徒手的に二頭筋長頭腱を動かし，腱と上腕横靱帯にストレスをかける．疼痛は二頭筋長頭腱炎の徴候である．不安感は二頭筋長頭腱の亜脱臼や脱臼，あるいは上腕横靱帯の断裂を示している（図5.51）．

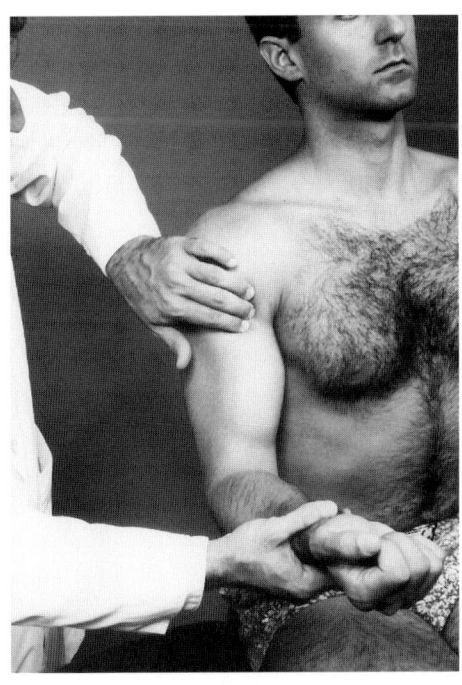

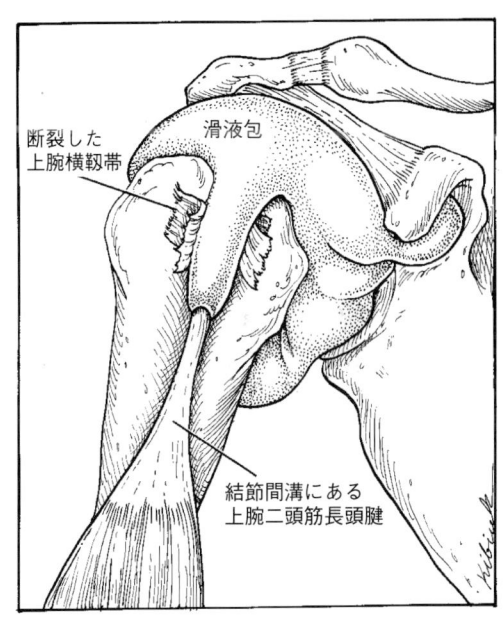

図5.50

図5.51
断裂した上腕横靱帯
滑液包
結節間溝にある上腕二頭筋長頭腱

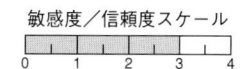

■ギルクレスト徴候[7]　Gilchrest's Sign

検査法　直立している患者に2～3キログラムのウエイトを握って頭上に持ち上げるように指示する（図5.52）．次に，肩を外旋し，腕を体側へゆっくり下げるように指示する（図5.53）．

画像診断の提案
・肩関節正面像
　　中間位像
　　内旋位像
　　外旋位像
・超音波診断
・MRI

理論的根拠　このテストはアボット・ソンダーステストに類似しているが，他動的ではなく，ウエイトを使う必要がある．肩の外転と外旋により，上腕横靱帯に逆らう二頭筋長頭腱にストレスがかかる．結節間溝部の痛みや不快感は上腕二頭筋長頭腱炎を示す．ポキンという音が聞こえれば，結節間溝部からの二頭筋長頭腱の亜脱臼か脱臼を示している．その原因は，上腕横靱帯が弛緩しているか断裂している，あるいは結節間溝部が先天的に浅いことによる．

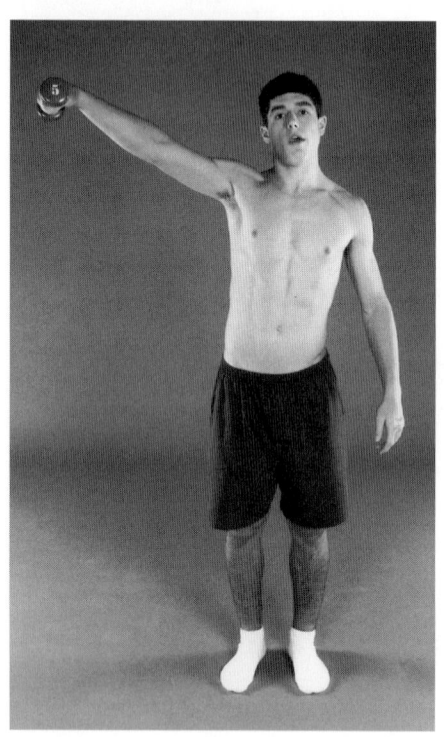

図5.52

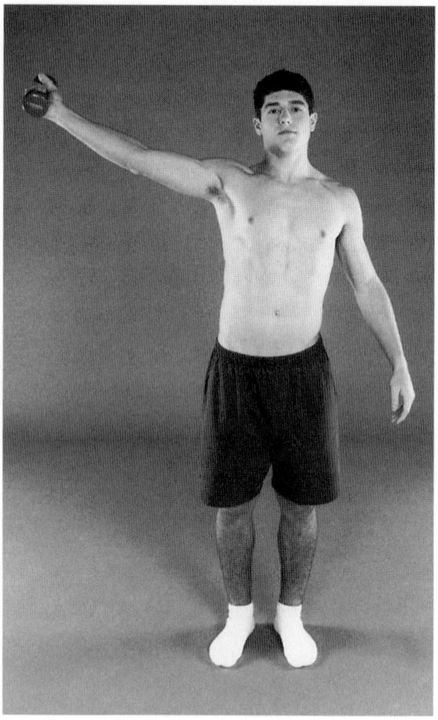

図5.53

滑液包炎　BURSITIS

臨床解説　肩峰下滑液包は，ローテーター・カフ上にかぶさり，三角筋下滑液包へとつながる（図5.54）．肩峰下滑液包炎や三角筋下滑液包炎が単独で発生することはまれである．通常，滑液包炎は，隣り合う棘上筋の腱炎を伴う．解剖学上，三角筋滑液包の滑膜性内壁は棘上筋腱の外壁に当たり，どちらかに炎症があれば，もう一方にも炎症がある．滑液包炎の原因として多いのは，外傷，オーバーユース，軽い外傷の繰り返し，不適当な動きなどである．

> **臨床徴候・症状**
> ・肩の前側部の痛み
> ・患部を下にして眠ると痛む
> ・硬直
> ・肩のひっかかり感
> ・自動的・他動的可動域での痛み
> ・局所的な圧痛

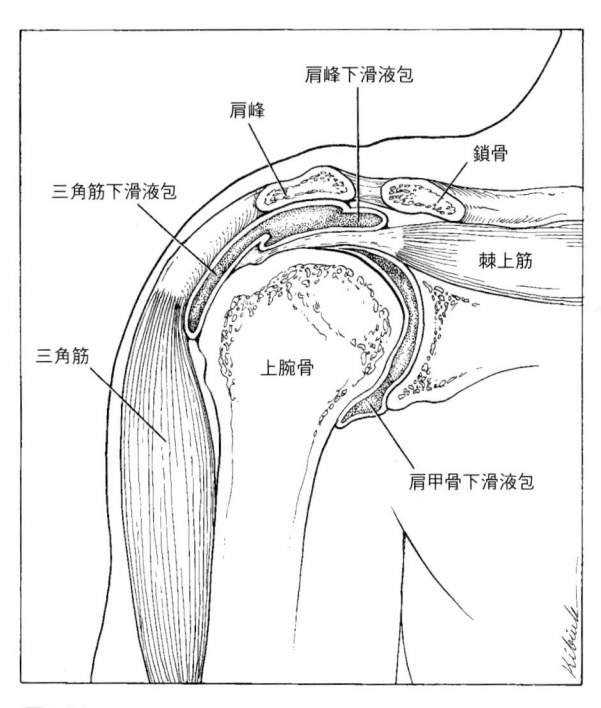

図5.54

■肩峰下プッシュボタン徴候　Subacromial Push-Button Sign

敏感度／信頼度スケール　0　1　2　3　4

検査法　患者を座位にし，肩峰下滑液包を圧迫する（図5.55）．

理論的根拠　既に滑液包が炎症を起こしているときは，肩峰下滑液包を圧迫すると痛みがでる．局所的な痛みは肩峰下滑液包の炎症か滑液包炎を示している（図5.54）．

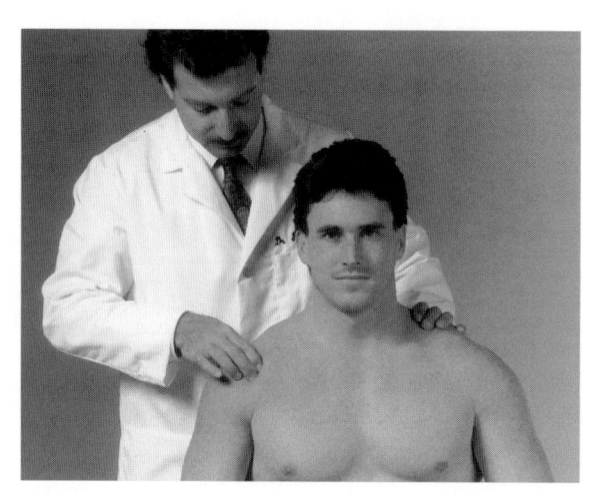

図5.55

第5章　肩関節部整形外科テスト　145

敏感度／信頼度スケール

■ドーバーンテスト[6]　Dawbarn's Test

検査法　患者を座位にし，検査する側の肩峰のすぐ下を指で押して，痛みや圧痛がないかどうかを調べる（図5.56）．次に検者は，指で押したままで患者の腕を90°以上外転させる（図5.57）．

理論的根拠　肩峰の下の部分は肩峰下滑液包が触診できる場所である．その部分の痛みあるいは圧痛は，滑液包炎を示す．腕を外転させた時，三角筋は肩峰の下方部分を覆う．肩峰の下方部分が覆われることで，滑液包の圧が小さくなり，炎症がある場合には，圧痛が減少する．この圧痛の減少は肩峰下滑液包炎の徴候である（図5.58）．

画像診断の提案
・肩関節正面像
　　中間位像
　　内旋位像
　　外旋位像
・超音波診断
・MRI

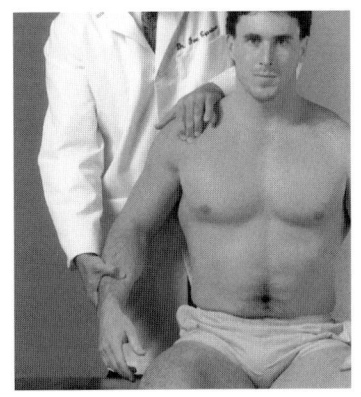

図5.56

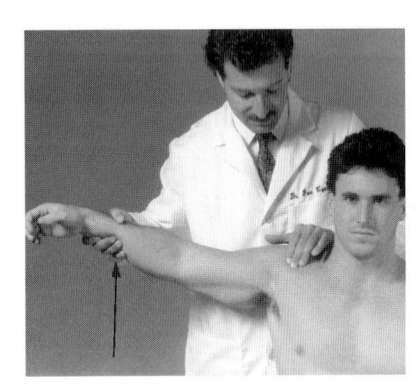

図5.57

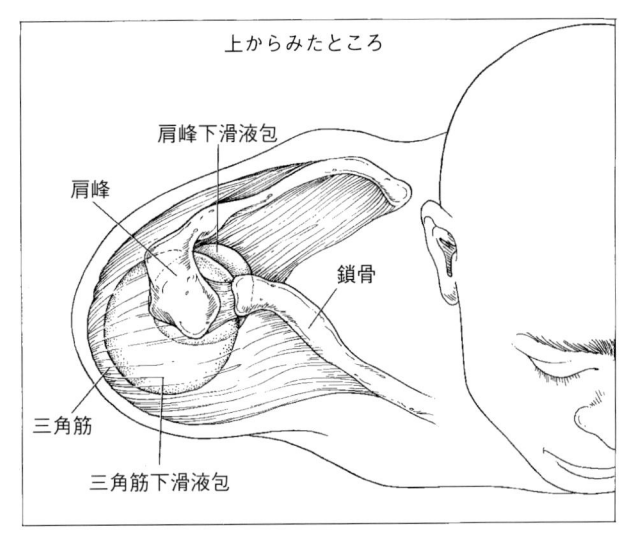

図5.58
上からみたところ
肩峰下滑液包
肩峰
鎖骨
三角筋
三角筋下滑液包

肩甲上腕関節の前方不安定性
ANTERIOR GLENOHUMERAL INSTABILITY

臨床解説 肩前方の不安定性は肩脱臼の主な原因となる．これは肩甲上腕関節の前方構造，つまり前方関節包，関節上腕靱帯，ローテーター・カフ，関節唇などの解剖学的脆弱性に起因する．前方脱臼には，脱臼の方向によって3つの種類がある．鎖骨下，烏口突起下，関節窩下の脱臼である．その中で烏口突起下脱臼が最も多い．肩脱臼の原因で最も多いのは，腕が外側に伸ばされた状態での転倒である．

> **臨床徴候・症状**
> ・挙上時痛（脱臼している場合）
> ・肩がズレる感覚
> ・動作時不安感
> ・動作時軋轢音（クレピタス）
> ・肩周囲の腫大（脱臼している場合）

敏感度／信頼度スケール
0　1　2　3　4

■前方引き出しテスト[8]　Anterior Drawer Test

検査法 患者を仰臥位にさせ，患者の手を検者の腋の下にはさむ．反対の手指で肩甲骨の後方をつかんで，母指を烏口突起の上に当てる（図5.59）．はさんでいる患者の腕の後面をつかみ上腕を前方に引き出す（図5.60）．

理論的根拠 肩甲骨を固定し上腕骨を前方に動かすことで，上腕骨を関節窩に保持するローテーター・カフの前方部分の損傷の有無がわかる．健側と比べその異常な動きやスパズムは，肩甲上腕関節の前方に不安定性があることを示している．

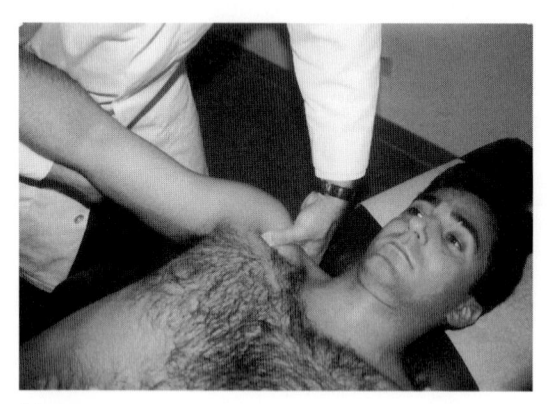

図5.59

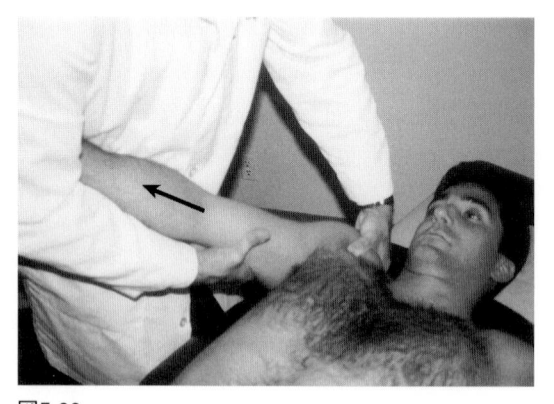

図5.60

第5章　肩関節部整形外科テスト　147

敏感度／信頼度スケール
0　1　2　3　4

■前方不安感テスト[3]　　Anterior Apprehension Test

検査法　患者を座位にし，その後ろに立つ．患側の腕をゆっくりと90°に外転，外旋させる（図5.61）．

理論的根拠　局所痛は，陳旧性の肩関節前方脱臼を示す．検者は検査の際に，患者の顔に不安な表情が表れるかどうかを観察しなければならない．これが，不安感テストと名付けられている理由である．患者は以前に肩を脱臼したときと同じような感じがすると言う事もある．腕の外旋動作は，上腕骨の前方脱臼を誘発させる．このテストは，関節窩から上腕骨を前方に脱臼させるための外旋力を強制する．ローテーター・カフや関節包や関節窩に損傷がないと思われる場合は，患者はこのテストを行っているときに痛みや不安感を感じないはずである．この検査法では下関節上腕靱帯，前方関節包，ローテーター・カフ，関節唇が損傷のない状態かどうかをテストしている．

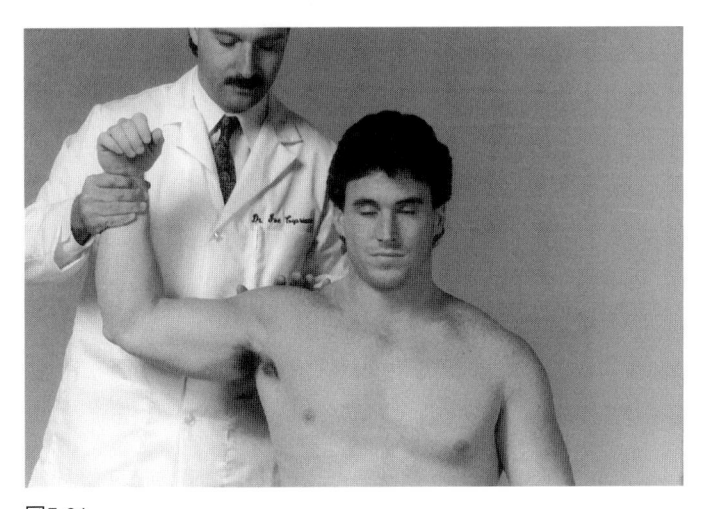

図5.61

■腹臥位前方不安定性テスト[9]　Prone Anterior Instability Test

敏感度／信頼度スケール
0　1　2　3　4

検査法　患者を腹臥位にし，患者の前腕をつかみ，肘を90°屈曲させながら腕を90°外転させる（図5.62）．もう一方の手を上腕骨頭に置いて前方に押す（図5.63）．

理論的根拠　このテストは上腕骨頭を前方に脱臼させようとするものである．肩前方の痛みや患者の症状が再現するようなら，テストが陽性であることを示している．この検査法では下関節上腕靱帯，前方関節包，ローテーター・カフ，関節唇が損傷のない状態かどうかをテストしている．

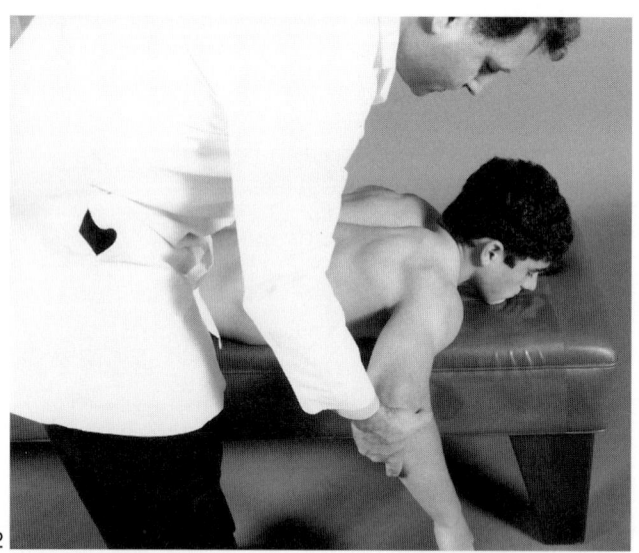

図5.62

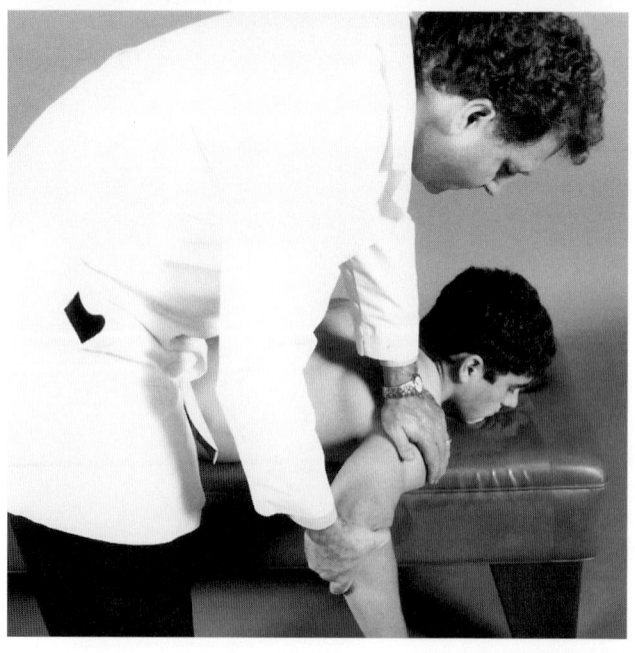

図5.63

■アンドリューズ前方不安定性テスト[9]
Andrews Anterior Instability Test

検査法 患者を仰臥位にし，患者の上腕骨遠位をつかみ，肩を130°外転させ，90°外旋させる（図5.64）．もう一方の手で上腕骨頭を後方からつかみ，前方に押す（図5.65）．

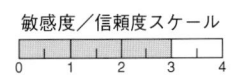

理論的根拠 このテストは上腕骨頭を前方に脱臼させようとするものである．肩前方部の痛みや患者の症状が再現されるようなら，テストが陽性であることを示している．この検査法では下関節上腕靱帯，前方関節包，ローテーター・カフ，関節唇が損傷のない状態かどうかをテストしている．関節唇の断裂があれば，「ゴリッ」というにぶい音がする．

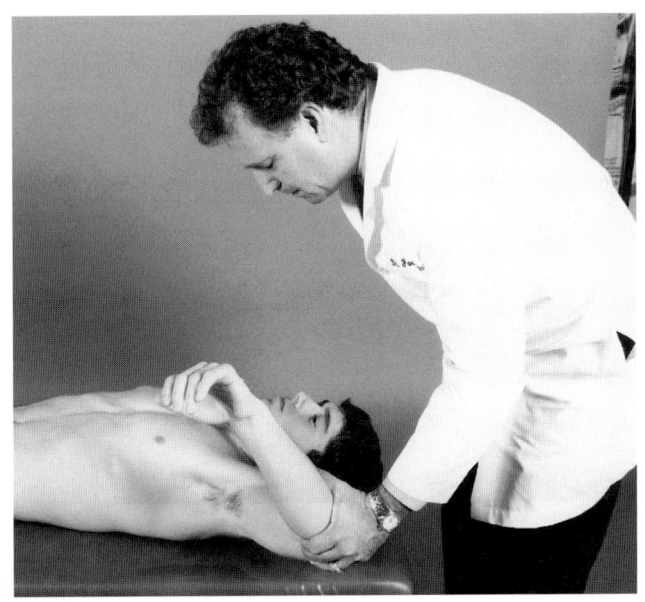

図5.64

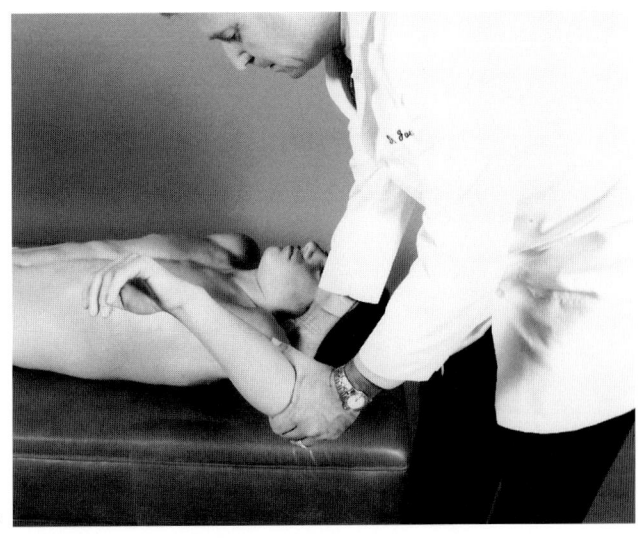

図5.65

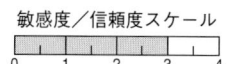

■ロックウッドテスト[10]　Rockwood Test

検査法　このテストは，前に説明した前方不安感テストのバリエーションである．患者を座位にし，まず自然下垂位（外転0°）で肩を外旋させる（図5.66）．さらに，45°，90°，120°外転位でテストを繰り返す（図5.67，図5.68，図5.69）．

理論的根拠　患者は90°で痛みと不安感を訴える．0°ではめったに不安感はない．45°と120°では，より強い痛みとわずかな不安感を訴える．患者は肩が以前に脱臼した時に感じた感覚を訴える．この検査法では下関節上腕靱帯，前方関節包，ローテーター・カフ，関節唇が損傷のない状態かどうかをテストしている．

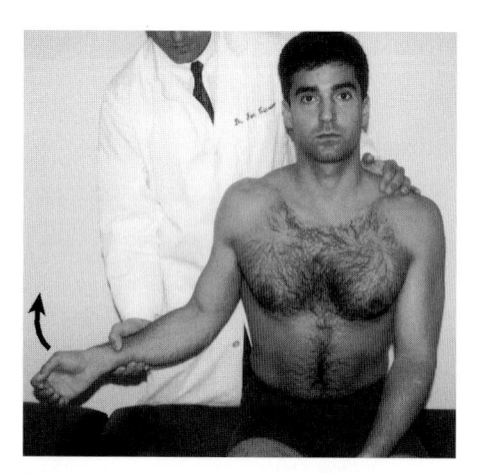

図5.66

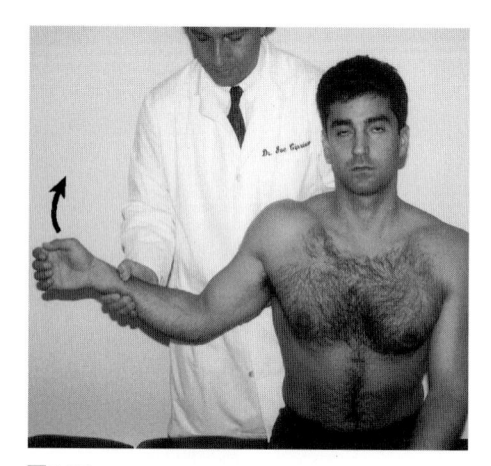

図5.67

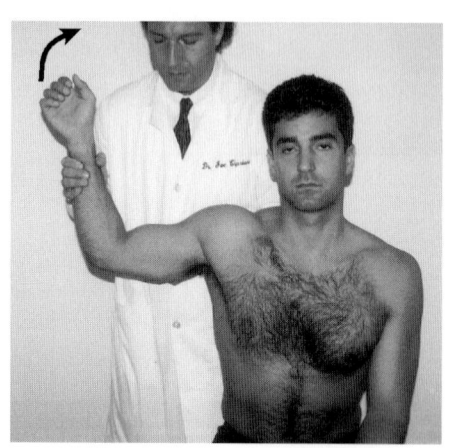

図5.68

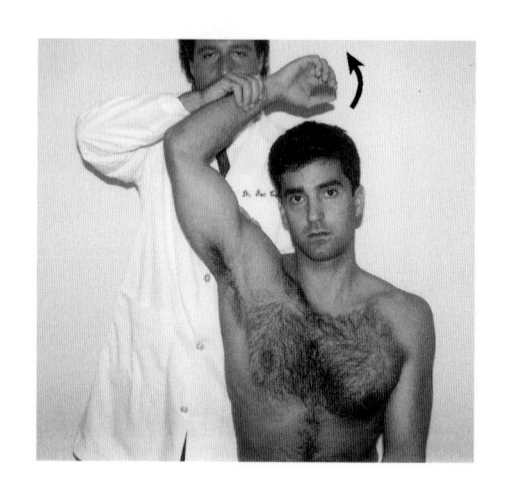

図5.69

■ロウ前方不安定性テスト[1]　Rowe Test for Anterior Instability

検査法　座位の患者に，頭の後ろに患側の手を置かせる．そして検者の握り拳を上腕骨骨頭の後方に押し当て，反対の手で患者の腕を引っ張りながら拳を前方に押す（図5.70）．

理論的根拠　このテストは患者の肩甲上腕関節を前方に脱臼させようとするものである．患者の不安な表情はこのテストが陽性であることを示している．患者は肩が以前に脱臼した時に感じた感覚を訴える．この検査法は下関節上腕靱帯，前方関節包，ローテーター・カフ，関節唇に損傷がない状態かどうかをテストしている．

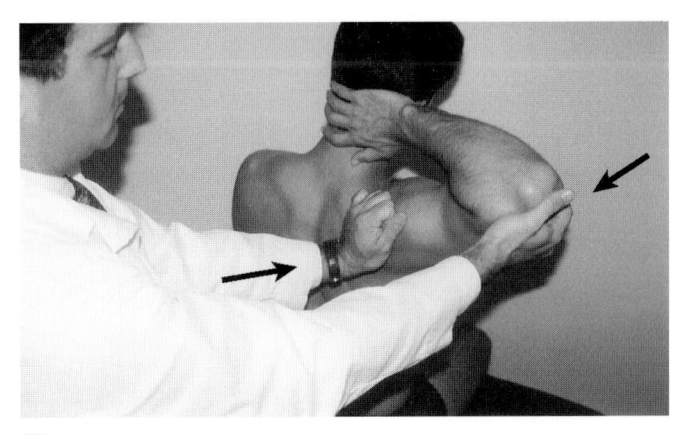

図5.70

■フルクラムテスト[12]　Fulcrum Test

検査法　仰臥位で，検者は腕を90°に外転にさせた患者の肩甲上腕関節の下に手を置く．そして患者の上腕をその手を越えて外旋する（図5.71）．

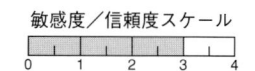

理論的根拠　検者は患者の肩甲上腕関節が前方に脱臼するよう試みる．患者の不安な表情はこのテストが陽性であることを示している．患者は肩が以前に脱臼した時に感じた感覚を訴える．この検査法は下関節上腕靱帯，前方関節包，ローテーター・カフ，関節唇が損傷のない状態かどうかをテストしている．先天的に浅い臼蓋窩も肩関節脱臼の可能性がある．

敏感度／信頼度スケール
0　1　2　3　4

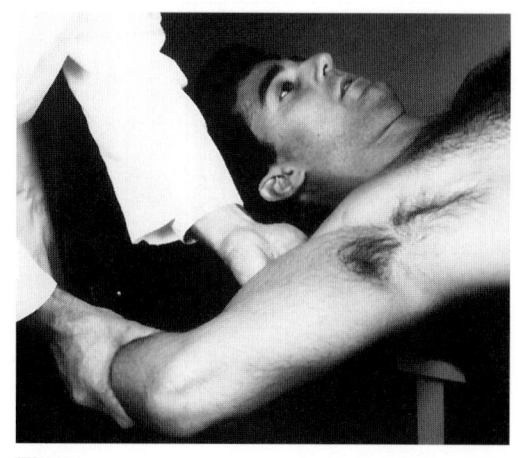

図5.71

第5章　肩関節部整形外科テスト　*153*

■デューガステスト[13,14]　Dugas Test

敏感度／信頼度スケール
0　1　2　3　4

検査法　患者を座位にし，片手で反対側の肩をつかみ，肘を胸壁に付けるように指示する（図5.72）．

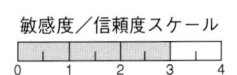

理論的根拠　痛みのために反対側の肩に触れられないようなら，上腕骨頭の関節窩からの逸脱（肩の脱臼）を示唆する．この脱臼は通常腕が外転しているときに，外旋を強制されることによって生じる．上腕骨が前方に脱臼するとき，特徴的な徴候は烏口突起の突出である．

画像診断の提案
・肩関節正面像
　　中間位像
　　内旋位像
　　外旋位像
・肩関節腋窩位像
・肩関節側面像
・CT関節造影

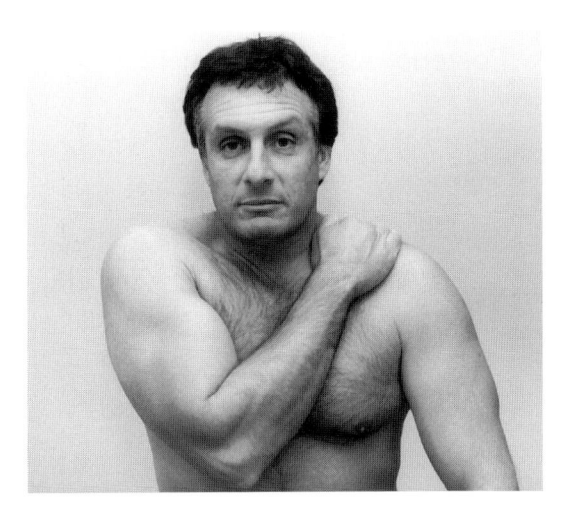

図5.72

肩甲上腕関節の後方不安定性
POSTERIOR GLENOHUMERAL INSTABILITY

臨床解説 肩関節脱臼のうち，肩甲上腕関節の後方脱臼はわずか5〜10％である．このタイプの脱臼では上腕骨頭が後方に脱臼し，肩甲骨の後ろに見られる．その原因は上腕骨頭が後方へ強く動くことによる肩前方部への外傷によることが多い．ローテーター・カフや後方関節包が不安定だと，関節の後方脱臼を引き起こす．

> **臨床徴候・症状**
> ・挙上時痛（脱臼している場合）
> ・肩がズレる感覚
> ・動作時不安感
> ・動作時軋轢音（クレピタス）
> ・肩周囲の腫大（脱臼している場合）

■後方不安感テスト[6]　Posterior Apprehension Test

敏感度／信頼度スケール　0 1 2 3 4

検査法 患者を仰臥位にし，患者の肩関節を屈曲，内旋させて，検者は片手で患者の肘を後方に圧迫する（図5.73）．

理論的根拠 この検査は肩関節を後方に脱臼させようとするもので，ローテーター・カフや後方関節包にストレスをかける．局所痛あるいは不快感，そして患者の不安な表情は陳旧性の肩関節後方不安定性を示している．患者は肩が以前に脱臼した時に感じた感覚を訴える．

障害は一般に，ある角度で挙上し，内旋位，内転位が強制されたポジションで起こる．

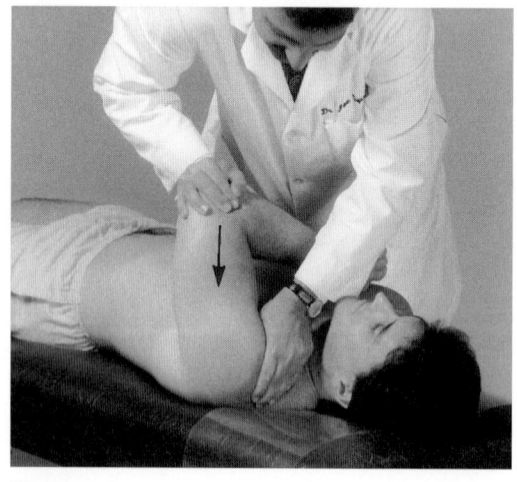

図5.73

■後方引き出しテスト[15]　Posterior Drawer Test

検査法　患者を仰臥位にし，患者の前腕をつかんで，肘を曲げさせ，肩を外転，屈曲位にする．検者の反対側の手で，示指と中指を肩甲骨棘に置き，母指を烏口突起に置いて，肩甲骨を固定する（図5.74）．それから，前腕を内旋，肩を前方屈曲する．反対の手の母指を烏口突起からはずし，上腕骨を後方に押し込む（図5.75）．

理論的根拠　この検査は肩関節を後方に脱臼させようとするもので，ローテーター・カフと後方関節包にストレスをかける．局所痛と患者の不安な表情はこのテストの陽性徴候である．

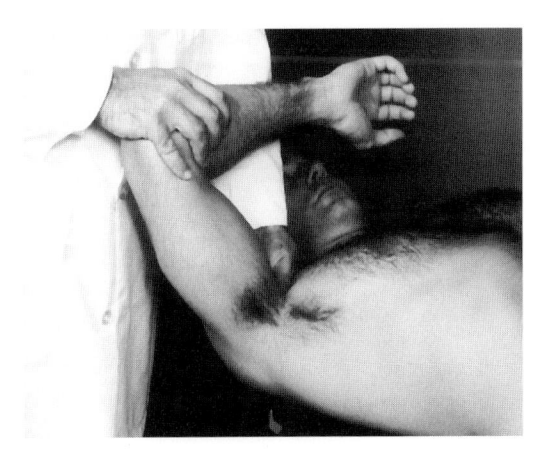

図5.74

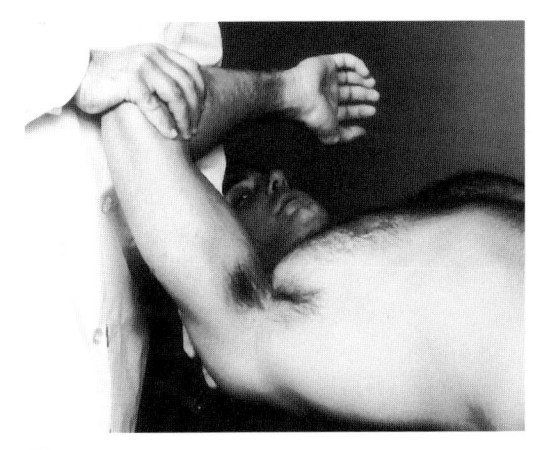

図5.75

■ノルウッドストレステスト [16,17]　Norwood Stress Test

敏感度／信頼度スケール
0　1　2　3　4

検査法　患者を仰臥位にし，患者の肩を外転90°まで，それから外旋90°まで，そして肘を90°まで屈曲させる．一方の手で，上腕骨の後面を触診しながら肩甲骨を固定する（図5.76）．反対側の手で，前腕をつかみ，肩を前方屈曲の位置に持ってきて，肘を後方へ押し込む（図5.77）．

理論的根拠　この検査は肩を後方に脱臼させようとするもので，ローテーター・カフと関節包にストレスを加える．上腕骨頭が関節窩の後方にすべり出るのが陽性徴候である．初めの位置に腕を戻したとき，上腕骨頭は整復される．整復の際，クリック音が生じる可能性がある．

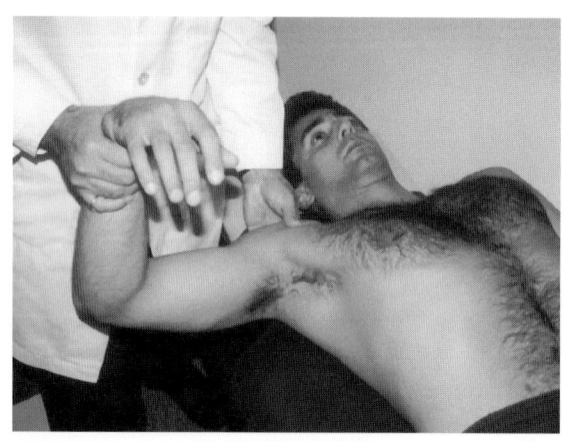

図5.76

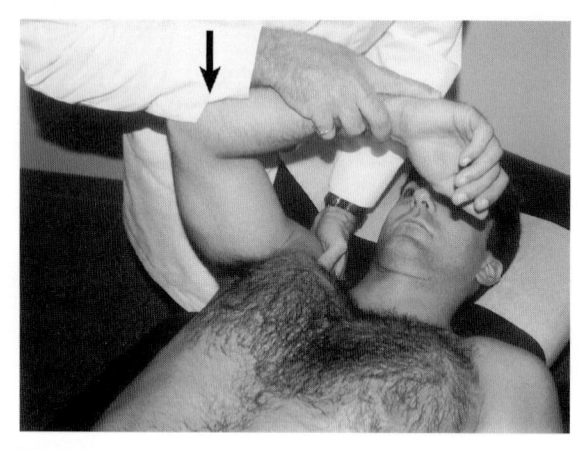

図5.77

■プッシュ・プルテスト[12]　Push-Pull Test

敏感度／信頼度スケール
0 1 2 3 4

検査法　患者を仰臥位にし，患者の手首をつかみ，腕を外転90°，前方屈曲30°にする（図5.78）．反対側の手で，腕の上腕骨頭近くの部位をつかむ．そして手首を引き上げ，上腕を押し込む（図5.79）．

理論的根拠　正常の患者においては，50％までのズレは陰性とみなし，50％以上のズレと不安感の訴えは，陽性の徴候である．この検査も肩を後方に脱臼させようとするもので，ローテーター・カフと関節包にストレスを加えるものである．

画像診断の提案
・肩関節正面像
　　中間位像
　　内旋位像
　　外旋位像
・肩関節腋窩位像
・肩関節側面像
・CT関節造影

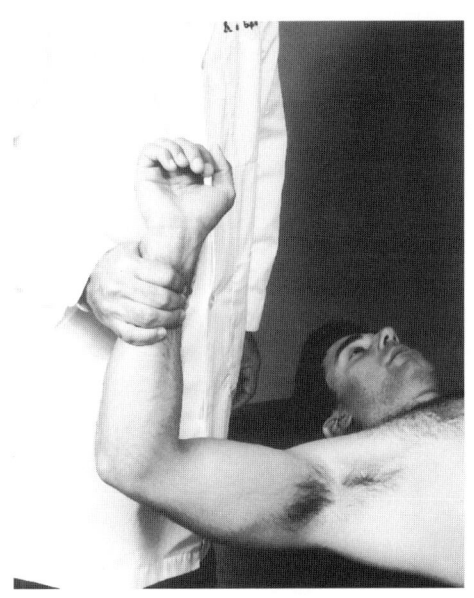

図5.78

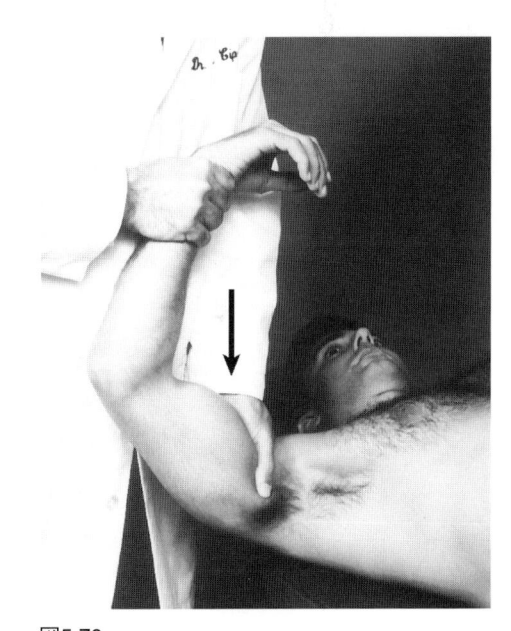

図5.79

肩関節多方向不安定性
MULTIDIRECTIONAL SHOULDER INSTABILITY

解　剖　肩関節の多方向不安定性は前方と後方の肩の不安定性がかみあわさったものである．以下のテストでは，多方向への肩の脱臼を試みる．前方と後方の肩が不安定な部位において，異なる不安定性が記されている．

臨床徴候・症状
- 挙上時痛（脱臼している場合）
- 肩がズレる感覚
- 動作時不安感
- 動作時軋轢音（クレピタス）
- 肩周囲の腫大（脱臼している場合）

■フィージンテスト[10]　　Feagin Test

検査法　患者を立たせて，患者の腕を外転させ，手を検者の肩の上に乗せるようにする（図5.80）．検者の両手で患者の上腕の上腕骨頭の根元の部位をつかみ，下方や上方に力を加える（図5.81）．

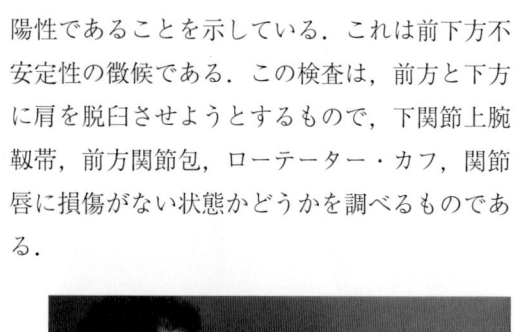

理論的根拠　患者の不安な表情はこのテストが陽性であることを示している．これは前下方不安定性の徴候である．この検査は，前方と下方に肩を脱臼させようとするもので，下関節上腕靱帯，前方関節包，ローテーター・カフ，関節唇に損傷がない状態かどうかを調べるものである．

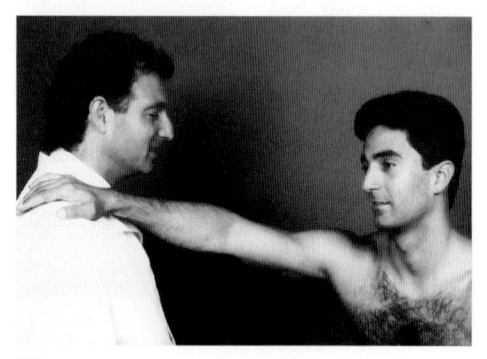

図5.80

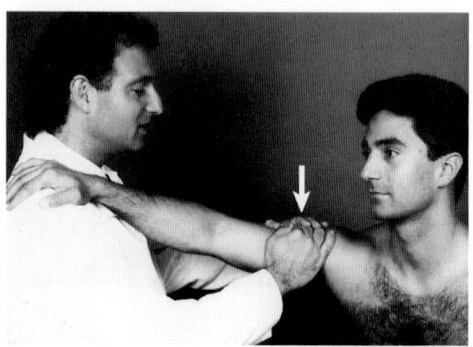

図5.81

■ロウ多方向不安定性テスト[11]
Rowe Test for Multidirectional Instability

検査法 下方不安定性を調べるために，患者を立たせて，肩を45°屈曲させる．検者の示指と中指を上腕骨頭の後方に，母指を上腕骨頭の前方に置いて肩をつかむ．反対の手で患者の肘をつかんで腕を引き下げる（図5.82）．前方不安定性を見るために，患者の腕を20～30°の伸展位で，検者の母指で後方から前方へ上腕骨頭を押す（図5.83）．後方不安定性を見るために，患者の腕を20～30°の屈曲位で，検者の示指と中指で上腕骨頭を前方から後方に押す（図5.84）．

理論的根拠 この検査は多方向に，上腕骨頭を関節窩の外に脱臼させようとするものである．患者の不安な表情はこのテストの陽性徴候である．この検査は関節上腕靱帯やローテーター・カフや関節包にストレスを加えるものである．

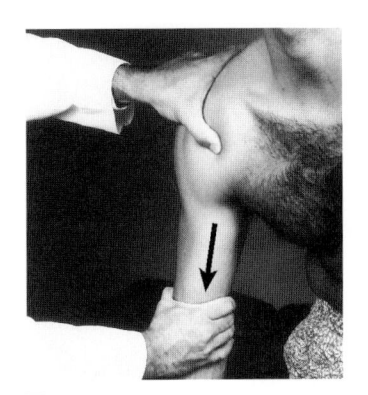

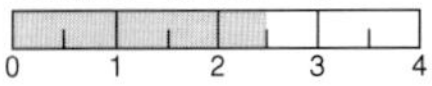

図5.82 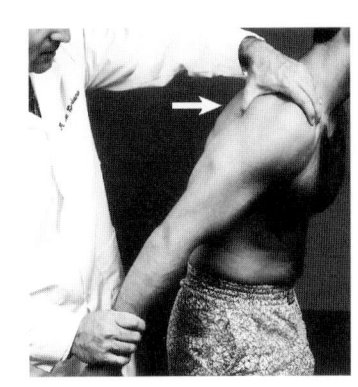　　図5.83 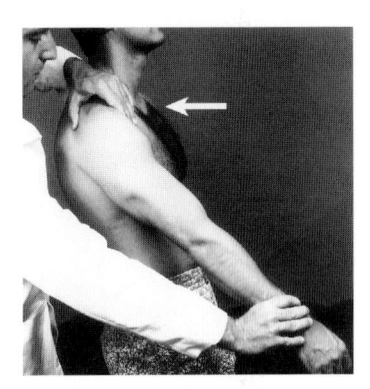　　図5.84

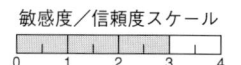

■サルカス徴候[18] Sulcus Sign

検査法 患者を座位にし，肩を回旋のため中間位にしたまま，肘を90°屈曲させるように指示する（図5.85）．患者の手首をつかみ，もう一方の手で前腕を押し下げる（図5.86）．

理論的根拠 患者の肩を中間位にして前腕を押し下げることで，肩の下方への脱臼を試みる．肩の前側部の溝は肩下部の不安定性を示している．溝は大きさによって段階づけられる．＋1の溝は1cm未満，＋2の溝は1〜2cm，＋3の溝は2cm以上を示している．

敏感度／信頼度スケール
0 1 2 3 4

画像診断の提案
・肩関節正面像
　中間位像
　内旋位像
　外旋位像
・肩関節腋窩位像
・肩関節側面像
・CT関節造影

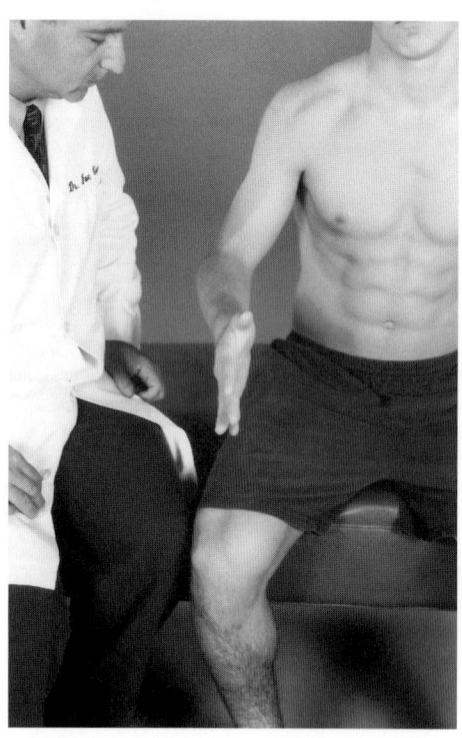

図5.85

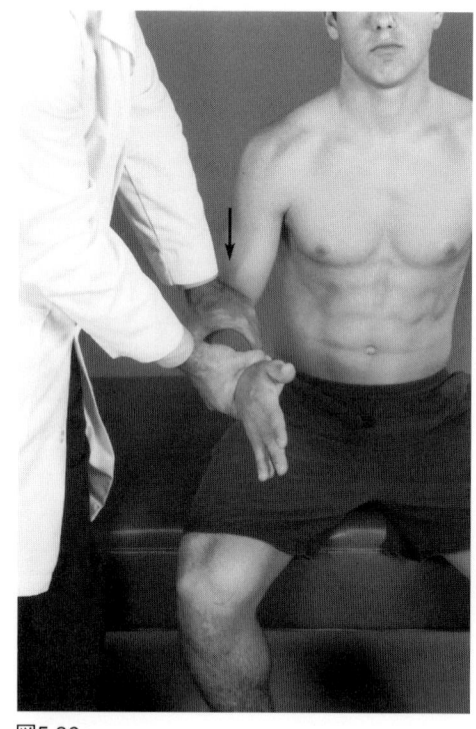

図5.86

関節唇損傷　LABRAL TEARS

臨床解説　関節窩の辺縁は関節唇という線維軟骨の縁に覆われている．関節唇の上部は二頭筋の長頭腱と一体化している（図5.87）．線維軟骨の縁は関節窩をさらに深くし，上腕骨を支えるのを補う．関節唇損傷が生じると，関節窩からその損傷方向へ上腕骨が脱臼しやすくなる．この断裂は投げる動きの多いスポーツ選手によく見られる．

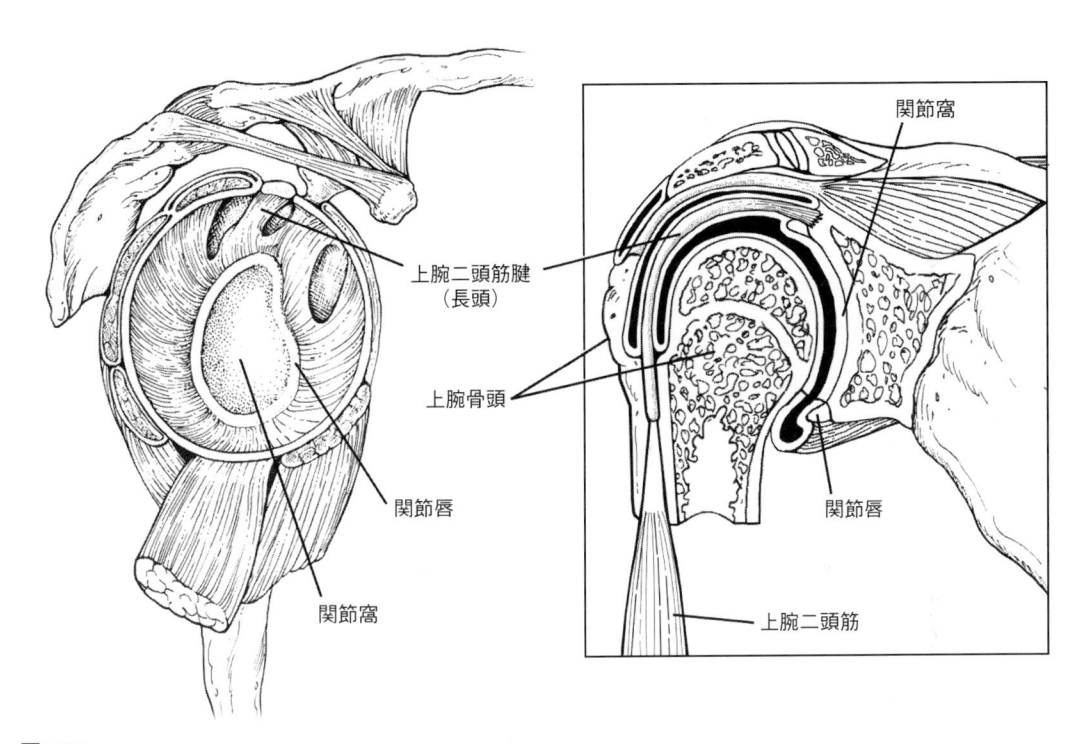

上腕二頭筋腱（長頭）
上腕骨頭
関節唇
関節窩
関節窩
関節唇
上腕二頭筋

図5.87

■クランクテスト[6]　Clunk Test

敏感度／信頼度スケール
0　1　2　3　4

検査法　患者を仰臥位にし，手を上腕骨頭後部に当てる．もう一方の手で肘をつかみ完全に外転させる（図5.88）．上腕骨頭に当てた手で前方に押して，もう一方の手で肩を外旋させる（図5.89）．

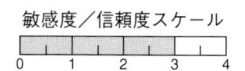

理論的根拠　この検査は上腕骨頭を前方に押して肩を外旋させることにより，肩を前方に脱臼させようとするものである．衝突音または摩擦音がすれば，このテストが陽性であることを示し，前方関節唇の損傷を示唆する．

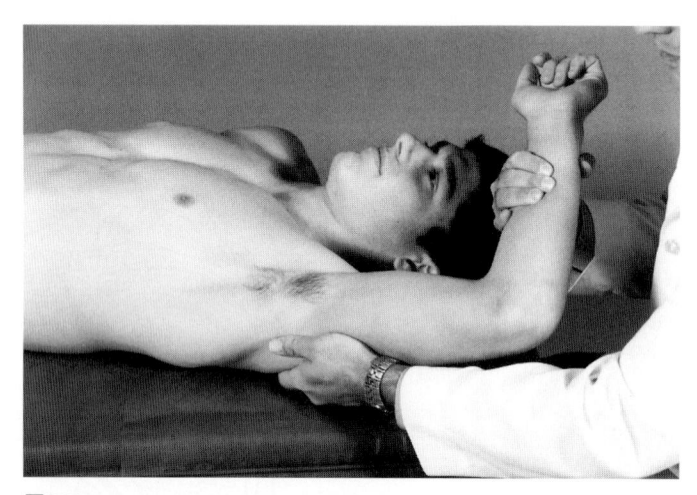

図5.88

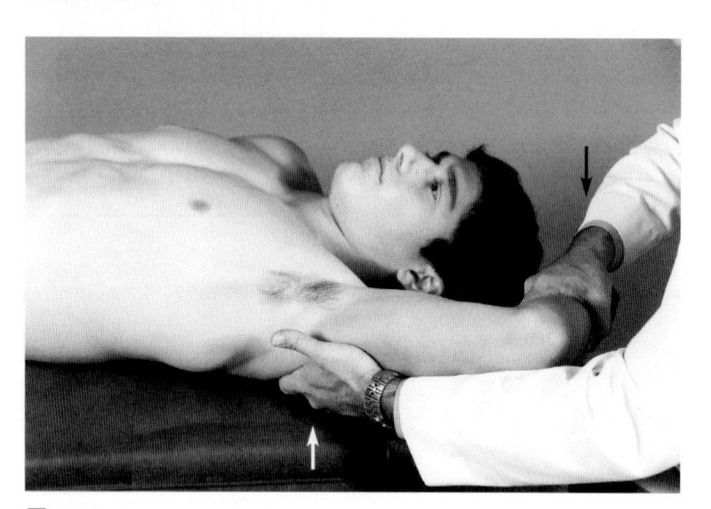

図5.89

■前方スライドテスト[18,19)　Anterior Slide Test

検査法　患者を座位にし，母指を後方にして両手をウエストに当てるように指示する（図5.90）．片手で肩甲骨と鎖骨を安定させる．もう一方の手で上腕骨をつかみ，肩に上前方への力を加える（図5.91）．

理論的根拠　この検査は肩に上前方への力を加えることで，肩を上前方に脱臼させようとするものである．破裂音などがあり，患者が肩の前上方の痛みを訴えたら，前上方関節唇の損傷を示唆する．

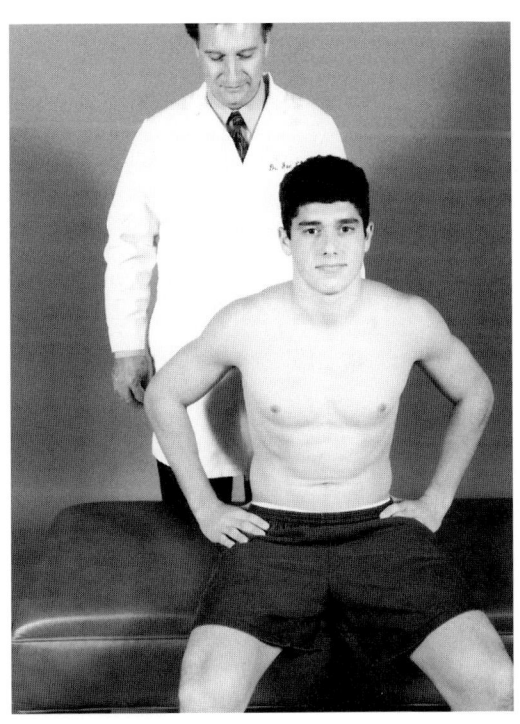

図5.90

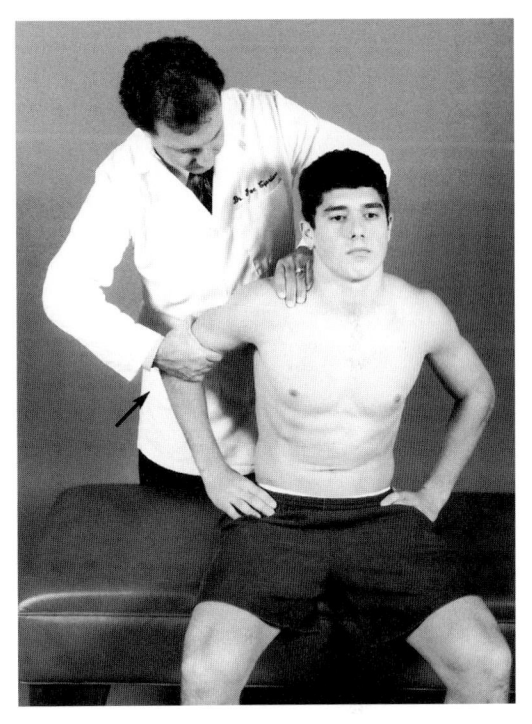

図5.91

○ローテーター・カフ（腱板）不安定性　ROTATOR CUFF INSTABILITY

臨床解説　ローテーター・カフの不安定性は，ローテーター・カフの部分的あるいは全体の損傷を伴う．通常は棘上筋腱の損傷であるが，隣り合う肩甲下筋腱あるいは棘下筋腱の場合もある．若い人の不完全な損傷の原因は微小外傷によるものが多い．年配の人の場合は血液供給の減少により腱がもろくなり，損傷することが多い．不完全断裂は，臨床上，棘上筋腱炎と類似している．完全断裂の原因は，転倒や無理な動きによる急激な挫傷によることが多い．完全断裂していると患者は腕を外転させることができず，外転させようとすると激しい痛みを伴う．

> **臨床徴候・症状**
> ・肩の前側部の激しい痛み
> ・患部を下にして眠ると痛む
> ・硬直
> ・肩のひっかかり感
> ・自動的・他動的可動域での痛み
> ・局所的な圧痛
> ・肩を外転させることができない

■ドロップアームテスト[2]　Drop Arm Test

検査法　患者を座位にし，腕を90°外転させる（図5.92）．次に検者は，手を放して，腕をゆっくり下ろさせる（図5.93）．

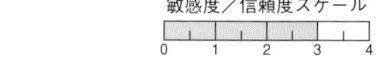

理論的根拠　肩をゆっくり下ろせなかったり，急に落ちるようなら，ローテーター・カフの断裂を示唆する．棘上筋は腕を外転させ，上腕骨頭を正常な位置に保持する働きがある．棘上筋腱の損傷は，外転動作における上腕骨の不安定性の原因となり，腕の急な落下を生じる．

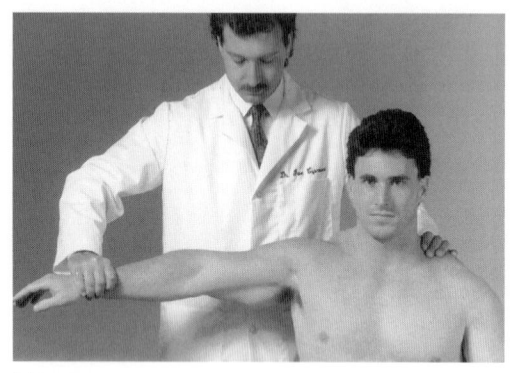

図5.92

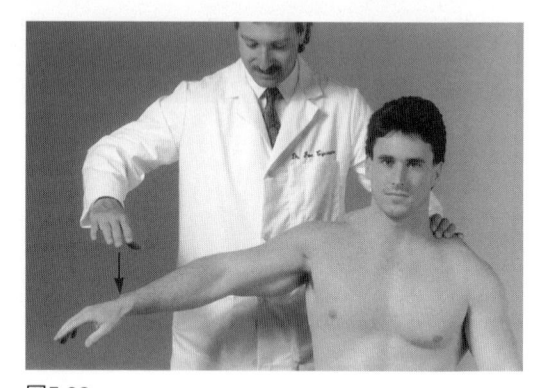

図5.93

第5章 肩関節部整形外科テスト　165

■棘上筋テスト[20]　Supraspinatus Test

敏感度／信頼度スケール
0　1　2　3　4

検査法　患者を座位または直立にし，肩を90°外転させるように指示する．患者の腕をつかみ，患者からの抵抗に反して押し下げる（図5.94）．次に，母指を下に向けて肩を内旋するように指示する．再び，患者からの抵抗に反して腕を押し下げる（図5.95）．

理論的根拠　外転に抵抗することで棘上筋および棘上筋腱にストレスがかかる．抵抗力の低下や痛みは棘上筋または棘上筋腱の損傷を示す．抵抗力の低下は肩甲上神経の神経障害（ニューロパシー）も示す．

画像診断の提案
・肩関節正面像
　中間位像
　内旋位像
　外旋位像
・肩関節腋窩位像
・CT関節造影
・MRI

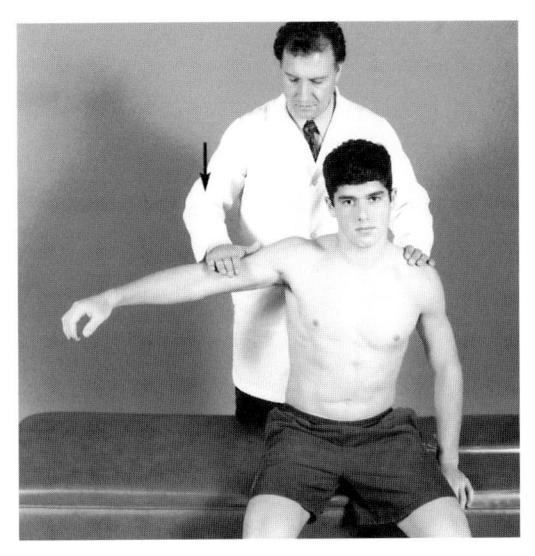

図5.94

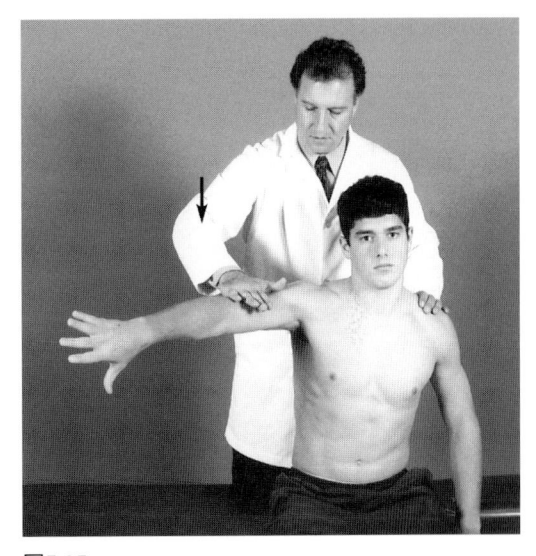

図5.95

上腕二頭筋腱の不安定性　BICEPS TENDON INSTABILITY

臨床解説　上腕二頭筋には長頭と短頭の2つがある．長頭は関節窩の上方関節唇から出て側面を通り，結節間溝部で90°曲がる．そして上腕横靱帯によって結節間溝部に保持されている（図5.96）．浅い結節間溝や弛緩または破裂した上腕横靱帯では，上腕二頭筋長頭腱は結節間溝に入ったり，ずれたりする．この動きは結節間溝での点圧痛を伴う肩前方部の痛みを引き起こす．そして上腕二頭筋長頭腱の損傷も示している．二頭筋長頭腱が損傷すると，結節間溝近くが腫れて斑状出血を起こし，二頭筋腹に特徴的なふくらみが出る（ポパイ徴候）．

臨床徴候・症状
・肩の前部の痛み
・硬直
・能動的・受動的可動域での痛み
・局所的な圧痛
・二頭筋のふくらみ（完全な損傷）

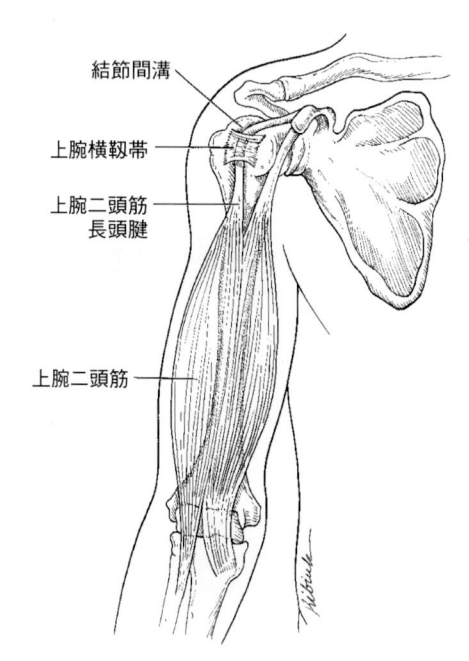

図5.96

■ヤーガソンテスト[21]　Yergason's Test

検査法　患者を座位にし，肘を90°屈曲させて，検者は片手で患者の肘を固定する（図5.97）．次に，もう一方の手で患者の手首をつかみ，抵抗に抗しながら前腕を外旋・回外させる（図5.98）．

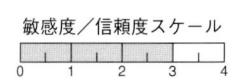

理論的根拠　前腕の回外と肩の外旋動作への抵抗は，二頭筋長頭腱と上腕横靱帯にストレスを加えることになる．局所痛や二頭筋長頭腱の圧痛は，上腕二頭筋長頭腱の炎症や腱炎の徴候である．結節間溝から腱がパチンという音とともに外れた場合は，上腕二頭筋長頭腱の亜脱臼，上腕横靱帯の緩みや断裂，あるいは先天的に結節間溝が浅いことが疑われる．

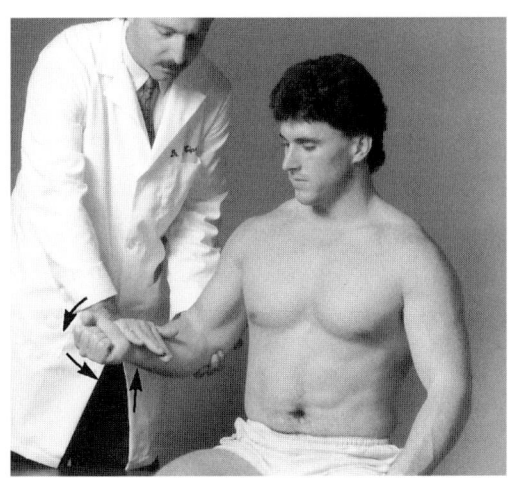

図5.97

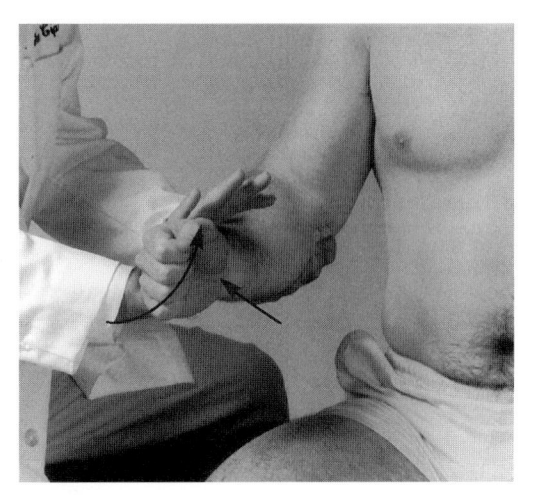

図5.98

■アボット・ソンダーステスト[22]　Abbott-Saunders Test

敏感度／信頼度スケール 0 1 2 3 4

検査法　患者を座位にし，検者は片手で患者の腕を外転・外旋させる（図5.99）．次に，結節間溝をもう一方の手で触診しながら，患者の手を横に下ろす（図5.100）．

理論的根拠　肩の外転，外旋動作では，上腕横靱帯にぶつかるため上腕二頭筋長頭腱に圧力がかかる．結節間溝にクリックが触れたり聴取されるようなら，上腕横靱帯の緩みや断裂，あるいは先天的に結節間溝が浅いことによる結節間溝からの上腕二頭筋長頭腱の脱臼もしくは亜脱臼を示唆している．

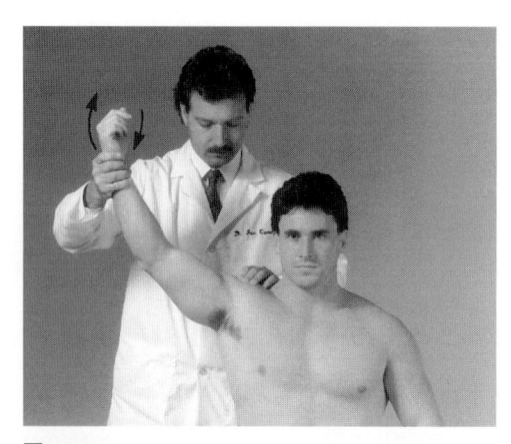

図5.99

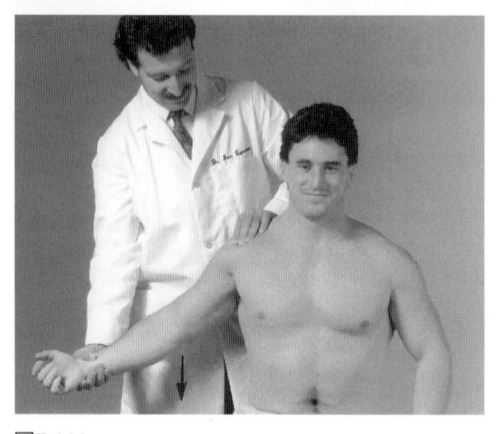

図5.100

■ルディングトンテスト[6]　Ludington's Test

敏感度／信頼度スケール
0　1　2　3　4

検査法　患者に頭の後ろで両手の指を組み合わせる（図5.101）．次に，上腕二頭筋を交互に緊張・弛緩するよう指示し，検者は上腕二頭筋長頭腱を触診する（図5.102）．

理論的根拠　頭の上に手を組ませることは，上肢をサポートし二頭筋を弛緩した状態にする．患側の二頭筋を収縮せず，かつそれを触知できる場合，上腕二頭筋長頭腱の断裂が疑われる．

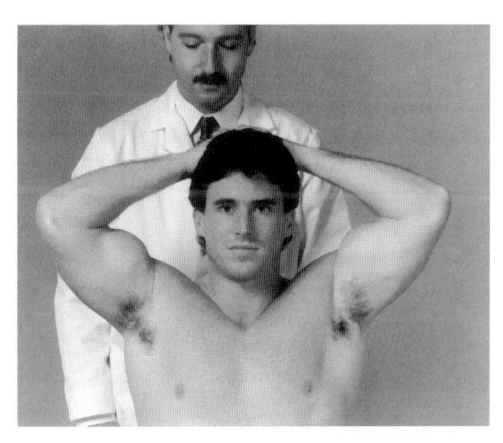

図5.101

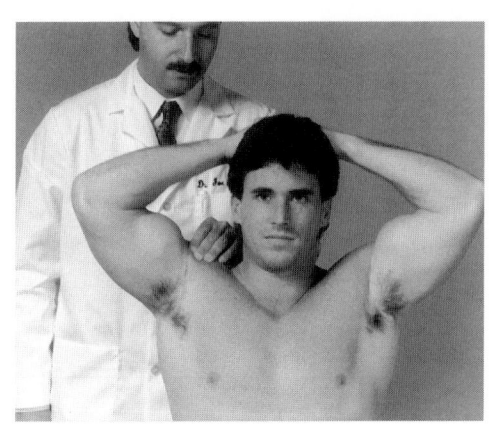

図5.102

■上腕横靱帯テスト[6]　Transverse Humeral Ligament Test

敏感度／信頼度スケール
0　1　2　3　4

検査法　患者を座位にし，検者は片手で患者の手首を握って，肩を外転させて90°に内旋する．検者はもう一方の手で，患者の結節間溝を触診する（図5.103）．次いで，肩を外旋する（図5.104）．

理論的根拠　肩の外旋動作では，上腕二頭筋長頭腱が結節間溝の中を動かす．検者が結節間溝の中や外で二頭筋長頭腱を触知した場合，上腕横靱帯の緩みや断裂，あるいは先天的に結節間溝が浅いことが疑われる（図5.105）．

画像診断の提案
・肩関節正面像
　　中間位像
　　内旋位像
　　外旋位像
・肩関節腋窩位像
・肩関節側面像
・CT関節造影
・MRI

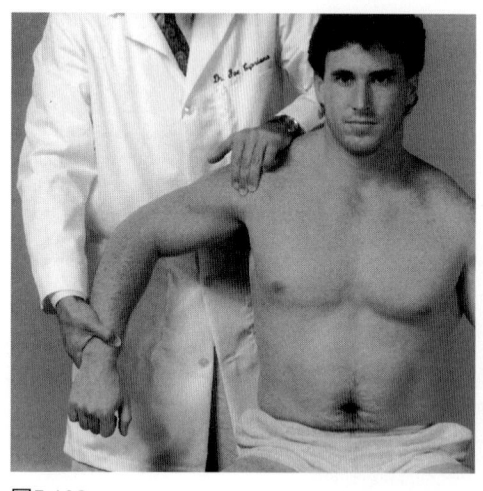

図5.103

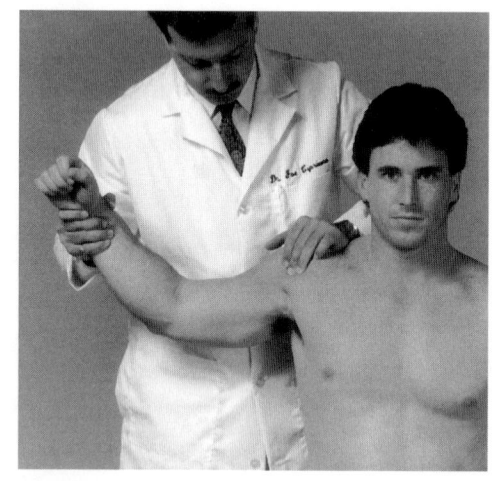

図5.104

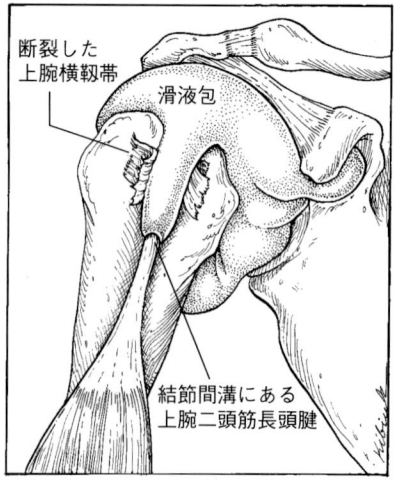

図5.105

◯ 胸郭出口症候群　THORACIC OUTLET SYNDROME

臨床解説　胸郭出口症候群は，胸郭の出口における鎖骨下の血管束と腕神経叢の圧迫から起こる徴候と症状である．その原因は外傷，反復する動き，オーバーユース，あるいは糖尿病や甲状腺の病気などの全身の病気である．患者は，上肢全体にしびれやチクチクした刺激を伴う首と肩の痛みを訴える．主に腕の尺骨側が痛む．患部を頭上あるいは持ち上げた位置で動かすのが困難である．

```
臨床徴候・症状
・上肢の痛み
・上肢の知覚異常
・握力が弱い
・上肢の浮腫
・上肢が冷たい
・腕または手の過度の乾燥
・腕または手の過度の発汗
```

■アドソンテスト[23-25)] Adson's Test

敏感度／信頼度スケール
0 1 2 3 4

検査法 患者を座位にし，橈骨動脈の脈拍をとる（図5.106）．両側の脈を比較する．その際，患者の頭に手を回し頸を回旋，顎を挙上させながら深呼吸を続けさせる（図5.107）．テストが陰性なら，反対側に回旋・挙上させる（図1.108）．

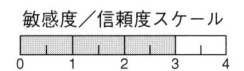

理論的根拠 頭部の回旋や伸展動作は，鎖骨下動脈と腕神経叢を圧迫する．橈骨動脈の拍動の減弱や消失は，前斜角筋の痙症や肥大，頸肋あるいはパンコースト腫瘍のような腫瘤などによる神経血管束の血管部分の圧迫を示す．上肢の異常感覚や神経根症状は，神経血管束の神経部位（腕神経叢）の圧迫の徴候である（図5.109）．

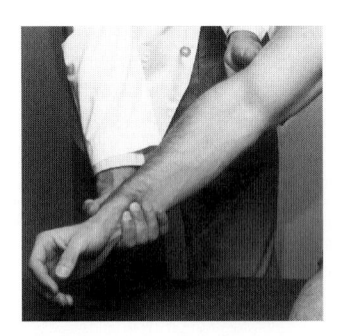

図5.106

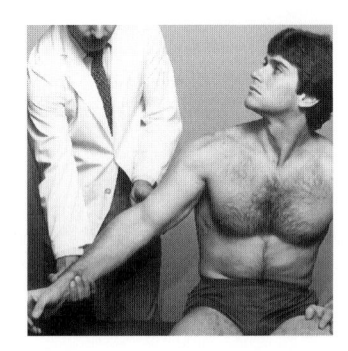

図5.107

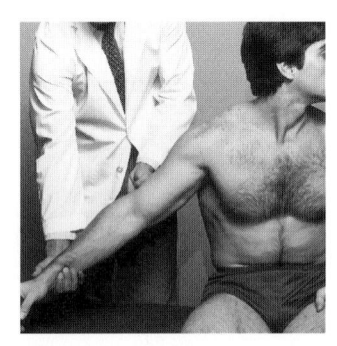

図5.108

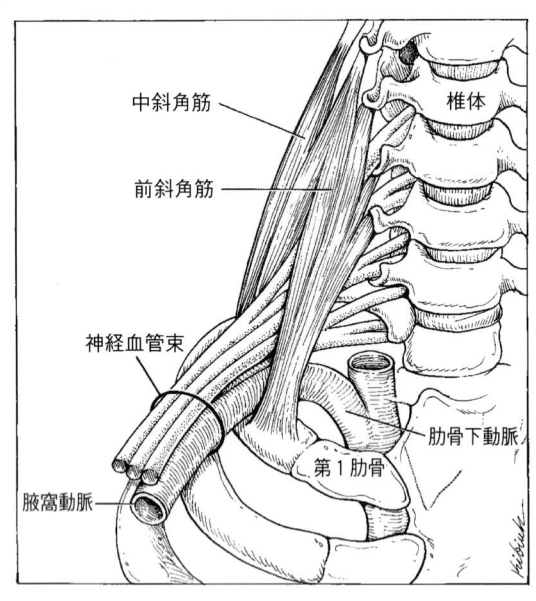

図5.109
中斜角筋
椎体
前斜角筋
神経血管束
肋骨下動脈
第1肋骨
腋窩動脈

第5章　肩関節部整形外科テスト　173

敏感度／信頼度スケール
0 1 2 3 4

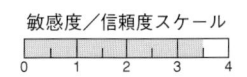

■肋鎖テスト[26-28)]　Costoclavicular Test

検査法　患者を座位にし，片腕の橈骨動脈の脈拍をとる（図5.110）．次いで両肩を後方に引かせ，顎を胸につけるよう指示する（図5.111）．

理論的根拠　肩を後方に押し込むことで，鎖骨と第1肋骨との間のスペースが狭くなる．神経血管束（腕神経叢，腋窩動脈）と腋窩静脈は鎖骨の下と第1肋骨上の狭い裂（すきま）を走っている．

　橈骨動脈の拍動の減弱や消失は，神経血管束の血管部分の圧迫の徴候である．この圧迫は鎖骨と第1肋骨の間のスペースが狭くなることが原因で起こる．このスペースの減少は鎖骨や第1肋骨の化骨形成の有無にかかわらず，新しい骨折あるいは治癒した骨折，鎖骨の内方向への脱臼そして鎖骨下筋の痙性や肥大などによって生じることがある．上肢の異常感覚や神経根症状は，腕神経叢か腋窩静脈の圧迫の徴候である．腕神経叢の圧迫は，通常神経根か，皮下神経の分布に限局する（図5.112）．腋窩静脈の圧迫は，典型的には神経根あるいは皮下神経の分布に限局しない拡散した神経根血管の不快感として現れる．

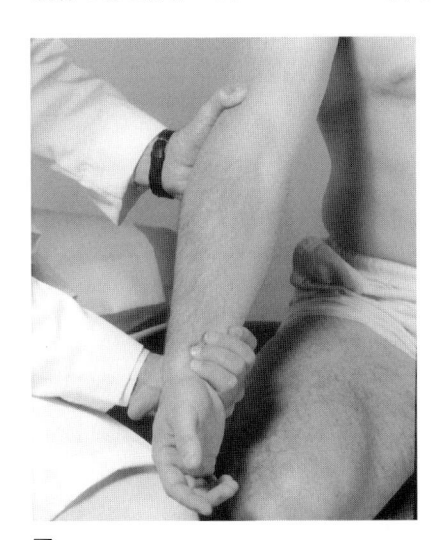

図5.110

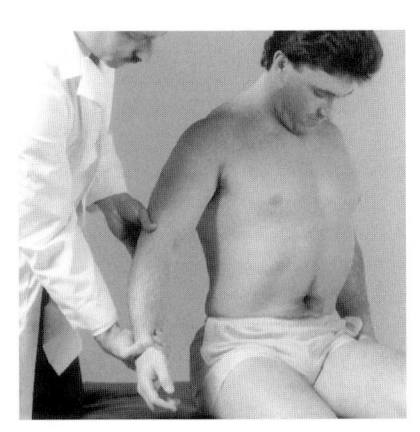

図5.111

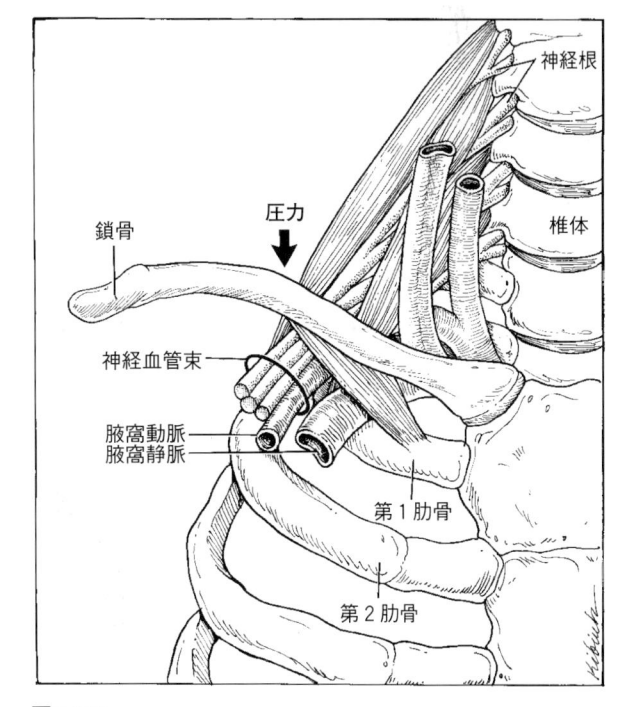

図5.112

■ライトテスト[29,30] Wright's Test

検査法 患者を座位にし，片腕の橈骨動脈の脈拍をとる（図5.113）．次いで上腕を過外転させ，再び脈拍をとる（図5.114）．

理論的根拠 腋窩動脈や腋窩静脈や腕神経叢の3本の神経束は，烏口突起に付く小胸筋の下を通過する．これらは，180°に腕を外転させることによって，小胸筋の腱と烏口突起に沿って引き伸ばされる．

橈骨動脈の拍動の減弱や消失は，小胸筋の痙性や肥大あるいは烏口突起の変形や肥大による腋窩動脈の圧迫の徴候である（図5.115）．

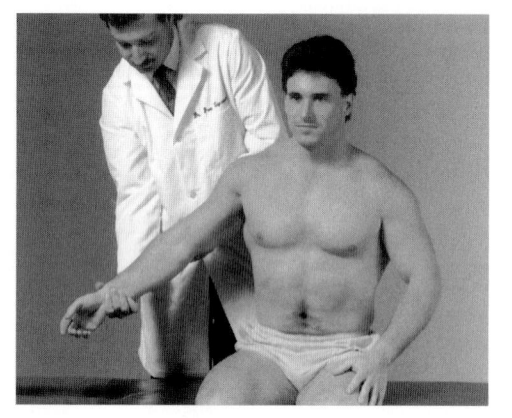

図5.113

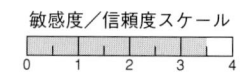

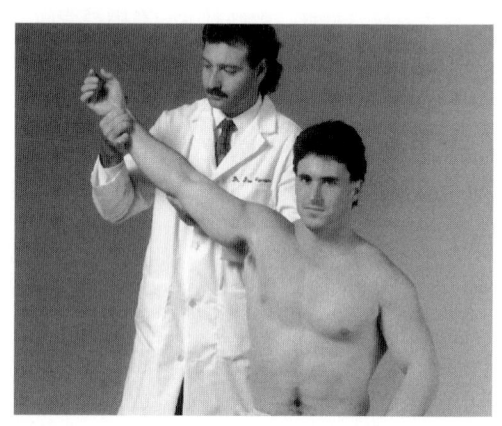

図5.114

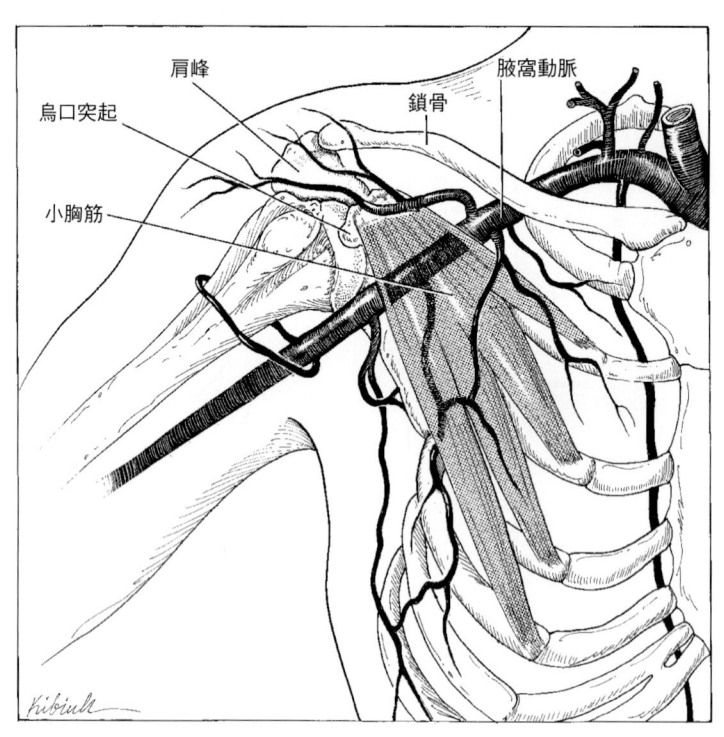

図5.115

■牽引テスト[31]　Traction Test

検査法　患者を座位にし，片腕の橈骨動脈の脈拍をとる（図5.116）．次いで脈をとる手を放さずに，もう一方の手で患者の上腕を伸展し，引っ張る（図5.117）．

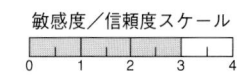

理論的根拠　腕を引っ張り伸展させる動作は，第1肋骨上を通る鎖骨下動脈を牽引する．脈拍の減弱ないし消失は，そのまま診断には結びつかない．しかし，反対側の腕に検査を繰り返して変化がなければ，減弱ないし消失した側に第1肋骨のズレ，もしくは位置の悪さ，頚肋および鎖骨・肋骨間隙の狭窄骨の存在が疑われる．

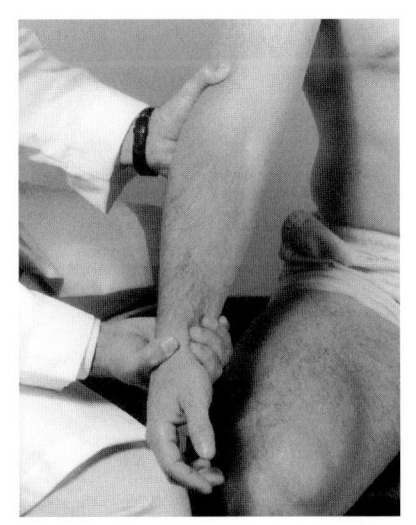

図5.116

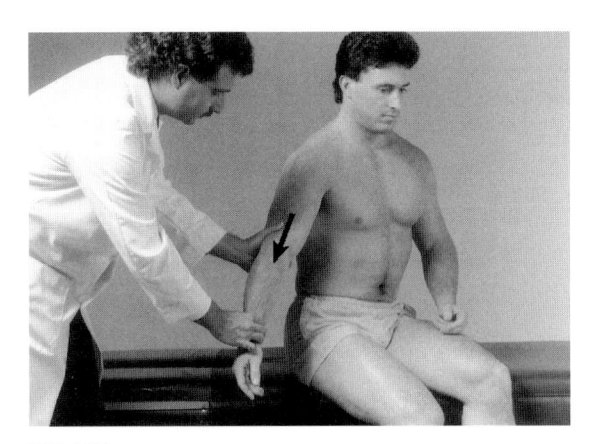

図5.117

■ハルステッド検査[6]　Halstead Maneuver

敏感度／信頼度スケール
0　1　2　3　4

検査法　患者を座位にし，片腕の橈骨動脈の脈拍をとり，その拍動に注意する（図5.118）．次いで脈をとる手を放さずに，もう一方の手で患者の上腕を牽引し，患者に頸を過伸展するよう指示する（図5.119）．反対側の腕にもこの検査を繰り返す．

理論的根拠　腕の牽引力は，第1肋骨の上を通る神経血管束（腕神経叢，腋窩動脈）を引き伸ばす．頸の伸展は斜角筋を緊張させる．脈の減弱や消失は頸肋の存在や亜脱臼そして第1肋骨が不正な位置関係にある徴候である．上肢の放散痛は前斜角筋による腕神経叢の圧迫があることを示している（図5.109）．

画像診断の提案
・単純X線撮影
　　後前胸部像（肺尖のしこりが疑われる場合）
　　肺尖前弯像
・電気生理学的検査

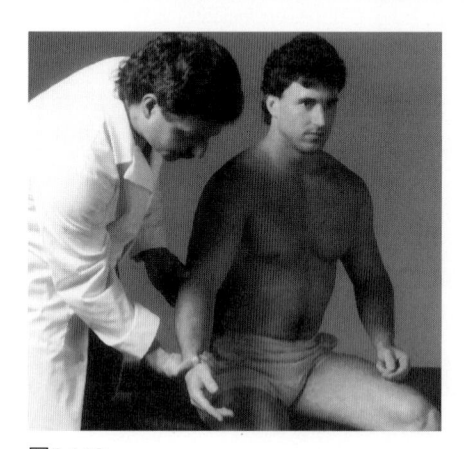

図5.118

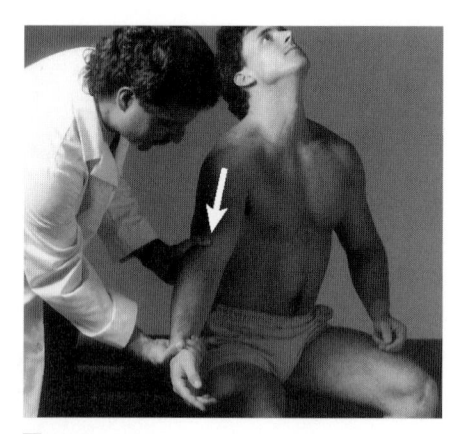

図5.119

腕神経叢の刺激症状　BRACHIAL PLEXUS IRRITATION

解　剖　腕神経叢の刺激症状の原因には，頚肋，上腕部の激しい収縮，鎖骨骨折，肺尖部腫瘍など様々な要素がある．この刺激症状は上肢の根性症状を引き起こす．以下のテストのほとんどは上肢緊張の徴候であり，腰部神経根症のSLRテストに匹敵する．これらのテストは上肢の神経組織にストレスをかけ，神経の刺激症状を診断する．これらのテストは上肢のあらゆる部位にストレスをかけるが，患者が訴えた神経学的徴候を再現するためにも用いられる．

臨床徴候・症状
- 上肢の根性痛
- 上肢の知覚異常
- 握力が低下

■腕神経叢伸展テスト　Brachial Plexus Stretch Test

検査法　患者を座位にし，患側と反対に頭部を側屈させ，肩と肘を伸展させる（図5.120）．

理論的根拠　この検査は，上肢に関するSLRテストに匹敵する．この検査では頭部を側屈している側と反対側の腕神経叢が引き伸ばされる．神経叢に対する損傷は腕神経叢の分布に沿った痛みや異常感覚の原因となる．側屈させた方向と同じ側の痛みや異常感覚は，神経根の問題を示す可能性がある．側屈させた方向と同じ側の限局した頚の痛みは，椎間関節が側屈させた方に圧迫されるため，頚椎の椎間関節の問題を示すことがある．

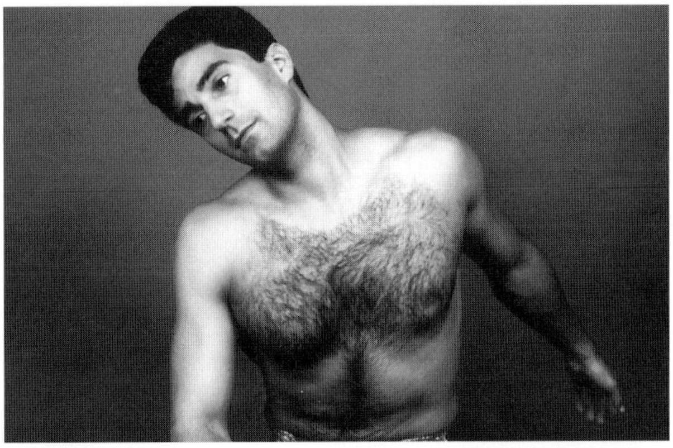

図5.120

敏感度／信頼度スケール

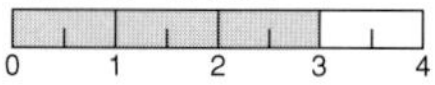

■ビケル徴候[32)] Bikele's Sign

検査法　患者を座位にし，肩を90°外転させ，肘を完全に屈曲させたまま（図5.121），できる限り伸展させるように指示する（図5.122）．

理論的根拠　肩を外転・伸展させることにより，腕神経叢がひっぱられる．さらに肘関節を伸展させると，腕神経叢に加わる緊張は最大となる．この動きに抵抗があり，上肢へ放散する根性疼痛を認めたなら，腕神経叢神経炎，神経根刺激症状，あるいは頚部神経根周囲の髄膜刺激症状があることを示唆している．

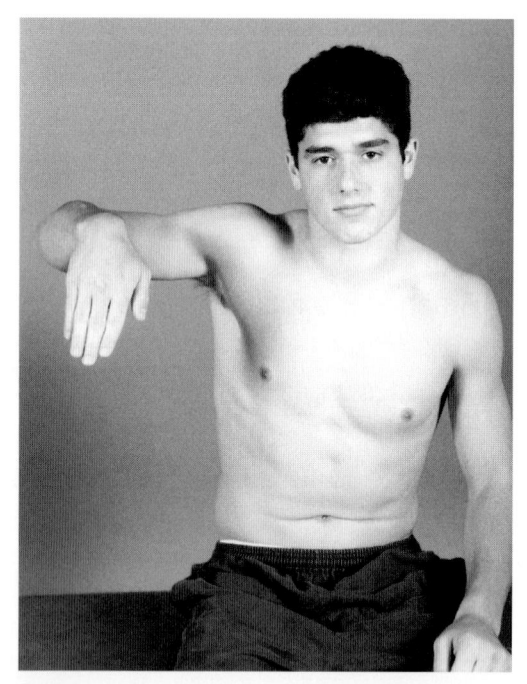

図5.121

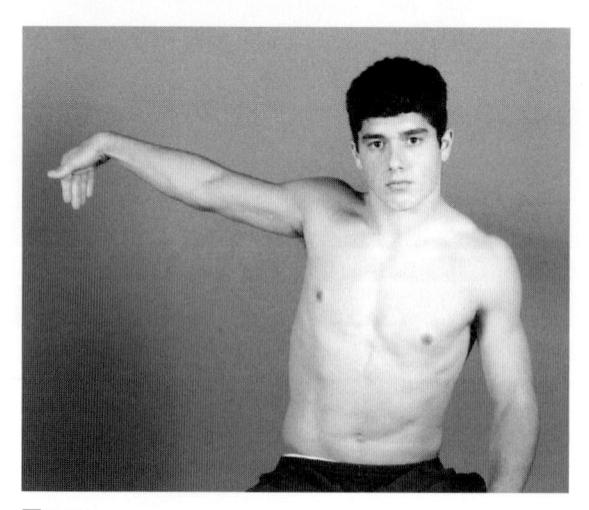

図5.122

■腕神経叢緊張テスト[32]　Brachial Plexus Tension Test

検査法　患者を座位にし，腕を中間位にさせ，患者の腕をつかみ，関節の遊びの終点あるいは痛点まで他動的に外転させる（図5.123）．腕を支えながら，患者に腕を外旋させてその位置を保つように指示する（図5.124）．最後に，手が患者の後頭部にくるように肘を屈曲させるように指示する（図5.125）．

理論的根拠　肘を屈曲させながら肩を外転・外旋させることにより，腕神経叢とC8からT1の神経根に最大伸張が起こる．患者の症状の再現は腕神経叢の刺激症状を示唆する．刺激症状が神経根レベルならば，根性症状も再現される．

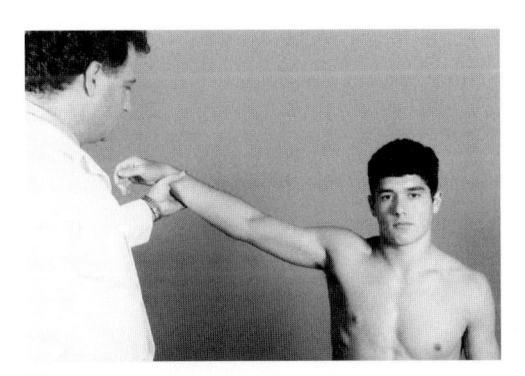

図5.123

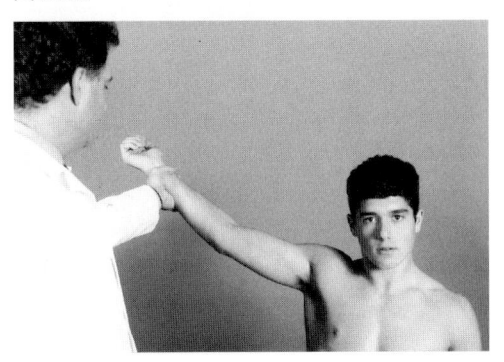

図5.124

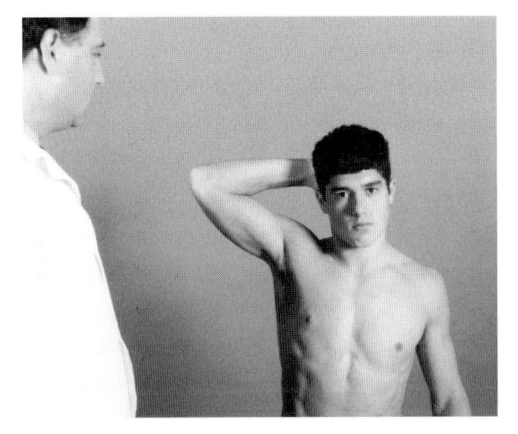

図5.125

■チネル徴候[33]　Tinnel's Sign（for Brachial Plexus Lesions）

敏感度／信頼度スケール

検査法　患者を座位にし，首を側屈させ，検者の示指で腕神経叢の神経患部に沿って軽くたたく（図5.126）．

理論的根拠　限局した痛みは頚神経叢の病変を示すことがある．神経幹が分布するある領域のチクチク感は腕神経叢の神経幹の1つないしそれ以上の圧迫や神経腫を示すことがある．

画像診断の提案
・電気生理学的検査

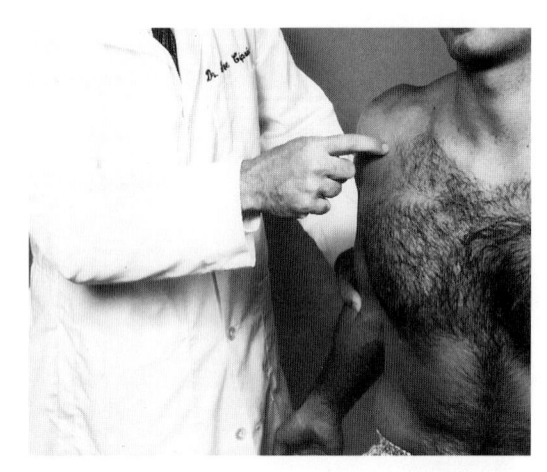

図5.126

参考文献　References

1. American Academy of Orthopaedic Surgeons. The Clinical Measurement of Joint Motion. Chicago: American Academy of Orthopaedic Surgeons, 1995.
2. Boons DC, Azen SP. Normal range of motion of joints in male subjects. J Bone Joint Surg Am 1979; 61: 756-759.
3. Hoppenfeld S. Physical Examination of the Spine and Extremities. New York: Appleton - Century-Crofts, 1976; 127.
4. Hawkins RJ, Kennedy JC. Impingement syndrome in athletics. Am J Sports Med 1980; 8: 151-163.
5. Neer CS, Welsh RP. The shoulder in sports. Orthop Clin North Am 1977; 8: 583-591.
6. MaGee DJ. Orthopedic Physical Assessment. 2nd ed. Philadelphia: WB Saunders, 1992.
7. Post M. Physical Examination of the Musculoskeletal System. Chicago: Year Book, 1987.
8. Gerber C, Maitland GD. Practical Orthopedic Medicine. London: Butterworths, 1969.
9. Andrews JA, Timmerman LA, Wilks KE. Athletic Injuries of the Shoulder. New York: McGraw-Hill, 1995.
10. Rockwood CA. Subluxations and dislocations about the shoulder. In: Rockwood CA, Green DP, eds. Fractures in adults-1. Philadelphia: JB Lippincott, 1985.
11. Rowe CR. Dislocations of the shoulder. In: Rowe CR, ed. The Shoulder. Vol 1. Edinburgh: Churchill Livingstone, 1988.
12. Matsen FA, Thomas SC, Rockwood CA. Glenohumeral instability. In: Rockwood CA, Matsen FA, eds. The shoulder. Philadelphia: WB Saunders, 1990.
13. Jahn WT. Standardization of orthopaedic testing of the upper extremity. J Manip Physiol Ther 1981; 4(2).
14. Stimson BBA. A Manual of Fractures and Dislocations. 2nd ed. Philadelphia: Lea & Febiger, 1946.
15. Gerber C, Ganz R. Clinical assessment of instability of the shoulder. J Bone Joint Surg 1984; 66B: 551-556.
16. Norwood LA, Terry GC. Shoulder posterior and subluxation. Am J Sports Med 1984; 12: 25-30.
17. Cofield RH, Irving JF. Evaluation and classification of shoulder instability. Clin Orthop 1987; 223: 32-43.
18. Kibler WB. Clinical Examination of the Shoulder. In Pettrone A, ed. Athletic Injuries of the Shoulder. New York: McGraw-Hill, 1995.
19. Kibler WB. Specificity and sensitivity of the anterior slide test in throwing athletes with superior glenoid labral tears. Arthroscopy 1995; 11: 296-300.
20. Jobe FW, Moynes DR. Delineation of diagnostic criteria and rehabilitation program for rotator cuff injuries. Am J Sports Med 1982; 10: 3336-3339.
21. Yergason RM. Supination sign. J Bone Joint Surg 1931; 13: 160.
22. Abbott LC, Saunders JB. Acute traumatic dislocation of tendon of long head of biceps brachii: report of cases with operative findings. Surgery 1939; 6: 817-840.
23. Adson AW. Cervical ribs: symptoms, differential diagnosis and indications for section of the insertion of the scalenus anticus muscle. J Coll Int Surg 1951; 106: 546.
24. Adson AW, Coffey JR. Cervical rib. Ann Surg 1927; 85: 839-857.
25. Lord JR, Rosati LM, eds. Thoracic-Outlet Syndromes. New Jersey, CIBA Pharmaceutical, 1971; 21(2): 9-10.
26. Falconer MA, Li FWP. Resection of first rib in costoclavicular compression of the brachial plexus. Lancet 1962; 59(1): 63.
27. Falconer MA, Weddel G. Costoclavicular compression of the subclavian artery and vein: relation to scalene anticus syndrome. Lancet 1943; 2: 542.
28. Devay AD. Costoclavicular compression of brachial plexus and subclavian vessels. Lancet 1945; 2: 165.
29. Wright JS. The neurovascular syndrome produced by hyperabduction of the arms. Am Heart J 1945; 29(1).
30. Wright JS. Vascular diseases in clinical practice. 2nd ed. Chicago: Year Book, 1952.
31. McRae R. Clinical Orthopedic Examination. New York: Churchill Livingstone, 1976.
32. Evans RC. Illustrated Essentials in Orthopedic Physical Assessment. 2nd ed. St. Louis: Mosby 2001.
33. Landi A, Copeland S. Value of the Tinel sign in brachial plexus lesions. Ann Roy Coll Surg Eng 1979; 61: 470-471.

推薦図書　General References

Cailliet R. Shoulder pain. Philadelphia: FA Davis, 1966.

Cipriano J. Calcific tendinitis vs. chronic bursitis in shoulder joint pathology. Today's Chiropractic 1986; 14(4): 15-16.

Cyriax J. Textbook of Orthopaedic Medicine. Vol. 1. Diagnosis of Soft Tissue Lesions. London: Bailliéré Tindall, 1982.

De Palma AF, Flannery GF. Acute anterior dislocations of the shoulder. J Sports Med Phys Fitness 1973;1:6-15.

Kapandji IA. The Physiology of the Joints. Vol I. Upper Limb. New York:Churchill Livingstone, 1970.

Neviaser JS. Musculoskeletal disorders of the shoulder region causing cervicobrachial pain:differential diagnosis and treatment. Surg Clin North Am 1963;43:1703.

Post M, Silver R, Singh M. Rotator cuff tear: diagnosis and treatment. Clin Orthop 1983; 173:78.

Yocum LA. Assessing the shoulder:history, physical examination, differential diagnosis, special tests used. Clin Sports Med 1983;2: 281.

第6章

肘関節部整形外科テスト
ELBOW ORTHOPAEDIC TESTS

肘関節部整形外科検査フローチャート
ELBOW ORTHOPAEDIC EXAMINATION FLOW CHART　　*185*

触診　PALPATION　　*186*
　内側面　Medial Aspect　　*186*
　　尺骨神経　Ulnar Nerve　　*186*
　　内側上顆と付着する腱　Medial Epicondyle and Attached Tendons　　*187*
　　尺側側副靭帯　Ulnar Collateral Ligament　　*188*
　外側部　Lateral Aspect　　*189*
　　外側上顆と手関節伸筋腱群　Lateral Epicondyle and Wrist Extensor Tendons　　*189*
　　橈側側副靭帯と輪状靭帯　Radial Collateral Ligament and Annular Ligament　　*190*
　後方　Posterior Aspect　　*191*
　　肘頭および滑液包　Olecranon Process and Bursa　　*191*
　　上腕三頭筋　Triceps Muscle　　*192*
　前方　Anterior Aspect　　*193*
　　肘窩　Cubital Fossa　　*193*

肘関節可動域　ELBOW RANGE OF MOTION　　*194*
　屈曲　Flexion　　*194*
　伸展　Extension　　*195*
　回外　Supination　　*196*
　回内　Pronation　　*197*

外側上顆炎（テニス肘）
LATERAL EPICONDYLITIS (TENNIS ELBOW)　　*198*
　コーゼンテスト　Cozen's Test　　*198*
　ミルテスト　Mill's Test　　*200*
　カプラン徴候　Kaplan's Sign　　*201*

内側上顆炎（ゴルフ肘）
MEDIAL EPICONDYLITIS (GOLFER'S ELBOW)　　*202*
　ゴルフ肘テスト　Golfer's Elbow Test　　*203*

靭帯不安定性　LIGAMENTOUS INSTABILITY　　*204*

内反ストレステスト　Adduction Stress Test　　*204*
　　　外反ストレステスト　Abduction Stress Test　　*206*

神経障害（ニューロパシー）と圧迫症候群
NEUROPATHY／COMPRESSION SYNDROMES　　*207*
　　　肘関節のチネル様徴候　Tinel's Sign　　*208*
　　　ワーテンバーグ徴候　Wartenberg's Sign　　*209*
　　　肘屈曲テスト　Elbow Flexion Test　　*210*
　　　ピンチグリップテスト　Pinch Grip Test　　*211*

肘関節部整形外科検査フローチャート

```
                                    病歴
                                     │
        ┌────────────┬───────────────┼───────────────┬────────────┐
        ▼            ▼               ▼               ▼
  オーバーユース    外傷歴あり      オーバーユース歴          手に放散される
  の病歴あり         │              なし              肘の痛み
        │          (+)              │                   │
        ▼           ▼               ▼                   ▼
  可動域          圧痛            可動域             チネル様徴候
  (自動的)         │             (自動的)           ワーテンバーグ徴候
  (他動的)        (+)            (他動的) ──(−)──→  肘屈曲テスト
        │          ▼               │               ピンチグリップテスト
       (−)      可動域            (+)                  │
        │       (自動的)            ▼                 (+)
        ▼       (他動的)          圧痛                  ▼
  コーゼンテスト    │              │               電気生理学的検査
  ミルテスト       (+)            (+)                  │
        │          ▼               ▼                 (+)
        │      レントゲン        レントゲン              ▼
        │       所見             所見             神経炎／神経腫
        │          │               │
        │         (+)             (+)
        │          ▼               ▼
        │       外側性          慢性関節
        │      滑液包炎         リウマチ
        │       骨折               │
       (+)        │                ▼
        ▼         ▼         内反ストレス
  外側上顆炎 ──(−)→ ゴルフ肘テスト ──(−)→ テスト
                     │              外反ストレス
                    (+)              テスト
                     ▼                │
                 内側上顆炎            (+)
                                      ▼
                                 靱帯不安定性
```

● 触診　PALPATION
■内側面　Medial Aspect

尺骨神経　*Ulnar Nerve*

解　剖　尺骨神経は腕神経叢の内側神経束の枝である．内側上顆と肘頭窩の間の溝を通過する（図6.1）．

検査法　示指で内側上顆と肘頭窩の間の溝を触知する．神経に圧痛がないか，神経が太くなっていないか調べる（図6.2）．これらの所見は神経の圧迫や瘢痕形成を示し，前腕部の知覚障害や骨間筋の筋力低下をもたらす．

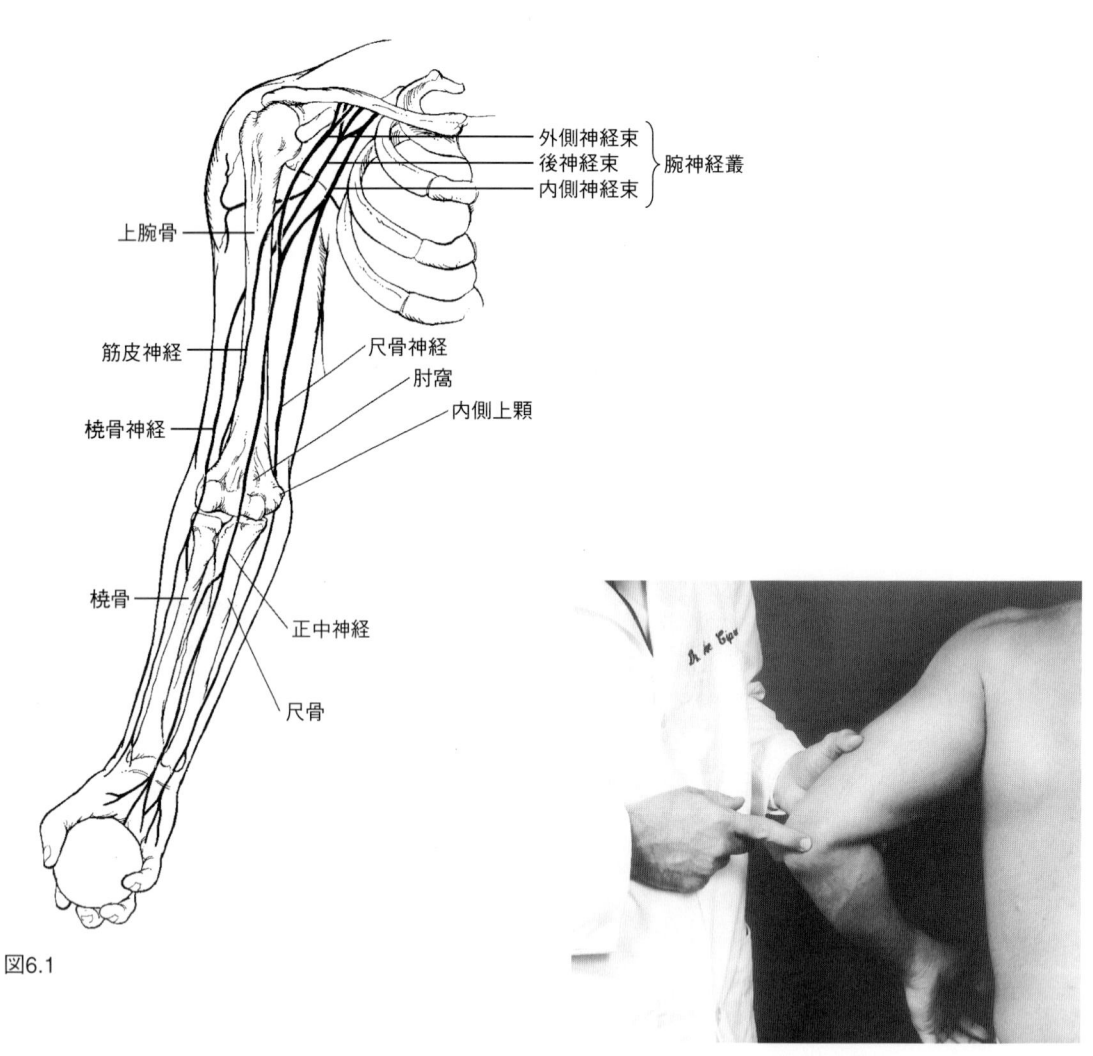

図6.1

図6.2

内側上顆と付着する腱　*Medial Epicondyle and Attached Tendons*

解　剖　内側上顆は上腕骨の遠位端内側の隆起である．手関節屈筋（掌屈）群や前腕回内筋群が付着している．これらの筋群は，円回内筋，橈側手根屈筋，長掌筋および尺側手根屈筋より成る．すべての筋は内側上顆が起始で，それぞれの腱に分かれる（図6.3）．

検査法　肘関節を90°屈曲し，内側上顆と各腱を示指で触知し，圧痛，炎症所見，熱感を調べる（図6.4）．これらを認めれば，1つあるいは複数の腱の損傷かまたは内側上顆炎が疑われる．

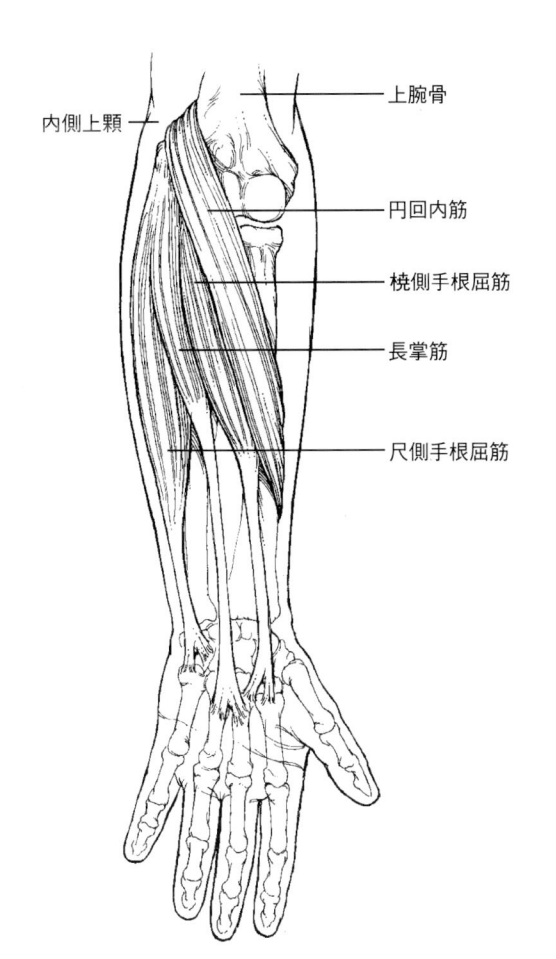

図6.3

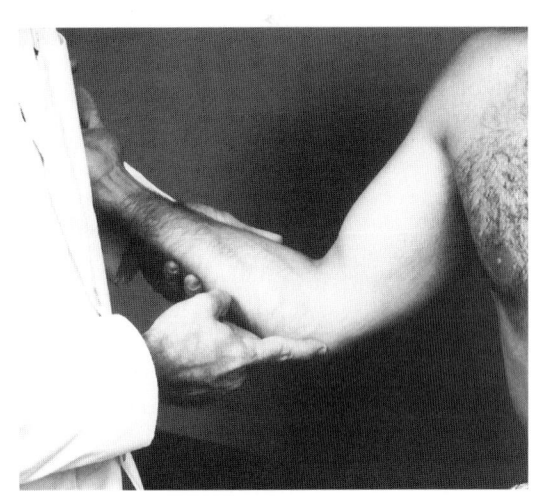

図6.4

尺側側副靱帯　*Ulnar Collateral Ligament*

解　剖　尺側側副靱帯は内側上顆から尺骨滑車切痕内側縁に付着している（図6.5）．これにより腕尺関節内側の安定性を保っている．

検査法　示指で尺側側副靱帯周辺を触る（図6.6）．通常，尺側側副靱帯は触知できない．圧痛を認めれば，外反強制による捻挫が疑われる．

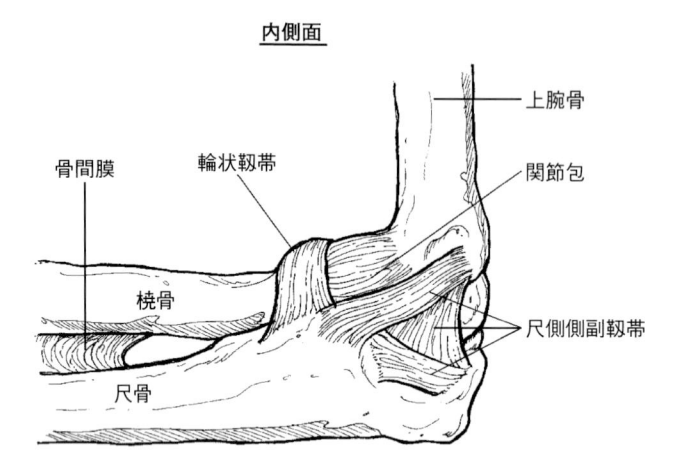

内側面

図6.5

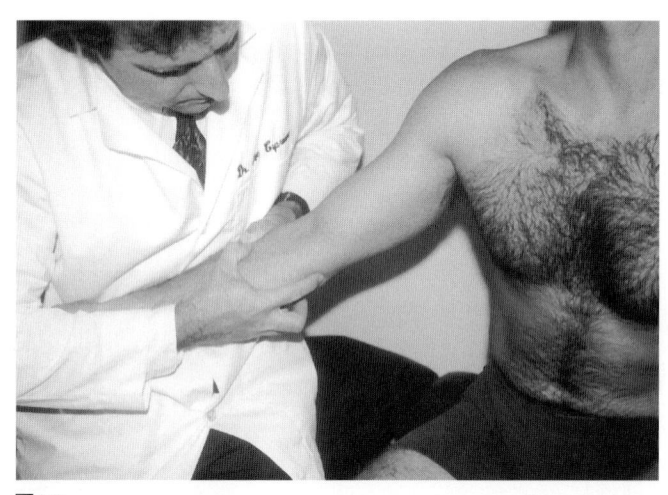

図6.6

■外側部　Lateral Aspect
外側上顆と手関節伸筋腱群　*Lateral Epicondyle and Wrist Extensor Tendons*

解　剖　外側上顆は上腕骨遠位端外側の比較的大きな骨性隆起である．ほとんどの伸筋腱が付着している．ここから，短橈側手根伸筋，総指伸筋，小指伸筋および尺側手根伸筋が分岐する．腕橈骨筋，長および短橈側手根伸筋は，外側上顆より近位縁から起始している（図6.7）．

検査法　患者の肘を90°屈曲にし，示指と中指で外側上顆とその上縁を触知する（図6.8）．圧痛，炎症および熱感を調べる．これらを認めれば，上腕骨外側上顆炎か，あるいは手関節伸筋の腱の損傷を疑う．

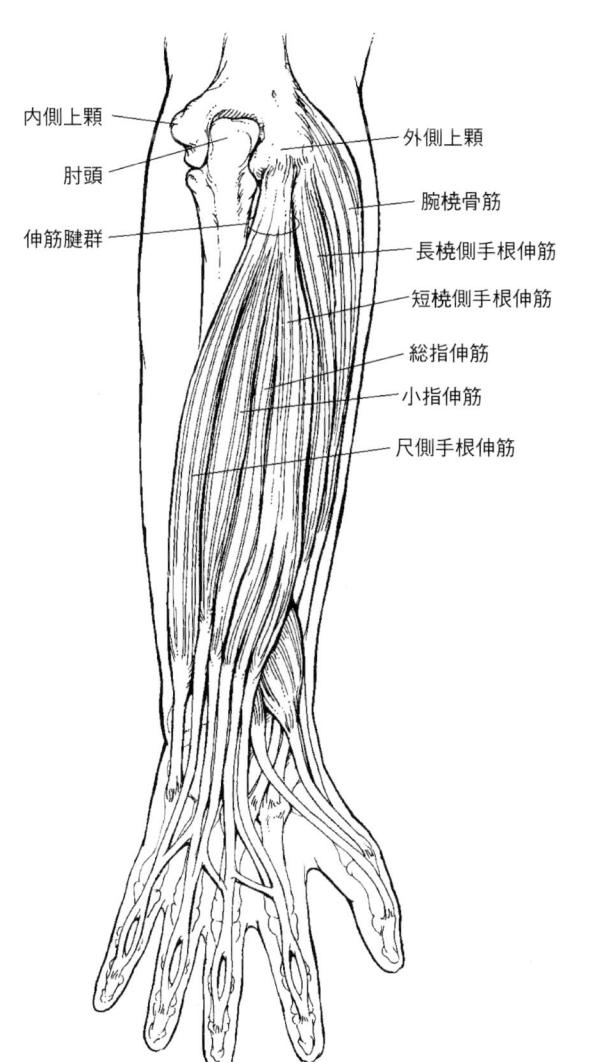

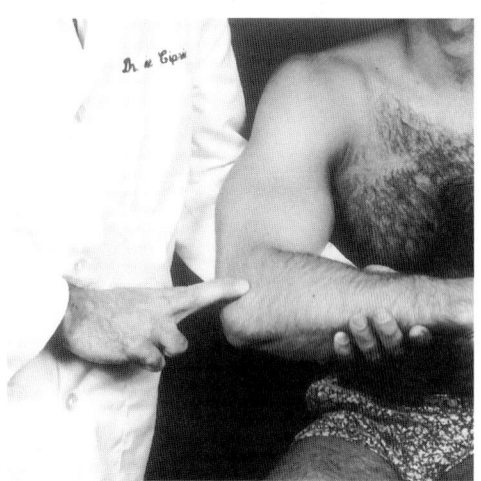

図6.7

図6.8

橈側側副靱帯と輪状靱帯　*Radial Collateral Ligament and Annular Ligament*

解　剖　橈側側副靱帯は厚い組織で，外側上顆から，輪状靱帯および尺骨外側縁に付着している．輪状靱帯は橈骨頭を取り囲んでいる（図6.9）．橈側側副靱帯は腕尺関節の外側の安定性を保っている．

検査法　示指と中指で外側上顆と輪状靱帯の間の橈側側副靱帯を触知する（図6.10）．圧痛があれば，内反強制による靱帯損傷を疑う．

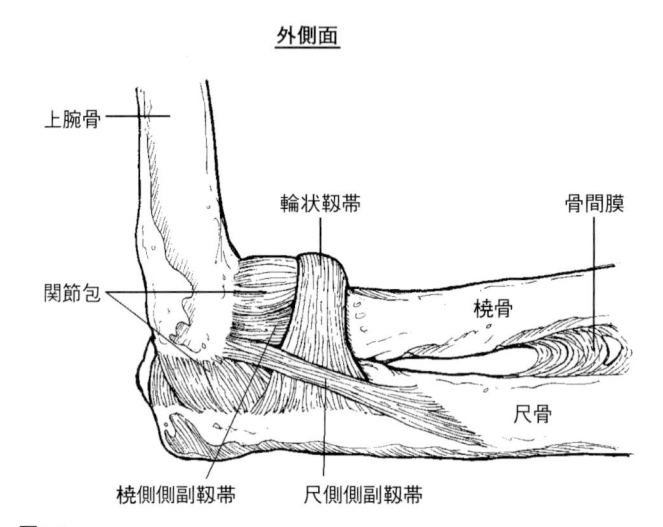

外側面

図6.9

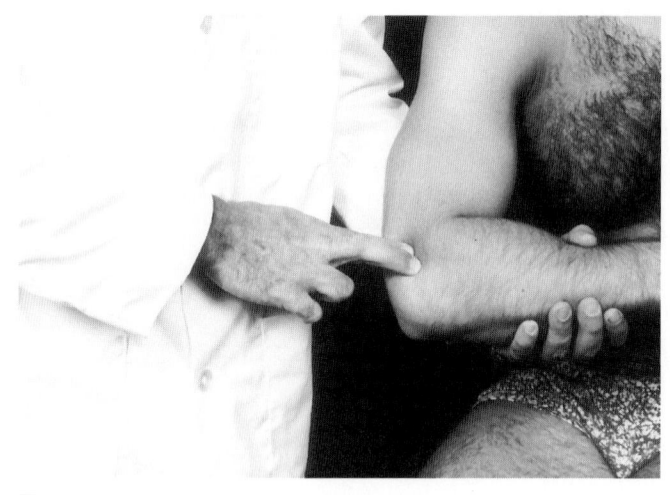

図6.10

■後方　Posterior Aspect

肘頭および滑液包　*Olecranon Process and Bursa*

解　剖　肘頭は尺骨の近位端で肘の後面に位置する．肘頭部滑液包に覆われているが，この滑液包は通常は触知できない（図6.11）．

検査法　患者の肘を90°屈曲し，肘頭および滑液包のある部位に触れ，圧痛，炎症，熱感を調べる（図6.12）．もし厚くズブズブとした感触があれば，滑液包炎を疑う．肘頭の後縁にリウマチ結節を認めれば，関節リウマチを疑う．

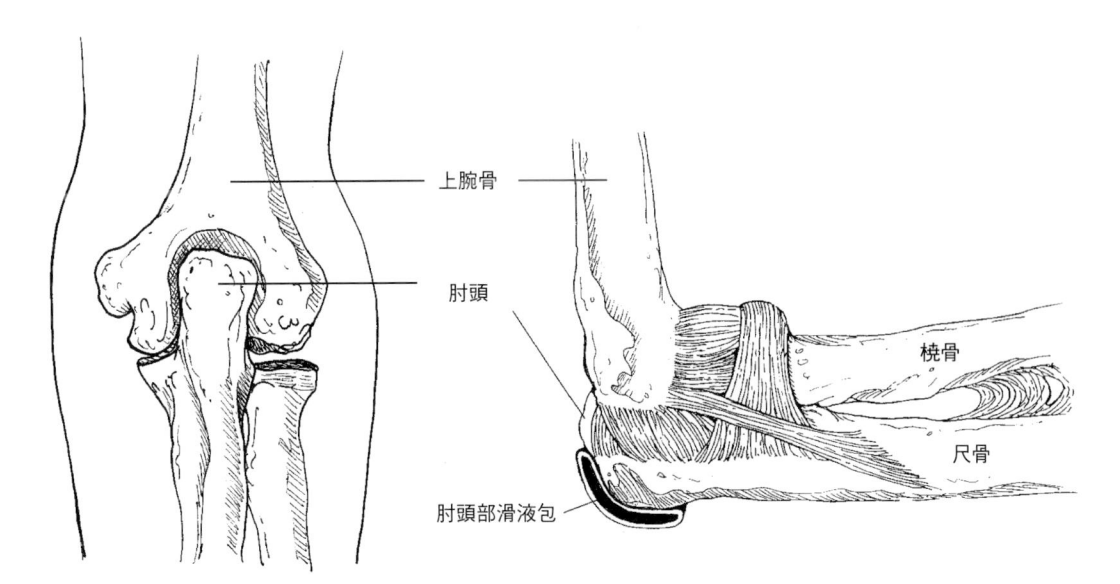

図6.11

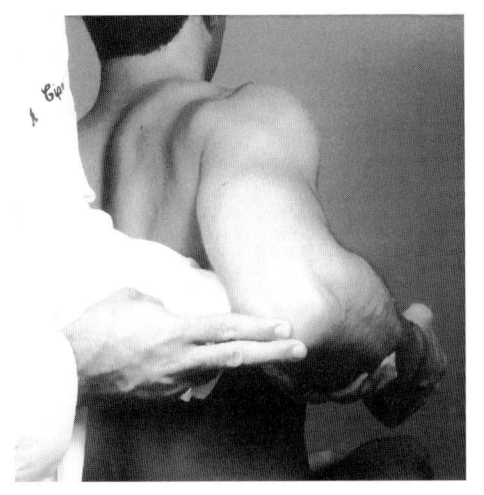

図6.12

上腕三頭筋　*Triceps Muscle*

解　剖　上腕三頭筋は三頭より成り，長頭は肩甲上腕関節および肘関節の二関節をまたぎ，肘頭に付着している（図6.13）．

検査法　患者の肘をやや屈曲し，テーブルに手をつかせる．こうすると触診が容易になる．母指と示指を用いて，近位から肘頭へ触診し，圧痛や外傷後の二次的な傷害を調べる（図6.14）．これにより三頭筋の挫傷やトリガーポイントがわかる．硬結はくり返し損傷を受けた後の二次的な骨化性筋炎の可能性もある．

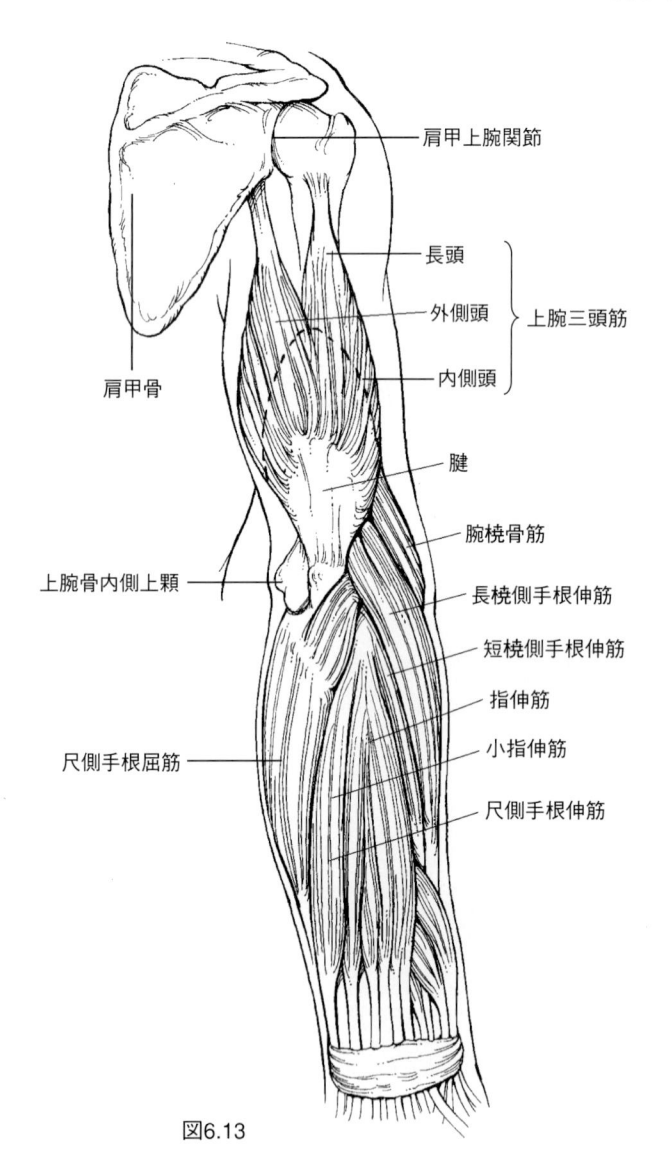

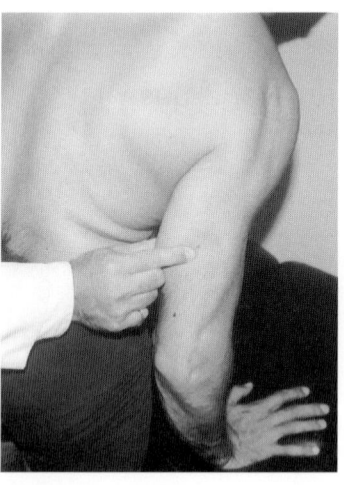

図6.13

図6.14

■前方　Anterior Aspect

肘窩　*Cubital Fossa*

解　剖　肘窩は外側が腕橈骨筋，内側が円回内筋で囲まれた三角部である．底辺は内・外側上顆を結んだ線である．この中を上腕二頭筋腱，上腕動脈，正中神経，および筋皮神経が通過する（図6.15）．

検査法　患者の肘を軽く，抵抗を加えながら屈曲させ，示指で肘窩を触り腕橈骨筋の内側に位置する上腕二頭筋腱を調べる（図6.16）．圧痛があれば筋腱移行部の挫傷を疑う．腱の断裂は肘窩では触知できず，上腕部の筋が球根状にふくらんでいることでわかる．

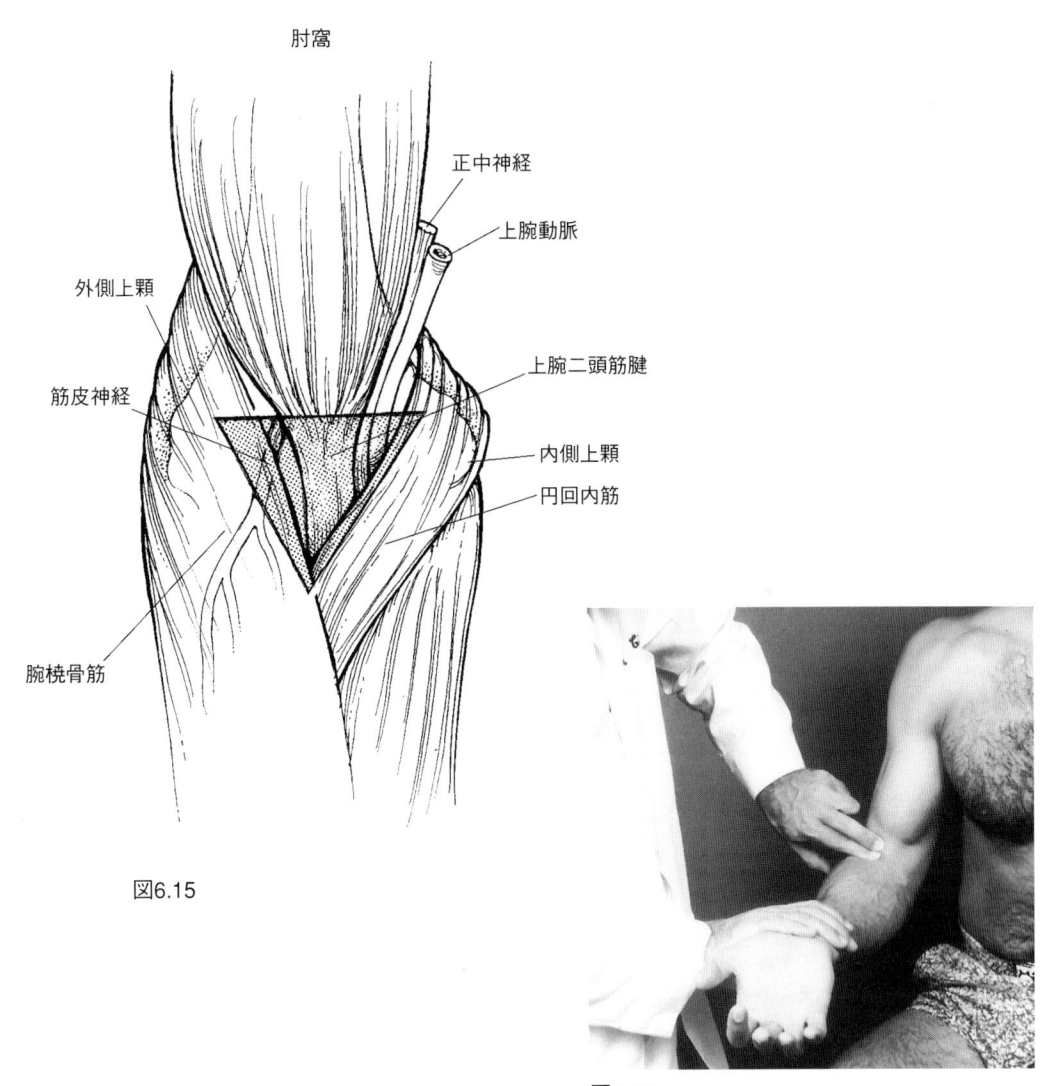

図6.15

図6.16

◯ 肘関節可動域　ELBOW RANGE OF MOTION

屈曲[1]　*Flexion*

患者を座位にして，肘を伸展させ，ゴニオメーターの中心を肘関節の矢状面にあてがう（図6.17）．これは，肘関節の屈曲・伸展の際の中間位である．患者に肘を屈曲するよう指示し，ゴニオメーターの片方のアームで前腕の動きを追う（図6.18）．

正常可動域　中間位すなわち0°から141°±4.9°以上[2]．

運動に関与する筋	神経支配
1．上腕筋	筋皮神経
2．上腕二頭筋	筋皮神経
3．腕橈骨筋	橈骨神経
4．円回内筋	正中神経
5．尺側手根屈筋	尺骨神経

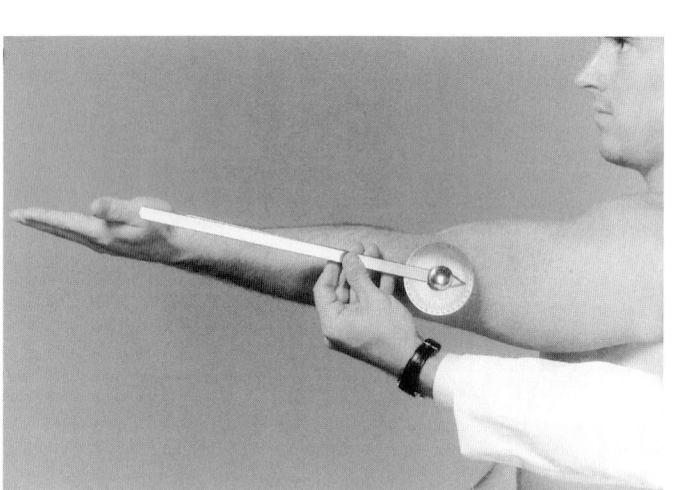

図6.17

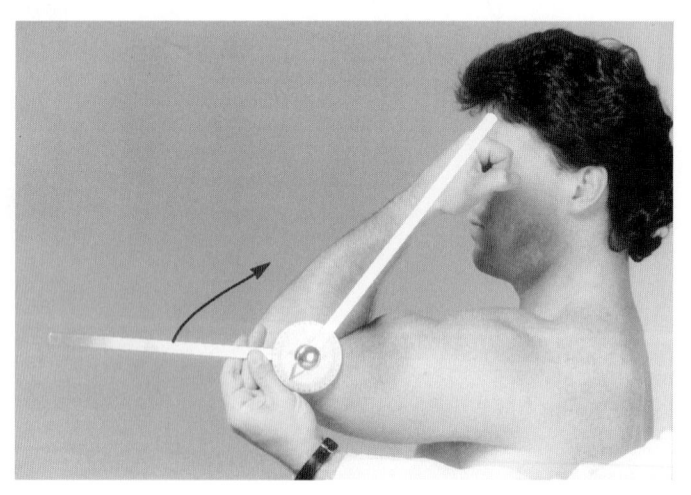

図6.18

伸展[1]　*Extension*

　肘を完全に屈曲させ，ゴニオメーターの中心を肘関節の矢状面にあてがう．次に患者に肘を完全に伸展するよう指示し，ゴニオメーターの片方のアームで前腕の動きを追う（図6.19）．

正常可動域　完全伸展位から0.3°±2.0°[2]．

運動に関与する筋	神経支配
1．上腕三頭筋	橈骨神経
2．肘筋	橈骨神経

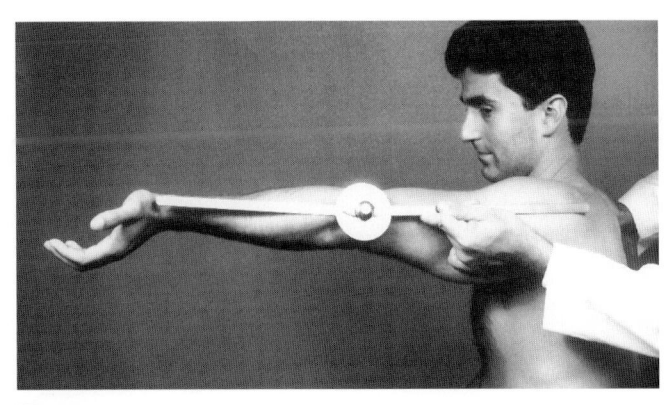

図6.19

回外[1]　*Supination*

　母指を上にして肘を90°屈曲させ，ゴニオメーターを冠状面にあてがう（図6.20）．これは，肘関節の回外・回内の際の中間位である．患者に母指を外側に回旋するよう指示し，ゴニオメーターの片方のアームで母指の動きを追う（図6.21）．

正常可動域　中間位すなわち0°から81°±4°以上[2]．

運動に関与する筋	神経支配
1．回外筋	橈骨神経
2．上腕二頭筋	筋皮神経

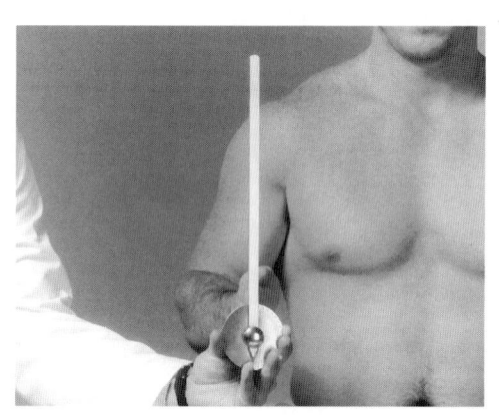

図6.20

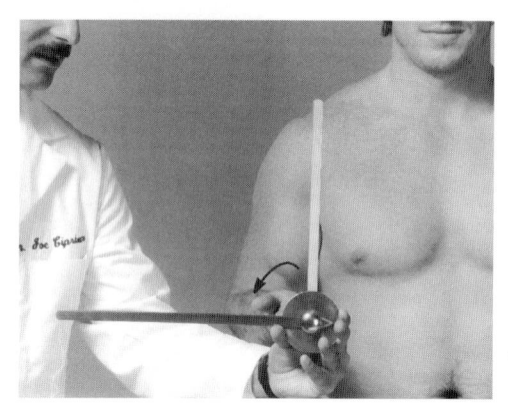

図6.21

回内[1]　*Pronation*

　母指を上にして肘を90°屈曲させ，ゴニオメーターを冠状面にあてがう（図6.22）．患者に母指を内側に回旋するよう指示し，ゴニオメーターの片方のアームで母指の動きを追う（図6.23）．

運動に関与する筋	神経支配
1．方形回内筋	正中神経
2．円回内筋	正中神経
3．橈側手根屈筋	正中神経

正常可動域　中間位すなわち0°から75°±6.3°以上．

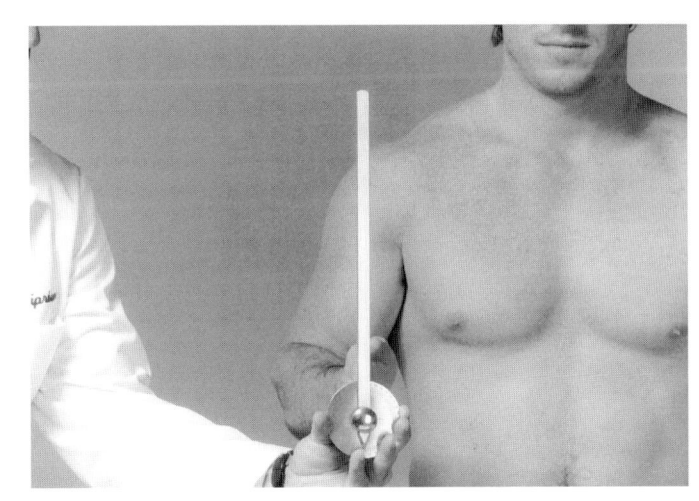

図6.22

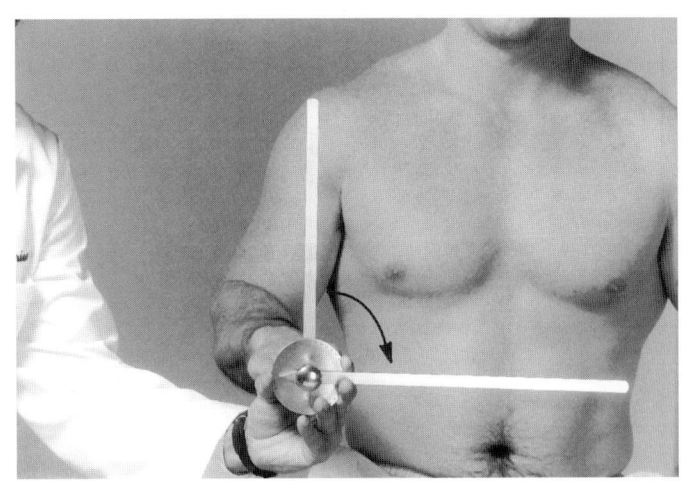

図6.23

外側上顆炎（テニス肘）
LATERAL EPICONDYLITIS (TENNIS ELBOW)

臨床解説 外側上顆炎は，上腕骨の外側上顆で起こる伸筋腱の反復損傷である．反復動作には持ち上げ（リフティング），ハンマー打ち（ハンマリング），固く握ったまま何度も衝撃を受けるスポーツなどがある．この損傷は，橈側手根伸筋腱の付着部に小さな損傷や小断裂を引き起こす．そしてこの繰り返しによる損傷の後に上顆で二次炎症が進む．腱付着部は常に引っぱられ，手首や手は常時動かしているので症状は持続してしまう．

> **臨床徴候・症状**
> ・局所的な肘外側の痛み
> ・前腕の筋力の低下

■コーゼンテスト[3]　Cozen's Test

敏感度／信頼度スケール
0　1　2　3　4

検査法 患者を座位にし，検者は片手で患者の肘を固定する．患者に拳を握らせて背屈させる（図6.24）．次に検者は，背屈した患者の手首に掌屈方向に力を加える（患者は反対に背屈方向に力を入れる　図6.25）．

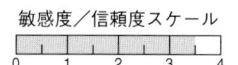

理論的根拠 手関節伸筋群は外側上顆へ付着している（図6.26）．これらは短橈側手根伸筋，総指伸筋，小指伸筋および尺側手根伸筋より成る．もし，外側上顆または同部に付着する伸筋の腱が炎症を起こしていると，背屈した手関節を掌屈させることによって，外側上顆と付着した腱群に刺激が発生する．疼痛が外側上顆部に起こるようならば，外側上顆の炎症（外側上顆炎）が疑われる．

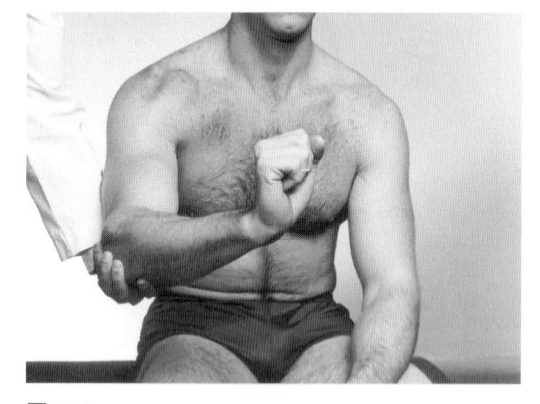

図6.24

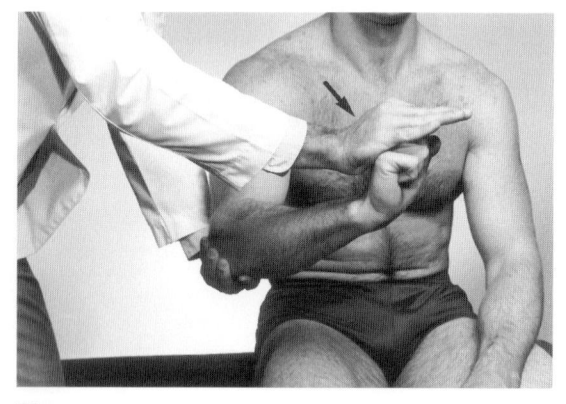

図6.25

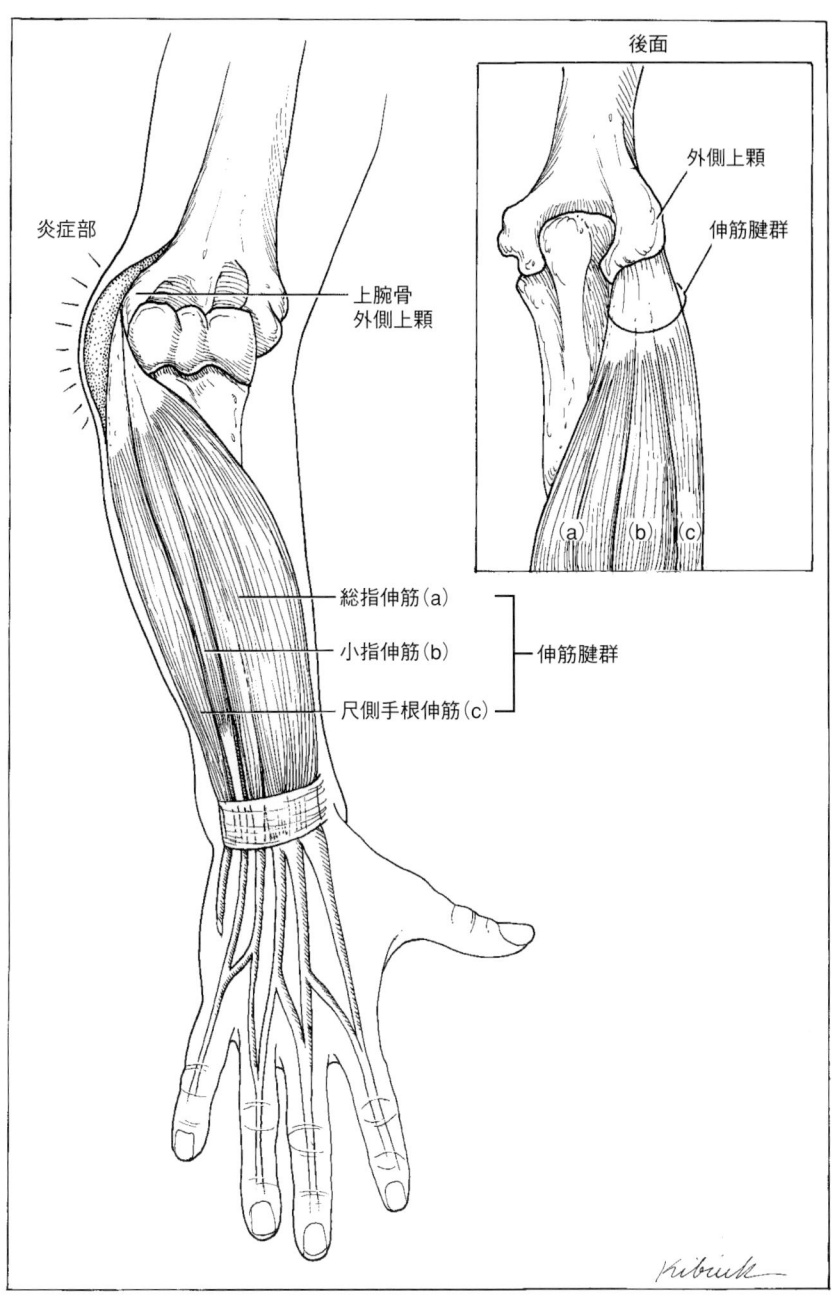

図6.26

後面

外側上顆
伸筋腱群
(a) (b) (c)

炎症部
上腕骨外側上顆
総指伸筋(a)
小指伸筋(b)
尺側手根伸筋(c)
伸筋腱群

■ミルテスト[4]　Mill's Test

検査法　患者を座位にし，腕を回内させて手首を掌屈させる．次に検者は，抵抗をかけながら，患者に前腕を回外させる（図6.27）．

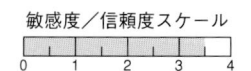

理論的根拠　前腕を回外させる回外筋の腱は，外側上顆に付着している．外側上顆，あるいは付着している腱に炎症があると，前腕の回外に抵抗を加えることによって，外側上顆と付着した腱群に刺激が発生する．

外側上顆に痛みが起こるようなら，外側上顆の炎症（外側上顆炎）が疑われる．

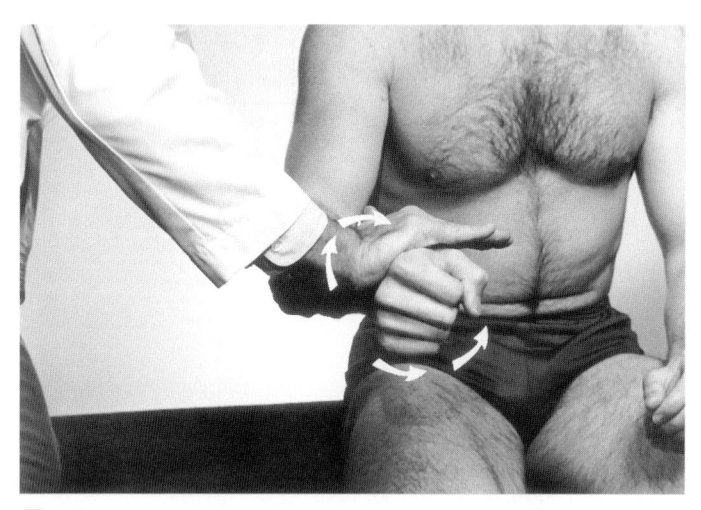

図6.27

第6章　肘関節部整形外科テスト　201

敏感度／信頼度スケール
0　1　2　3　4

■カプラン徴候[5]　Kaplan's Sign

検査法　患者を座位にし，肘を軽く屈曲させる．患者に握力計を握るように指示し，結果を記録する（図6.28）．次に，テニス肘サポーターを患者の上顆の少し下につける（図6.29）．再び，患者に握力計を握るように指示し，結果を記録する．

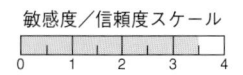

理論的根拠　支えなしで握力計を握ることで，外側上顆のすべての伸筋の腱の牽引が増大し，痛みを引き起こし，握力を弱くする．外側上顆の末端に支えがあると，すべての伸筋の腱への牽引が緩和されるため，痛みが軽減され，握力が増す．

画像診断の提案
・単純X線撮影
　肘前後像
　肘側面像

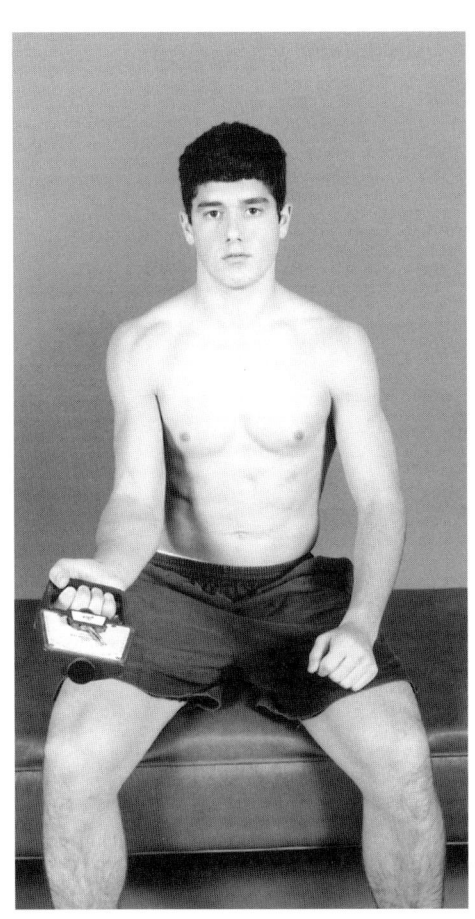

図6.28

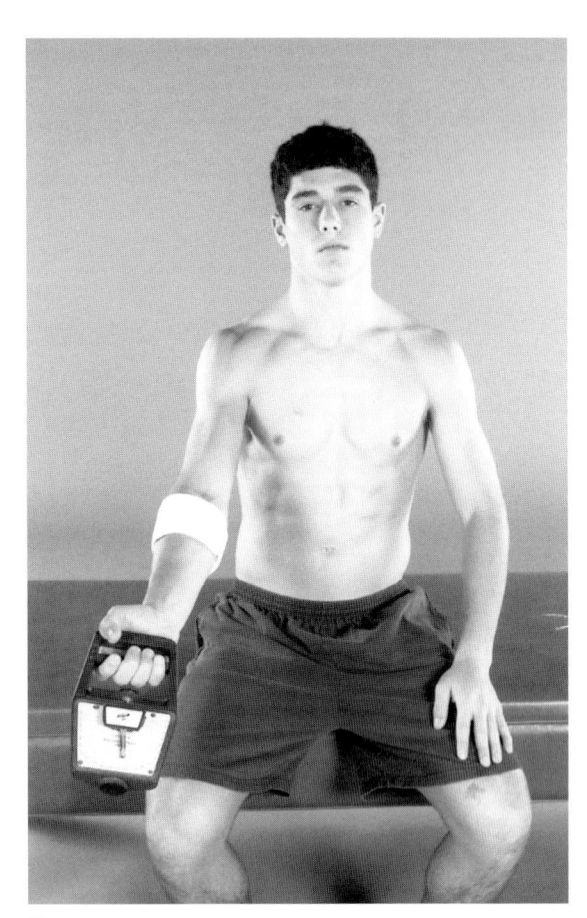

図6.29

内側上顆炎（ゴルフ肘）
MEDIAL EPICONDYLITIS（GOLFER'S ELBOW）

臨床解説　内側上顆炎は，上腕骨の内側上顆において起こる屈筋腱の反復損傷である．反復動作には持ち上げ（リフティング），ハンマー打ち（ハンマリング），固く握ったまま何度も衝撃を受けるスポーツなどがある．この損傷は，橈側手根屈筋腱の付着部に小さな損傷や小断裂を引き起こす．そしてこの繰り返しによる損傷の後に上顆で二次炎症が進む．腱付着部は常に引っぱられ，手首や手は常時動かしているので症状は持続してしまう．

臨床徴候・症状
・局所的な肘内側の痛み
・前腕の筋力の低下

■ゴルフ肘テスト[6]　Golfer's Elbow Test

検査法　患者を座位にし，肘伸展位で前腕回外位にさせる．抵抗を加えながら手関節を掌屈させる（図6.30）．

> **画像診断の提案**
> ・単純X線撮影
> 　　肘前後像
> 　　肘側面像

敏感度/信頼度スケール
0　1　2　3　4

理論的根拠　手関節屈筋群は内側上顆に付着している（図6.31）．これらは橈側手根屈筋と尺側手根屈筋より成る．もし，内側上顆または同部へ付着する屈筋の腱に炎症を起こしていると，手関節の掌屈に抵抗を加えることによって，この部位に刺激が発生する．疼痛が内側上顆部に起こるようならば，内側上顆の炎症（内側上顆炎）が疑われる．

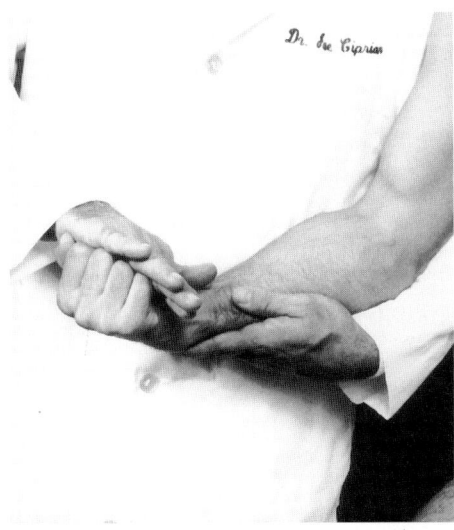

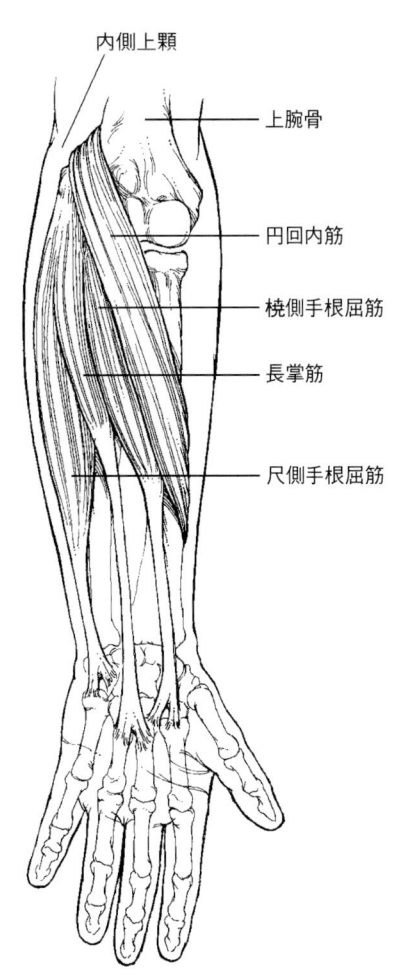

図6.30

図6.31
内側上顆
上腕骨
円回内筋
橈側手根屈筋
長掌筋
尺側手根屈筋

靱帯不安定性 LIGAMENTOUS INSTABILITY

臨床解説 肘関節の靱帯不安定性は比較的まれである．患部は肘の橈側側副靱帯と尺側側副靱帯である．この損傷の原因は，肘の無理な過伸展，伸展した腕の無理な外反または内反にある．伸展した腕の無理な内反は橈側側副靱帯を傷つける．伸展した腕の無理な外反は尺側側副靱帯を傷つける．重度の不安定性は裂離骨折や肘の完全脱臼を伴う．

臨床徴候・症状
・肘内側または外側の痛み
・局所的な腫脹

■内反ストレステスト[7]　Adduction Stress Test

敏感度／信頼度スケール
0　1　2　3　4

検査法 患者を座位にし，検者は片手で肘の内側を固定して，残る手で患者の前腕の外側を押して内反させる（図6.32）．

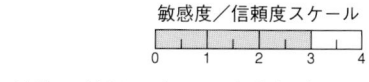

理論的根拠 前腕の外側に内反の力を加えることによって，橈側側副靱帯にストレスがかかる（図6.33）．

外側の不安定性あるいは痛みがあれば，橈側側副靱帯の不安定性が示唆される．

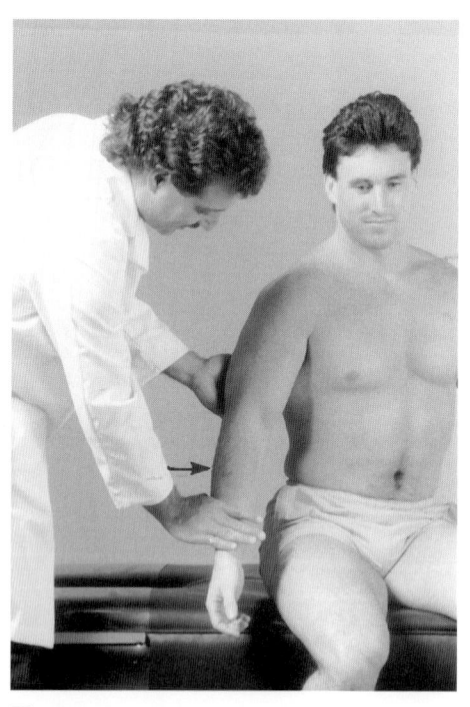

図6.32

第6章 肘関節部整形外科テスト 205

橈側側副靱帯

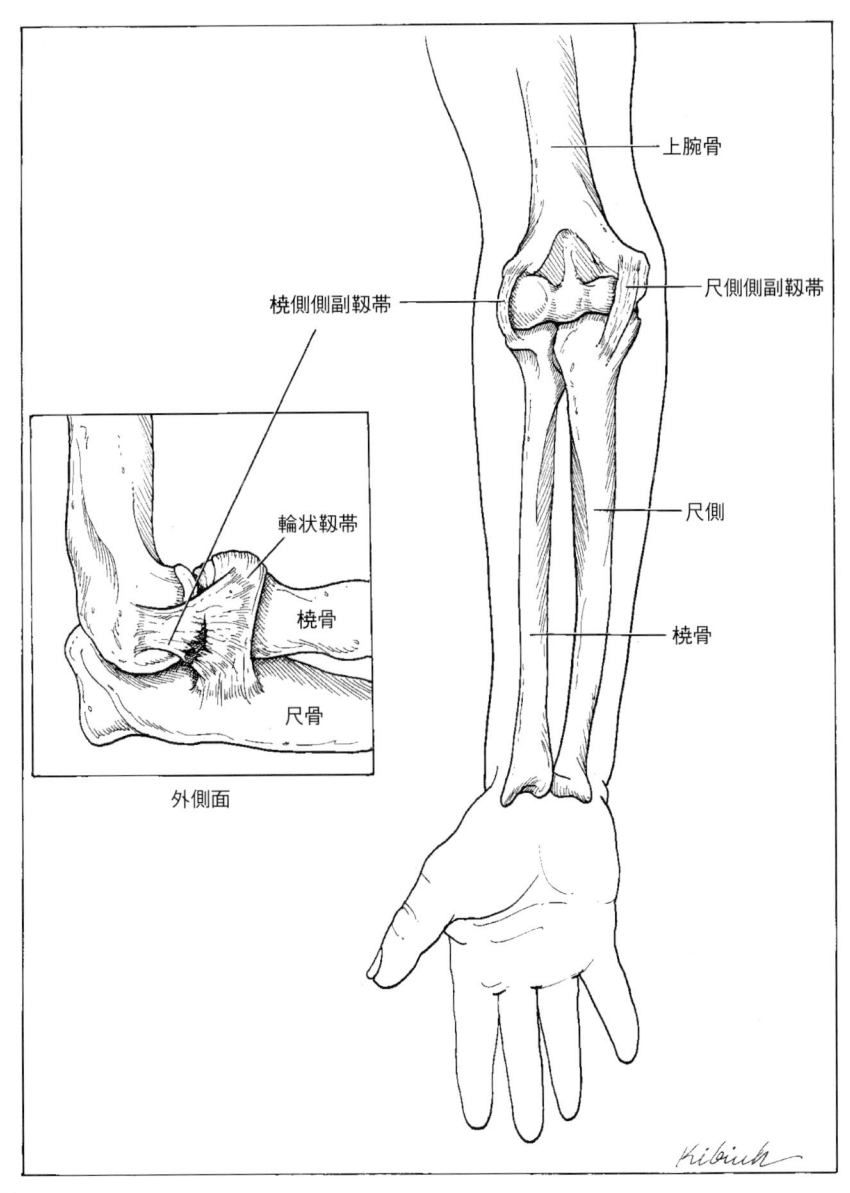

輪状靱帯
橈骨
尺骨

外側面

上腕骨
尺側側副靱帯
尺側
橈骨

図6.33

■外反ストレステスト[7]　Abduction Stress Test

敏感度／信頼度スケール

検査法　患者を座位にし，検者は片手で肘の外側を固定して，残る手で患者の前腕の内側を押して外反させる（図6.34）．

理論的根拠　前腕の内側に外反の力を加えることによって，尺側側副靱帯にストレスがかかる．内側の不安定性あるいは痛みがあれば，尺側側副靱帯の不安定性が示唆される．

画像診断の提案
・単純X線撮影
　　肘前後像
　　肘側面像
・CT
・MRI

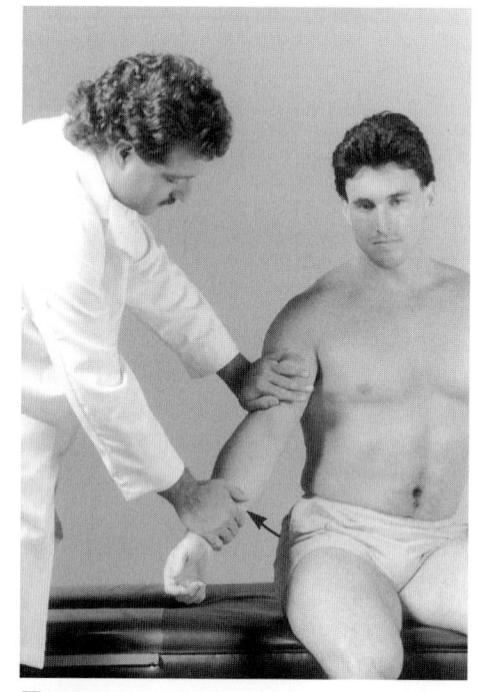

図6.34

神経障害（ニューロパシー）と圧迫症候群
NEUROPATHY／COMPRESSION SYNDROMES

臨床解説 肘の神経障害（ニューロパシー）と圧迫症候群は，外傷，オーバーユース，関節炎，姿勢の問題による末梢神経障害である．この障害は前腕や手の知覚異常と筋力の低下を引き起こす．最も影響されるのは尺骨神経である．圧迫・絞扼箇所には，尺側手根屈筋の尺骨頭と上腕頭（内側上顆に付着）の間にある肘部管（尺骨神経溝）がある（図6.35）．

> **臨床徴候・症状**
> ・前腕・手の知覚異常
> ・前腕・手の筋力の低下

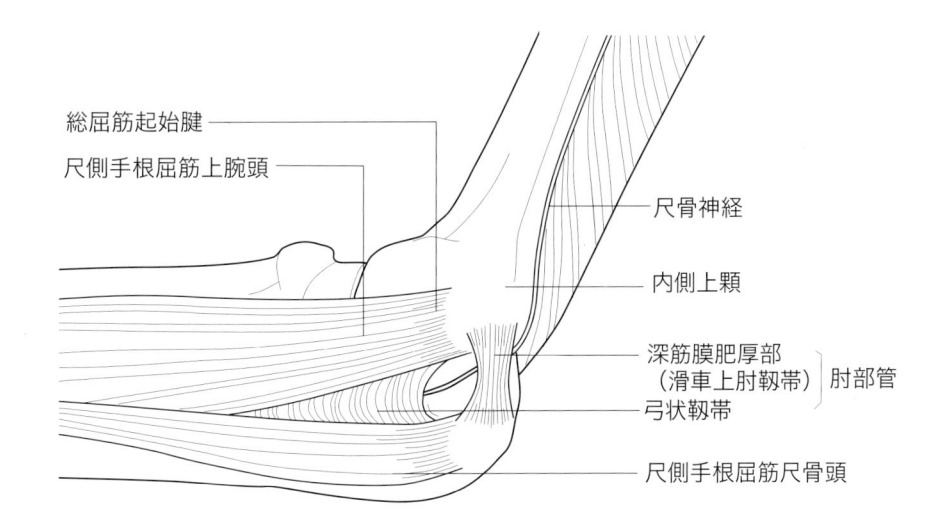

図6.35 肘部管
深筋膜肥厚部：内側上顆先端から肘頭に向かい深筋膜の肥厚部が70〜80％にみられる。この部分の名称は統一されていなく、この部分に滑車上肘筋が遺残することがあるため、滑車上肘靱帯と呼ばれるが、他に肘部管支帯と呼ばれることもある。
弓状靱帯：尺側手根屈筋上腕頭と尺側手根屈筋尺骨頭の間に尺側神経に接して張っている膜様構造を弓状靱帯（別名・絞扼靱帯）と呼ぶが、厳密には腱膜で靱帯ではない。

■肘関節のチネル様徴候[8]　Tinel's Sign

敏感度／信頼度スケール
0 1 2 3 4

検査法　患者を座位にし，肘頭と内側上顆の間にある肘部管（尺骨神経溝）を打腱器で軽く叩打する（図6.36）．尺骨神経はこの溝を通っている．

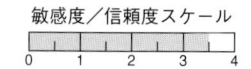

理論的根拠　これは，尺骨神経の神経炎か神経腫による疼痛を起こすテストである．疼痛があれば陽性である．神経は以下の原因により障害を受ける可能性がある．

1. 肘のオーバーユースあるいは反復する損傷あるいは外傷
2. 肘関節の関節炎
3. 尺側手根屈筋の二頭間での肘部管の圧迫
4. 手が頭部の下になり肘を屈曲位で寝た時のような姿勢による神経の圧迫
5. 反復する尺骨神経の亜脱臼または脱臼

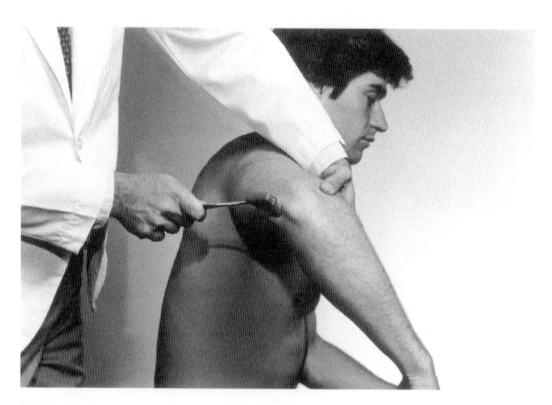

図6.36

■ワーテンバーグ徴候[9]　Wartenberg's Sign

敏感度／信頼度スケール

検査法　患者を座位にし，テーブルに手をつかせる．他動的に患者の手指を広げさせる（図6.37）．次に患者にすべての手指を閉じさせる（図6.38）．

理論的根拠　手指の外転は尺骨神経支配である．小指の外転が不可能であれば尺骨神経炎を示唆する（図6.39）．

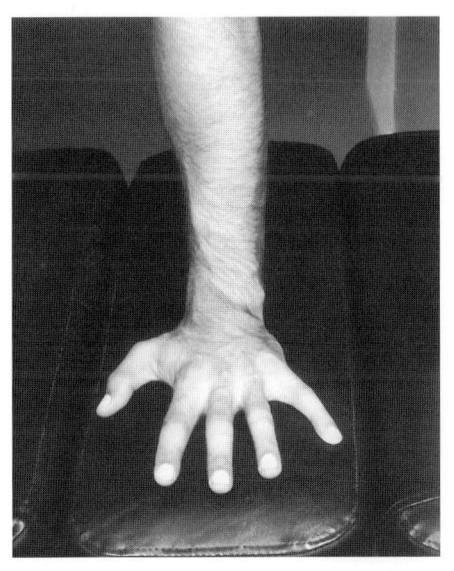

図6.37

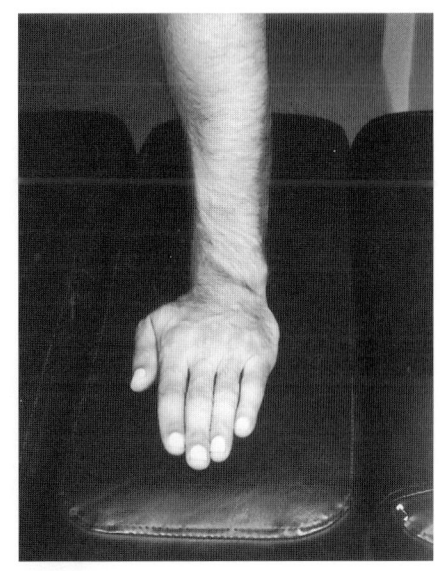

図6.38

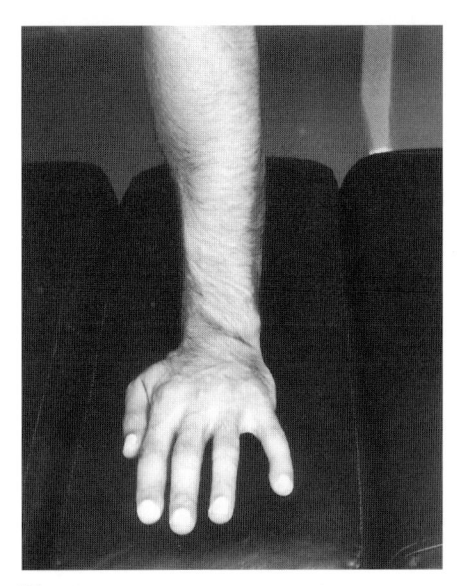

図6.39

■肘屈曲テスト[10]　Elbow Flexion Test

敏感度／信頼度スケール
0　1　2　3　4

検査法　患者を座位にし，5分間肘を完全屈曲位に保持させる（図6.40）．

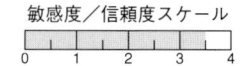

理論的根拠　肘屈曲により，尺骨神経は肘部管内で圧迫を受ける．前腕および手の内側部の知覚障害があれば，肘部管内での尺骨神経の圧迫が疑われる（肘部管症候群，図6.41）．あるいは尺側手根屈筋の二頭間での絞扼か，尺骨神経溝内の瘢痕組織に起因していることもある．

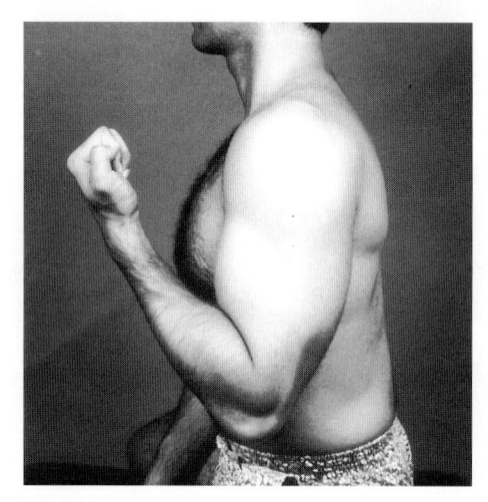

図6.40

尺骨神経の圧迫箇所

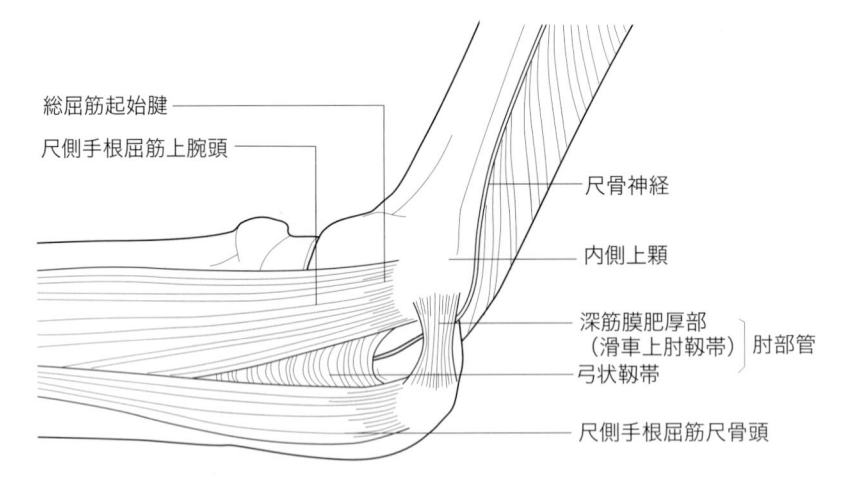

総屈筋起始腱
尺側手根屈筋上腕頭
尺骨神経
内側上顆
深筋膜肥厚部
（滑車上肘靱帯）｝肘部管
弓状靱帯
尺側手根屈筋尺骨頭

図6.41

第6章　肘関節部整形外科テスト　211

敏感度／信頼度スケール
0　1　2　3　4

■ピンチグリップテスト[11]　Pinch Grip Test

検査法　患者に示指と母指の指先でピンチ動作をさせる（図6.42）．

理論的根拠　正常では指尖と指尖でのピンチが可能である．指尖ではなく，示指と母指の指腹でのピンチであれば陽性である（図6.43）．これは正中神経の分枝である前骨間神経障害のときにみられる．これはまた前骨間神経が円回内筋の二頭間で絞扼されている場合にもみられる（図6.44）．

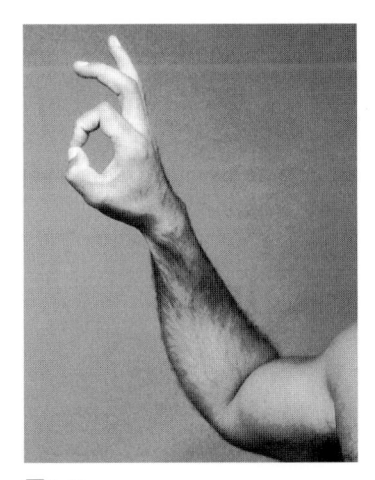

図6.42

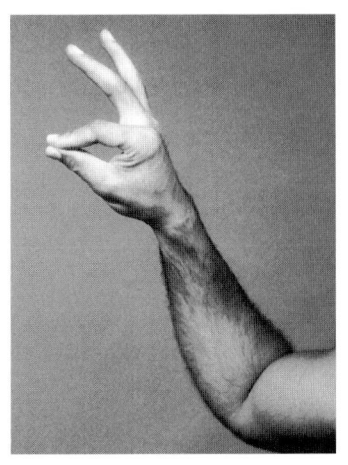

図6.43

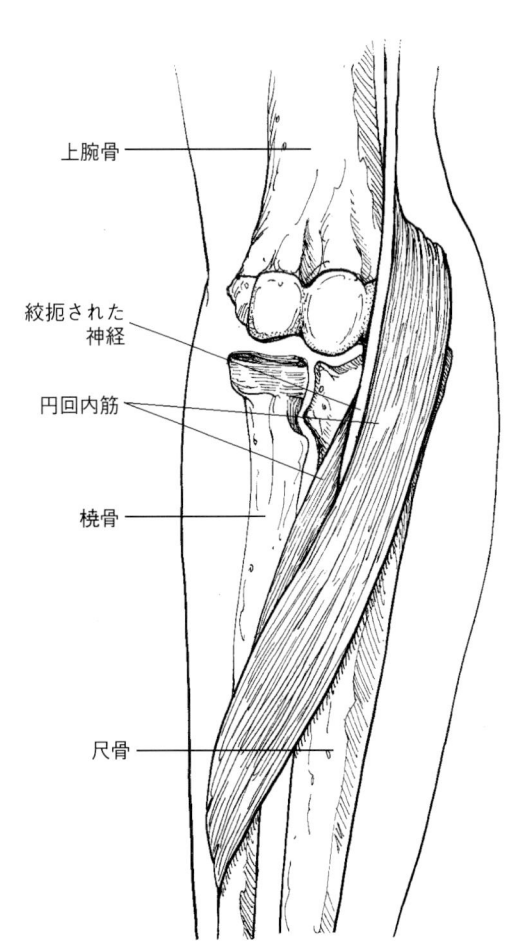

上腕骨
絞扼された神経
円回内筋
橈骨
尺骨

図6.44

参考文献　References

1. American Academy of Orthopaedic Surgeons. The Clinical Measurement of Joint Motion. Chicago:American Academy of Orthopaedic Surgeons, 1994.
2. Boone DC, Azen SP. Normal range of motion in male subjects. J Bone Joint Surg 1979; 61A:756-759.
3. Lucas GL. Examination of the Hand. Springfield, IL:Charles C. Thomas, 1972.
4. Mills GP. The treatment of tennis elbow. Br Med J 1928;1:12-13.
5. Kaplan EB. Treatment of tennis elbow by denervation. J Bone Joint Surg 1959;41A: 147.
6. McRae R. Clinical Orthopedic Examination. New York:Churchill Livingstone, 1976;41.
7. Hoppenfeld S. Physical examination of the spine and extremities. New York:Appleton-Century-Crofts, 1976;127.
8. Tinel J. Nerve wounds;symptomatology of peripheral nerve lesions caused by war wounds. Joll CA, ed, Rothwell F, trans. New York:William Wood, 1918.
9. Volz RC, Morrey BF. The physical examination of the elbow. In:Morrey BF, ed. The Elbow and Its Disorder. Philadelphia:WB Saunders, 1986.
10. Magee DJ. Orthopedic Physical Assessment. 2nd ed. Philadelphia:WB Saunders, 1992.
11. Wiens E, Lane S. The anterior interosseous nerve syndrome. Can J Surg 1978;21:354.

推薦図書　General References

Boyd HB. Tennis elbow. J Bone Joint Surg Am 1973;55:1183-1187.
Cyriax J. Pathology and treatment of tennis elbow. J Bone Joint Surg 1936;18:921.
Cyriax J. Textbook of Orthopaedic Medicine. Vol 1. Diagnosis of soft tissue lesions. London: Bailliéré Tindall, 1982.
Kapandji IA. The physiology of the Joints. Vol 1. Upper Limb. New York:Churchill Livingstone, 1970.
McKee GK. Tennis elbow. Br Med J 1937;2:434.
Mennell JM. Joint Pain. Boston:Little, Brown, 1964.
Nagler W, Johnson E, Gardner R. The pain of tennis elbow. Current Concepts Pain Analg, 1986.
Nirschl R, Pettrone F. Tennis elbow. J Bone Joint Surg 1979;61A(6):836.
Post M. Physical examination of the musculoskeletal system. Chicago:Year Book, 1987.
Roles NC, Maudsley RH. Radial tunnel syndrome:resistant tennis elbow as a nerve entrapment. J Bone Joint Surg Br 1972;54: 499.

第7章

手関節部整形外科テスト
WRIST ORTHOPAEDIC TESTS

手関節部整形外科検査フローチャート
WRIST ORTHOPAEDIC EXAMINATION FLOW CHART　　214

触診　PALPATION　215
　前方　Anterior Aspect　215
　　屈筋腱　Flexor Tendons　215
　　手根管　Carpal Tunnel　216
　　ギヨン管（尺骨神経管）　Guyon's Canal　217
　　橈骨動脈と尺骨動脈　Radial and Ulnar Arteries　218
　後方　Posterior Aspect　219
　　尺骨茎状突起とリスター結節　Ulnar Styloid Process and Radial Tubercle　219
　　伸筋腱　Extensor Tendons　220

手関節可動域　WRIST RANGE OF MOTION　221
　屈曲（掌屈）　Flexion　221
　伸展（背屈）　Extension　222
　尺屈　Ulnar Deviation　223
　橈屈　Radial Deviation　224

手根管症候群　CARPAL TUNNEL SYNDROME　225
　手関節のチネル様徴候　Tinel's Wrist Sign　225
　ファレンテスト　Phalen's Test　226
　逆ファレンテスト　Reverse Phalen's Test　227
　手根圧迫テスト　Carpal Compression Test　228
　駆血帯テスト　Tourniquet Test　229
　ピンチテスト　Pinch Test　230

尺骨神経管症候群　ULNAR TUNNEL SYNDROME　231
　尺骨神経管3徴候　Ulnar Tunnel Triad　231

狭窄性腱鞘炎　STENOSING TENOSYNOVITIS　232
　フィンケルスタインテスト　Finkelstein's Test　233

手根不安定性　CARPAL INSTABILITY　234
　月状三角骨間不安定性テスト　Lunatotriquetral Ballottement Test　234
　ワトソンテスト　Watson's Test　235

手関節部整形外科検査フローチャート

```
病歴
├── オーバーユースによる手関節部痛
│     └── 可動域（自動的）（他動的）
│           └─(+)─ チネル様徴候／ファレンテスト／逆ファレンテスト／駆血帯テスト／ピンチテスト
│                 ├─(+)─ 電気生理学的検査 ─(+)→ 圧迫神経障害
│                 └─(−)→ 尺骨神経管3徴候
│                         ├─(+)─ 電気生理学的検査 ─(+)→ 尺骨神経管症候群
│                         └─(−)→ フィンケルスタインテスト ─(+)→ 狭窄性腱鞘炎
└── 外傷による手関節部痛
      └── 可動域（自動的）（他動的）
            └─(+)─ 月状三角骨間不安定テスト／ワトソンテスト
                  ├─(+)→ 手根不安定性
                  └─(−)→ レントゲン所見 ─(+)→ リウマチ性関節炎／変形性関節症／骨折, 脱臼
```

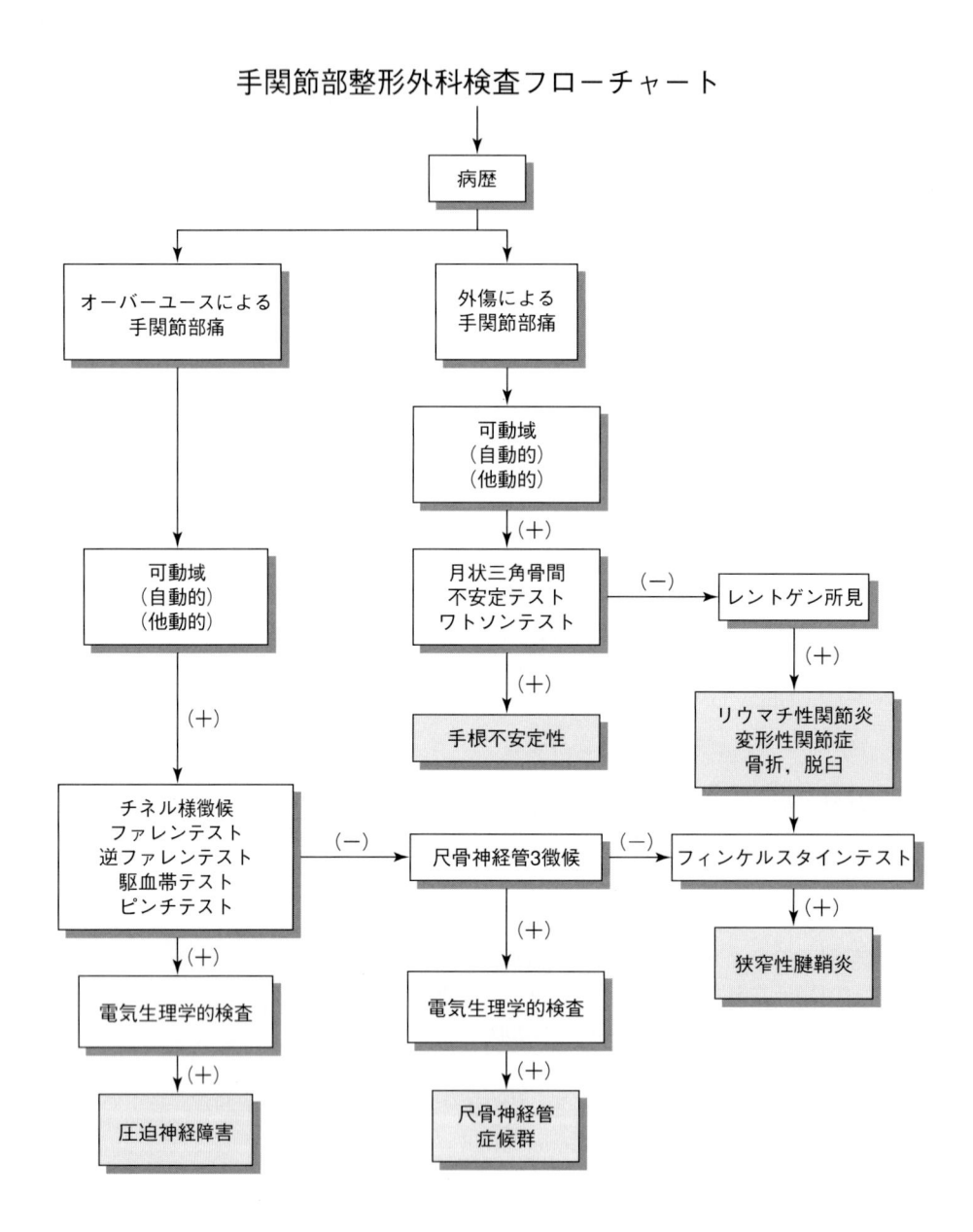

○ 触診　PALPATION

■前方　Anterior Aspect

屈筋腱　*Flexor Tendons*

解　剖　手関節部には以下に示す6つの手関節および手指の屈筋腱が通過する（図7.1）．

1. 尺側手根屈筋
2. 長掌筋
3. 深指屈筋
4. 浅指屈筋
5. 長母指屈筋
6. 橈側手根屈筋

検査法　屈筋支帯のちょうど近位部で個々の屈筋腱を触知し，圧痛や石灰沈着などを調べる（図7.2）．圧痛があれば，腱鞘炎が疑われる．

Note　アズキ大の腫瘤が手関節の前面あるいは後面にみられることがある．この腫瘤は良性の腱鞘滑膜腫で，通常，症状はないが腫大した場合は圧痛や疼痛が生じる．

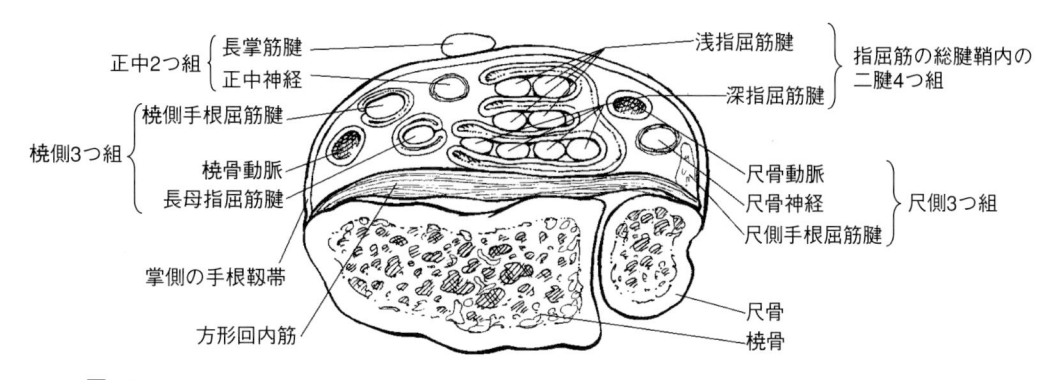

図7.1

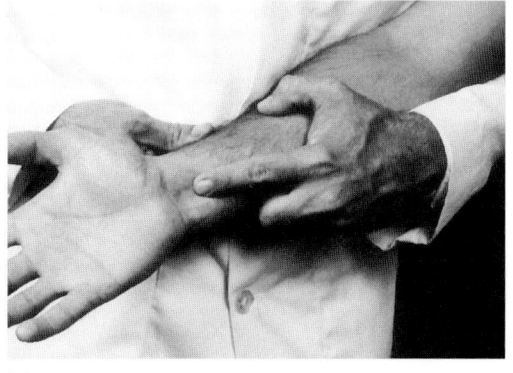

図7.2

手根管　*Carpal Tunnel*

解　剖　手根管は長掌筋より深層にあり，手関節の前面に位置する．内側は豆状骨と有鉤骨鉤，外側は舟状骨結節と三角骨結節，前方は屈筋支帯，後方は手根骨に囲まれている．手根管内には正中神経，および前腕から手に至る手指の屈筋腱が走行する（図7.3）．手根管は圧迫性の神経障害が生じやすい部位である．

検査法　本来，手根管および手根管内の組織は触知することはできない．手根管の辺縁は変形や圧痛があれば触知できる（図7.4）．手根管の浅層を触診すると，しびれ感，蟻走性微痛感，疼痛，手の筋力低下などの症状が増悪することがある．これらの症状があれば，手根管症候群を示す．

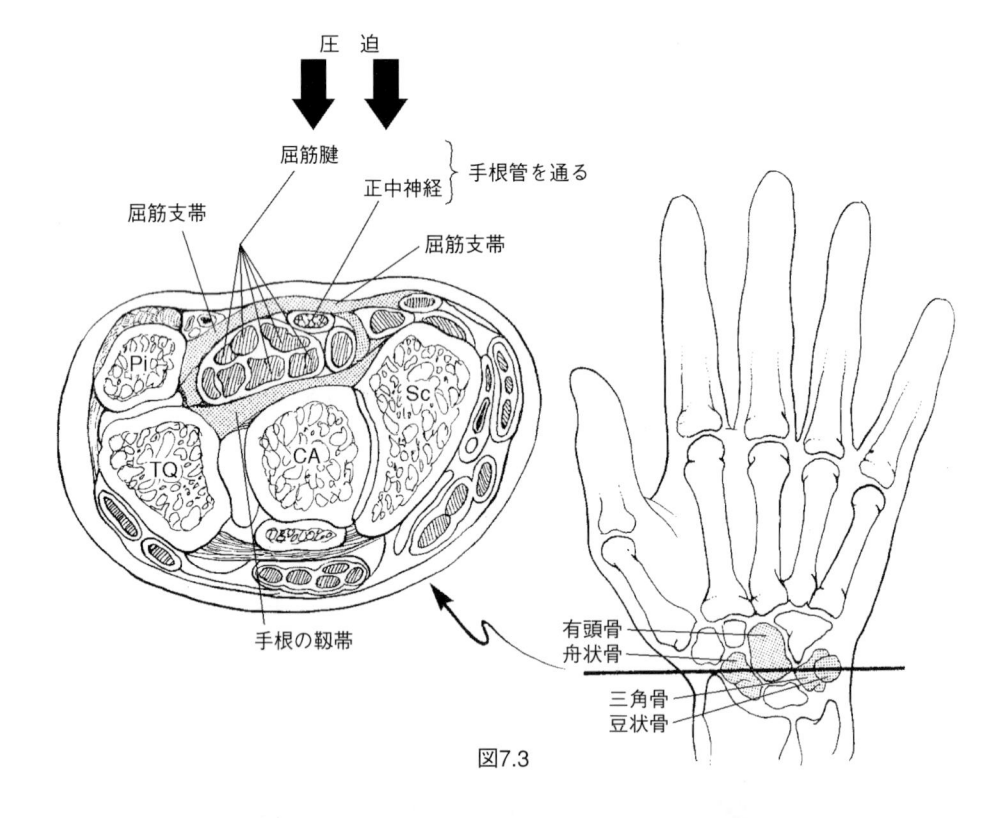

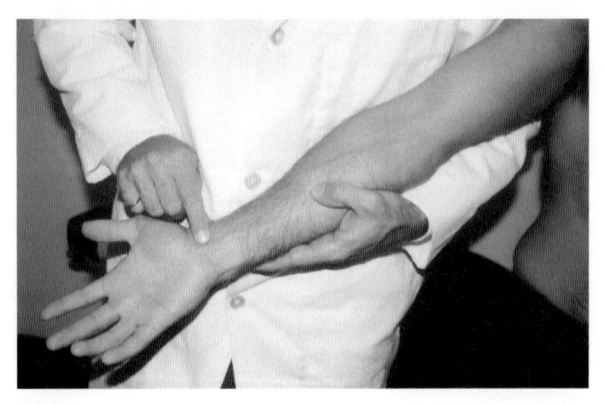

図7.3

図7.4

ギヨン管（尺骨神経管） *Guyon's Canal*（*Ulnar Tunnel*）

解　剖　ギヨン管は豆状骨と有鉤骨鉤の間に位置する．その中を尺骨神経と尺骨動脈が通過する（図7.5）．ギヨン管もまた圧迫性の神経障害が生じやすい部位である．

検査法　ギヨン管内の尺骨神経も尺骨動脈も触知することはできない．ギヨン管の上からの触診で，圧痛がみられたり，手の尺骨神経領域の障害が増悪したりすることがある（図7.6）．

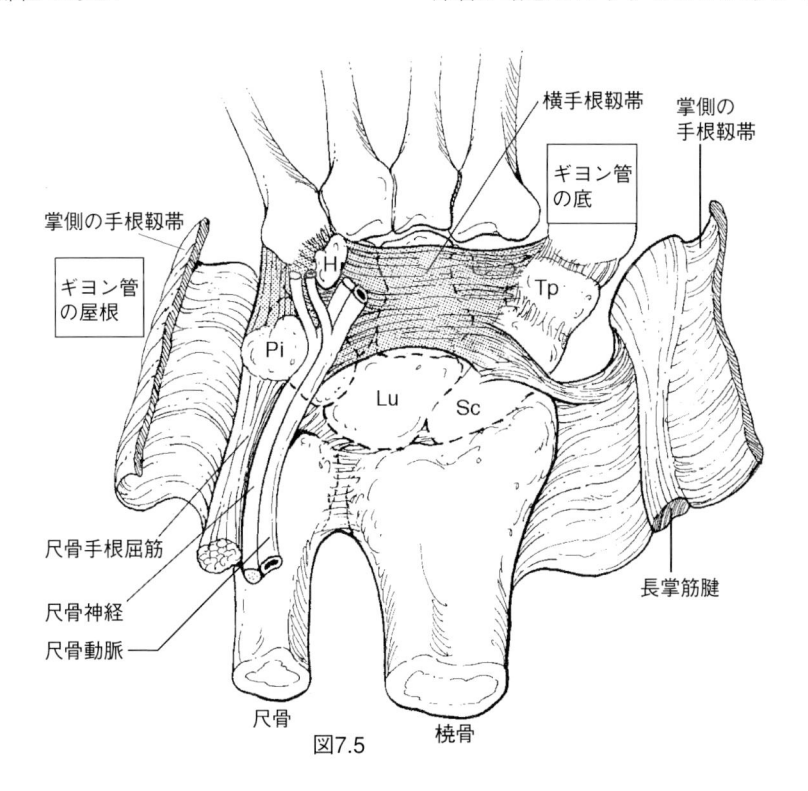

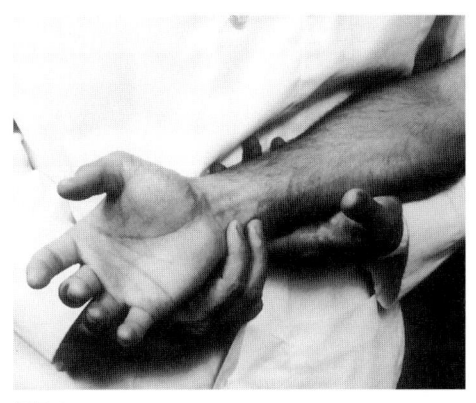

図7.5

図7.6

橈骨動脈と尺骨動脈　*Radial and Ulnar Arteries*

解　剖　橈骨動脈と尺骨動脈は手に血液を送る上腕動脈からの2つの枝である．橈骨動脈は手関節の外側前面に位置し，尺骨動脈は手関節の内側前面に位置する（図7.7）．

検査法　各動脈を触診し，両側の脈拍の振幅を診断する（図7.8，図7.9）．上腕動脈を触診して振幅の減弱を認めない場合，脈拍の振幅の減少は，肘関節と手関節の間のそれぞれの動脈の圧迫によるものである．ギヨン管で尺骨動脈の圧迫がよく起こる．

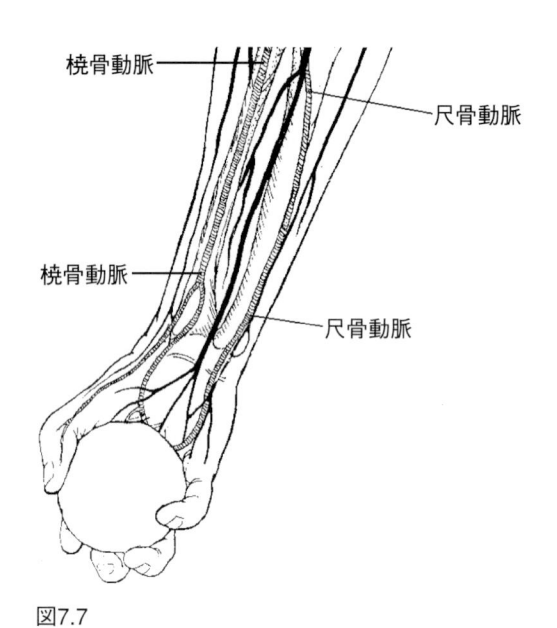

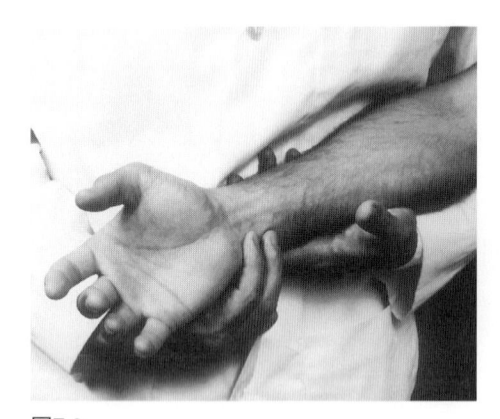

図7.7

図7.8

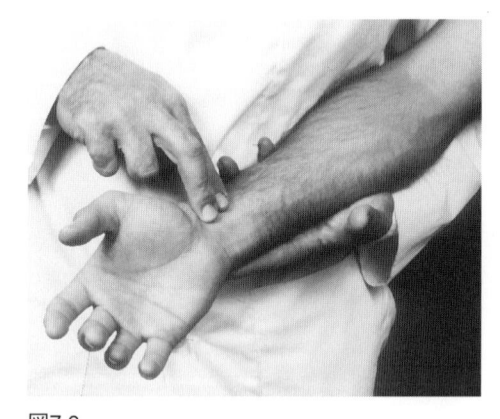

図7.9

■後方　Posterior Aspect
尺骨茎状突起とリスター結節　*Ulnar Styloid Process and Radial Tubercle*

解　剖　尺骨茎状突起は，小指側の手関節後面にある．リスター結節は，母指側の手関節後面にある（図7.10）．

検査法　尺骨茎状突起とリスター結節を触診し，圧痛，痛み，腫れ，変形を調べる（図7.11，図7.12）．外傷後のリスター結節の痛みは，コーレス骨折のような骨折，背部が角状になる橈骨遠位端骨折を示す．尺骨茎状突起の痛みは，尺骨遠位端骨折を疑う．圧痛，腫れ，変形のいずれかがあれば，リウマチ性関節炎を疑う．

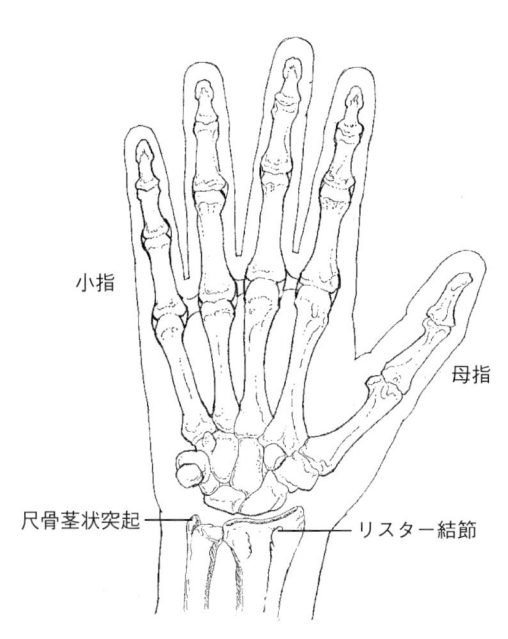

図7.10

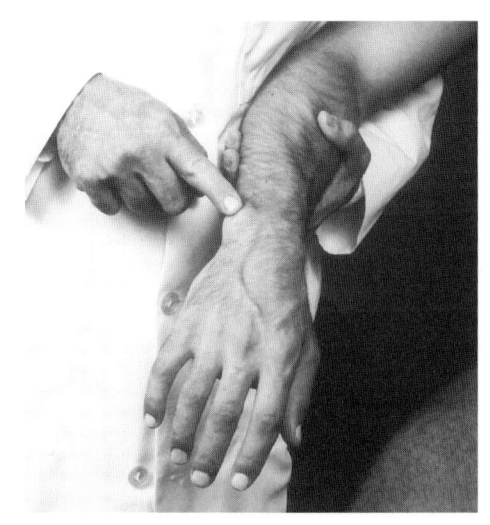

図7.11

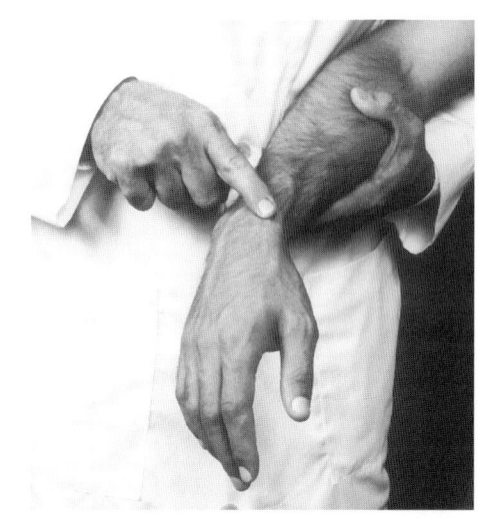

図7.12

伸筋腱　*Extensor Tendons*

解　剖　手関節の後面には6つの骨—線維性の管がある．伸筋腱は，浅層で伸筋支帯によって結びつけられ，滑液鞘と並行してこれらの管を通る．母指側から以下のような管があり，それぞれの腱が通っている（図7.13）．

第1管　長母指外転筋腱と短母指伸筋腱
第2管　長・短橈側手根伸筋腱
第3管　長母指伸筋腱
第4管　総指伸筋腱と示指伸筋腱
第5管　小指伸筋腱
第6管　尺側手根伸筋腱

検査法　患者の手を指で支え，両手の母指で手関節を触診する（図7.14）．動きの制限と軋轢音を調べる．軋轢音は伸筋腱の腱鞘炎を示す．

Note　アズキ大ぐらいの腫瘤が手関節の前面あるいは後面に見られることがある．これは良性の腱鞘炎性の腫瘍で，通常は症状が出ないが，腫大した場合は圧痛や痛みが生じる．

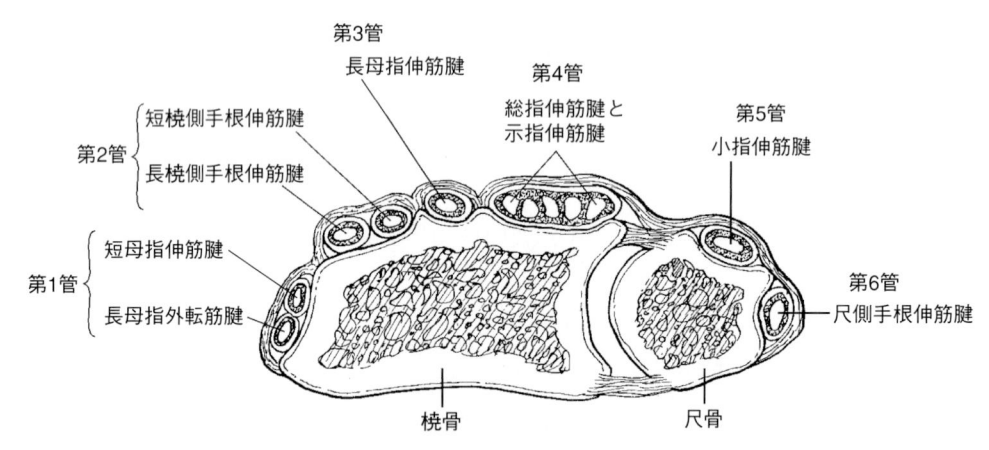

図7.13

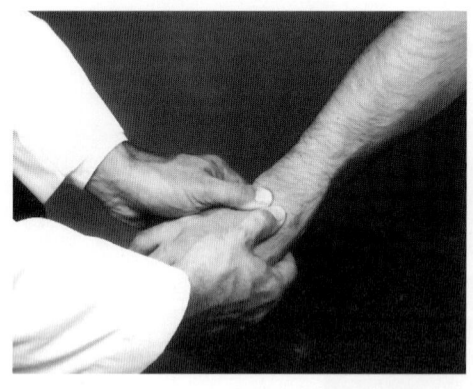

図7.14

手関節可動域　WRIST RANGE OF MOTION

屈曲（掌屈）[1]　*Flexion*

　手関節を中間位にし，ゴニオメーターの中心を尺骨茎状突起の矢状面にあてがう（図7.15）．患者に手関節を掌屈するよう指示し，ゴニオメーターの片方のアームで手背の動きを追う（図7.16）．

正常可動域　中間位すなわち0°から75±7.6°以上[2]．

運動に関与する筋	神経支配
1．橈側手根屈筋	正中神経
2．尺側手根屈筋	尺骨神経

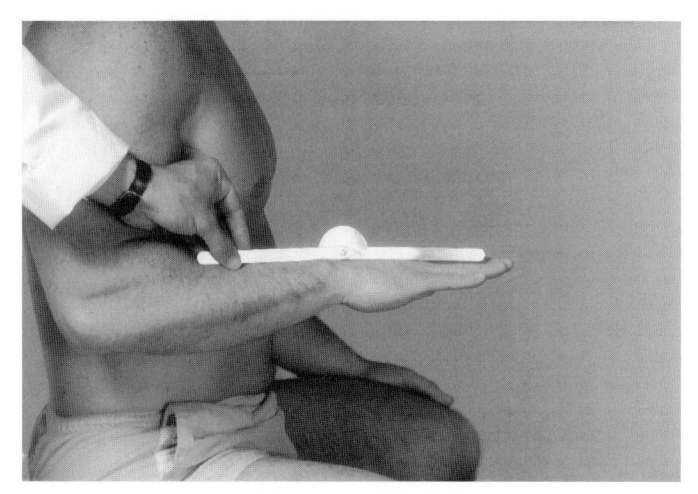

図7.15

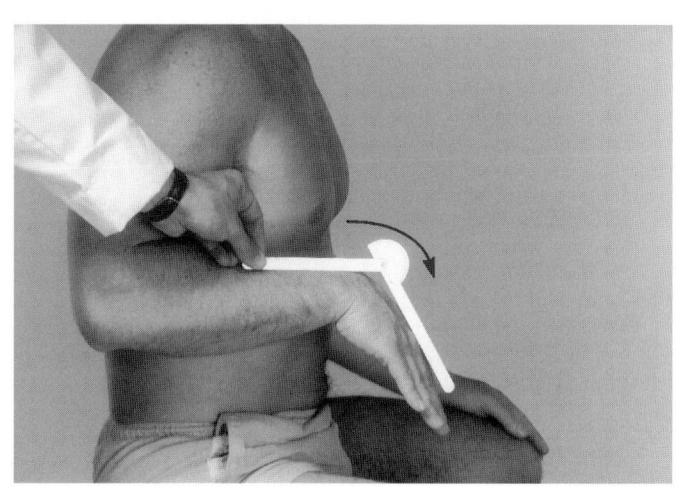

図7.16

伸展（背屈）[1]　*Extension*

手関節を中間位にし，ゴニオメーターの中心を尺骨茎状突起の矢状面にあてがう（図7.17）．患者に手関節を背屈するよう指示し，ゴニオメーターの片方のアームで手掌の動きを追う（図7.18）．

運動に関与する筋	神経支配
1．長橈側手根伸筋	橈骨神経
2．短橈側手根伸筋	橈骨神経
3．尺側手根伸筋	橈骨神経

正常可動域　中間位すなわち0°から74±7.6°以上[2]．

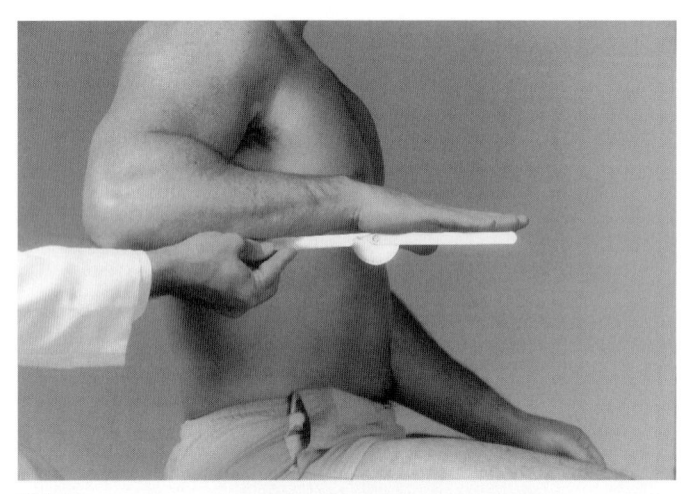

図7.17

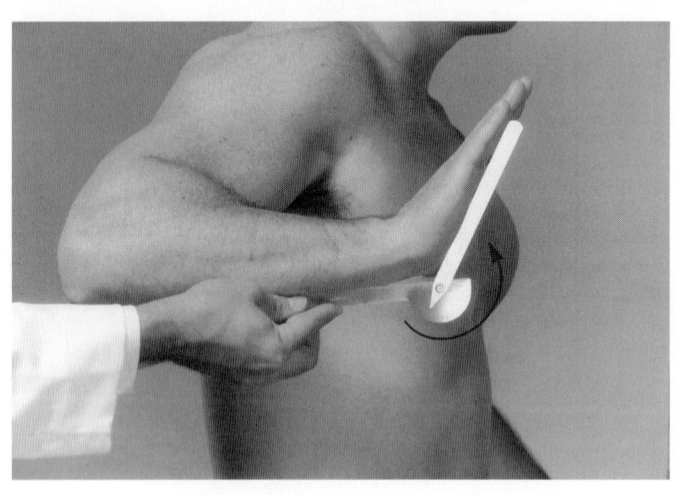

図7.18

尺屈[1]　*Ulnar Deviation*

手関節を中間位にして手を回外させ，ゴニオメーターの中心を遠位橈尺関節の冠状面にあてがう（図7.19）．患者に手関節を尺屈するよう指示し，ゴニオメーターの片方のアームで手掌の動きを追う（図7.20）．

運動に関与する筋	神経支配
1．尺側手根屈筋	尺骨神経
2．尺側手根伸筋	橈骨神経

正常可動域　中間位すなわち0°から35±3.8°以上[2]．

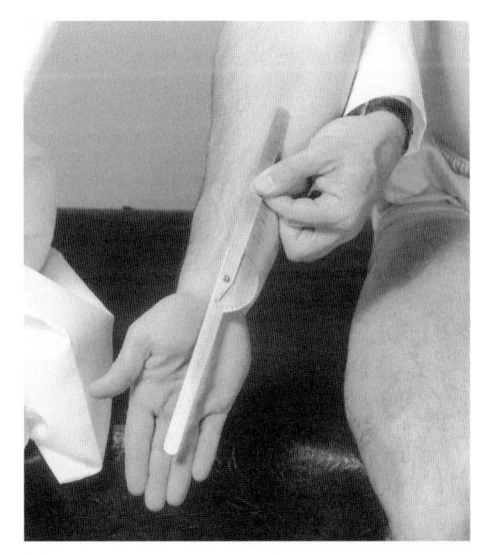

図7.19

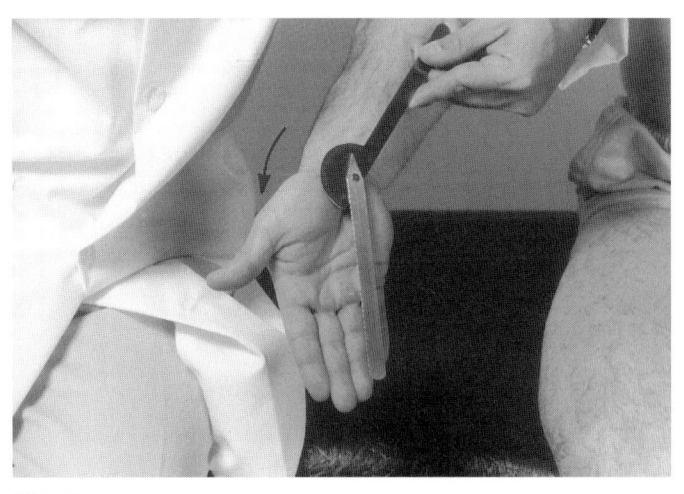

図7.20

橈屈[1]　*Radial Deviation*

　手関節を中間位にして手を回外させ，ゴニオメーターの中心を遠位橈尺関節の冠状面にあてがう（図7.21）．患者に手関節を橈屈するよう指示し，ゴニオメーターの片方のアームで手掌の動きを追う（図7.22）．

運動に関与する筋	神経支配
1．橈側手根屈筋	正中神経
2．長橈側手根伸筋	橈骨神経
3．長母指外転筋	橈骨神経
4．短母指伸筋	橈骨神経

正常可動域　中間位すなわち0°から21±4°以上[2]．

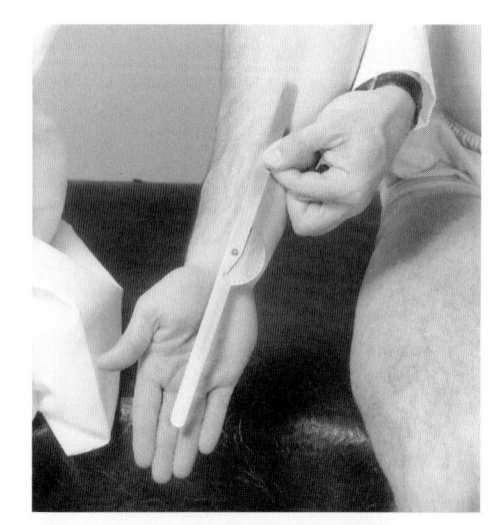

図7.21

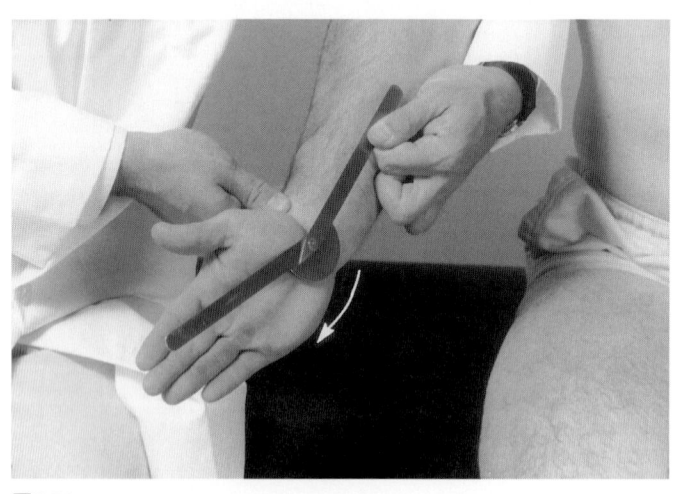

図7.22

手根管症候群　CARPAL TUNNEL SYNDROME

臨床解説　手根管症候群は正中神経の圧迫神経障害である．圧迫は手関節の屈筋支帯の下で起きる．感覚障害から萎縮を伴う運動神経の障害までの症状の段階は，圧迫の程度や症状の慢性度と直接的な相互関係がある．ほとんどの場合，初期の段階では断続的な感覚障害のみを伴う．

> **臨床徴候・症状**
> ・母指〜中指の末端の感覚障害
> ・手と手関節の痛み
> ・握力の低下

■手関節のチネル様徴候[3]　Tinel's Wrist Sign

敏感度／信頼度スケール　0 1 2 3 4

検査法　患者の手を回外させて，一方の手で肘関節を固定する．もう一方の手で打腱器を用いて手関節前面を叩打する（図7.23）．

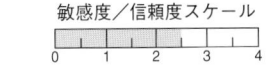

理論的根拠　小指を除く指の正中神経枝のどこかにしびれるような痛みが出現したら，手根管症候群が示唆される．

手根管症候群は，手根横靱帯の炎症による肥厚，月状骨の前方脱臼，関節症性変化または総指屈筋腱の腱鞘炎のいずれかによる正中神経の圧迫を示す（図7.25）．

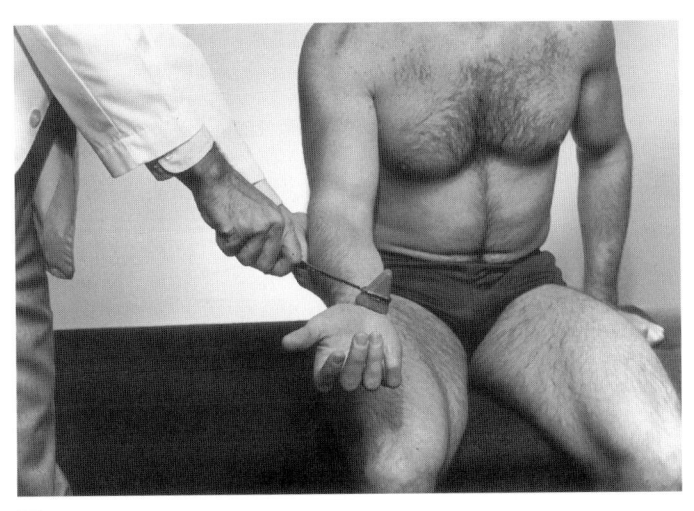

図7.23

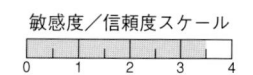

■ファレンテスト[3,4] Phalen's Test

敏感度／信頼度スケール
0 1 2 3 4

検査法 両方の手関節を掌屈して押しつけ，60秒間そのままにする（図7.24）．

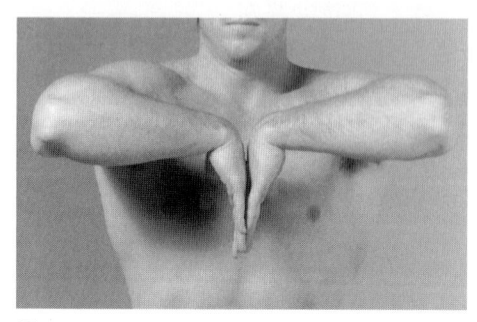

理論的根拠 両手関節を掌屈すると，手根管内で横手根靱帯が正中神経を圧迫する．小指を除く指の正中神経枝のどこかがしびれるようなら，横手根靱帯の炎症，月状骨の前方脱臼，関節症性変化または総指屈筋腱の腱鞘炎のいずれかによる手根管内での正中神経の圧迫を示す（図7.25）．

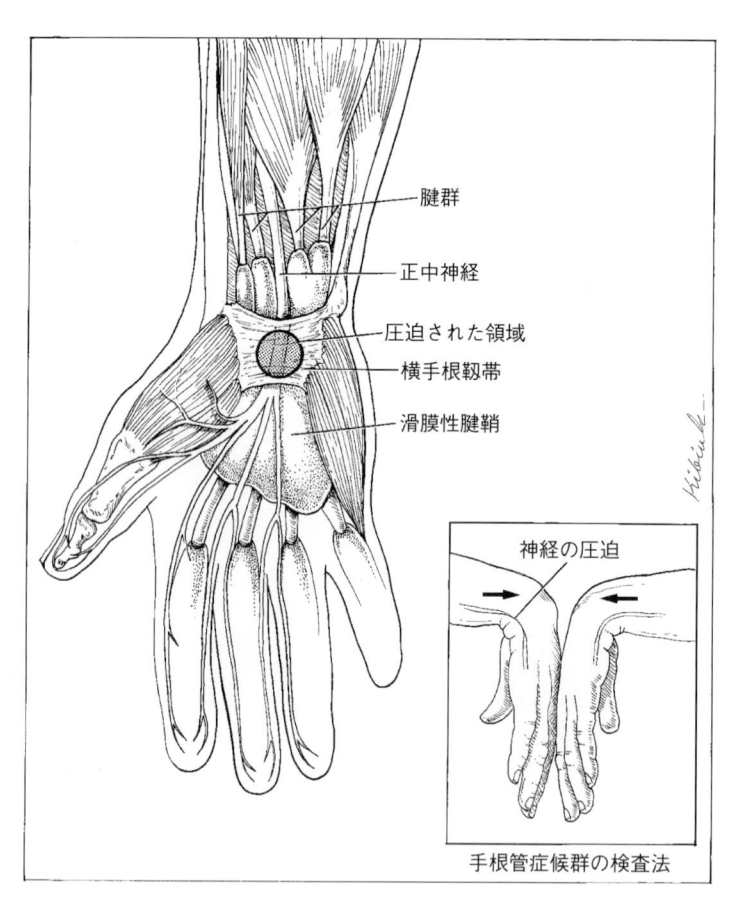

図7.24

図7.25

■逆ファレンテスト[6]　Reverse Phalen's Test

検査法　患者に手関節を背屈させて，検者の一方の手で保持する．もう一方の手の母指で手根管を圧迫する（図7.26）．

理論的根拠　手関節を背屈させ，手根管に圧迫を加えると手根管が圧縮する．小指を除く指の正中神経枝のどこかがしびれるようなら，横手根靱帯の炎症，月状骨の前方脱臼，関節症性変化または総指屈筋腱の腱鞘炎のいずれかによる手根管内での正中神経の圧迫を示す．

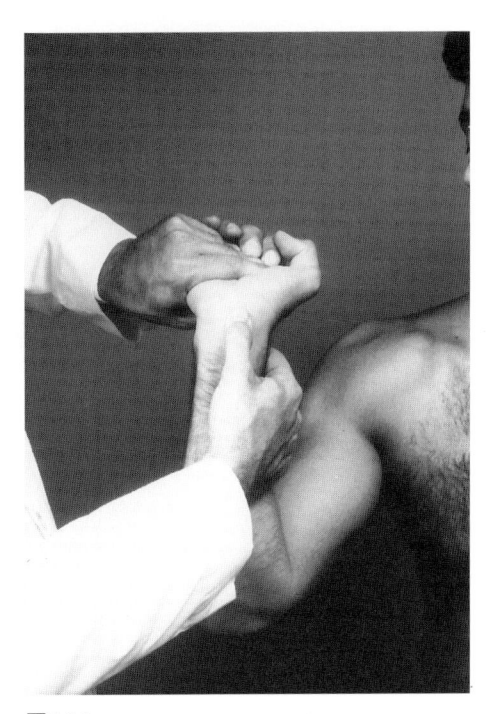

図7.26

■手根圧迫テスト[7]　Carpal Compression Test

敏感度／信頼度スケール　0 1 2 3 4

検査法　患者の手関節と手を伸ばし，患者の手関節を両手で保持し，手根管の正中神経の上を両手の母指で最大30秒間，圧迫する（図7.27）．

理論的根拠　手根管に機械的な圧迫を加えると，正中神経が圧迫される．小指を除く指の正中神経枝のどこかがしびれるようなら，横手根靱帯の炎症，月状骨の前方脱臼，関節症性変化，総指屈筋腱の腱鞘炎のいずれかによる手根管内の正中神経の圧迫を示す．

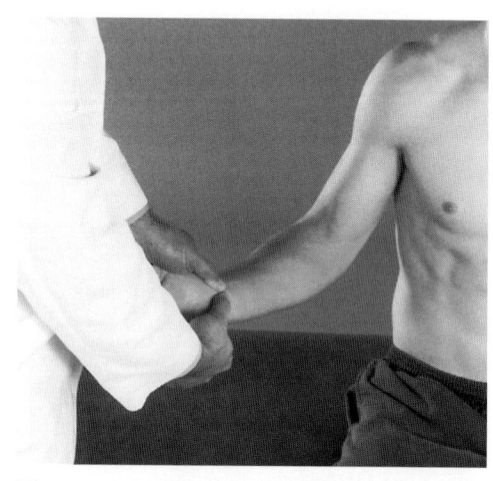

図7.27

■駆血帯テスト[8]　Tourniquet Test

検査法　患者の前腕に血圧計のカフを巻いて，患者の収縮期血圧の少し上になるまで空気を入れ，1〜2分間そのままにする（図7.28）．

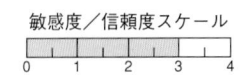

理論的根拠　カフの膨張により，正中神経が物理的に圧迫される．小指を除く指の正中神経枝のどこかがしびれるようなら，横手根靱帯の炎症，月状骨の前方脱臼，関節症性変化または総指屈筋腱の腱鞘炎のいずれかによる手根管内の正中神経の圧迫を示す．

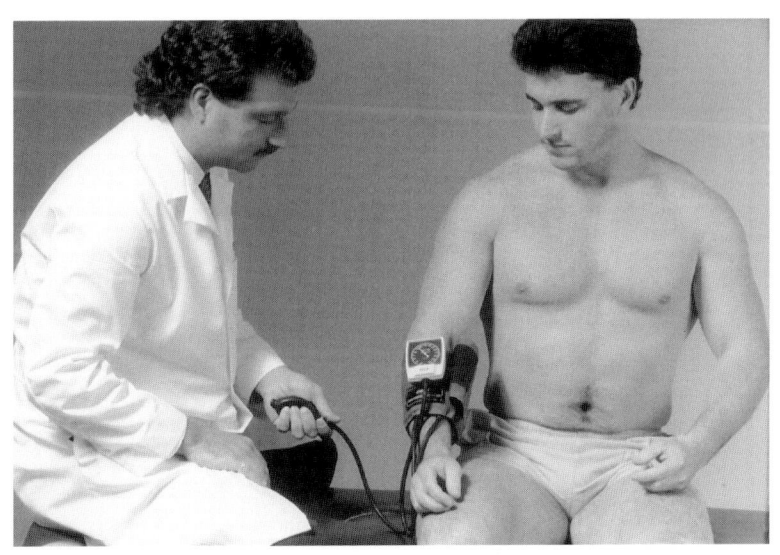

図7.28

■ピンチテスト[9]　Pinch Test

検査法　母指・示指・中指で紙をつまむように命じ，その紙を検者が引き抜く（図7.29）．

敏感度／信頼度スケール
0 1 2 3 4

理論的根拠　正中神経は虫様筋を支配し，紙をつまむ動作に使われる．正中神経を圧迫することで，1分以内にしびれ，または指や手掌に痙攣が起こる．

画像診断の提案
・MRI
・筋電図検査

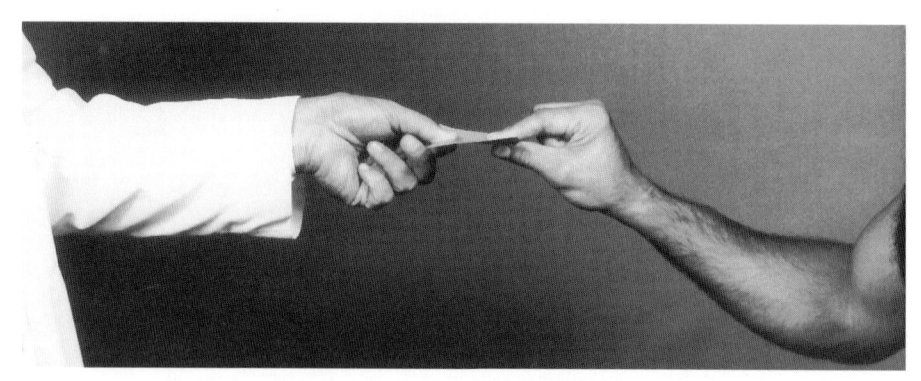

図7.29

尺骨神経管症候群　ULNAR TUNNEL SYNDROME

臨床解説　尺骨神経はギヨン管を通り，小指と環指への筋に分布する．尺骨神経管症候群は，尺骨神経の圧迫神経障害である．圧迫は手関節のギヨン管で起きる（図7.5）．感覚障害から萎縮を伴う運動神経の障害までの症状の段階は，圧迫の程度や症状の慢性度と直接的な相互関係がある．ほとんどの場合，初期の段階では断続的な感覚障害のみを伴う．

臨床徴候・症状
- 小指と環指の痛み
- 握力の低下
- 指を広げるのが困難
- 鷲手（鷲爪手）

■尺骨神経管 3 徴候　Ulnar Tunnel Triad

検査法　患者の手関節を視診および触診し，尺骨神経管上の圧痛，環指の鷲手変形，小指球の萎縮の有無を調べる（図7.30）．

理論的根拠　3つの徴候はすべて，ギヨン管内の尺骨神経の圧迫を示唆する．

画像診断の提案
- MRI
- 筋電図検査

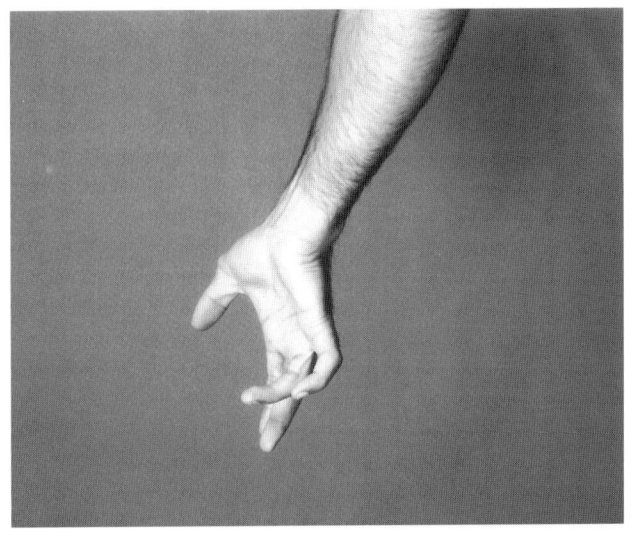

図7.30

狭窄性腱鞘炎[10] STENOSING TENOSYNOVITIS

臨床解説 手関節の狭窄性腱鞘炎は，長母指外転筋腱と短母指伸筋腱と腱鞘に影響を及ぼす（図7.31）．ドゥケルバン氏病あるいはホフマン氏病とも呼ばれる．腱が腫脹し，腱が通る腱鞘が肥厚するのは，手関節と母指のオーバーユースによるものである．

> **臨床徴候・症状**
> ・動かすと手関節と母指が痛む
> ・橈骨茎状突起の腫脹
> ・腱と腱鞘の触診による圧痛

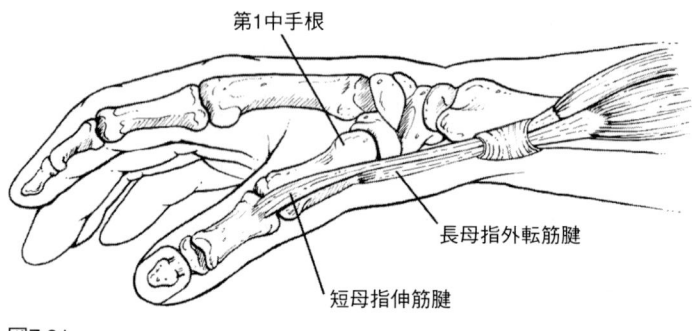

図7.31

■フィンケルスタインテスト[6] Finkelstein's Test

敏感度／信頼度スケール
0 1 2 3 4

検査法 患者に母指を中に入れて拳をつくらせ（図7.32），手関節を尺側に曲げるよう指示する．（図7.33）．

理論的根拠 握り拳をつくらせ，それを尺側に曲げることによって長母指外転筋腱と短母指伸筋腱が緊張する．橈骨茎状突起より遠位の痛みは，長母指外転筋と短母指伸筋の狭窄性腱鞘炎を示唆する（ドゥケルバン氏病）．

画像診断の提案
・MRI
・CT関節造影

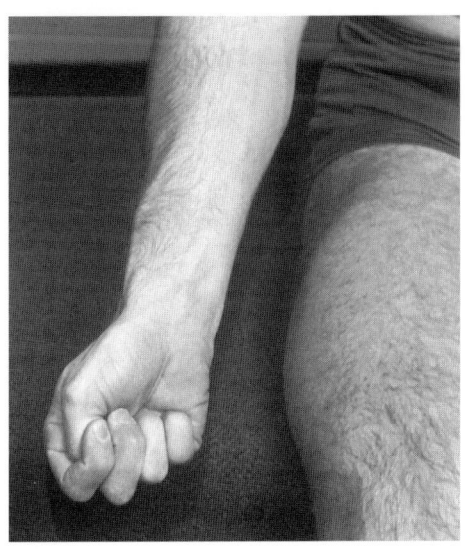

図7.32

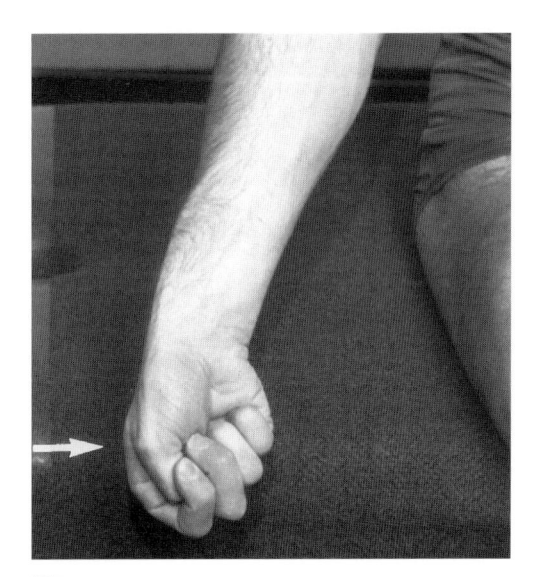

図7.33

手根不安定性　CARPAL INSTABILITY

臨床解説　手根不安定性，あるいは手根骨の脱臼や骨折は，外傷，オーバーユースによる障害，リウマチ性関節炎によって起きる．手関節の靱帯は手根間関節ではほとんど動かない．外傷によって靱帯損傷が起こり，手根骨の亜脱臼を引き起こす．重度の外傷は不全骨折や軟骨骨折を引き起こす．リウマチ性関節炎は手根間靱帯の脆弱化を引き起こし，手根骨が脱臼あるいは亜脱臼しやすくなる．

> **臨床徴候・症状**
> ・手関節の痛み
> ・動かすのに不安定
> ・動かすと軋轢音がする

■月状三角骨間不安定性テスト[11]　Lunatotriquetral Ballottement Test

敏感度／信頼度スケール　0　1　2　3　4

検査法　母指と示指で患者の三角骨を保持する．もう一方の手の母指と示指で月状骨を保持し，月状骨を前後に動かし（図7.34），疼痛，緩み，軋轢音の有無を調べる．

理論的根拠　月状骨と三角骨は，線維性の関節包や手背，手掌の骨間靱帯によって結合している．月状骨は手根骨の中で最も脱臼しやすく，多くの場合，前方に脱臼し，橈骨月状靱帯および月状三角靱帯に影響を及ぼす．疼痛，緩み，軋轢音は月状三角関節の不安定性を示唆し，月状骨の亜脱臼や脱臼を引き起こす．不安定性により，手根管症候群，正中神経麻痺，屈筋腱の圧縮，および月状骨無腐性壊死が発生する可能性がある．

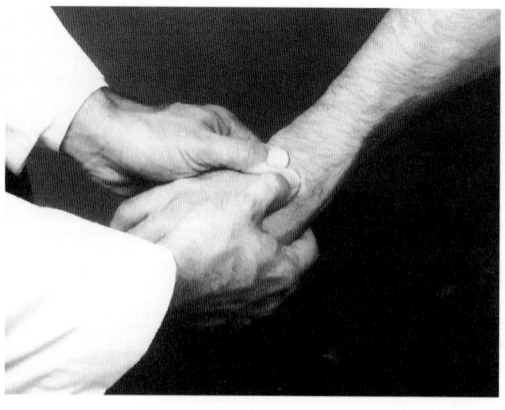

図7.34

■ワトソンテスト[11]　Watson's Test

検査法　一方の手で前腕を保持し，もう一方の手で舟状骨を握り，前後に動かす（図7.35）．

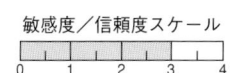

理論的根拠　手関節過伸展による外傷により，舟状骨は亜脱臼や脱臼を起こしやすい．疼痛，緩み，軋轢音は，亜脱臼および脱臼を起こすような舟状骨の不安定性を示唆する．

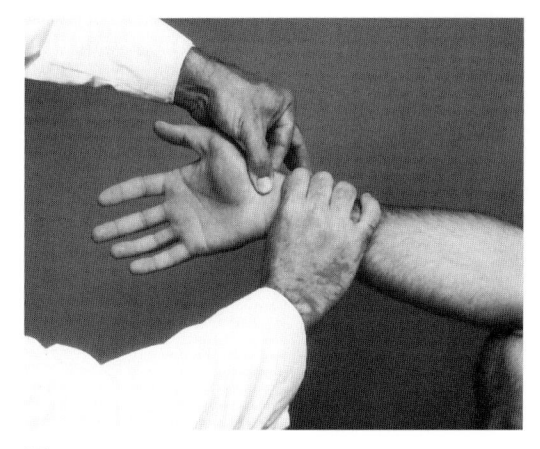

画像診断の提案
・単純X線撮影
　　手関節正面像
　　手関節側面像
　　舟状骨像
　　拳を握った状態の像

図7.35

参考文献　References

1. American Academy of Orthopaedic Surgeons. The Clinical Measurement of Joint Motion. Chicago:American Academy of Orthopaedic Surgeons, 1994.
2. Boone DC, Azen SP. Normal range of motion in male subjects. J Bone Joint Surg 1979; 61A:756-759.
3. Tinel J. Nerve Wounds:Symptomatology of Peripheral Nerve Lesions Caused by War Wounds. Joll CA, ed, Rothwell F, trans. New York:William Wood, 1918.
4. Phalen GS. The carpal tunnel syndrome:17 years experience in diagnosis and treatment of 654 hands. J Bone Joint Surg 1966;48A: 211-228.
5. American Society for Surgery of the Hand. The Hand:Examination and Diagnosis. Aurora, CO, 1978.
6. Post M. Physical examination of the musculoskeletal system. Chicago:Year Book, 1987.
7. Durken JA. A new diagnostic test for carpal tunnel syndrome. J Bone Joint Surg Am 1991;73:535-538.
8. McRae R. Clinical Orthopedic Examination. New York:Churchill Livingstone, 1977.
9. Ditmars DM, Houin HP. Carpal tunnel syndrome. Hand Clin 1986;2:723-737.
10. Finkelstein H. Stenosing tenosynovitis at the radial styloid process. J Bone Joint Surg 1930;12:509.
11. Taleisnik J. Carpal instability. J Bone Joint Surg 1988;70A:1262-1268.

推薦図書　General References

de Quervain F. Clinical surgical diagnosis for students and practitioners. 4th ed. Snowman J, trans. New York:William Wood, 1913.

Ditmars DM, Houin HP. Carpal tunnel syndrome. Hand Clin 1986;2:525–532.

Green DP. Carpal dislocations. In:Operative Hand Surgery. New York:Churchill Livingstone, 1982.

Hoppenfeld S. Physical Examination of the Spine and Extremities. New York:Appleton-Century-Crofts, 1976;127.

Kapandji IA. The Physiology of the Joints. Vol. I. Upper Limb. New York:Churchill Livingstone, 1970.

Stevenson TM. Carpal tunnel syndrome. Proc R Soc Med 1966;59:824.

Thompson WAL, Koppell HP. Peripheral entrapment neuropathies of the upper extremities. N Engl J Med 1959;260:1261.

Wadsworth CT. Wrist and hand examination and interpretation. J Orthop Sports Phys Ther 1983;5:108.

第8章

手部整形外科テスト
HAND ORTHOPAEDIC TESTS

触診　PALPATION　　*238*
　　前面（手掌）　Anterior Aspect　　*238*
　　　母指球　Thenar Eminence　　*238*
　　　小指球　Hypothenar Eminence　　*239*
　　後面（手背）　Posterior Aspect　　*240*
　　　伸筋の腱　Extensor Tendons　　*240*
　　　中手骨と指節骨　Metacarpals and Phalanges　　*241*

関節不安定性　JOINT INSTABILITY　　*242*
　　内・外反ストレステスト　Varus and Valgus Stress Test　　*242*
　　母指尺側側副靱帯弛緩テスト　Thumb Ulnar Collateral Ligament Laxity
　　　Test　　*243*

関節包テスト　JOINT CAPSULE TESTS　　*244*
　　バネル-リットラーテスト　Bunnel-Littler Test　　*244*
　　靱帯緊張テスト　Test For Tight Retinacular Ligaments　　*245*

腱不安定性　TENDON INSTABILITY　　*246*
　　深指屈筋腱テスト　Profundus Test　　*246*
　　長母指屈筋・伸筋テスト　Flexor and Extensor Pollicis Longus
　　　Test　　*247*
　　総指伸筋テスト　Extensor Digitorum Communis Test　　*248*

◯ 触診　PALPATION

■前面（手掌）Anterior Aspect

母指球　*Thenar Eminence*

解　剖　母指球は手掌面に位置する．それは，母指を動かす短母指外転筋，母指対立筋，短母指屈筋の3つの筋から成っており，正中神経反回枝によって支配されている（図8.1）．手根管内での正中神経圧迫が長期におよぶと母指球筋の萎縮が生じる．

検査法　母指球の三角形を母指の基部から手根骨の基部正中に向かい触診し，さらに示指の基部へと下側方から触診する（図8.2）．健側と比較して肥大や萎縮を調べ，もし正中神経領域に感覚異常を伴う萎縮があれば，手根管内での正中神経の圧迫が疑われる．

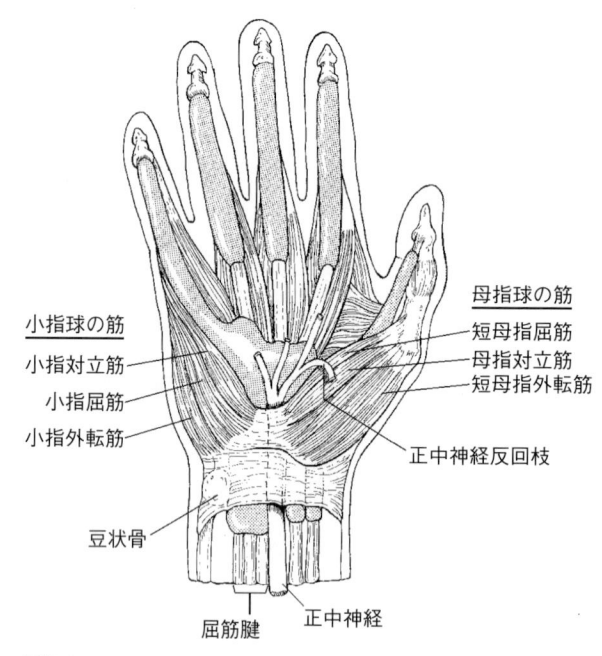

図8.1

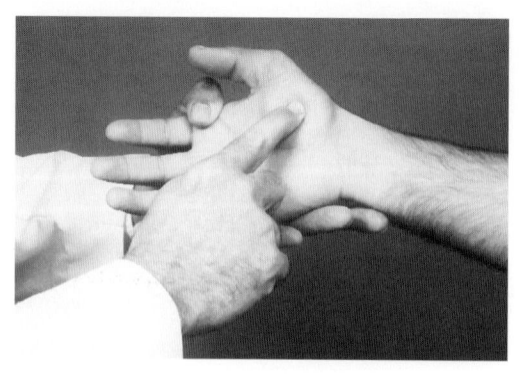

図8.2

小指球　*Hypothenar Eminence*

解　剖　小指球は手掌側で小指の基部から豆状骨にかけて位置し，小指外転筋，小指対立筋，小指屈筋から成り，尺骨神経深枝により支配されている（図8.1）．ギヨン管，肘部管またはその近位，遠位での神経の長期間の圧迫によって小指球の萎縮が発生する．

検査法　小指の基部から豆状骨にかけて小指球を触診し，健側の手と比較して肥大や萎縮を調べる（図8.3）．小指球の萎縮は，ギヨン管，肘部管またはその近位，遠位での尺骨神経の圧迫を引き起こす．

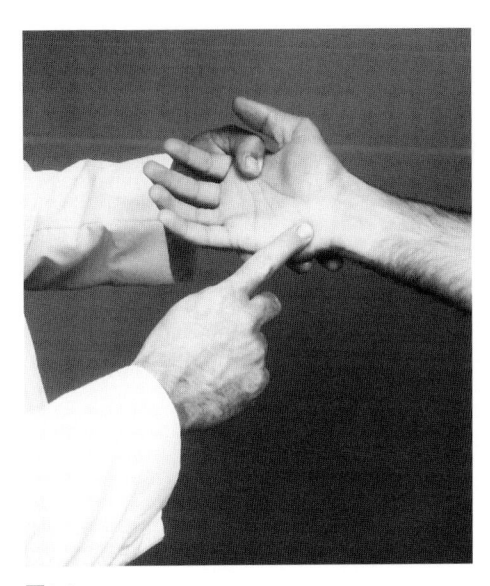

図8.3

■後面（手背）Posterior Aspect

伸筋の腱　Extensor Tendons

解　剖　手の後面は靱帯，伸筋支帯，腱の複雑なシステムから成り，このシステムは伸展機能と呼ばれている．この機能は指に自動伸展運動を行わせ，手と指の安定性に寄与している（図8.4）．外在伸筋腱は，手の後面の全長にわたって各々の指に沿って走行しており，腱が引っ張られたり断裂するような外傷により傷害される．また，関節リウマチによっても傷害され脱臼する．

検査法　患者の指と手関節を伸展させ，手関節の基部から基節骨にかけて各々の指伸筋腱を触診し，圧痛，腫瘤，転位および個々の腱の連続性を調べる（図8.5）．圧痛，転位は関節リウマチを示唆し，外傷後に起こった伸展障害を伴う連続性の欠如は伸筋腱の断裂を示唆する．アズキ大の腫瘤（腱鞘滑膜腫）は，第2・3中手骨間に発生しやすく，容易に触知可能である．

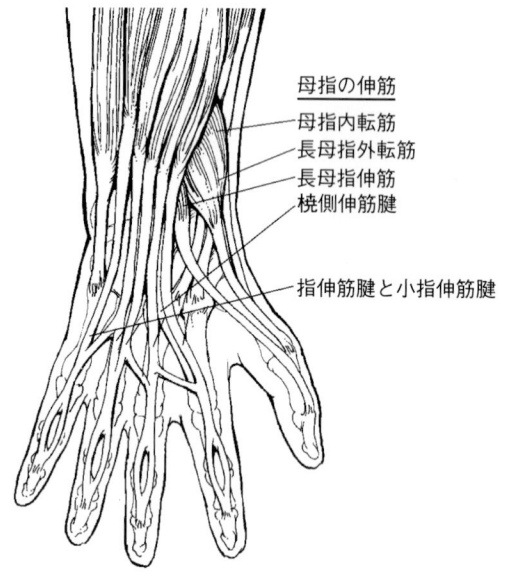

母指の伸筋
母指内転筋
長母指外転筋
長母指伸筋
橈側伸筋腱

指伸筋腱と小指伸筋腱

図8.4

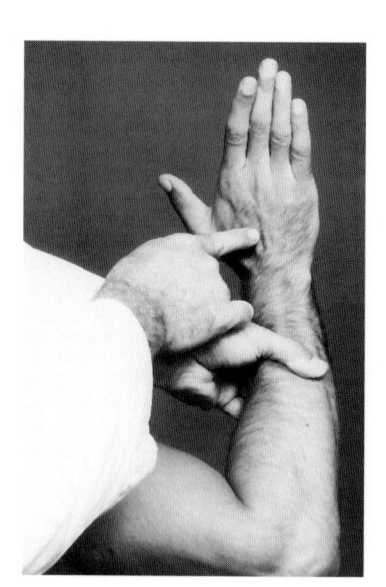

図8.5

中手骨と指節骨　*Metacarpals and Phalanges*

解　剖　中手骨と指節骨は，関節の安定性をもたせる靱帯と関節包によって連結されている（図8.6）．中手骨，指節骨は手の後面で容易に触知でき，外傷によって骨折しやすい．関節リウマチにおいては多くの場合，この関節に炎症を起こしている．

検査法　個々の指節骨および中手骨を触診し，圧痛，腫脹，熱感，骨性結節を調べる（図8.7）．外傷後に起こる圧痛，腫脹は骨折を示唆し，関節周囲の腫脹は，関節リウマチのような炎症病変を示唆する．遠位指節間（DTP）関節の後外側表面に位置する骨性結節（ヘバーデン結節）は，変形性関節症を示唆する．

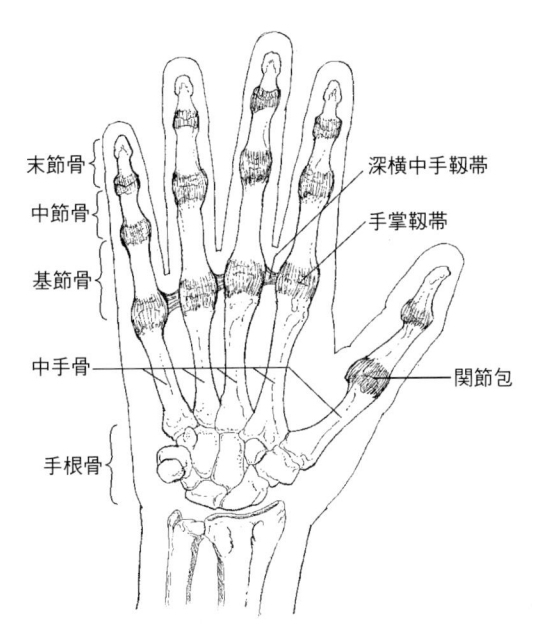

図8.6

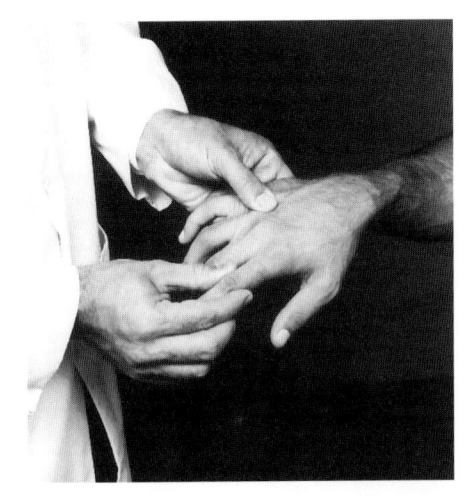

図8.7

○ 関節不安定性　JOINT INSTABILITY

臨床解説　手関節損傷が最もよく起きるのは，指節間関節である．損傷の範囲は，単純捻挫から部分的な側副靱帯損傷，脱臼，骨折脱臼まである．関節の安定性は，掌側靱帯とともに側副靱帯によって維持されており，それらは関節の周囲を覆う3面の箱を形成している（図8.8）．

通常，最も損傷されやすい関節は示指と小指である．関節の不安定性は一般的に脱臼によって起きる．

> **臨床徴候・症状**
> ・関節の痛み
> ・関節の腫脹
> ・関節の奇形

■内・外反ストレステスト[1]　Varus and Valgus Stress Test

敏感度／信頼度スケール
0　1　2　3　4

検査法　一方の手で障害が疑われる関節（遠位および近位指節間関節のどちらか）をつまんで保持し，もう一方の手で隣接した骨をつまんで，関節に内・外反ストレスをかける（図8.9，図8.10）．

理論的根拠　この手技は，側副靱帯や関節包の障害をテストしており，もし痛みが出現した時には，関節包の伸張や関節脱臼，亜脱臼が疑われる．外傷後の弛緩は，関節包または側副靱帯の断裂が疑われる．

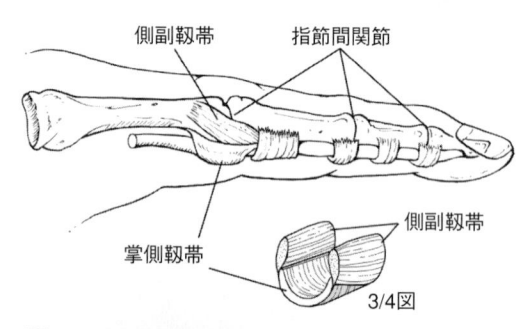

図8.8

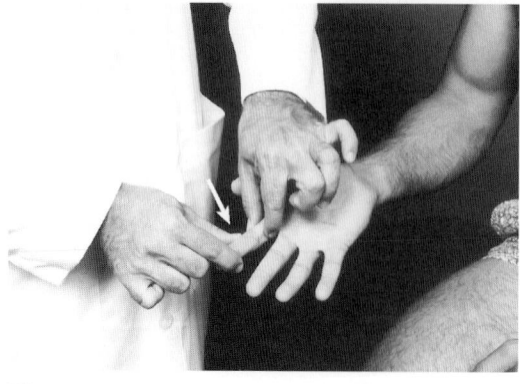

図8.9

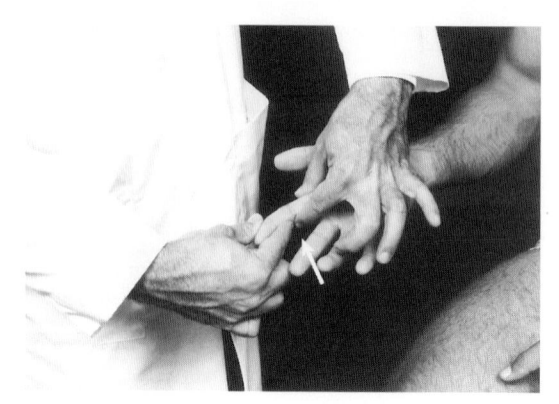

図8.10

■母指尺側側副靱帯弛緩テスト[2]
Thumb Ulnar Collateral Ligament Laxity Test

敏感度/信頼度スケール
0 1 2 3 4

検査法 手根中手関節を伸展し，中手骨を指でつまんで固定する（図8.11）．もう一方の手で基節骨をつまんで橈側に基節骨を曲げる（図8.12）．中手指節関節を十分に屈曲してもう一度行う．

理論的根拠 母指MP関節は，正常でも伸展位で約6°の弛緩性がある．6°以上30°程度の弛緩性がある場合は，尺側側副靱帯または掌側靱帯の損傷が疑われる．その際，完全屈曲位で弛緩性があれば尺側側副靱帯損傷が疑われ，完全屈曲位で弛緩性がない場合，尺側側副靱帯損傷は否定的である．また，完全屈曲位で弛緩性はないが，完全伸展位で30°以上の弛緩性がある場合は掌側靱帯のみの損傷が疑われる．

画像診断の提案
・単純X線撮影
　手前後像
　手斜位像
　手側面像

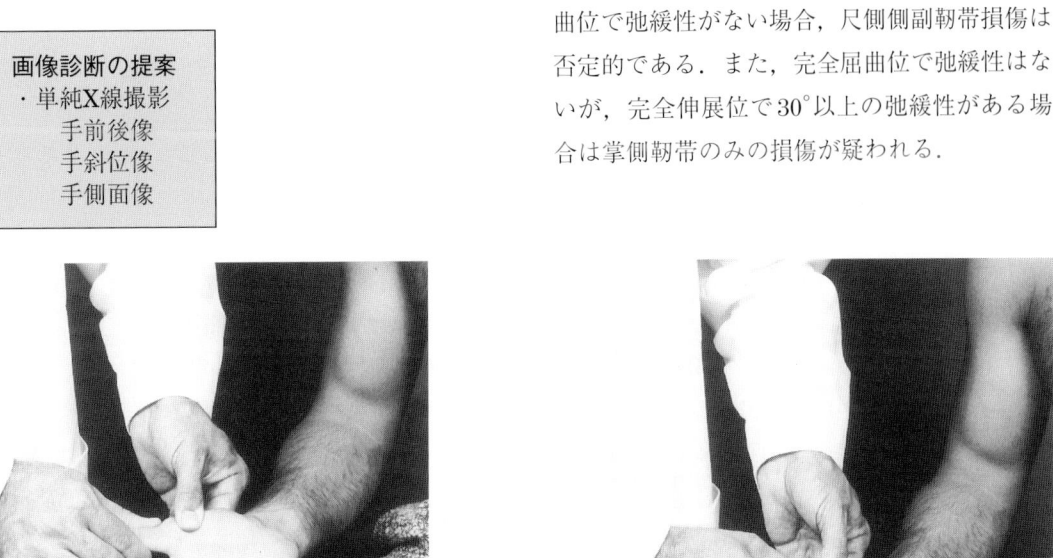

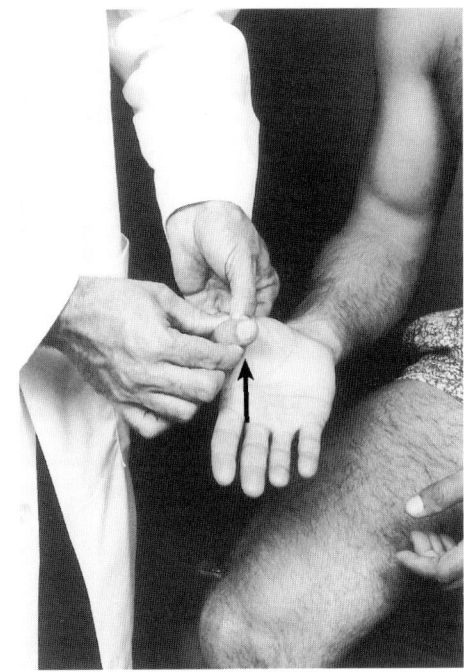

図8.11

図8.12

◯ 関節包テスト　JOINT CAPSULE TESTS

　指節間関節の屈曲性と安定性は関節包の機能にかかっている．関節包が硬いと関節の動きが減少し，緩いと関節の動きが増大する．関節の動きの減少は，手の内在筋の制限や側副靱帯の拘縮によっても起きる．これらの経過の原因にはリウマチ性関節炎や変形性関節炎がある．

```
臨床徴候・症状
・関節の痛み
・関節の腫脹
・関節の奇形
・関節可動域の制限
```

■ バネル-リットラーテスト[3]　Bunnel-Littler Test

敏感度／信頼度スケール
0　1　2　3　4

検査法　中手指節関節を軽度伸展するように患者に指示し，近位指節間関節を屈曲するように動かす（図8.13）．中手指節関節を屈曲してこのテストをもう一度行う（図8.14）．

理論的根拠　近位指節間関節が中手指節関節の軽度伸展位で屈曲しない場合には，内在筋の緊張か関節包の拘縮が存在する．近位指節間関節が中手指節関節屈曲位で十分屈曲する場合には内在筋が緊張している．このテストが陽性の場合，変形性関節症や関節リウマチのような指の炎症性の病変を示唆する．

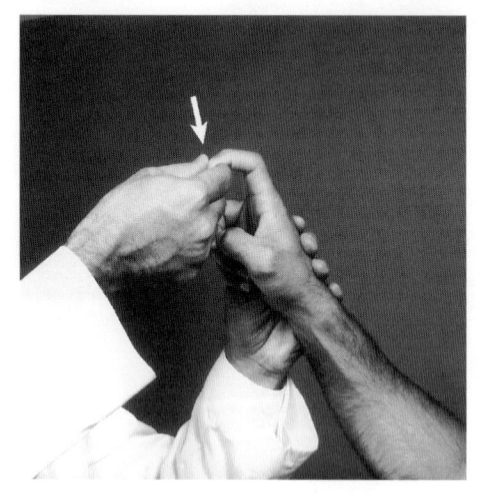

図8.13

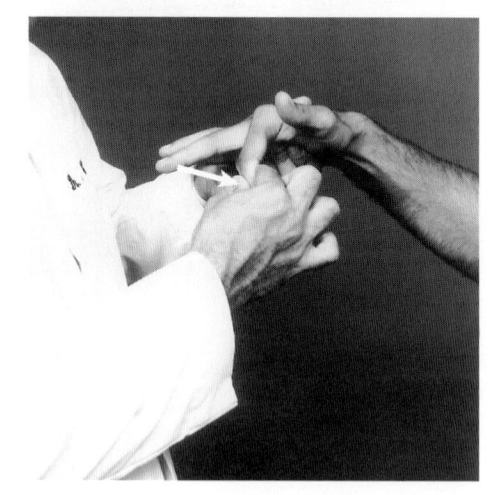

図8.14

■靱帯緊張テスト　Test for Tight Retinacular Ligaments

敏感度／信頼度スケール
0　1　2　3　4

検査法　近位指節間関節を中間位とし遠位指節間関節を他動的に屈曲する（図8.15）．近位指節間関節を屈曲位でこのテストをもう一度行う（図8.16）．

理論的根拠　近位指節間関節が中間位で，遠位指節間関節が屈曲しない場合には，側副靱帯または関節包が緊張しており，近位指節間関節が屈曲位で容易に遠位指節間関節が屈曲する時には，側副靱帯が緊張しており，関節包は正常である．

```
画像診断の提案
・単純X線撮影
  手前後像
  手斜位像
  手側面像
```

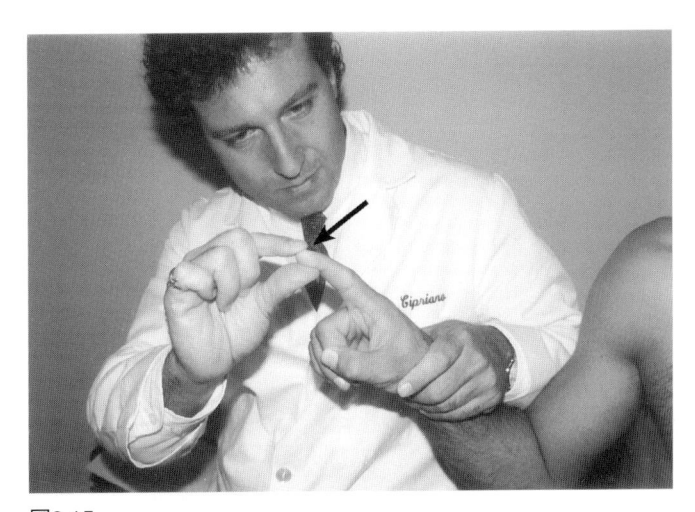

図8.15

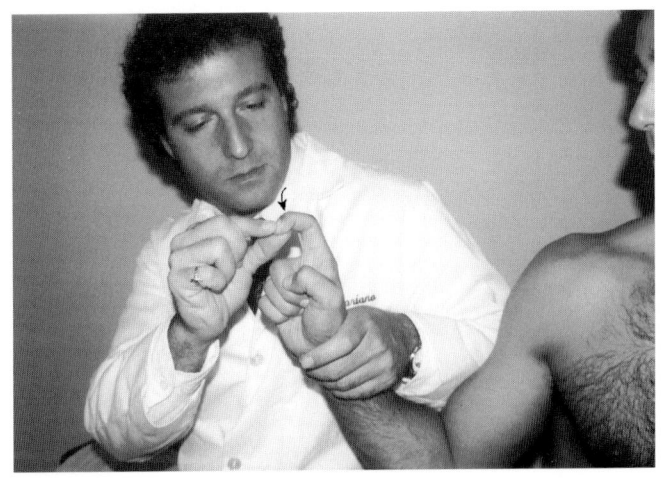

図8.16

◯ 腱不安定性[15]　TENDON INSTABILITY

　腱の不安定性や断裂は，血流障害，腱鞘炎，過度の伸展，外傷によって起きる．外傷は前腕，手関節，あるいは手に影響を及ぼす．前腕部への外傷は，前腕部より起始し手指の関節を伸展・屈曲させる深指屈筋腱や総指伸筋腱などの長い腱に損傷を及ぼすことがある．

臨床徴候・症状
・前腕，手関節，手の痛み
・関節可動域の制限，あるいは動きがない

■ 深指屈筋腱テスト[3]　Profundus Test

敏感度／信頼度スケール
0　1　2　3　4

検査法　検者は患側の指の近位指節間関節を固定しながら，患者に遠位指節間関節を屈曲するように指示する（図8.17）．

理論的根拠　末節骨（部）を屈曲できないようなら，深指屈筋腱の損傷が示唆される．

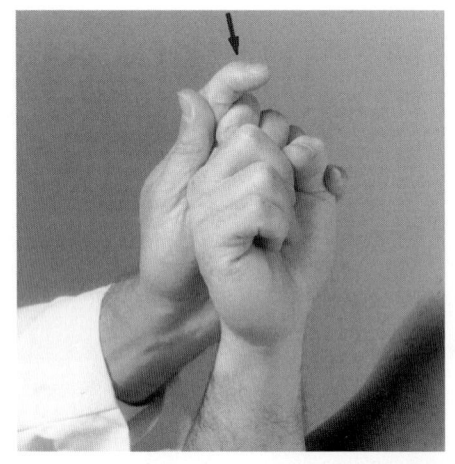

図8.17

■長母指屈筋・伸筋テスト[4)]
Flexor and Extensor Pollicis Longus Test

検査法 母指の基節骨を固定し，末節骨を屈曲（図8.18）および伸展（図8.19）するよう指示する．

理論的根拠 屈曲ができないようなら，長母指屈筋腱の損傷を，伸展ができないようなら，長母指伸筋腱の損傷を疑う．

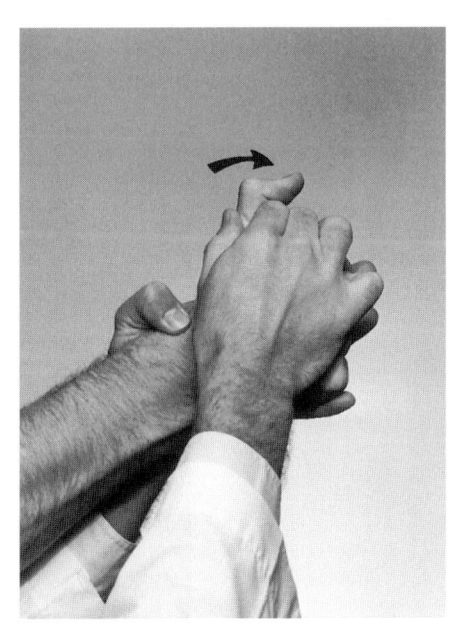

図8.18

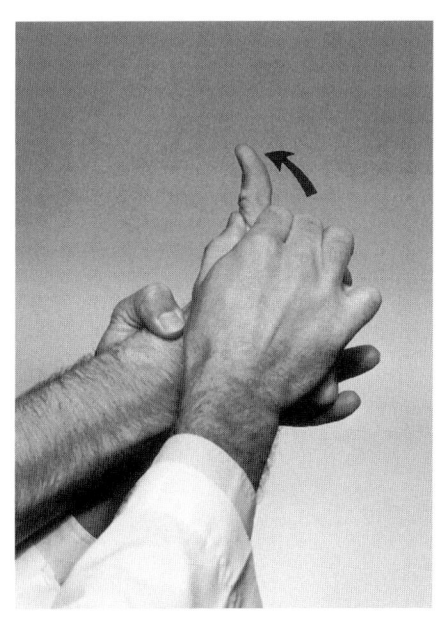

図8.19

■総指伸筋テスト　Extensor Digitorum Communis Test

敏感度／信頼度スケール
0　1　2　3　4

検査法　拳をつくらせておいて（図8.20），5本の指を開くように指示する（図8.21）．

理論的根拠　広がらない指があれば，その指の伸筋腱の損傷が疑われる（図8.22）．

画像診断の提案
・単純X線撮影
　　手前後像
　　手斜位像
　　手側面像

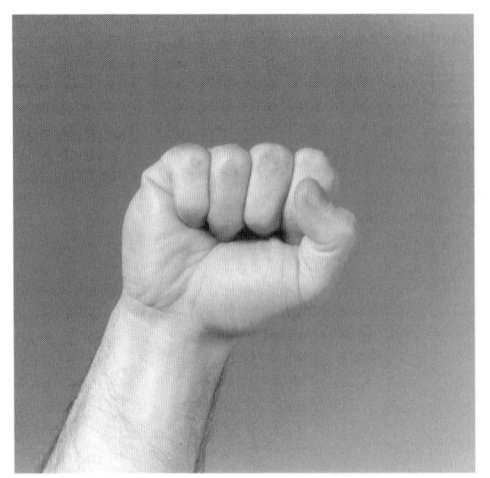

図8.20

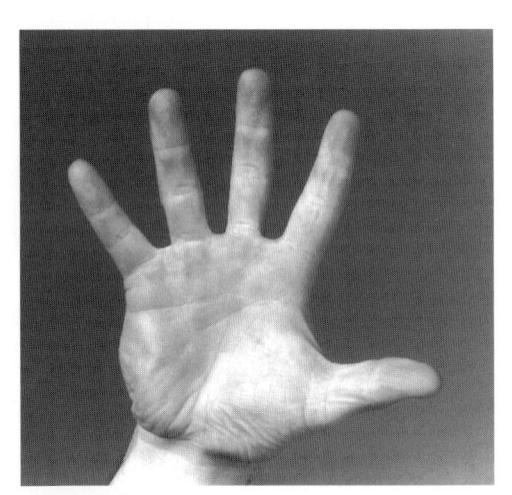

図8.21

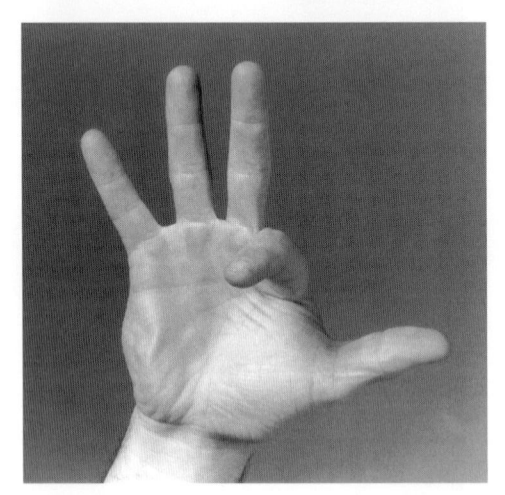

図8.22

参考文献　References

1. Hartley A. Practical joint assessment. St. Louis：Mosby, 1991.
2. Louis D et al. Rupture and displacement of the ulnar collateral ligament of the metacarpophalangeal joint of the thumb. J Bone Joint Surg Am 1986；68：1320.
3. Hoppenfeld S. Physical Examination of the Spine and Extremities. New York：Appleton-Century-Croft, 1976.
4. Post M. Physical Examination of the Musculoskeletal System. Chicago：Year Book, 1988.

推薦図書　General References

Cailliet R. Hand Pain and Impairment. 4th ed. Philadelphia：Davis, 1994.
Eaton RG. Joint Injuries of the Hand. Springfield, IL：Charles C. Thomas, 1971.
Green DP. Operative Hand Surgery, 3rd ed. New York：Churchill Livingstone, 1993.
Jebson PJL, Kasdan ML. Hand Secrets. Philadelphia：Hanley & Belfus, 1998.
Maitland GD. The Peripheral Joints：Examination and Recording Guide. Adelaide, Australia：Virgo, 1973.
McRae R. Clinical Orthopedic Examination. New York：Churchill Livingstone, 1976.
Nicholas JS. The swollen hand. Physiotherapy 1977；63：285.
Stern PJ. Tendinitis, overuse syndromes and tendon injuries. Hand Clin 1990；6：467-476.
Wadsworth CT. Wrist and hand examination and interpretation. J Orthop Sports Phys Ther 1983；5：108-120.

第9章

胸椎部整形外科テスト
THORACIC ORTHOPAEDIC TESTS

胸椎部整形外科検査フローチャート
THORACIC ORTHOPAEDIC EXAMINATION FLOW CHART　　*251*

触診　PALPATION　　*252*
　前方　Anterior Aspect　　*252*
　　胸骨　Sternum　　*252*
　　肋骨，肋軟骨，肋間隙　Ribs, Costal Cartilages, and Intercostal Spaces　　*253*
　後方　Posterior Aspect　　*254*
　　肩甲骨　Scapula　　*254*
　　背側筋群　Parathoracic Musculature　　*255*
　　棘突起　Spinous Processes　　*257*
　　肋骨および肋間隙　Ribs and Intercostal Spaces　　*258*

胸椎可動域　THORACIC RANGE OF MOTION　　*259*
　前屈（インクリノメーター法）　Flexion　　*259*
　側屈（インクリノメーター法）　Lateral Flexion　　*260*
　回旋（インクリノメーター法）　Rotation　　*261*

脊柱側弯と脊柱後弯の検査
SCOLIOSIS／KYPHOSIS SCREENING　　*262*
　アダムの体位　Adam's Position　　*263*
　マッケンジー・スライドグライドテスト　McKenzie's Slide Glide Test　　*264*

胸椎の骨折　THORACIC FRACTURES　　*265*
　棘突起叩打テスト　Spinal Percussion Test　　*265*
　ソート・ホールテスト　Soto-Hall Test　　*266*
　胸骨圧迫テスト　Sternal Compression Test　　*266*

神経根障害　NERVE ROOT LESIONS　　*267*
　他動的肩甲骨接近テスト　Passive Scapular Approximation Test　　*267*
　ビーバー徴候　Beevor's Sign　　*268*
　シュペルマン徴候　Schepelmann's Sign　　*269*

肋椎関節強直症
COSTOVERTEBRAL JOINT ANKYLOSIS　　*270*
　胸部拡張テスト　Chest Expansion Test　　*270*

胸椎部整形外科検査フローチャート

```
                              病歴
                               │
          ┌────────────────────┴────────────────────┐
          ▼                                         ▼
   外傷のない                                  外傷のある
   胸椎の痛み                                  胸椎の痛み
          │                                         │(+)
          ▼         (−)          (−)         (−)    ▼
        触診 ──────→ 胸部拡張テスト ──→ シュペルマン徴候 ──→ 触診
          │(+)            │(+)              │(+)         │(+)
          ▼               ▼                 ▼            ▼
   アダムの体位       レントゲン所見     レントゲン所見    可動域
   マッケンジー・スライド    │(+)              │(−)         │
   グライドテスト           ▼                 ▼            ▼
          │(+)        肋椎関節強直症       神経根障害   棘突起叩打テスト
          ▼                                              ソート・ホールテスト
   レントゲン所見                                         胸骨圧迫テスト
          │(+)                                                │+
          ▼                                                    ▼
     脊柱側弯症                                          レントゲン所見
                                                              │(+)
         ┌─────(−)──→ 歪み／捻挫                              ▼
   レントゲン所見                                          胸椎の骨折
         │(+)
         ▼                    (+)
   椎間板に原因する脊椎症     胸膜性疾患
```

触診 PALPATION

■前方 Anterior Aspect

胸骨 *Sternum*

解 剖 胸骨は，胸郭の前部に位置し，柄，体，剣状突起の3つの部分から成る．胸骨体は両側で，肋軟骨と関節を成す．胸骨柄もまた両側で，鎖骨と関節を成す（図9.1）．

検査法 胸骨の全体を触診し，圧痛もしくは異常がないかを調べる（図9.2）．また，肋骨と胸鎖関節も触診し，圧痛，疼痛，転位を調べる（図9.3）．外傷に伴う痛みや圧痛は，胸骨骨折や肋軟骨の挫傷を示唆する可能性がある．胸肋関節もしくは胸鎖関節の圧痛は，それらの関節の捻挫か亜脱臼を示唆する．

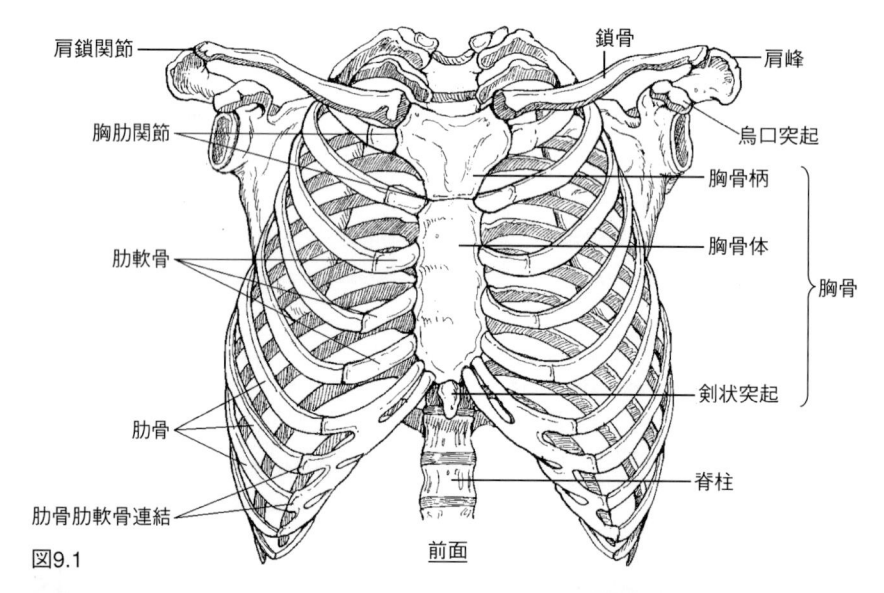

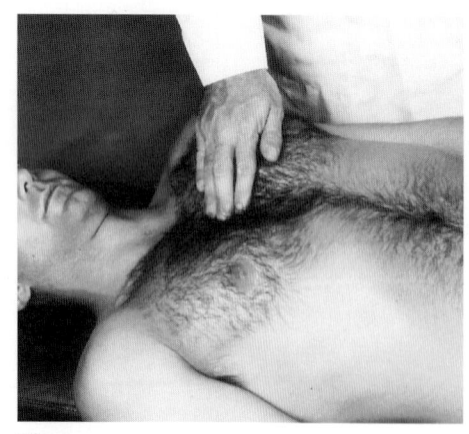

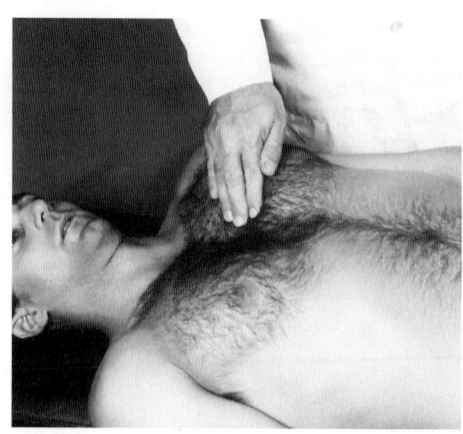

図9.1

図9.2

図9.3

肋骨，肋軟骨，肋間隙　Ribs, Costal Cartilages, and Intercostal Spaces

解　剖　胸郭の前部の肋骨は，肋軟骨を介して胸骨につながる．肋軟骨は，肋骨と連結し，肋骨肋軟骨連結を形成する．それらはまた胸骨と関節を成し，胸肋関節を形成する（図9.4）．

検査法　胸骨の外側から腋窩にかけて，肋骨と連なった個々の軟骨を触診する．次に，各肋間隙を触診する（図9.5）．肋軟骨の痛みは肋軟骨炎（ティーツェ症候群）を示唆することがある．痛みのある肋間隙は，肋間神経炎もしくは帯状疱疹ウイルス感染の可能性がある．この感染では，肋間隙の肋間神経の走行に沿って小水疱を伴う赤い発疹をみることがある．外傷に伴う圧痛は肋骨骨折の可能性を示唆する．

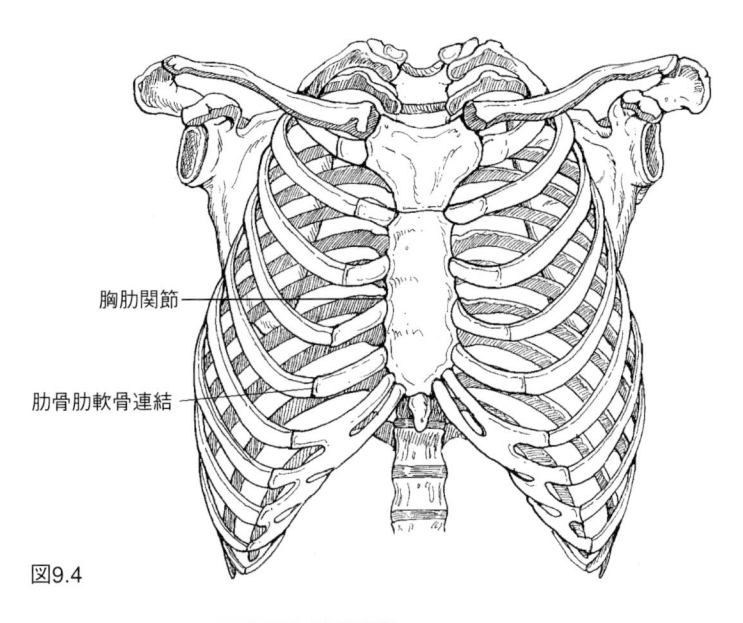

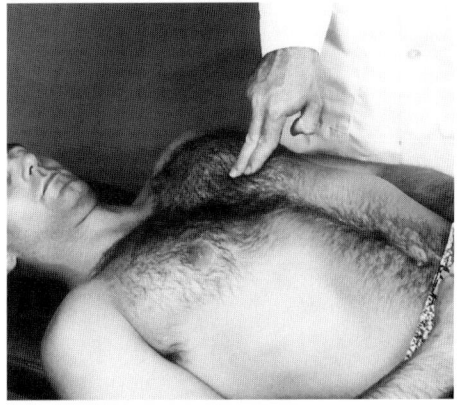

図9.4

図9.5

■後方　Posterior Aspect

肩甲骨　*Scapula*

解　剖　胸郭の後面では，肩甲骨が肋骨の後部と関節を成す．また，関節窩を形成し，上腕骨頭と関節を成す．前面では，肩峰が鎖骨と関節を成し，肩鎖関節を形成する．肩甲骨は通常T2からT7に位置する．肩甲骨には，内側縁，外側縁，上縁の3つの辺縁がある（図9.6）．

検査法　内側縁から始めて，3つの辺縁すべてを触診し，圧痛があるか調べる（図9.7－図9.9）．次に，肩甲棘を触診し，圧痛もしくは異常に注意する（図9.10）．最後に，肩甲棘上方の後面の棘上筋（図9.11）と，下方の棘下筋を触診する（図9.12）．圧痛，萎縮，痙攣があるか注意する．

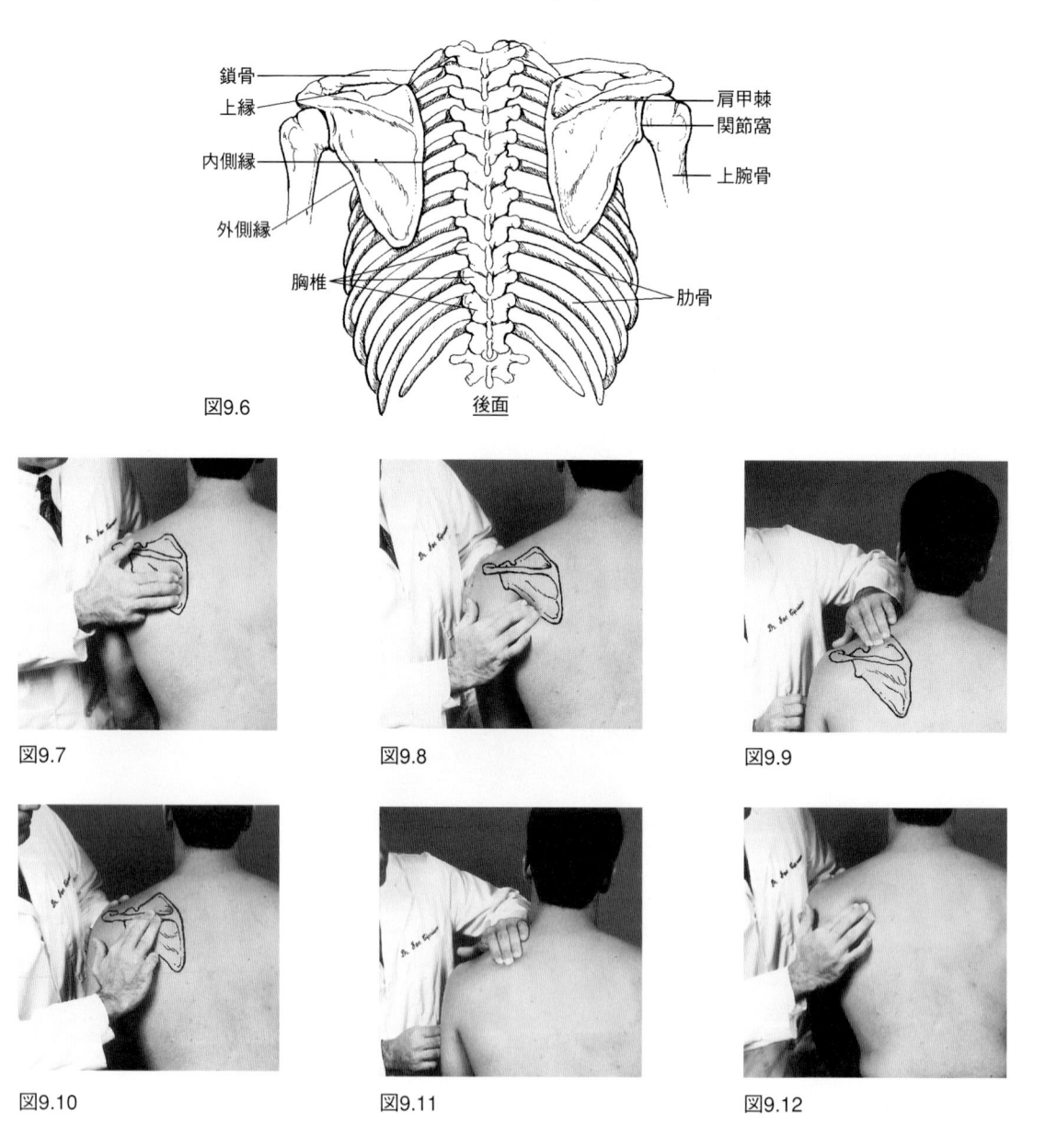

図9.6

図9.7

図9.8

図9.9

図9.10

図9.11

図9.12

背側筋群　*Parathoracic Musculature*

解　剖　胸郭部の背側筋群は，浅層，中間層，深層の3つの層から成る．浅層には，僧帽筋，広背筋，肩甲挙骨，菱形筋が含まれる（図9.13）．中間層は，上および下後鋸筋を含む（図9.14）．背部の深層の筋は，姿勢を保持し，脊柱を動かす真の背筋である．これらの筋は，脊柱起立筋群と呼ばれ，棘筋，最長筋，腸肋筋から成る（図9.14）．

検査法　浅層は，筋膜上を指を横に動かすことによって触診し，圧痛や異常な緊張に注意する（図9.15）．深層は棘突起の付近を直接指先で触診し（図9.16），異常な緊張や圧痛があるか注意する．異常な緊張や圧痛は，筋挫傷，筋膜炎，線維性筋痛症など，筋の炎症の可能性を示す．

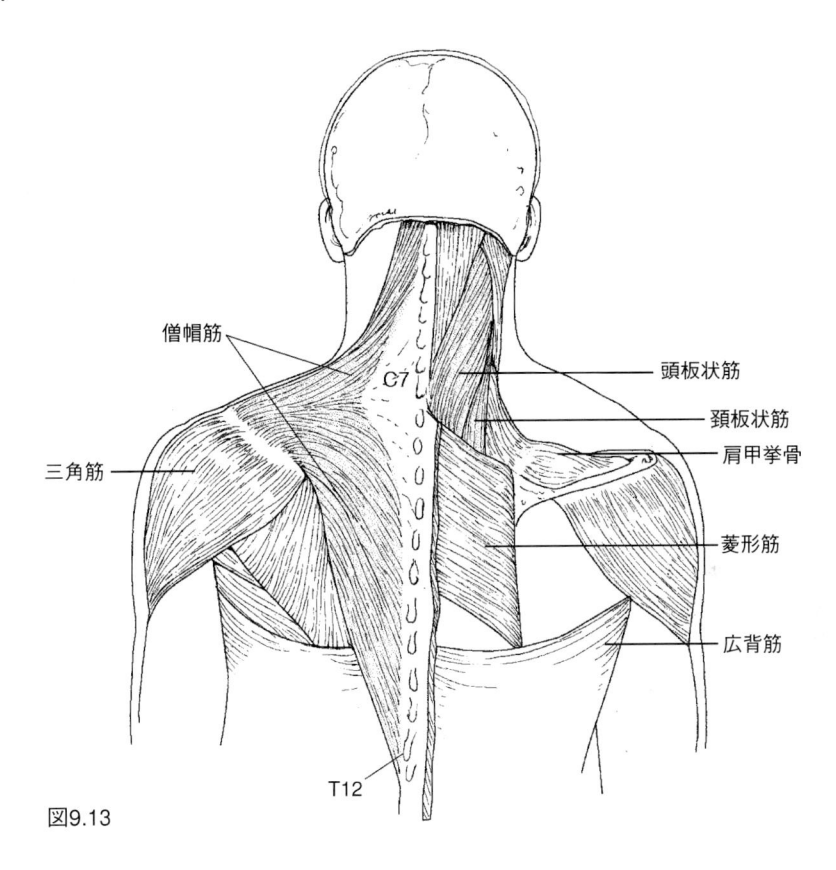

図9.13

図9.14

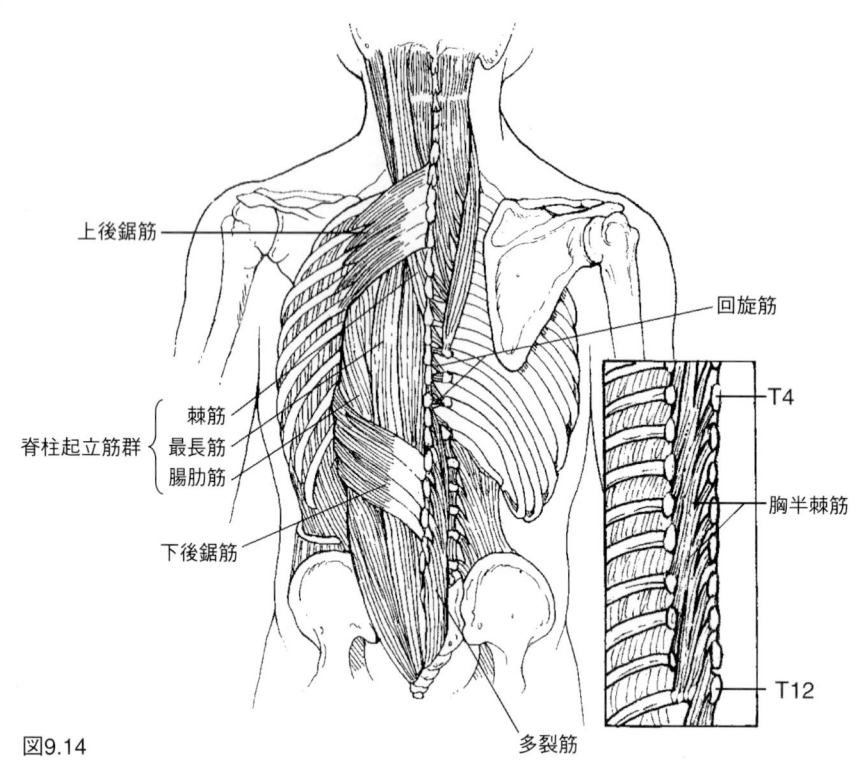

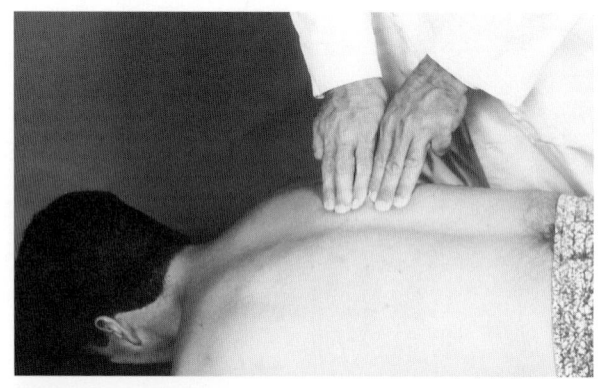

- 上後鋸筋
- 回旋筋
- 棘筋
- 脊柱起立筋群 { 最長筋, 腸肋筋 }
- 下後鋸筋
- T4
- 胸半棘筋
- T12
- 多裂筋

図9.15

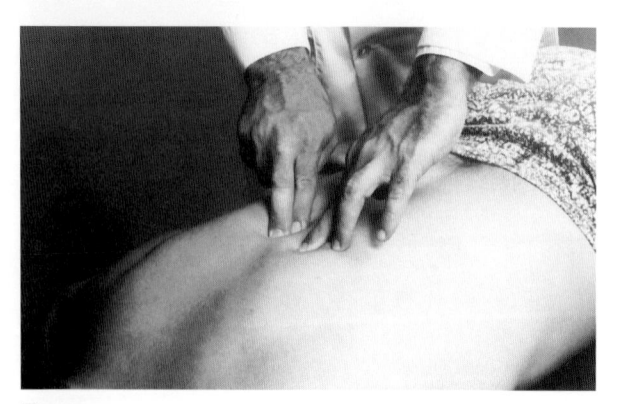

図9.16

棘突起　*Spinous Processes*

解　剖　T1からT12の椎骨は，容易に触診できる突き出た棘突起を有する（図9.17）．各棘突起の先端はその椎骨の横突起よりも下に位置する．

検査法　患者を座位にし，胸郭を少し前屈させ，各棘突起を示指と（もしくは）中指で触診する．各棘突起を個々に触診し，痛みや，圧痛，異常なアライメントがあるか注意する（図9.18）．

次に，各棘突起を外側に押し，回旋運動があるか注意する（図9.19）．静止時の脊椎触診での圧痛は，胸椎の亜脱臼を示唆する可能性がある．屈曲／伸展による圧痛は，特に上位胸椎の棘上靱帯の挫傷を示唆することがある．アライメントの大きな異常は，脊柱側弯症の可能性を示す．

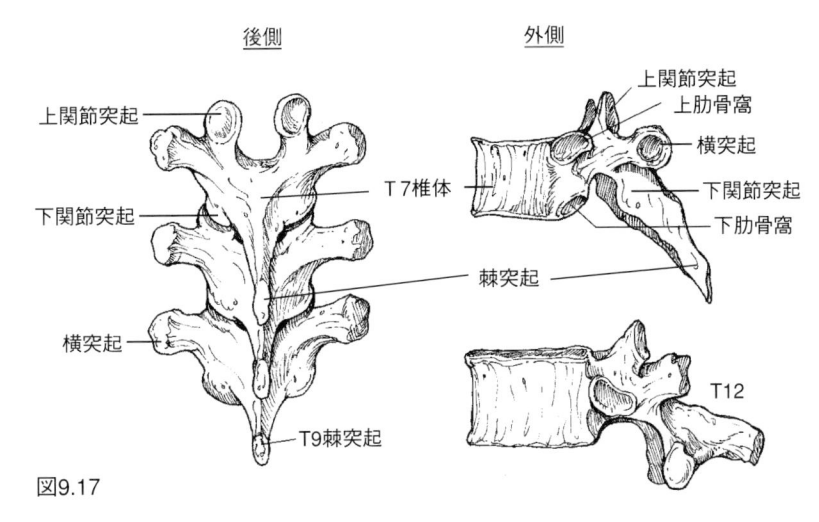

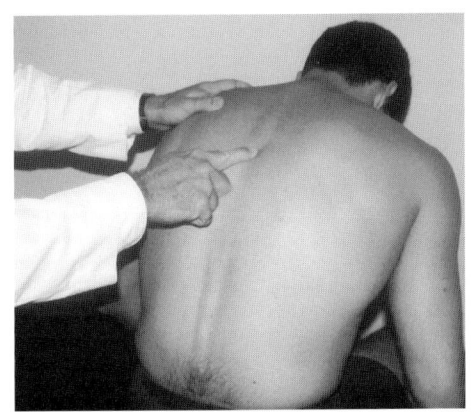

図9.17

図9.18

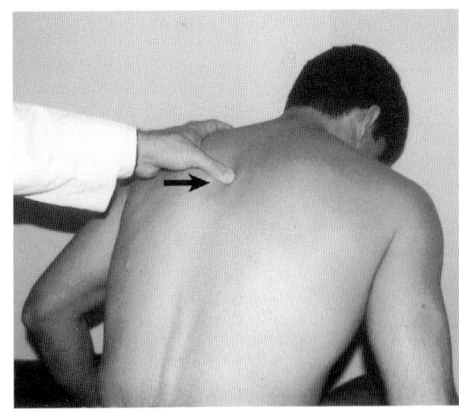

図9.19

肋骨および肋間隙　*Ribs and Intercostal Spaces*

解　剖　胸郭の後面の肋骨は，靱帯や筋によって椎体および横突起と連結している（図9.20）．肋骨は，過重下で，骨折せずに少し曲がる構造になっている．肋骨間の肋間隙には，3層の肋間筋と肋間神経がある．この神経は，帯状疱疹ウイルスに感染する可能性があり，脊髄神経節に侵入すると，感染した肋間神経領域に鋭いピリピリする痛みが生じる．

検査法　脊柱側から外側に向かって腋窩まで個々の肋骨を触診する．次に各肋間隙を触診する（図9.21）．外傷に伴う肋骨の圧痛や痛みは，肋骨の骨折を示唆する．圧痛のある肋間隙は，肋間神経痛もしくは帯状疱疹ウイルス感染の可能性を示唆する．この感染では，肋間隙の肋間神経に沿って小水疱を伴う赤い発疹をみることがある．

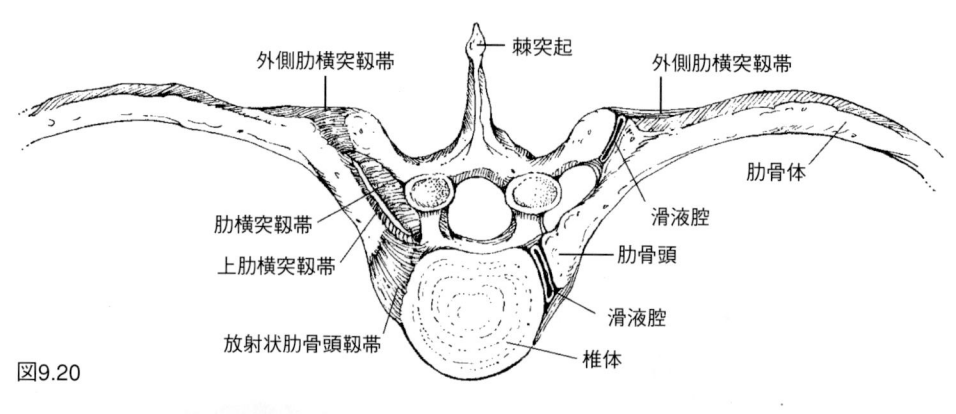

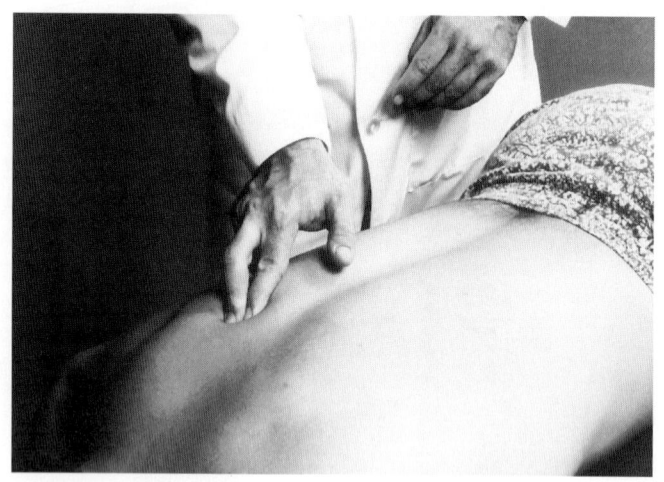

図9.20

図9.21

胸椎可動域　THORACIC RANGE OF MOTION

前屈（インクリノメーター法）[1]　*Flexion：Inclinometer Method*

　患者を座位にし頚椎を中間位にさせる．第1のインクリノメーターを胸椎矢状面のT1レベルに，第2のインクリノメーターをT12レベルのやはり矢状面にあてる（図9.22）．両方のインクリノメーターの目盛りをゼロにする．次に患者の両手を膝に置かせ，胸椎を前屈させて双方の角度を記録する（図9.23）．T1の傾きの角度からT12の角度を引いたものが胸椎の前屈角度である．

正常可動域　中間位すなわち0°から50°以上．

運動に関与する筋	神経支配
1．腹直筋	T6-T12
2．外腹斜筋	T7-T12
3．内腹斜筋	T7-T12，L1

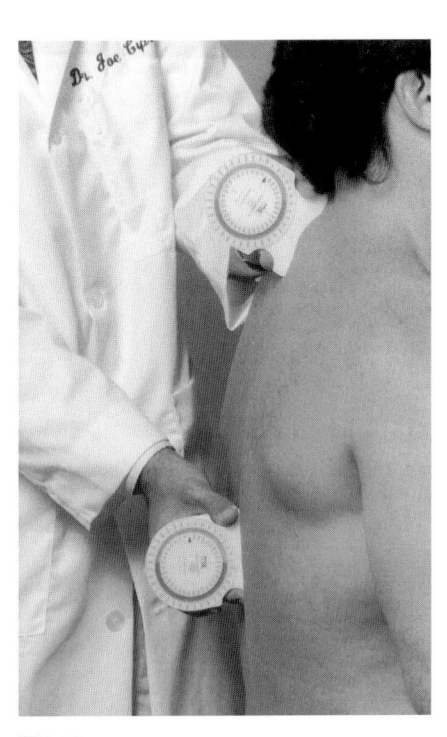

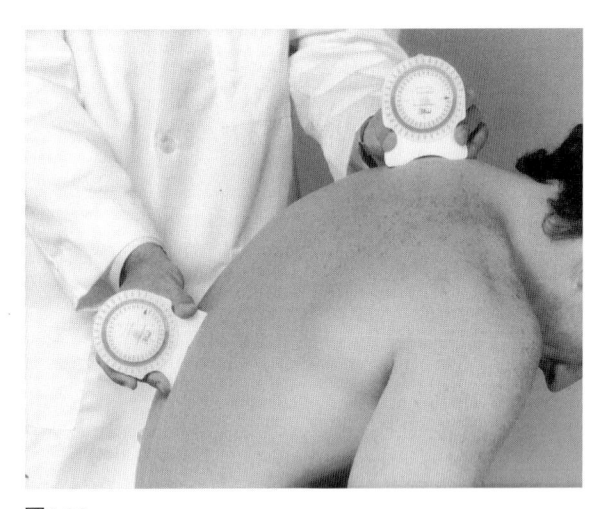

図9.22

図9.23

側屈（インクリノメーター法）[1]　*Lateral Flexion : Inclinometer Method*

　患者を立位にし，1つのインクリノメーターをT1棘突起に対してフラットに置き，他方をT12棘突起に対してフラットに置く（図9.24）．両方のインクリノメーターの目盛りをゼロにする．胸椎を片側に側屈させ，次に反対側にも曲げるよう患者に指示し（図9.25），所見を記録する．T12の傾きの角度からT1の角度を引いたものが胸椎の側屈角度である．

正常可動域　中間位すなわち0°から20°〜40°以上．

運動に関与する筋	神経支配
同側への側屈	
1．胸腸肋筋	T1-T12
2．胸最長筋	T1-T12
3．横突間筋	T1-T12
4．内腹斜筋	T1-T12, L1
5．外腹斜筋	T7-T12
6．腰方形筋	T7-T12
反対側への側屈	
1．胸半棘筋	T1-T12
2．多裂筋	T1-T12
3．回旋筋	T1-T12
4．外腹斜筋	T7-T12
5．腹横筋	T7-T12, L1

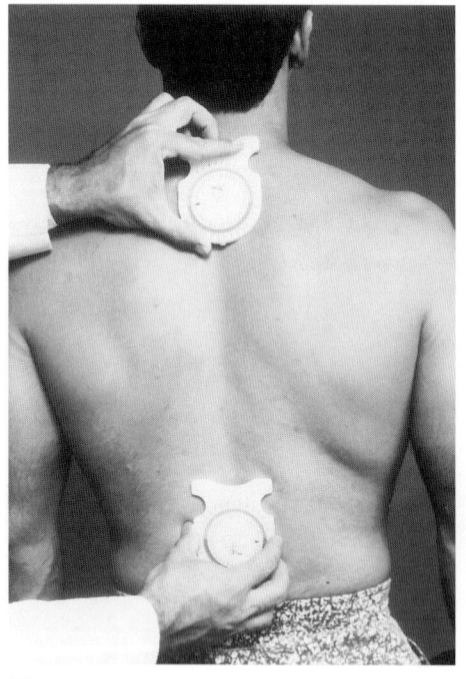

図9.24

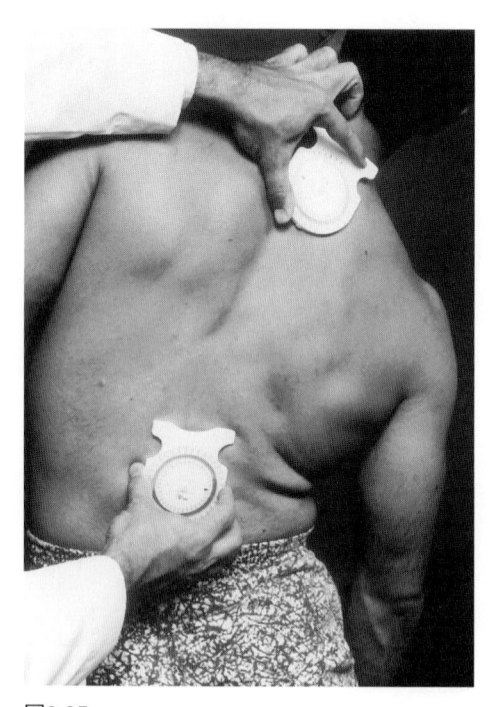

図9.25

回旋（インクリノメーター法）[1]　*Rotation : Inclinometer Method*

患者を座位にし，両腕を組んで，できるだけ水平になるように前屈させる．第1のインクリノメーターをT1レベル，第2のインクリノメーターをT12レベルのそれぞれ冠状面に置く（図9.26）．両方のインクリノメーターの目盛りをゼロにし，患者の体幹を片側に回旋させて双方の角度を記録する（図9.27）．T1の傾きの角度からT12の角度を引いたものが胸椎の回旋角度である．反対側の回旋角度も測る．

正常可動域　中間位すなわち0°から30°以上．

運動に関与する筋	神経支配
同側への回旋	
1．胸腸肋筋	T1-T12
2．胸最長筋	T1-T12
3．横突間筋	T1-T12
4．内腹斜筋	T1-T12, L1
反対側への回旋	
1．胸半棘筋	T1-T12
2．多裂筋	T1-T12
3．回旋筋	T1-T12
4．外腹斜筋	T7-T12
5．腹横筋	T1-T12, L1

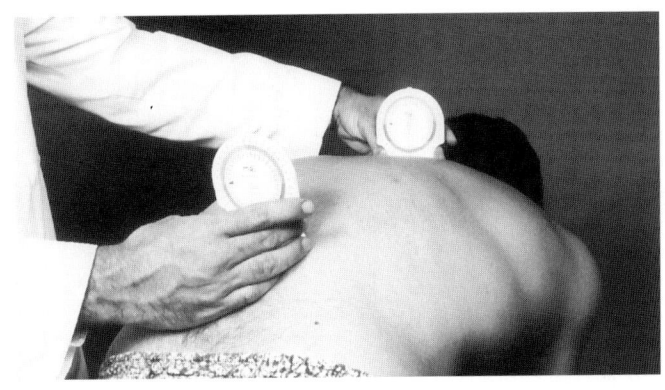

図9.26

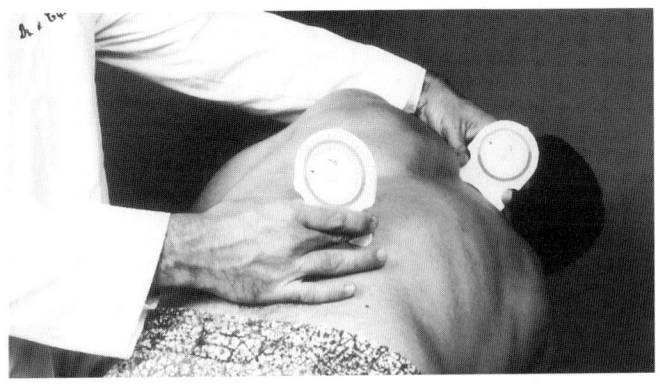

図9.27

脊柱側弯と脊柱後弯の検査　SCOLIOSIS／KYPHOSIS SCREENING

臨床解説　脊柱側弯は，冠状面における異常な脊柱変形である（図9.28）．骨格が成長するまで進行し，脊柱変形の最も多いタイプである．過後弯は矢状面における異常な脊柱変形で，後方凸状角度を増大させる（図9.29）．このような変形は先天的または後天的なもので，男性より女性に多い．脊柱変形に伴う問題は，痛み，呼吸機能障害，神経合併症，外観上の変形である．脊柱変形の検査には，X線撮影が最も適している．側弯カーブはコブ-リップマン法を使って測定できる[2]．まず最も鋭いカーブの一番上の椎間板（終椎）の面に沿って線を引く．そしてカーブの一番下の椎間板（終椎）の面に沿って線を引く．それぞれの終椎に対する垂線を引き，その線の交わる角度を測定する（図9.30）．

臨床徴候・症状
・外観上の変形
・脊柱側の痛み
・呼吸機能障害
・神経合併症

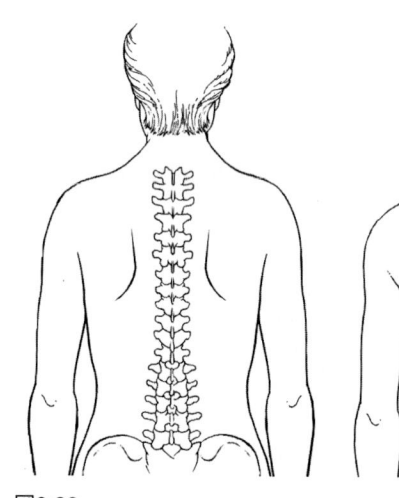

図9.28

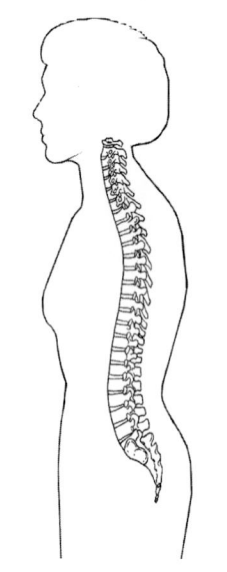

図9.29

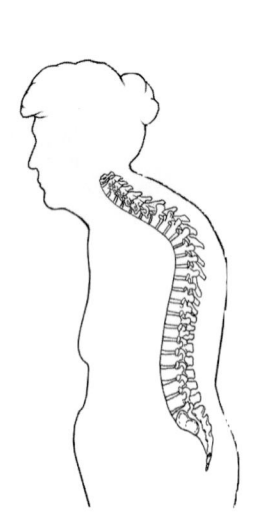

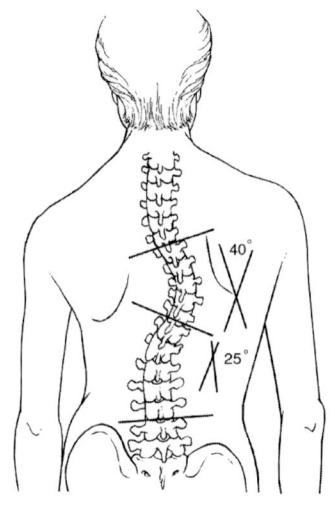

図9.30

■アダムの体位　Adam's Position

検査法　患者を立位にし，直接患者の後方に立ち，脊椎全体の視診と触診をし，脊柱側弯症，脊柱後弯症，後側弯症を調べる（図9.31）．次に，患者に股関節を前屈するよう指示する．再び，脊柱側弯症，脊柱後弯症，後側弯症を視診し，触診する（図9.32）．

理論的根拠　立位で，脊柱側弯症，脊柱後弯症，もしくは後側弯症があり，前屈すると角度が減少する場合，脊椎や周囲の軟部組織の構造による機能的側弯である．それは悪い姿勢や片側の脊柱および（あるいは）上肢の筋群の過度の発達，神経根病変，脚長差，もしくは股関節拘縮によって生じる可能性がある．この種の脊柱側弯症は，通常，軽度から中程度であり，測定すると25°より小さい．

立位で，脊柱側弯症，脊柱後弯症，もしくは後側弯症があり，前屈しても角度が減少しない場合，脊椎の部分欠損，椎体の圧迫骨折，もしくは特発性脊柱側弯症などの構造上の異常が疑われる．

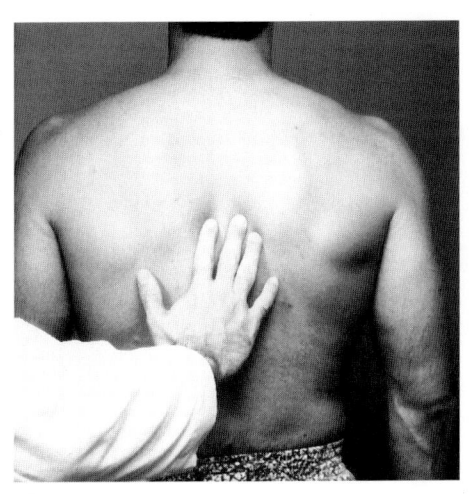

図9.31

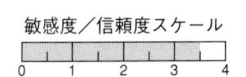

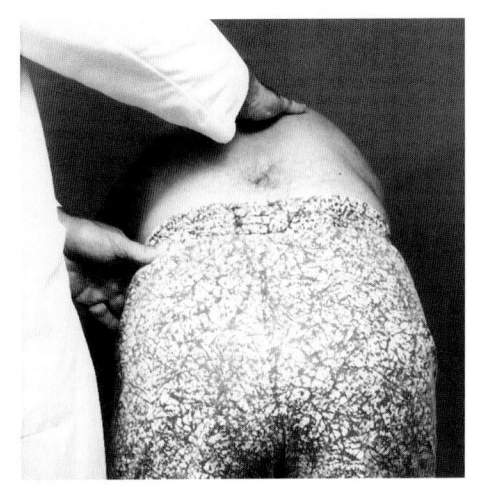

図9.32

■マッケンジー・スライドグライドテスト[2)]
McKenzie's Slide Glide Test

敏感度／信頼度スケール
0 1 2 3 4

検査法 患者を立位にして，検者は患者の側に立つ．検者の肩で，肩をブロックする．両手で患者の骨盤を把持し，検者の方へ引っ張り，10〜15秒間この体位のままにする（図9.33）．反対側でもこのテストを繰り返す．患者が明らかに脊柱側弯症である場合は弯曲している側をまずテストする．

理論的根拠 このテストは，症候性側弯症の患者に行われる．肩をブロックし，骨盤を動かすことによって，側弯領域を押していることになる．病変のある側に行うと症状が増す場合，これは脊柱側弯症が患者の症状の一因となっていることを示唆する．

画像診断の提案
・単純X線撮影
　胸椎前後像
　ブッキー線（超軟X線）による陥凹面を含む胸椎側面像
　胸腰椎の前後像

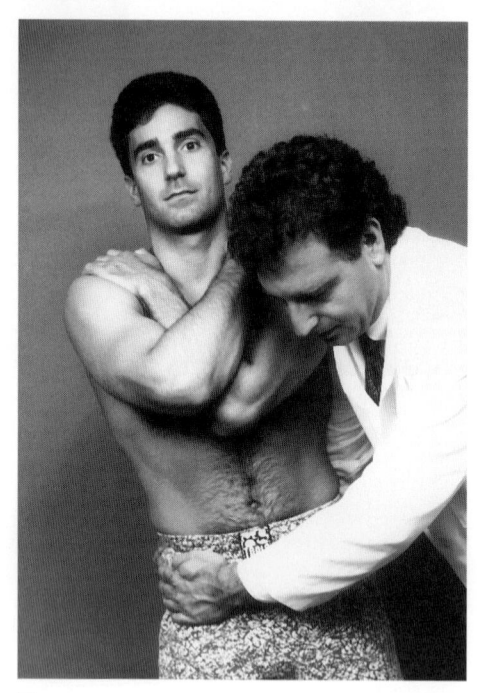

図9.33

胸椎の骨折　THORACIC FRACTURES

臨床解説　胸椎の骨折は前面と後面に分類される．脊柱の前面には椎体があり，後面には椎弓板，関節突起，そして棘突起がある．胸椎の骨折は，脊椎管を破裂させ，神経合併症を引き起こすことがある．脊椎管の破裂が伴う場合，神経検査を行わなければならない．前後と側面からの単純X線写真を調べる．前後X線像には，骨折線およびアライメント，角度，移動が見られる．側面像にも，骨折線，アライメント，角度，移動が見られる．

臨床徴候・症状
- 胸椎の痛み
- 胸部前面の痛み
- 上肢の神経合併症
- 下肢の神経合併症

■棘突起叩打テスト[3,4]　Spinal Percussion Test

検査法　患者を座位にして軽く前屈させ，検者は各胸椎の棘突起（図9.34）と関連する筋組織（図9.35）を打腱器で叩打する．

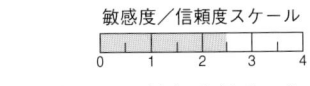

理論的根拠　局所的な痛みは，神経合併症や靱帯の捻挫を伴わない脊椎骨折を示す．神経根性痛は，神経合併症を伴う脊椎骨折，あるいは神経合併症を伴う椎間板損傷を示す．

Note　このテストは非特異的なので，他の障害でも陽性反応が起きる．棘突起の叩打で靱帯の捻挫の際にも痛みが起き，また脊柱起立筋の叩打痛は筋の挫傷を示唆する．

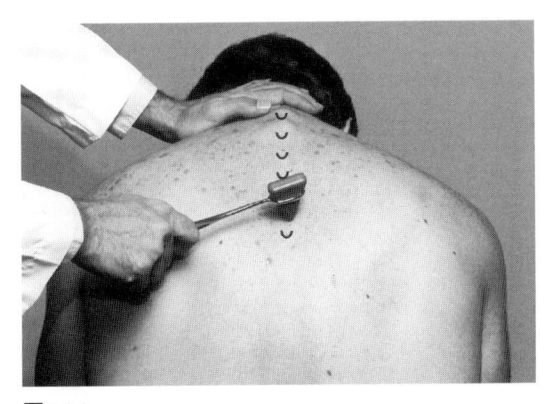

図9.34

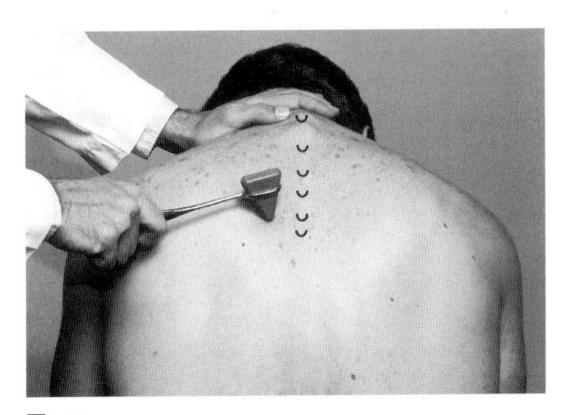

図9.35

■ソート・ホールテスト[5]　Soto-Hall Test

検査法　患者を仰臥位にし，胸に顎をつけるよう検者が手助けする（図9.36）．

理論的根拠　局所痛があれば，胸椎の骨や椎間板ないし靱帯の病変が疑われる．

　このテストは，他動的前屈によって頚椎と胸椎を引き離すだけなので，非特異的なものである．陽性なら，挫傷，捻挫，骨折，占拠性病変のテストをする．

敏感度／信頼度スケール
0　1　2　3　4

Note　肋骨の骨折の疑いがあり，特に転位している場合は注意しなければならない．外傷が見られ，肋骨骨折の疑いがある場合はこのテストを行う前に，その領域のX線写真をとる．

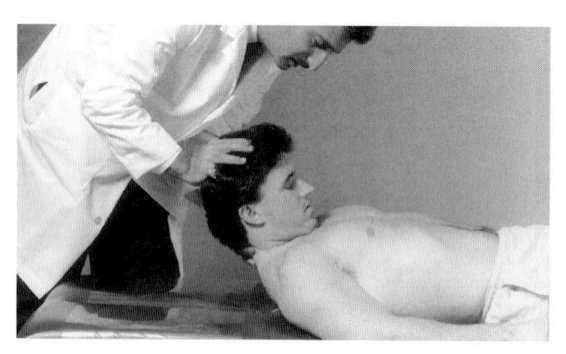

図9.36

■胸骨圧迫テスト　Sternal Compression Test

敏感度／信頼度スケール
0　1　2　3　4

検査法　患者を仰臥位にし，胸骨上に両手を当てて押しつける（図9.37）．

理論的根拠　胸骨を押しつけると，肋骨側面縁に圧迫がかかる．肋骨側面縁か近位に骨折があれば，このテストで骨折領域の痛みがはっきりする．

画像診断の提案
・単純X線撮影
　　胸椎（脊柱）前後像
　　胸椎（肋骨）前後像
　　胸部前後像
　　胸椎（脊柱）側面像
　　呼吸中の胸椎側面像
　　胸椎（肋骨）斜位像
・CT
・骨シンチグラフィー

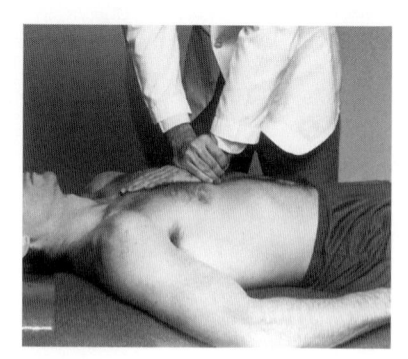

図9.37

神経根障害　NERVE ROOT LESIONS

臨床解説　胸椎の神経根障害は胸椎の外傷によって起きる．胸郭の安定のため，T1からT10より胸腰椎移行部（T11-T12）の可動性の方が大きい．このため，T10からT12は損傷の可能性が高い．

　胸椎の損傷には，楔状骨折，破裂骨折，骨折転位がある．これらは胸椎の神経根障害を引き起こす．脊椎の硬結や腫瘍による圧迫も神経合併症の原因となる．

> **臨床徴候・症状**
> ・胸椎の痛み
> ・前腹部の痛み
> ・腹部の感覚の喪失

■他動的肩甲骨接近テスト[6]　Passive Scapular Approximation Test

検査法　立位の患者の肩をつかむ（図9.38）．肩を後方に押しながら他動的に肩甲骨を接近させる（図9.39）．

理論的根拠　他動的に肩甲骨を接近させることにより，T1とT2の神経根に誘導運動による牽引が起こる．肩甲骨部位の痛みは，T1かT2の神経根の圧迫あるいは刺激症状を示す．

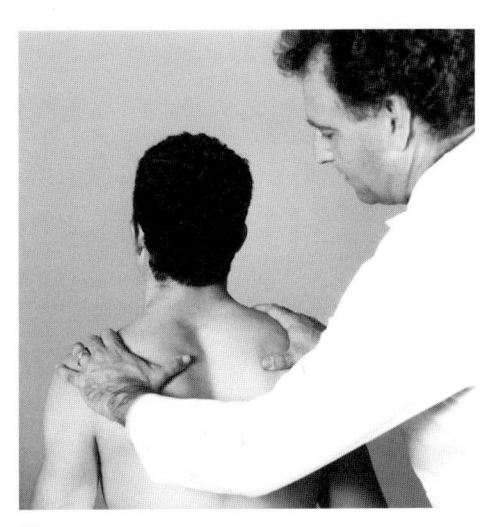

図9.38

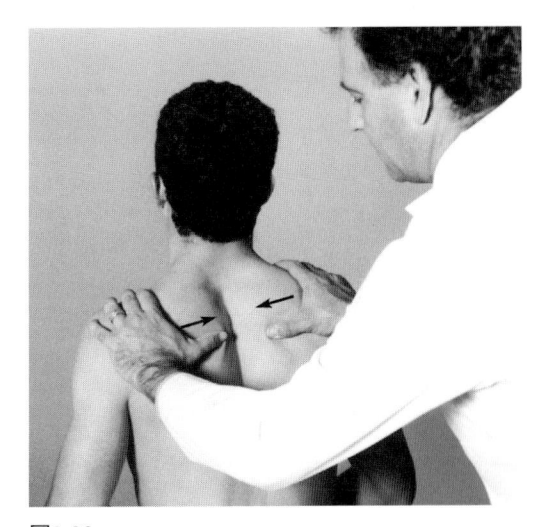

図9.39

■ビーバー徴候[7]　Beevor's Sign

検査法　患者を仰臥位にし，両手の指を頸の後ろで組み合わせて，頭部を足側に持ち上げさせる（図9.40）．このテストは起き上がり腹筋運動のように行う．

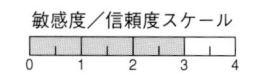

理論的根拠　神経根の病変がない患者の場合には，テストの際に，臍は動かない．腹部の筋は均等に分布し，均等に力が加わるからである．

神経根に障害がある場合，臍は次のように動く．臍が上方に動くなら，T10からT12の両側の神経根の病変が疑われる．上外側に動くなら，臍の動きと反対側のT10からT12の神経根の病変が疑われる．臍が下方に動くなら，T7からT10の両側の神経根の病変が疑われる．下外側に動くなら，臍の動きと反対側のT7からT10の神経根の病変が疑われる．

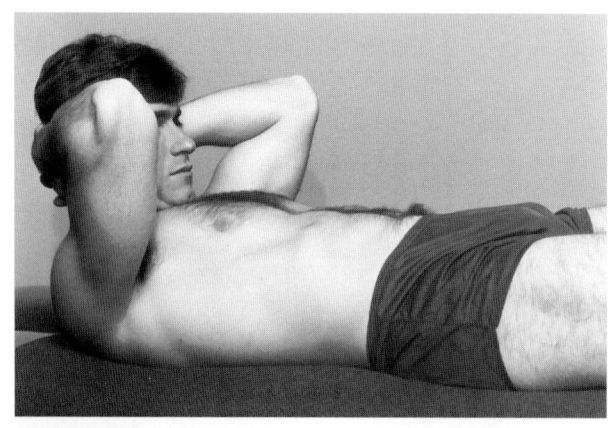

図9.40

■シュペルマン徴候　Schepelmann's Sign

検査法　患者を座位にし，腰のところで左右に側屈するように指示する（図9.41）．

理論的根拠　側屈した側に痛みがあるようなら，肋間神経炎を示す．伸展した側に痛みがあれば，肋膜の線維性炎症もしくは肋間筋の捻挫を示す．

　患者が体を側屈する場合，側屈側の肋間神経が圧迫されるので，肋間神経に炎症があれば，側屈側の痛みが増強する．

　傷ついたり痙攣を起こした胸椎もしくは肋間筋は，痛みを増強する．

画像診断の提案
・単純X線撮影
　　胸椎前後像
　　腰椎前後像
　　胸椎側面像
　　腰椎側面像
　　腰椎斜位像
・胸腰椎移行部MRI
・CT
・骨シンチグラフィー

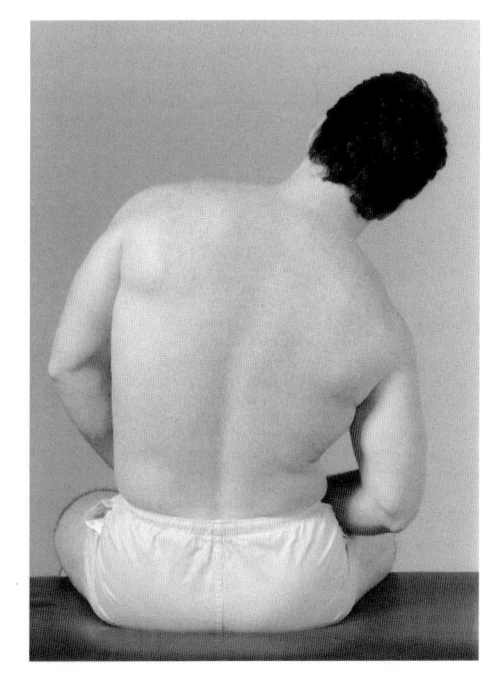

図9.41

肋椎関節強直症　COSTOVERTEBRAL JOINT ANKYLOSIS

臨床解説　肋椎関節強直症は，強直性脊椎炎を伴う肋椎関節の硬直あるいは固着である．これは中軸骨格を犯す慢性の血清反応陰性の炎症性疾患である．発症率は1000人に1〜3人で，男性より女性の方が多い．肋椎関節だけでなく仙腸関節と股関節にも影響を及ぼす．一般的に，腰椎に始まり，頭部，頸椎へと移行するこの疾患は数十年かけてゆっくりと進行する．

> **臨床徴候・症状**
> ・腰椎と胸椎の痛み
> ・腰椎と胸椎の硬直
> ・活動中は症状が改善する
> ・後弯の喪失
> ・胸郭の堅さ
> ・胸郭の拡張の制限

■胸部拡張テスト[8]　Chest Expansion Test

検査法　座位にし，乳首の高さでメジャーを巻く．患者に息を吐き出させて胸囲を測り（図9.42），次に大きく息を吸い込ませて測る（図9.43）．

理論的根拠　正常な胸囲の拡張は成人男性で5cm以上，女性で3.7cm以上である．正常の拡張範囲以下であれば，肋横突関節や肋椎関節に強直性脊椎炎のような関節強直があることが疑われる．

> **画像診断の提案**
> ・単純X線撮影
> 　腰椎前後像
> 　胸椎前後像
> 　腰椎側面像
> 　胸椎側面像

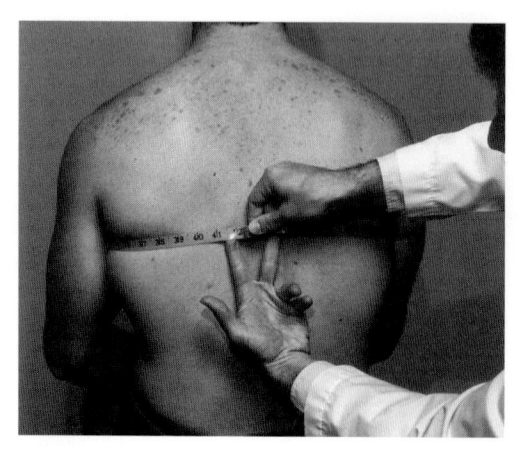

図9.42

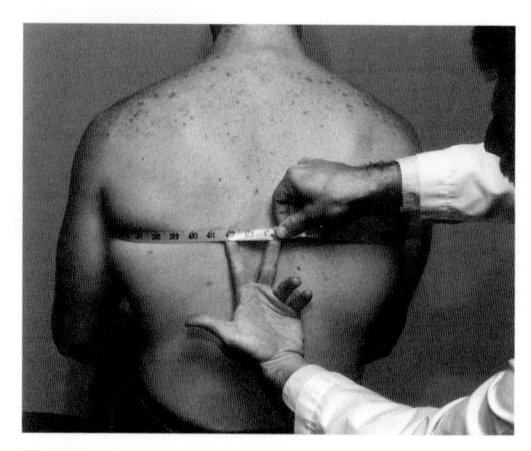

図9.43

参考文献　References

1. American Medical Association. Guides to the Evaluation of Permanent Impairment. 5th ed. Chicago：AMA, 2000.
2. McKenzie RA. The Lumbar Spine：Mechanical Diagnosis and Therapy. Waikanae, New Zealand：Spinal Publications, 1981.
3. O'Donoghue D. Treatment of injuries to athletes. 4th ed. Philadelphia：Saunders, 1984.
4. Turek SL. Orthopaedics. 5th ed. Philadelphia：Lippincott, 1977.
5. Soto-Hall R, Haldeman K. A useful diagnostic sign in vertebral injuries. Surg Gynecol Obstet：1972；827-831.
6. Cyriax J. Textbook of Orthopaedic Medicine. Vol 1. Diagnosis of Soft Tissue Lesions. London：Bailliere Tindall, 1982.
7. Rodnitzky RC. Van Allen's Pictorial Manual of Neurological Tests. 3rd ed. Chicago：Year Book Medical, 1989.
8. Moll JMH, Wright V. An objective clinical study of chest expansion. Ann Rheum Dis 1982；31：1-9.

推薦図書　General References

Boissonault WG. Examination in Physical Therapy Practice. Screening for Medical Disease. New York：Churchill Livingstone, 1991.

Cyriax JH. Cyriax's Illustrated Manual of Orthopaedic Medicine. 2nd ed. London：Butterworth, 1993.

Goodman CC, Snyder TE. Differential Diagnosis in Physical Therapy. Philadelphia：Saunders, 1990.

Kapandji IA. The physiology of joints. Vol. 3. The Trunk and the Vertebral Column. New York：Churchill Livingstone, 1974.

Moore Kl. Clinically oriented anatomy. 3rd ed. Baltimore：Williams & Wilkins, 1992.

Post M. Physical examination of the musculoskeletal system. Chicago：Year Book Medical, 1987.

Skinner HB. Current Diagnosis & Treatment in Orthopedics. 2nd ed. New York：Lange, 2000.

White AA. Kinematics of the normal spine as related to scoliosis. J Biomech Engl 1971；4：405.

第10章

腰椎部整形外科テスト
LUMBAR ORTHOPAEDIC TESTS

腰椎部整形外科検査フローチャート
LUMBAR ORTHOPAEDIC EXAMINATION FLOW CHART　　274

触診　PALPATION　　275
　　棘突起　Spinous Processes　　275
　　脊柱内在筋　Intrinsic Spinal Muscles　　277
　　腰方形筋　Quadratus Lumborum　　278
　　殿筋群　Gluteal Muscles　　279
　　梨状筋　Piriformis Muscle　　280
　　坐骨神経　Sciatic Nerve　　281

腰椎可動域　LUMBAR RANGE OF MOTION　　282
　　屈曲（インクリノメーター法）　Flexion　　282
　　伸展（インクリノメーター法）　Extension　　283
　　側屈（インクリノメーター法）　Lateral Flexion　　284

関節機能障害テスト　JOINT DYSFUNCTION TESTS　　285
　　部分不安定性テスト　Segmental Instability Test　　287
　　片足立ち腰椎伸展テスト　One Leg Standing Lumbar Extension Test　　288

腰椎骨折　LUMBAR FRACTURES　　289
　　棘突起叩打テスト　Spinal Percussion Test　　289

腰椎神経根と坐骨神経の刺激症状と圧迫テスト
LUMBAR NERVE ROOT AND SCIATIC NERVE IRRITATION/COMPRESSION TESTS　　290
　　SLRテスト　Straight Leg Raising Test　　291
　　ラセーグテスト　Lasègue's Test　　292
　　スランプテスト　Slump Test　　293
　　膝曲がり徴候　Buckling Sign　　295
　　大腿神経伸展テスト　Femoral Nerve Traction Test　　296
　　ブラガードテスト　Bragard's Test　　297
　　シカールテスト　Sicard's Test　　298
　　フェジェルツタインテスト　Fajersztajn's Test　　299
　　ベヒテルーテスト　Bechterew's Test　　300
　　マイナー徴候　Minor's Sign　　301
　　膝屈曲テスト　Knee Flexion Test　　302

鎮痛傾斜徴候　Antalgic Lean Sign　　*303*
　　　ボウストリング徴候　Bowstring Sign　　*305*
　　　坐骨神経緊張テスト　Sciatic Tension Test　　*306*
　　　梨状筋テスト　Piriformis Test　　*307*
　　　グルテアール・スカイラインテスト　Gluteal Skyline Test　　*307*
　　　ケンプテスト　Kemp's Test　　*308*
　　　リンドナー徴候　Lindner's Sign　　*309*
　　　踵・つま先歩行テスト　Heel-Toe Walk Test　　*310*

占拠性病変　SPACE-OCCUPYING LESIONS　　*311*
　　　バルサルバ検査法　Valsalva's Maneuver　　*311*
　　　デジェリン3徴候　Déjérine's Triad　　*312*
　　　ミリグラムテスト　Milgram's Test　　*312*
　　　ナフツィガーテスト　Naffziger's Test　　*313*

鑑別診断：腰椎損傷と腰仙部損傷　DIFFERENTIAL DIAGNOSIS: LUMBAR VERSUS SACROILIAC INVOLVEMENT　　*314*
　　　ゴルドスウェートテスト　Goldthwaith's Test　　*314*
　　　支持前屈テスト　Supported Forward Bending Test　　*315*
　　　ナクラステスト　Nachlas Test　　*316*
　　　殿部徴候テスト　Sign of the Buttock Test　　*317*

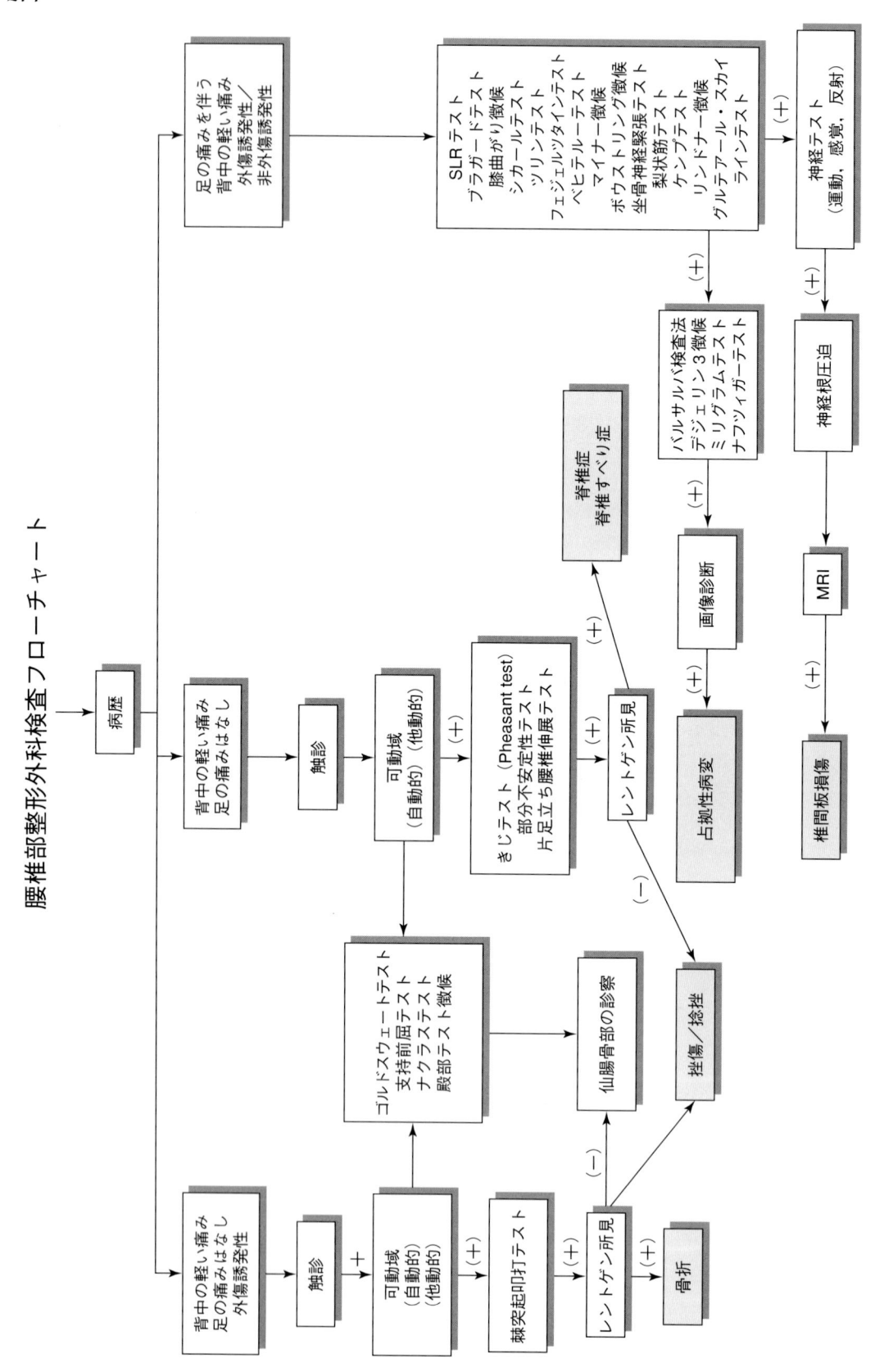

腰椎部整形外科検査フローチャート

病歴

足の痛みを伴う背中の軽い痛み／外傷誘発性／非外傷誘発性

→ SLRテスト
ブラガードテスト
膝曲がり徴候
シカールテスト
ツリンテスト
フェジェルシュタインテスト
ベヒテルーテスト
マイナー徴候
ボウストリング徴候
坐骨神経緊張テスト
梨状筋テスト
ケンプテスト
リンドナー徴候
グルテアール・スカイ
ラインテスト

(+) → バルサルバ検査法
デジェリン3徴候
ミリグラムテスト
ナフツィガーテスト

(+) → 画像診断 (+) → 占拠性病変

(+) → 神経テスト（運動、感覚、反射）
(+) → 神経根圧迫
(+) → MRI (+) → 椎間板損傷

背中の軽い痛み／足の痛みはなし

→ 触診 → 可動域（自動的）（他動的）

(+) → ねじテスト(Pheasant test)
部分不安定性テスト
片足立ち腰椎伸展テスト

(+) → レントゲン所見 (+) → 脊椎症／脊椎すべり症
(−) → 挫傷／捻挫

→ ゴルドスウェートテスト
支持前屈テスト
ナクラステスト
殿部テスト徴候

→ 仙腸骨部の診察

背中の軽い痛み／足の痛みはなし／外傷誘発性

→ 触診 + 可動域（自動的）（他動的）

(+) → 棘突起叩打テスト (+) → レントゲン所見 (+) → 骨折
(−) → 挫傷／捻挫

触診　PALPATION

棘突起　*Spinous Processes*

解　剖　5つの棘突起は大きく，屈曲位で容易に触知できる（図10.1）．第5腰椎は一番下位にあり，人口の5％は仙骨と癒合しており，仙椎化と呼ばれる状態である．この状態では4つの棘突起のみ触知できる．一方第1仙椎が他の仙椎と癒合していないことがあり，これは腰椎化と呼ばれる状態で，6つの棘突起が触知できる．腰部棘突起の一般的な異常は二分脊椎で，人口の10％に見られる先天性奇形である．二分脊椎は，各椎弓が癒合し骨化しなかったことに起因し，L5もしくはS1の椎弓でよく見られる．L4-L5もしくはL5-S1間のもう一つの一般的な異常は，脊椎すべり症である．これは椎間関節の不安定性に伴い一つの椎骨が直下の椎骨の前方にすべった状態である．

検査法　患者を座位にして前屈させ，示指と中指で各棘突起を触診する（図10.2）．まず，脊椎すべり症や，二分脊椎，腰椎化，仙椎化などの異常を探す．次に，母指で各棘突起に圧迫を加え（図10.3），固縮もしくは跳動の有無を検査する．固縮は，低可動性を，跳動は過剰な可動性を示唆することがある．

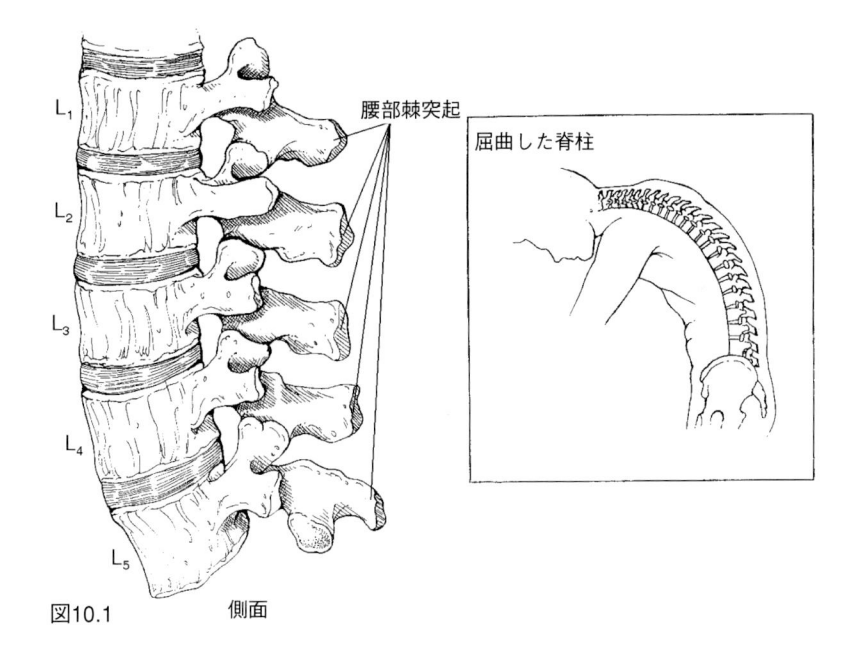

図10.1　側面　腰部棘突起

屈曲した脊柱

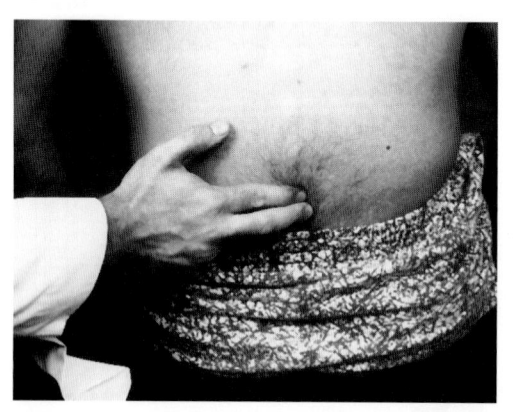

図10.2

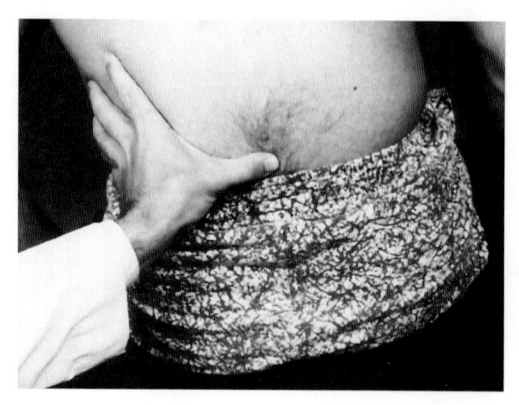

図10.3

脊柱内在筋　*Intrinsic Spinal Muscles*

解　剖　腰椎の脊柱内在筋は，脊椎起立筋（棘筋，最長筋，腸肋筋）である．下位腰椎では，これらの筋は一緒になって仙棘筋群を形成する（図10.4）．

検査法　患者を腹臥位にし，脊椎起立筋の腰椎部分を内側から外側へ斜めに触診する（図10.5）．圧痛，炎症，筋の痙攣，触知可能な靱帯を検査する．前述の所見のいずれかは，筋挫傷，筋膜炎，線維性筋痛症，もしくはトリガーポイントの可能性を示唆する．

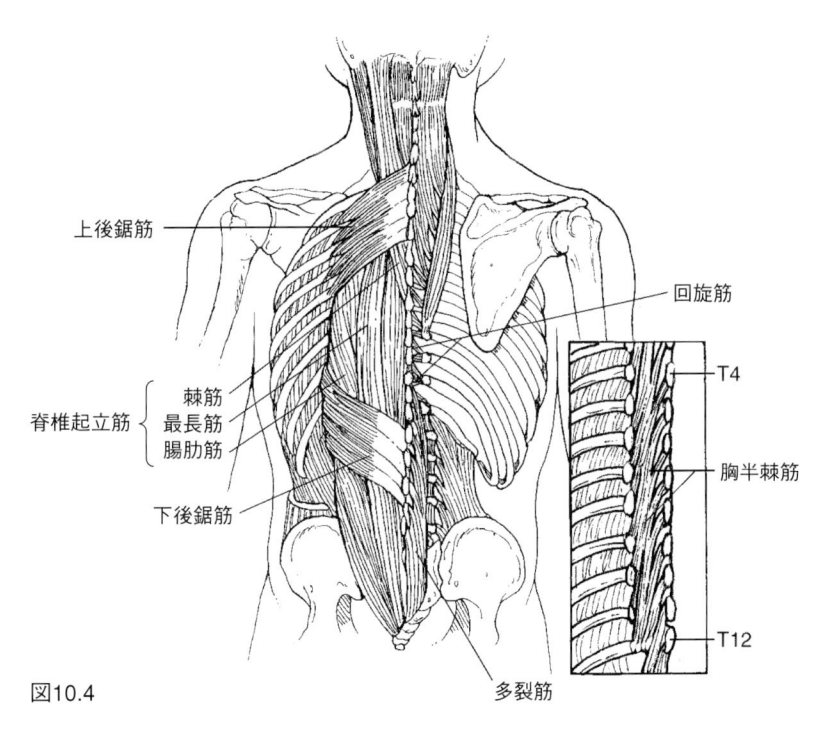

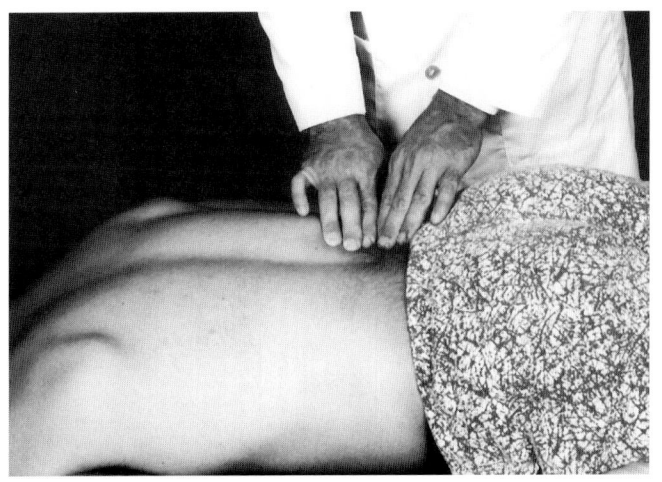

図10.4

図10.5

腰方形筋　*Quadratus Lumborum*

解　剖　腰方形筋は，胸腰筋膜の外側に位置し，腰椎横突起，腸骨稜，第12肋骨に付着する（図10.6）．これは，筋筋膜性腰痛の一般的な部位である．

検査法　患者を腹臥位にさせ，第12肋骨から腸骨稜まで腰方形筋を触診する（図10.7）．圧痛炎症，筋の痙攣,触知可能な靱帯を検査する．前述の所見のいずれかは，筋挫傷，筋膜炎，線維性筋痛症の可能性を示唆する．

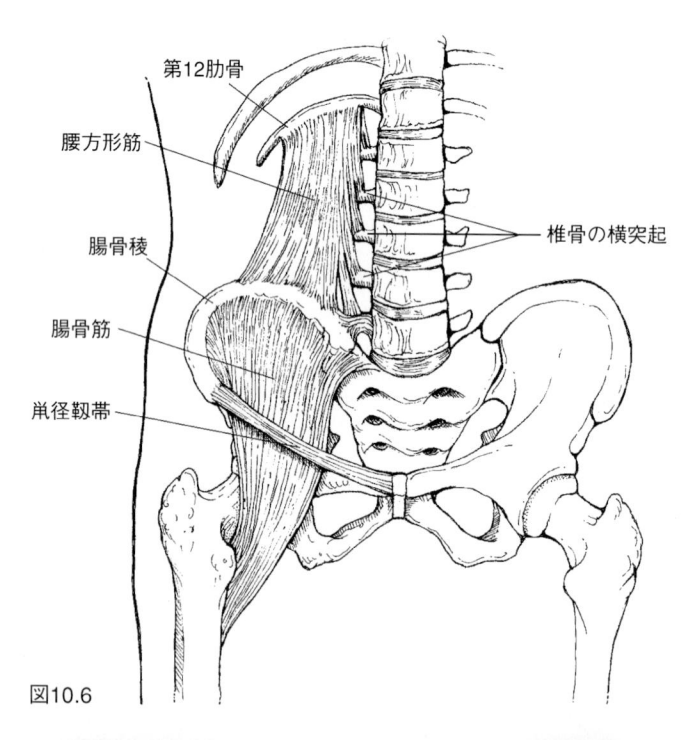

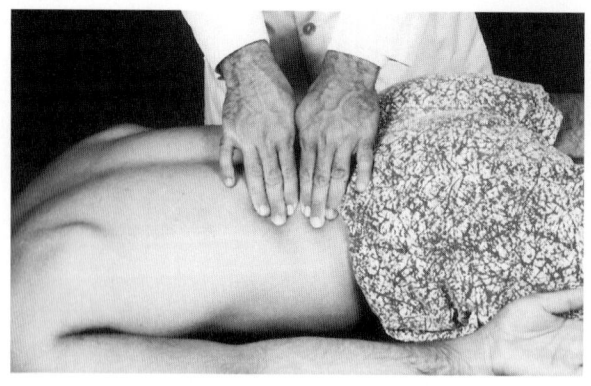

図10.6

図10.7

殿筋群 *Gluteal Muscles*

解 剖 殿筋群は，大殿筋，中殿筋，小殿筋で構成される．これらの筋は，大腿を伸展，外転および回旋させる．それらはすべて腸骨から起始して，大腿骨に停止し（図10.8），外傷に伴って痛みを生じたり，痙攣を起こすことがある．椎間板の損傷による痛みが殿部に生じるが，それらは神経根に関係しているため，筋の正常な緊張を失うことがある．筋筋膜性のトリガーポイントが殿筋にあれば，L5-S1椎間板の損傷によって生じた神経根圧迫による坐骨神経痛と類似した痛みを大腿後面にみることができる．

検査法 患者を腹臥位にし，仙骨の外側から始めて，大腿骨の大転子に移動させて強く圧迫しながら触診する（図10.9）．圧痛，痙攣，筋緊張の低下，トリガーポイントの痛みがあるか調べる．外傷に伴う圧痛や痙攣は，筋挫傷を示す．神経根圧迫を伴う椎間板ヘルニアは，その領域に圧痛や痙攣を生じることがある．筋筋膜性のトリガーポイントは，局所の圧痛と，大腿後面の痛みを生じることがある．

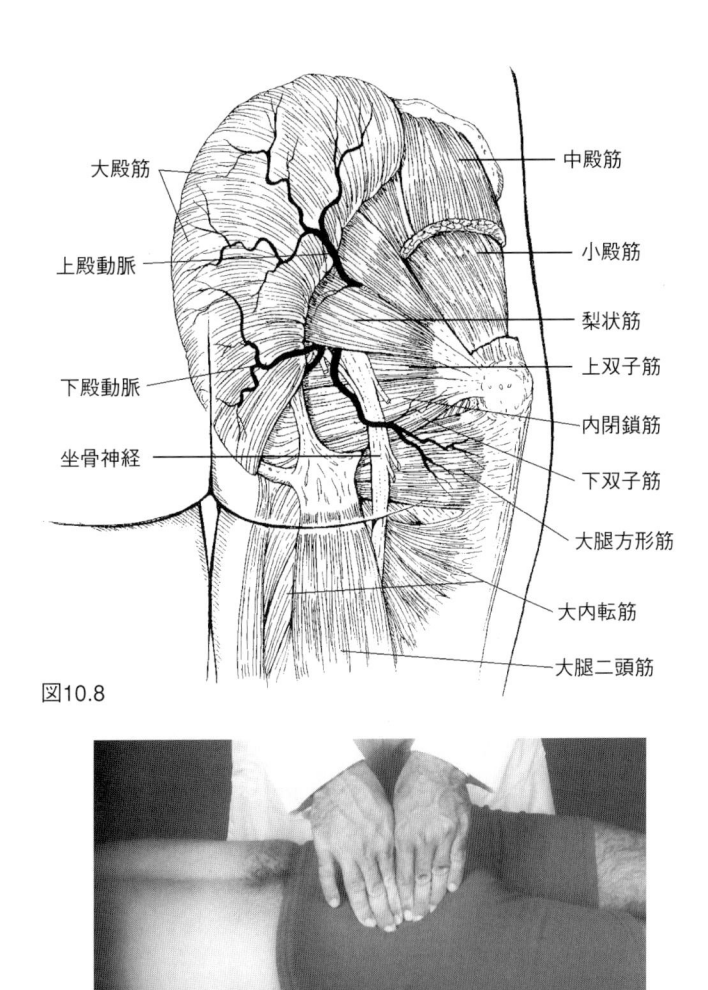

図10.8

図10.9

梨状筋　*Piriformis Muscle*

解　剖　梨状筋は，坐骨神経の近傍に位置し，臨床的に重要である（図10.8）．筋の炎症や痙攣が起きると，神経を圧迫し，坐骨神経痛を生じることがある．梨状筋は，仙骨から起始して大腿骨の大転子に停止する．

検査法　尾骨先端と，上後腸骨棘を二等分する部分が梨状筋の下縁に相当する（図10.10）．筋を触診して圧痛や筋の痙攣の有無を検査する（図10.11）．下肢に神経根性の疼痛を有する場合，梨状筋の触診によって疼痛が増強するかどうかを検査する．梨状筋の圧痛や痙攣はオーバーユースによる筋挫傷を示唆することがある．坐骨神経は梨状筋の下を走行するので，大腿後面痛の原因となることも考慮する．局所の痛みは筋筋膜性のトリガーポイントである可能性があり，大腿後面の痛みを生じることがある．

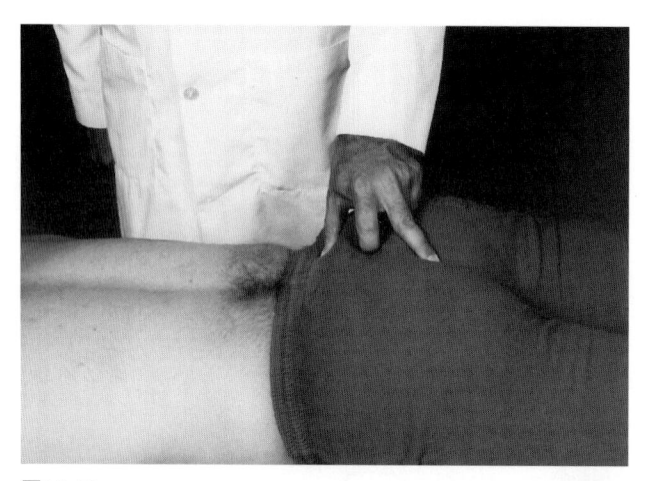

図10.10

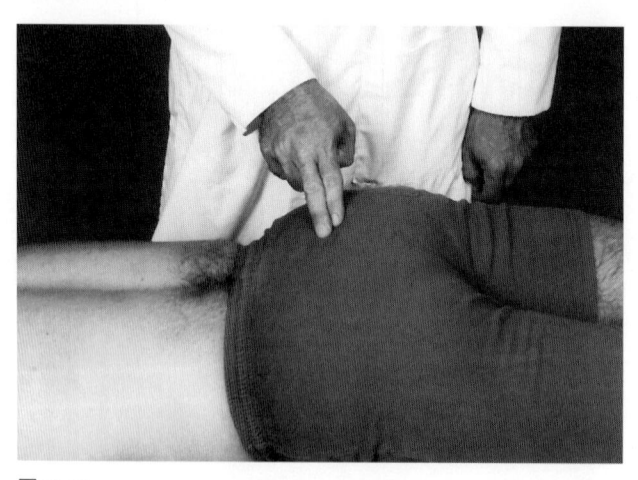

図10.11

坐骨神経　*Sciatic Nerve*

解　剖　坐骨神経はL4-S3間から出る神経で構成されている．坐骨神経は骨盤の大坐骨切痕を通り，梨状筋の下を走行する（図10.8）．その後大転子と坐骨結節の間の大殿筋深部を通過する．坐骨神経が梨状筋を貫通する場合もある．

検査法　大転子後縁と坐骨結節の間から坐骨神経の触診を始め，下肢まで可能な限りたどり（図10.12），圧痛，灼熱感，炎症の有無を調べる．圧痛や灼熱感，あるいは下肢への放散痛があれば，坐骨神経の刺激症状を疑う．

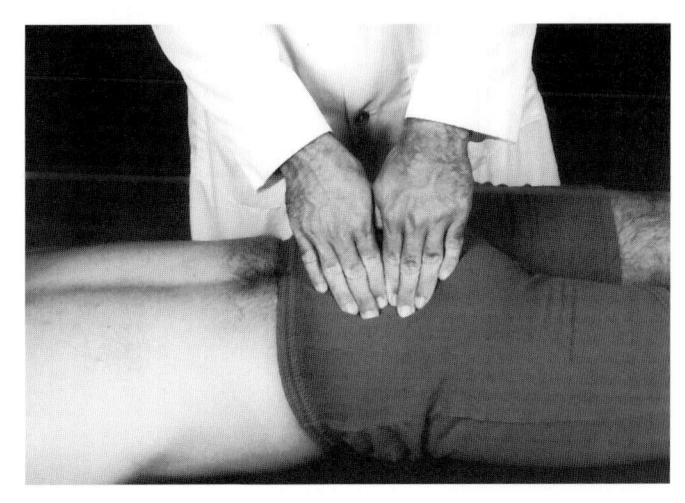

図10.12

腰椎可動域　LUMBAR RANGE OF MOTION

屈曲（インクリノメーター法）[1]　*Flexion*

患者を立たせて腰椎を中間位にし，第1のインクリノメーターをT12棘突起の矢状面に，第2のインクリノメーターを仙骨のやはり矢状面にあてる（図10.13）．それぞれのインクリノメーターの目盛りをゼロにする．次に患者に体幹を前屈させて双方の角度を記録する（図10.14）．T12の角度から仙骨の角度を引いたものが腰椎の前屈角度である．

正常可動域[2]

男性15-30歳　66°	女性15-30歳　67°
男性31-60歳　58°	女性31-60歳　60°
男性61歳以上　49°	女性61歳以上　44°

運動に関与する筋	支配神経
1．大腰筋	L1-L3
2．腹直筋	T6-T12
3．外腹斜筋	T7-T12
4．内腹斜筋	T7-T12, L1
5．腹横筋	T7-T12, L1

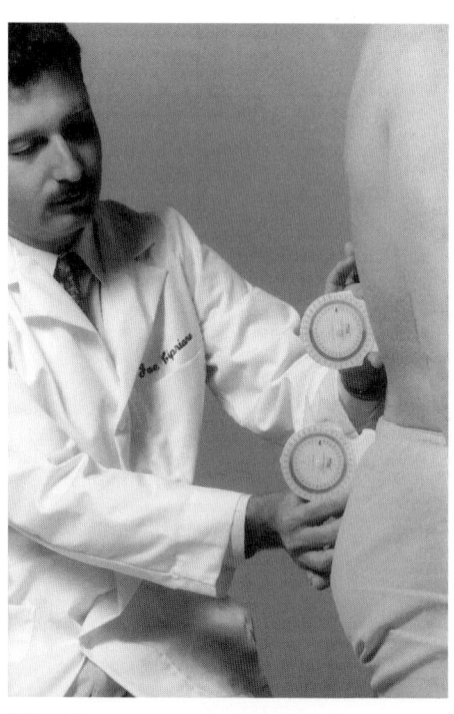

図10.13

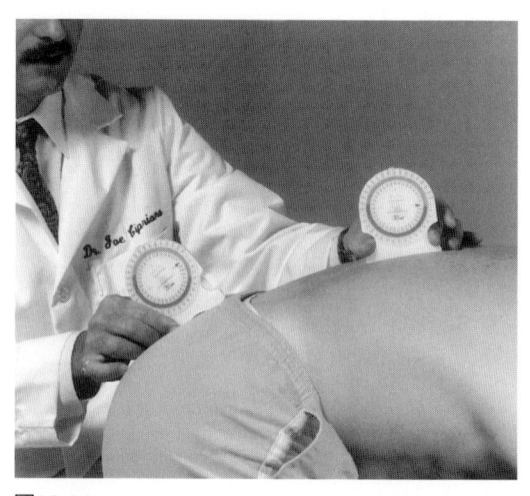

図10.14

伸展（インクリノメーター法）[1] *Extension*

患者を立たせて腰椎を中間位にし，第1のインクリノメーターをT12棘突起のやや外側の矢状面に，第2のインクリノメーターを仙骨のやはり矢状面にあてる（図10.15）．それぞれのインクリノメーターの目盛りをゼロにする．次に患者に体幹を後屈させて双方の角度を記録する（図10.16）．T12の角度から仙骨の角度を引いたものが腰椎の後屈角度である．

正常可動域[2]

男性15-30歳　38°	女性15-30歳　42°
男性31-60歳　35°	女性31-60歳　40°
男性61歳以上　33°	女性61歳以上　36°

運動に関与する筋　支配神経

1．広背筋　　　　C6-C8
2．脊柱起立筋　　L1-L3
3．横突棘筋　　　L1-L5
4．棘間筋　　　　L1-L5
5．腰方形筋　　　T12,L1-L4

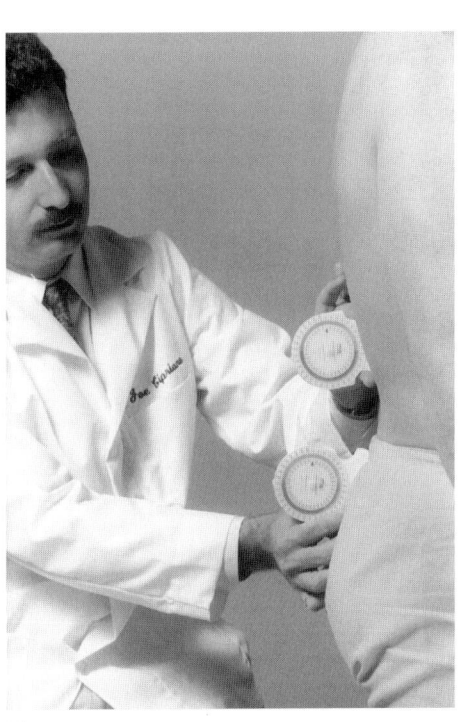

図10.15

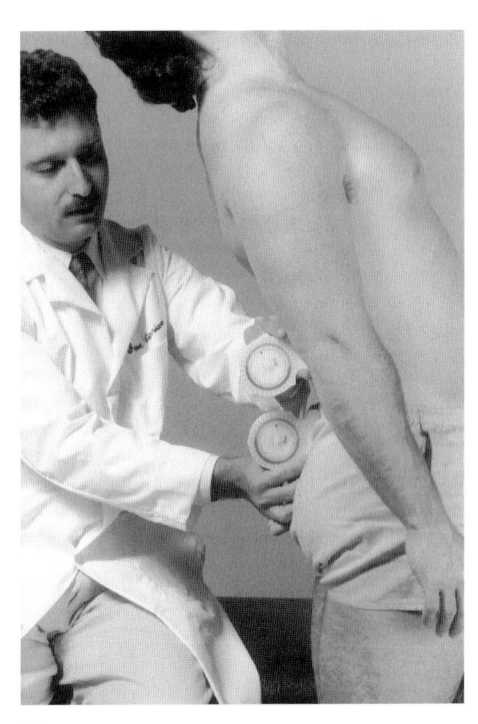

図10.16

側屈（インクリノメーター法）[1] *Lateral Flexion*

　患者を立たせて腰椎を中間位にし，第1のインクリノメーターを腰椎の冠状面のT12棘突起に，第2のインクリノメーターを仙骨上面のやはり冠状面にあてる（図10.17）．それぞれのインクリノメーターの目盛りをゼロにする．次に患者に体幹を片側に側屈させて双方の角度を記録する（図10.18）．T12の角度から仙骨の角度を引いたものが腰椎の側屈角度である．左右両側に行う．

正常可動域[3,4]

男性 20-29歳 38°±5.8 　　女性 15-30歳 35°±6.4
男性 31-60歳 29°±6.5 　　女性 31-60歳 30°±5.8
男性 61歳以上 19°±4.8 　　女性 61歳以上 23°±5.4

運動に関与する筋	支配神経
1．広背筋	C6-C8
2．脊柱起立筋	L1-L3
3．横突棘筋	L1-L5
4．横突間筋	L1-L5
5．腰方形筋	T12,L1-L4
6．大腰筋	L1-L3
7．外腹斜筋	T7-T12

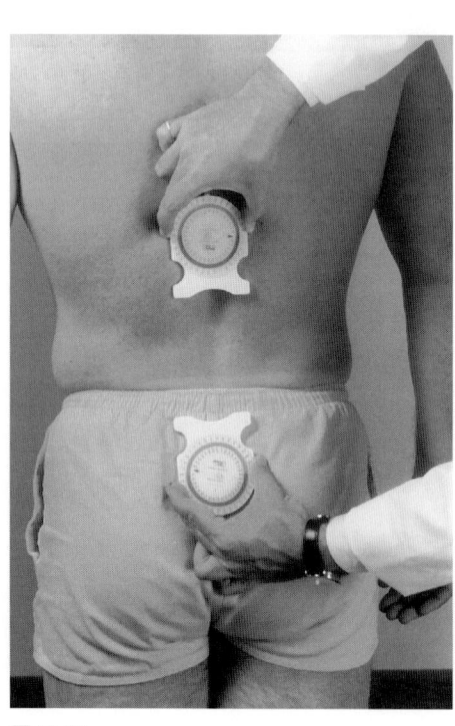

図10.17

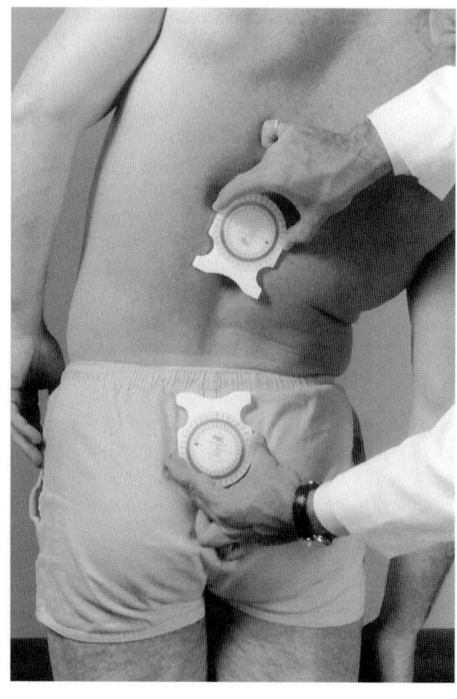

図10.18

◯ 関節機能障害テスト　JOINT DYSFUNCTION TESTS

臨床解説　関節機能障害によって，椎体が下位の椎体に対して前方にずれる現象が生じる．この現象は先天性のこともあれば，外傷に起因することもある．脊椎の上関節突起と下関節突起の間，すなわち関節突起間部で骨性の連続性がなくなった状態を脊椎分離症（図10.19），そしてこれに椎体が下位の椎体に対して前方にずれる現象を伴う場合を脊椎分離すべり症（図10.20）という．すべりの度合いによって4段階に分類される（表10.1）．脊椎すべり症は女性より男性に多く，85〜90％はL5-S1間で見られる．

　病因は主に5つに分類される（表10.2）．最も多いのはタイプⅡの分離すべり症である．関節突起間部の連続性の欠損が前方へのすべりを引き起こす．

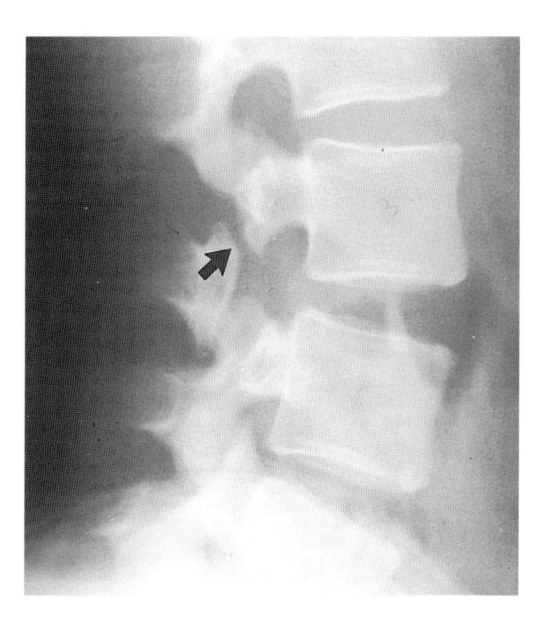

図10.19
Yochum TR, Rowe LJ. Essentials of Skeletal Radiology. Vol1. ed 2. Baltimore：Williams & Wilkins, 1996；244より許可を得て転載

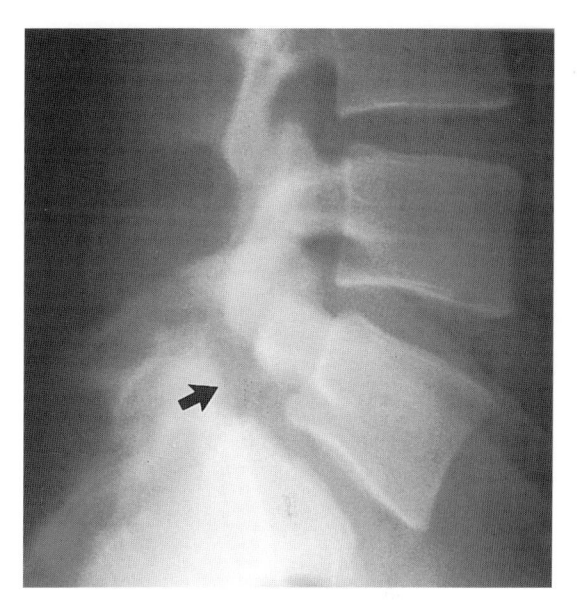

図10.20
Yochum TR, Rowe LJ. Essentials of Skeletal Radiology. Vol1. ed 2. Baltimore：Williams & Wilkins, 1996；244より許可を得て転載

表10.1 脊椎すべり症の段階

第1段階	前方への動き	0〜25%
第2段階	前方への動き	25〜50%
第3段階	前方への動き	50〜75%
第4段階	前方への動き	75%〜100%

Myerding H. Spondylolisthesis：Surgical treatment and results. Surg Gynecol Obstet 1932;54:371-377より許可を得て転載

表10.2 脊椎すべり症の分類

タイプ			
Ⅰ		先天性すべり症	主に仙骨上方関節またはL5椎弓の先天的な奇形が脊椎すべり症を引き起こす
Ⅱ		脊椎分離・すべり症	小児，大人ともに一般的にみられる．関節突起間部の傷害あるいは欠損によって脊椎骨の前方への移動を引き起こす．第5腰椎に多く，以下の3タイプに分類される
	1.		分離：関節突起間部の疲労による
	2.		不安定のある関節突起間部：関節突起間部は正常である．しかし関節突起間部の骨性要素は正常である
	3.		骨折
Ⅲ		変性すべり症	関節変性を伴う長年の部分的不安定性から派生する．L4からL5で最もよく起きる
Ⅳ		外傷性すべり症	関節突起間部に影響しない骨折から派生する
Ⅴ		病的脊椎すべり症	骨の病的状態による

Wiltse LL, Newman PH, MacNab I. Classification of spondylolysis and spondylolisthesis. Clin Orthop Rel Res 1976;117-123.より許可を得て修正

■部分不安定性テスト[5]　Segmental Instability Test

敏感度／信頼度スケール
0　1　2　3　4

検査法　患者を腹臥位にし，下肢を検査台から出し，足部を床の上に置く．そして腰椎を上から押さえる（図10.21）．次に足を床から上げるように患者に指示する．そして再び腰椎を上から圧迫する（図10.22）．

理論的根拠　患者が床から足を持ち上げると，腰椎の傍脊柱筋は緊張し，腰椎を支持する．

このテストでは，足を床に置いた状態で腰椎に圧迫を加えると痛みが誘発され，足を床から持ち上げると傍脊柱筋が緊張し，痛みがなくなる場合が陽性である．足を床から上げることにより，筋の支持機能が脊椎すべり症のような潜在性の腰椎不安定性を支える．

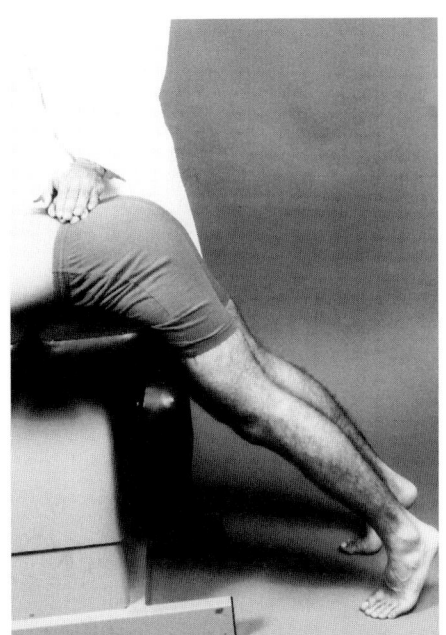

図10.21

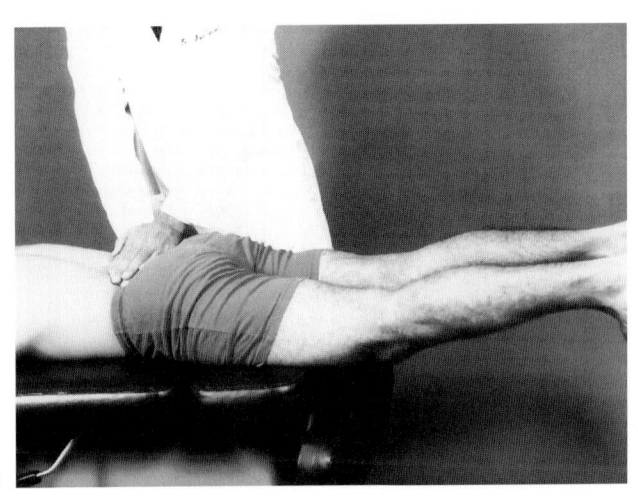

図10.22

■片足立ち腰椎伸展テスト [6-8]
One Leg Standing Lumbar Extension Test

敏感度／信頼度スケール
0 1 2 3 4

検査法 患者に片足で立ち，腰椎を伸展させるように指示する（図10.23）．患者がバランスを失う場合，近づいて支える（図10.24）．反対側の足でもテストを繰り返す．

理論的根拠 片足で立って腰椎を伸展させると関節突起間部への圧力が増す．関節突起間部が骨折していると腰椎に痛みを感じるか，痛みが増す．これは脊椎分離症や脊椎すべり症を疑う所見である．

画像診断の提案
・単純X線撮影
　　腰椎前後像
　　腰椎側面像
　　腰椎斜位像
　　仙骨底像
・CT
・骨シンチグラフィー（スペクト）

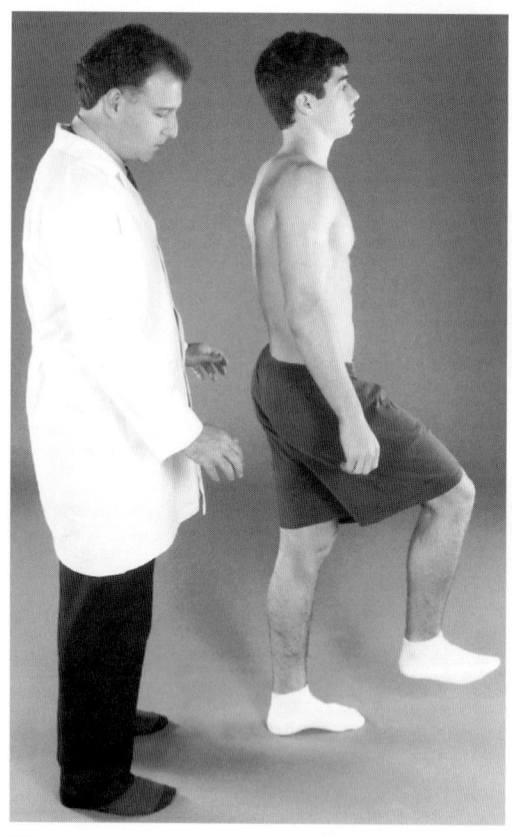

図10.23

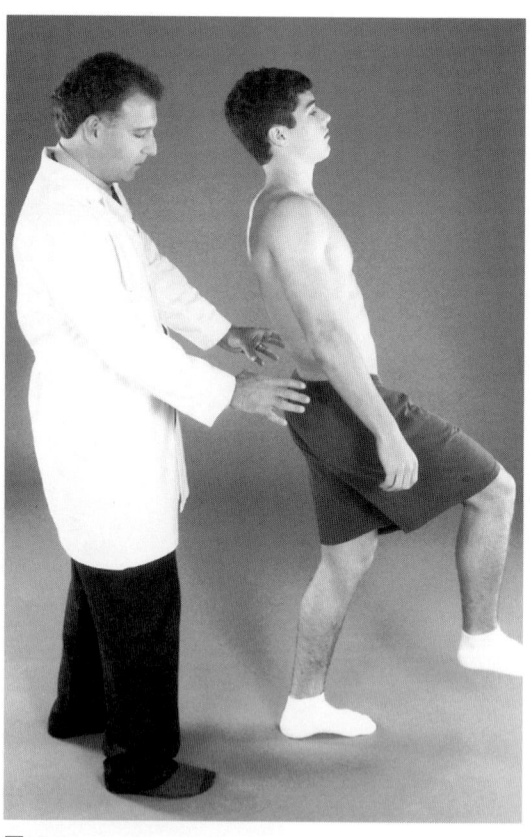

図10.24

腰椎骨折　LUMBAR FRACTURES

臨床解説　腰椎の骨折は外傷あるいは骨粗鬆症の悪化によって起きる．腰椎の骨折で最も多い2つのタイプは，圧迫あるいは破裂骨折と脱臼骨折である．外傷あるいは骨粗鬆症による圧迫骨折には，安定性の骨折と不安定性の骨折がある．安定性の骨折は椎体のみに影響し，後方要素には影響しない．不安定性の圧迫骨折は椎体と脊椎後方要素に影響する．神経損傷の程度は，骨片の大きさや脊柱管の狭窄の度合いが影響する．

脱臼骨折は後方要素が損傷を受けるような大きな屈曲や回旋力によって起こり，腹部外傷など多発合併損傷を伴うことが多い．通常，重度の神経障害を引き起こす確率が高い．

臨床徴候・症状
・腰痛
・下肢の神経障害

■棘突起叩打テスト[9,10]　Spinal Percussion Test

検査法　座位にし，軽く前屈させて打腱器で腰椎の棘突起（図10.25）とそれに関連した筋を叩打する（図10.26）．

画像診断の提案
・単純X線撮影
　腰椎前後像
　腰椎側面像
・CT
・骨シンチグラフィー

理論的根拠　局所痛は神経障害を伴わない腰椎の骨折を示す．放散痛は神経障害を伴う腰椎の骨折あるいは神経障害を伴う椎間板損傷の可能性を示唆する．

Note　このテストは非特異的なもので，他の病変でも陽性反応を起こす．棘突起の痛みは靱帯の捻挫，棘突起に関連した筋の痛みは挫傷の可能性を示す．

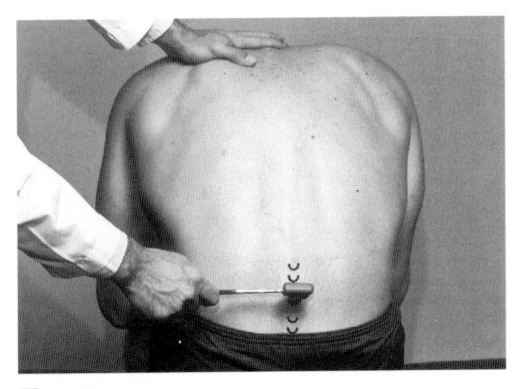

図10.25

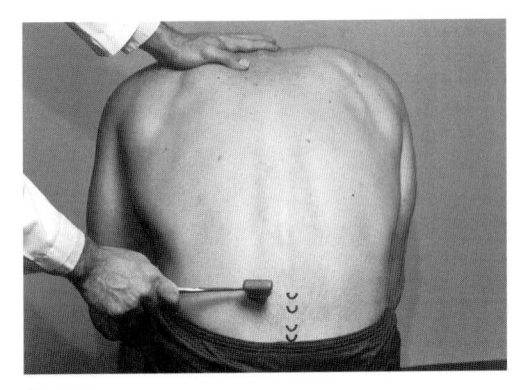

図10.26

腰椎神経根と坐骨神経の刺激症状と圧迫テスト
LUMBAR NERVE ROOT AND SCIATIC NERVE IRRITATION／COMPRESSION TESTS

臨床解説 下肢の痛みは骨盤内臓組織の関連痛か，あるいは腰仙骨神経叢からの根性痛である．関連痛と根性痛を区別する特徴のひとつは，関連痛の場合，下肢の痛みより脊椎の痛みの方が激しく，根性痛の場合，脊椎の痛みより脚の痛みの方が激しいことである．また，関連痛はあまり局所的ではなく，鈍い痛みであるのに対し，根性痛は鋭い局所痛である．関連痛なのか根性痛なのか？，下肢の痛みの原因を見極めることが重要である．この節では神経根性痛のパターンのみを扱う．

下肢の神経根性痛にはいくつかの原因がある．最も多いのは腰椎神経根の緊張，刺激症状，圧迫である．刺激症状や圧迫は脊柱管の内外で起きる．脊椎管内圧迫の原因には椎間板病変，脊柱管狭窄症，腫瘍などがある．脊柱管外圧迫の原因には筋機能障害，硬膜外での損傷などが挙げられる．

臨床徴候・症状
・腰痛
・下肢腱反射の低下，消失
・下肢筋力の低下，消失
・下肢の感覚障害

■SLRテスト[11-14] Straight Leg Raising Test

検査法 患者を仰臥位にし脛骨粗面にインクリノメーターを置き、そして患者の下肢を痛みが出るところ、または90°まで挙上する（図10.27）。

理論的根拠 このテストは主として、坐骨神経とL5, S1, S2レベルの神経根を伸展する。股関節屈曲70°～90°の間でこれらの神経は完全に伸展する。もし70°以上で痛みが起きれば、腰椎椎間関節の痛みを疑う。股関節屈曲35°～70°で椎間板上で坐骨神経根が緊張する。この角度から放散痛が始まれば、椎間板病変による坐骨神経根の刺激を疑う。股関節屈曲0°～35°では硬膜の動きがないので、坐骨神経は比較的ゆったりしている。もし、この角度内で痛みが始まれば、硬膜外の病変が疑われる。たとえば梨状筋の痙攣あるいは仙腸関節の病変である（図10.28）。また、大腿後面に鈍い痛みがあれば、ハムストリングスの過緊張を疑う。

椎間板病変の疑いがあれば、ブラガードとラセーグテストを行う必要がある。また第11章を参照にして、どの神経レベルの障害であるかを調べる。

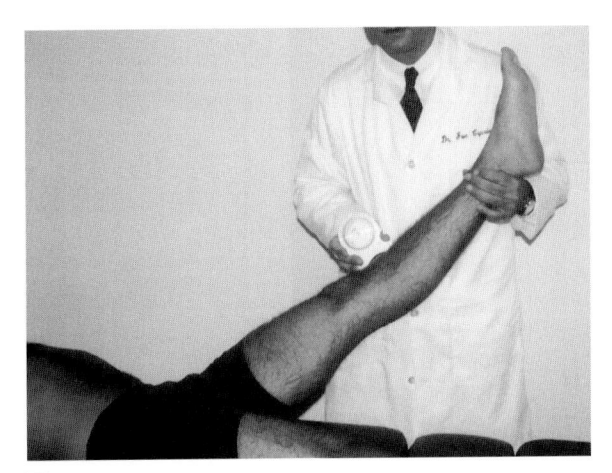

図10.27

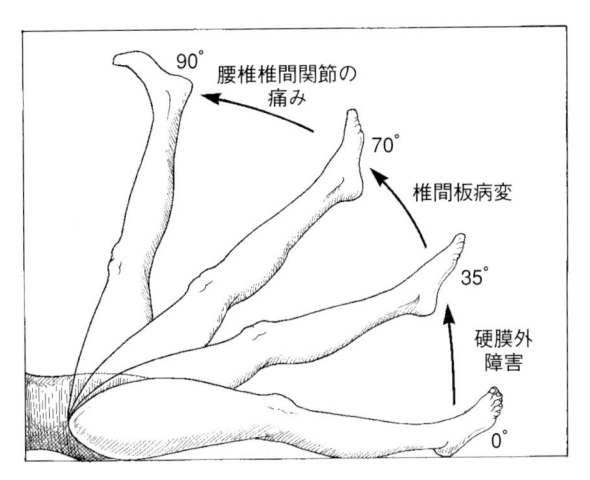

図10.28

■ラセーグテスト [15,16]　Lasègue's Test

検査法　仰臥位で，検者は患者の膝を屈曲させて，同時に股関節を屈曲させる（図10.29）．次に股関節は屈曲したままで，膝を伸展させる（図10.30）．

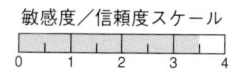

理論的根拠　最初の操作で痛みがなく，膝を伸展したときに痛みが出れば，坐骨神経痛の疑いがある．

股関節と膝を屈曲したときには，坐骨神経には緊張がないが，股関節を屈曲して膝を伸展したときには，坐骨神経が伸延して痛みを起こしたり増強する．

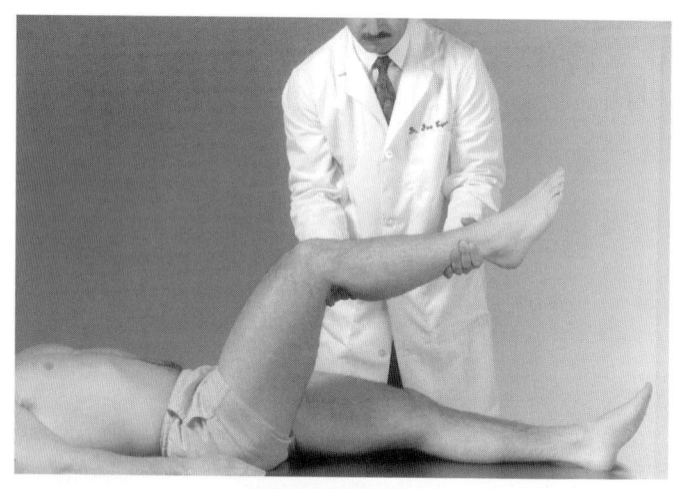

敏感度／信頼度スケール
0　1　2　3　4

図10.29

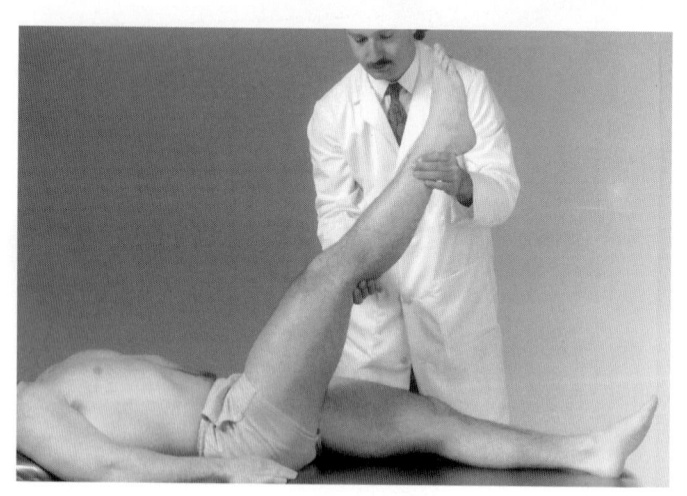

図10.30

■スランプテスト[17]　Slump Test

検査法　患者を診察台に座らせ，手を後ろに組ませる（図10.31）．頚椎が前屈しないように検者が患者の顎を押さえながら，患者に前に倒れるように指示する（図10.32）．前屈を保持するように片手で患者の肩に過度の圧力をかけ，患者に頚椎を前屈させるように指示する（図10.33）．次に，頚椎，胸椎，腰椎が前屈するように患者の頚椎に過度の圧力をかける（図10.34）．患者に片足を伸展させるように指示する（図10.35）．患者に前屈姿勢を保たせたまま，膝の伸展したほうの足関節を背屈させる（図10.36）．患者に頚椎を後屈させるように指示する（図10.37）．反対側の足と，両膝を伸展させた状態にもこれを繰り返す．

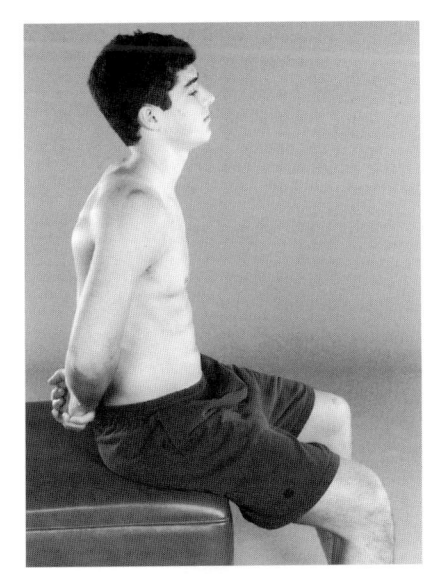

敏感度／信頼度スケール
0　1　2　3　4

図10.31

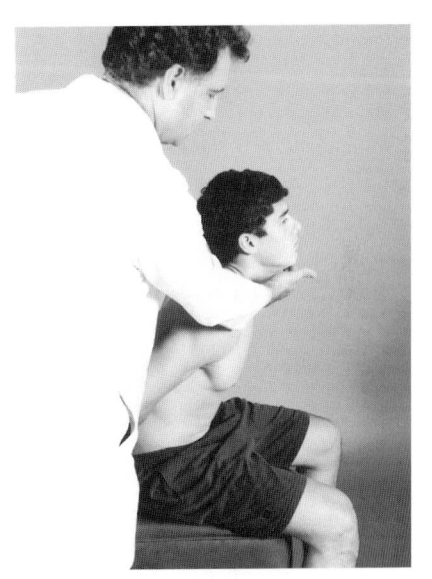

図10.32

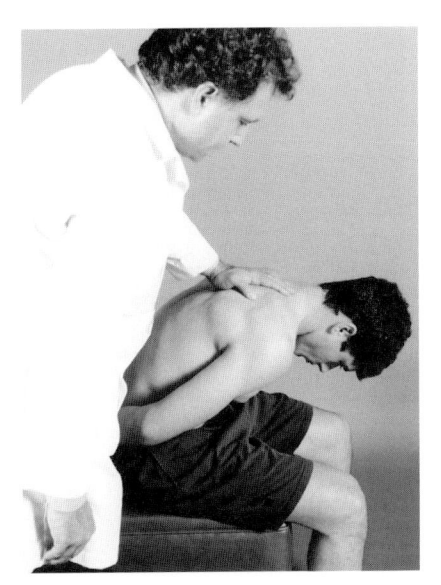

図10.33

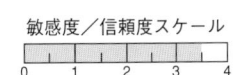

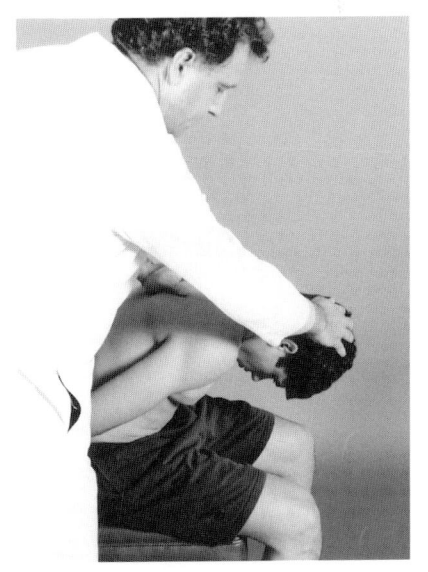

図10.34

理論的根拠 このテストは脊髄髄膜に段階的な牽引をかける．痛みが生じた場合，一般的に椎間板による刺激症状と考える．患者が膝を伸展できない，伸展時に痛みを伴う，足を背屈させると痛みが増強する場合，陽性であり，髄膜の緊張が増強したことを示す．

また，膝を完全伸展させることができないが，頚椎を伸展させると膝を伸ばしやすくなる場合も陽性である．もし痛みが出た場合，テストを中断し患者をむやみに不安にさせないようにする．

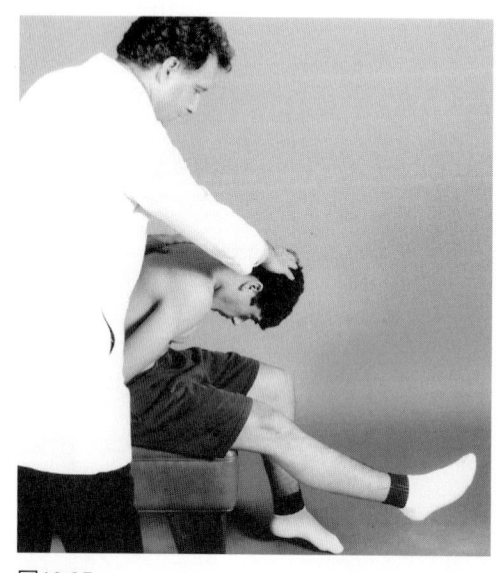

図10.35

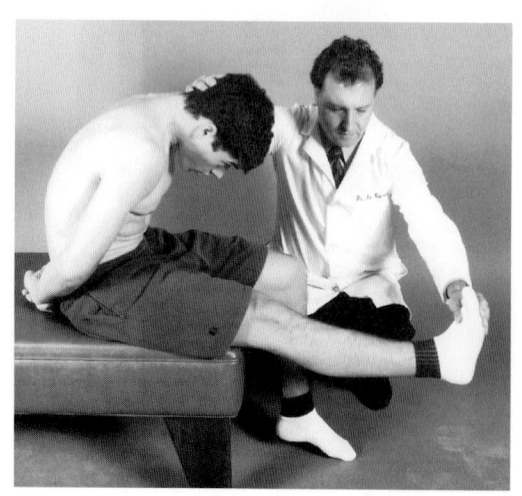

図10.36

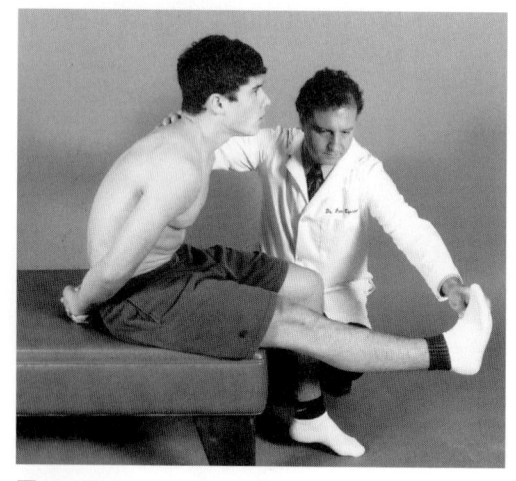

図10.37

■膝曲がり徴候　Buckling Sign

検査法　仰臥位でSLRテストをする（図10.38）．

理論的根拠　このテストは，坐骨神経に牽引をかけるもので，坐骨神経根症のある患者は牽引すると痛いので，膝を曲げようとする（図10.39）．

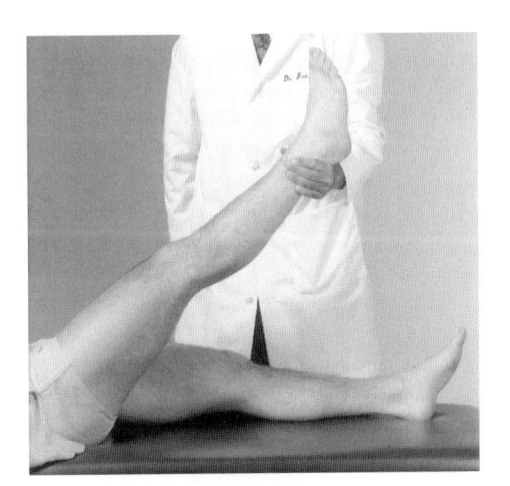

図10.38

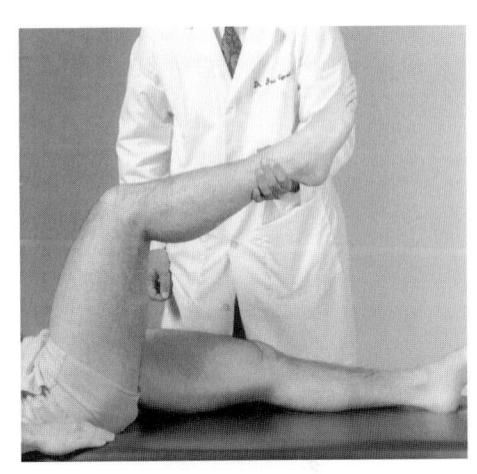

図10.39

■大腿神経伸展テスト[18]　Femoral Nerve Traction Test

敏感度／信頼度スケール
0　1　2　3　4

検査法　検査側を上にして患者を側臥位とする．患者に反対側の股関節・膝関節を軽度屈曲するように指示する．そして，検査肢を持ち膝関節伸展位で股関節を15°伸展させる（図10.40）．次に，大腿神経がさらに伸びるように膝関節を屈曲させる（図10.41）．

理論的根拠　股関節の伸展と膝関節の屈曲は，大腿神経やL2-L4の神経根を伸展させる．大腿前内側の放散痛はL3神経根障害が疑われる．下腿中央まで広がる痛みはL4神経根障害を疑う．この検査は検査側の神経根を圧迫・刺激することで疼痛を誘発することもある．

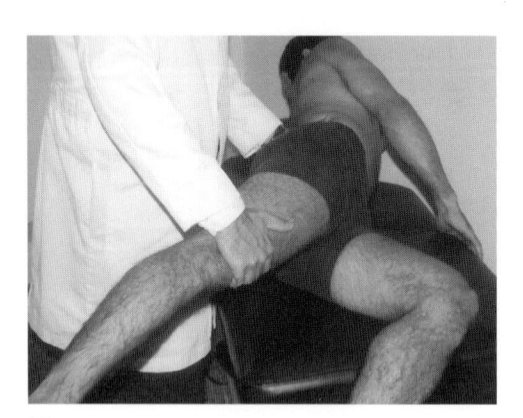

図10.40

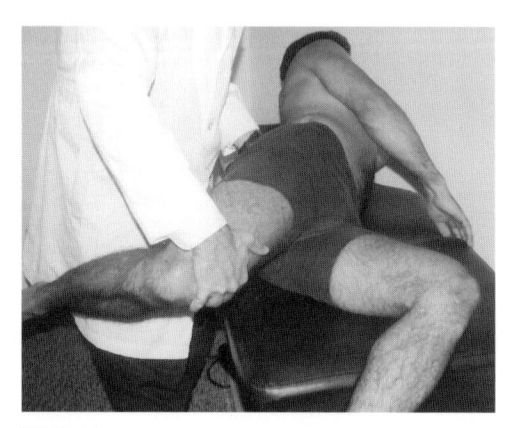

図10.41

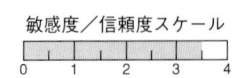

■ブラガードテスト[12]　Bragard's Test

検査法　仰臥位で患者の脚を痛みが出るまで持ち上げる．次に脚を5°下げて，足関節を背屈させる（図10.42）．

理論的根拠　下肢挙上や足関節背屈は坐骨神経を牽引する．下肢挙上0〜35°の間で足関節背屈により痛みが誘発されれば，坐骨神経の硬膜外からの刺激が疑われる．下肢挙上35〜70°の間で足関節背屈により痛みが誘発されれば，硬膜内からの坐骨神経根の刺激が疑われる，普通は椎間板によるものである（SLRテストの項を参照）．

大腿後部の鈍い痛みは，ハムストリングスの緊張を示す．

椎間板障害の疑いがあれば，第11章を参考にして，どの神経レベルの障害であるかを調べる．

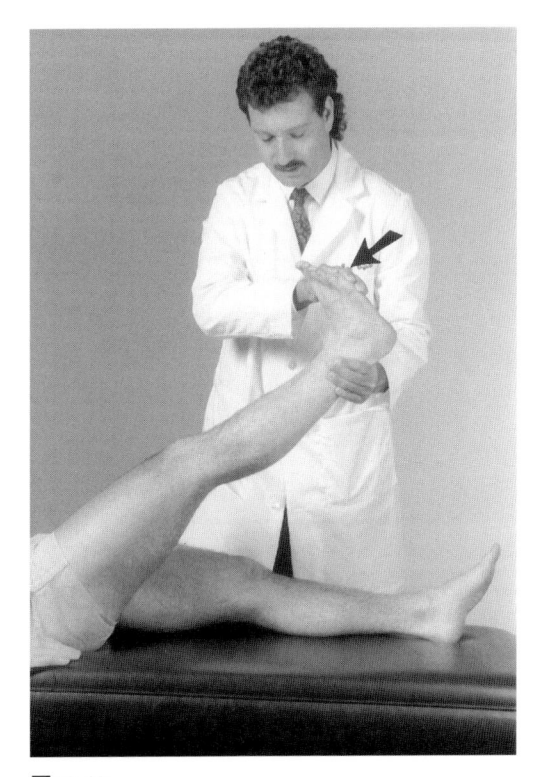

図10.42

■シカールテスト　Sicard's Test

検査法　仰臥位で患者の脚を痛みが出るまで持ち上げる．次に脚を5°下げて，第1趾を伸展させる（図10.43）．

理論的根拠　下肢挙上や第1趾の伸展は坐骨神経を牽引する．下肢挙上0〜35°の間で第1趾伸展により痛みが誘発されれば，坐骨神経の硬膜外からの刺激が疑われる．下肢挙上35〜70°の間で第1趾伸展により痛みが誘発されれば，硬膜内からの坐骨神経根の刺激が疑われる，普通は椎間板によるものである（SLRテストの項を参照）．

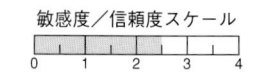

大腿部の鈍い痛みは，ハムストリングスの過緊張を示す．

椎間板障害の疑いがあれば，第11章を参考にして，どの神経レベルの障害であるかを調べる．

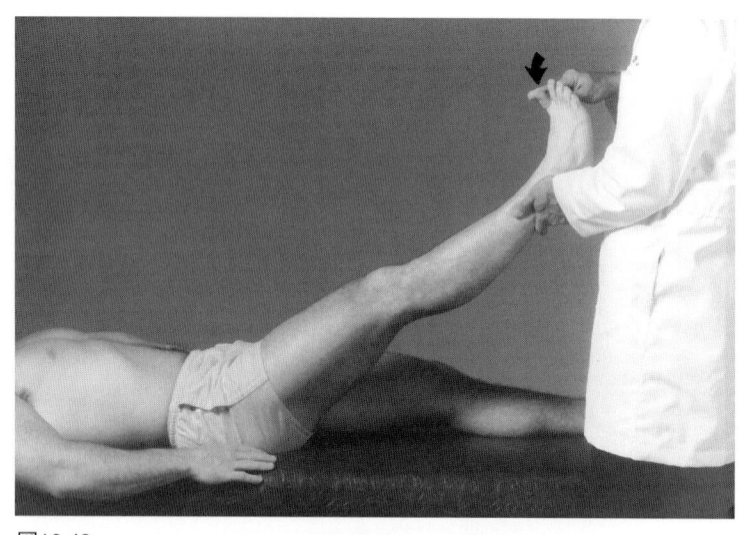

図10.43

第10章　腰椎部整形外科テスト　299

■フェジェルツタインテスト [19,20]　Fajersztajn's Test

敏感度／信頼度スケール
0　1　2　3　4

検査法　患者を仰臥位にし，健側の脚を75°または痛みが出るまで持ち上げ，足関節を背屈させる（図10.44）．

理論的根拠　このテストは，硬膜嚢を外側に牽引し，健側および反対側の神経根を伸延させる（図10.45）．患側に痛みが出たり増強するようなら，通常は神経根の内側の椎間板突出の陽性徴候である．

健側の脚を挙上すると，健側の神経根が伸延し，患側の神経根は正中線に向かって引き下げられる（図10.46）．内側に椎間板突出があると，屈曲側と反対側の神経根への圧迫が増し，患側に痛みを起こす．健側の脚を上げたときに，患側の痛みが軽減するようなら，外側の椎間板突出が疑われる．この場合，神経根が椎間板から引き離されるからである（図10.47）．

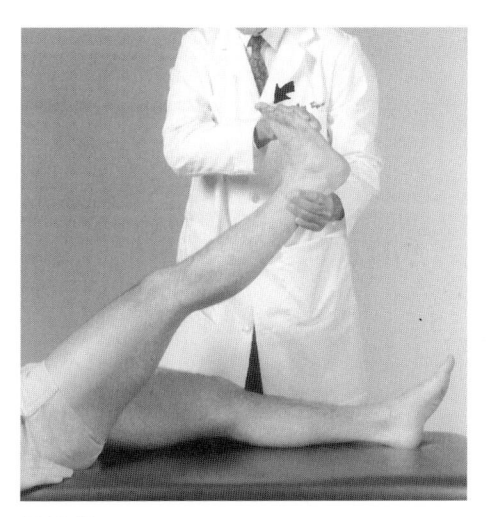

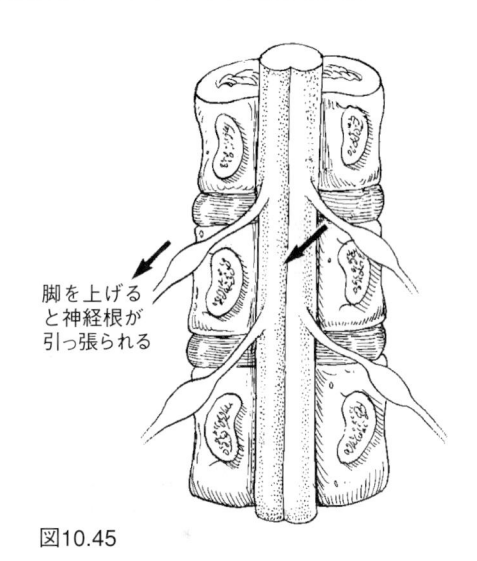

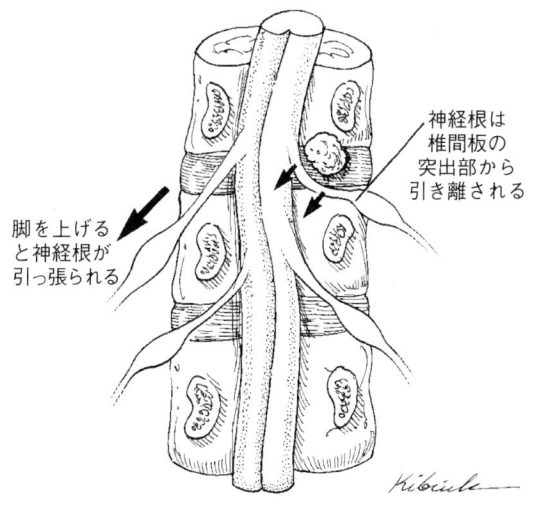

図10.44

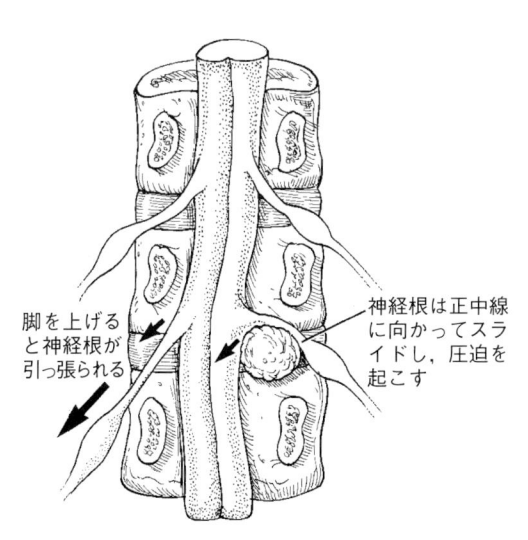

図10.45
脚を上げると神経根が引っ張られる

図10.46
脚を上げると神経根が引っ張られる
神経根は正中線に向かってスライドし，圧迫を起こす

図10.47
脚を上げると神経根が引っ張られる
神経根は椎間板の突出部から引き離される

■ベヒテルーテスト　Bechterew's Test

敏感度／信頼度スケール
0　1　2　3　4

検査法　患者を診察台の端に，脚を下垂して座らせ，交互に膝を伸展するように指示する（図10.48）．

　もし陽性反応が出なければ，両脚の膝を同時に伸展させる（図10.49）．

理論的根拠　患者を膝を曲げた状態で座らせる．この時坐骨神経は弛緩している．膝を伸展すると坐骨神経に牽引力がかかる．もし，患者が放散痛のため膝を伸展できなければ，それは根性疼痛のためである．または，膝の伸展が上体を反り返らないとできないときは坐骨神経または腰部神経根の硬膜内あるいは硬膜外での圧迫が示唆される．このテストは椎間板ヘルニアのとき陽性になる．

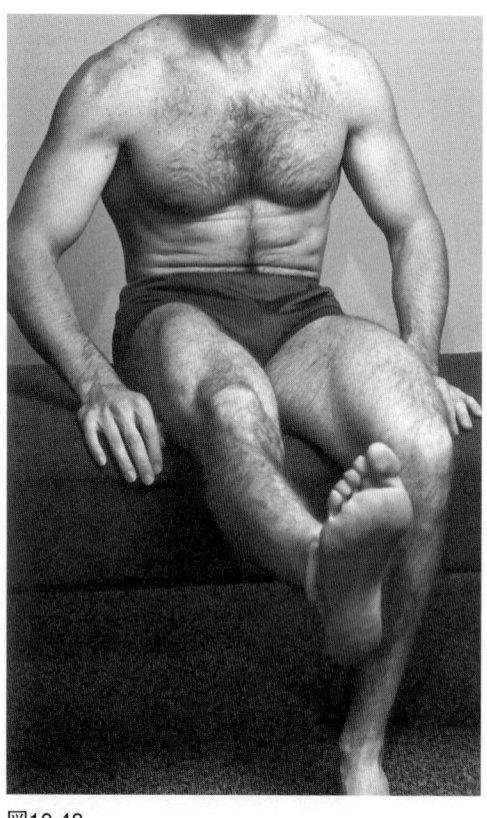

図10.48

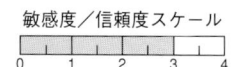

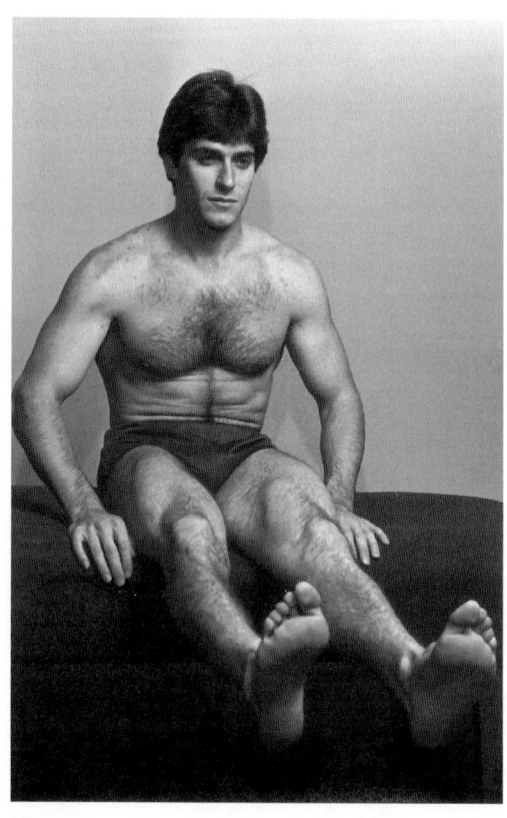

図10.49

■マイナー徴候　Minor's Sign

検査法　患者を座位にしてから，立ち上がるように指示する（図10.50）．

理論的根拠　坐骨神経根障害のある患者は，健側の脚で体を支え，患側の脚を曲げたままにする．患側の脚を曲げることで，坐骨神経への緊張を減らし，痛みを軽減しようとするからである．図10.50の患者は，左側の下端に坐骨神経根障害があることを示している．

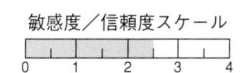

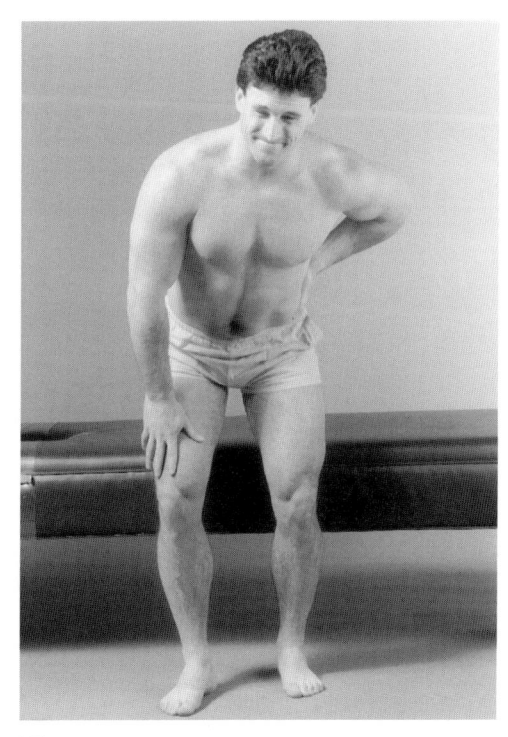

図10.50

■膝屈曲テスト[21]　Knee Flexion Test

検査法　直立の患者に前にかがむように指示する（図10.51）．

理論的根拠　坐骨神経根障害のある患者は，前かがみになると患部の脚を屈曲させる．脚の屈曲により坐骨神経への牽引が減少し，痛みが緩和される．図10.52の患者は，右足の坐骨神経根障害を示している．

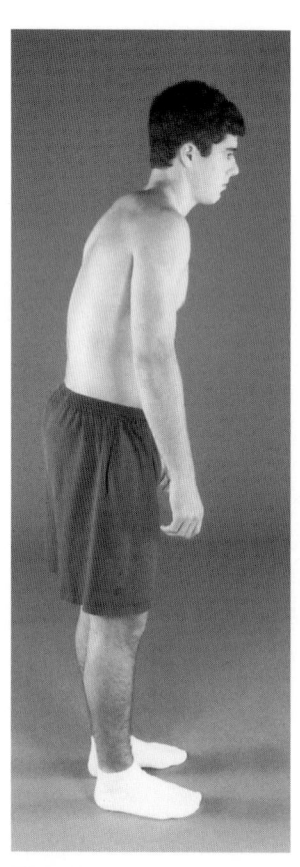

図10.51

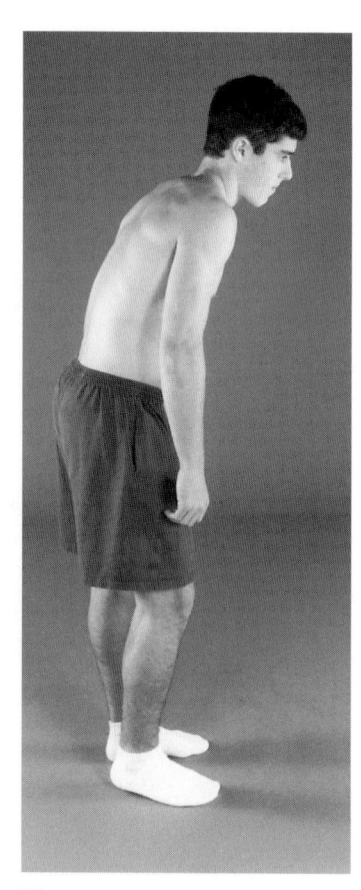

図10.52

■鎮痛傾斜徴候[13]　Antalgic Lean Sign

検査法　患者に直立するように指示するか，直立している患者を観察する（図10.53）．

理論的根拠　神経根に圧力をかけている椎間板突出のある患者は，椎間板への機械的圧力が減少する方向に傾斜する．椎間板突出が神経根の外側にある場合，患者は痛みのある側から離れるように傾斜する（図10.54）．患者が外側にある椎間板突出から離れるように傾斜すると，神経根は突出から離れて内側へ動き，神経根への圧力が減るため，痛みは軽減される（図10.55）．椎間板突出が神経根の内側にある場合，患者は痛みのある側に傾斜する（図10.56）．患者が痛みのある側へ傾斜すると，神経根は突出から離れて外側へ動き，神経根への圧力が減るため，内側の椎間板突出による痛みは軽減される（図10.57）．椎間板突出が神経根の中央にある場合，患者は屈曲した姿勢をとる（図10.58）．これは，椎間板後部が牽引されるためで，これにより神経根に接触している椎間板突出の面積が減少するからである（図10.59）．

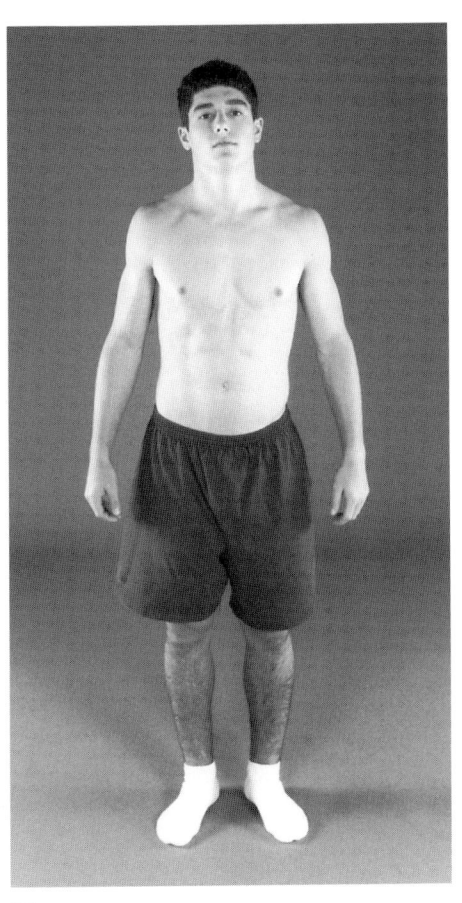

図10.53

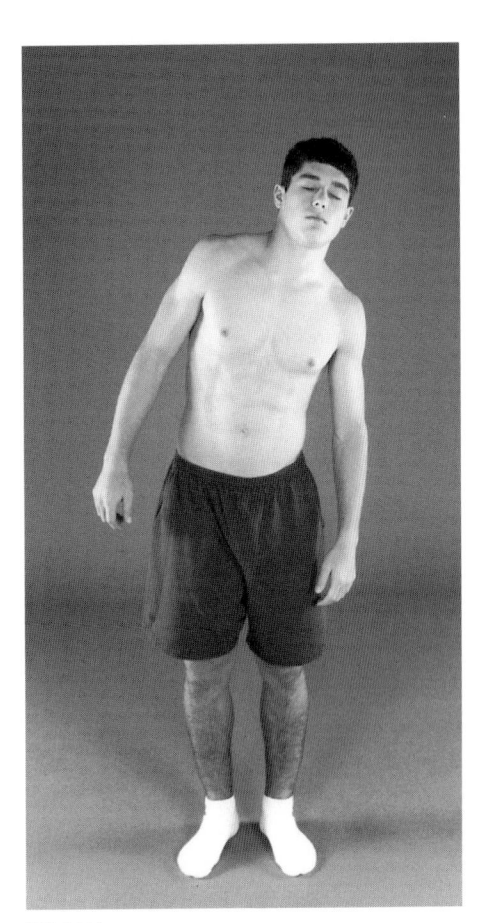

図10.54

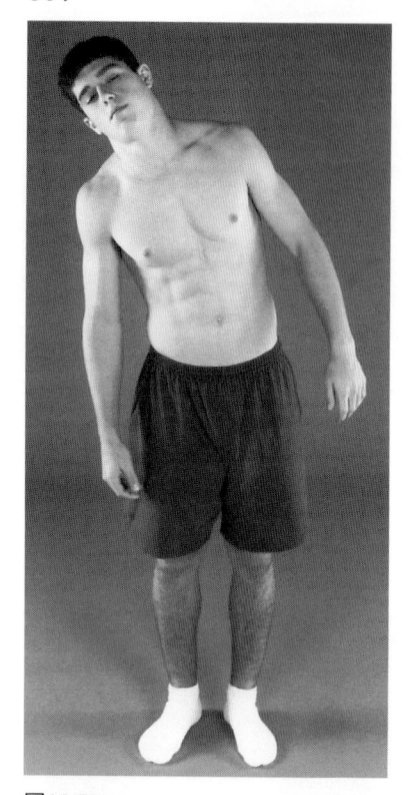

図10.56

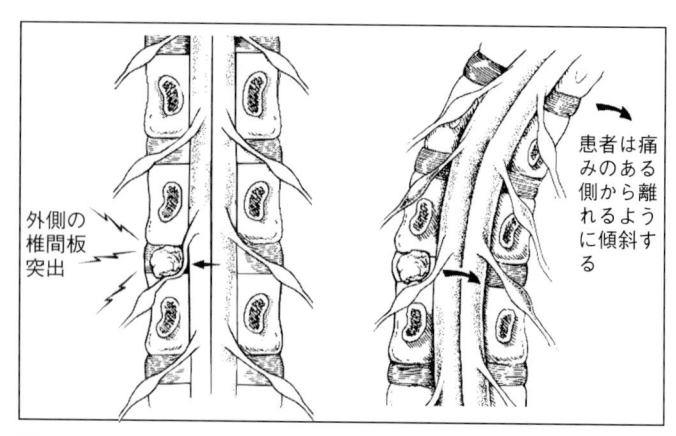

図10.55
外側の椎間板突出
患者は痛みのある側から離れるように傾斜する

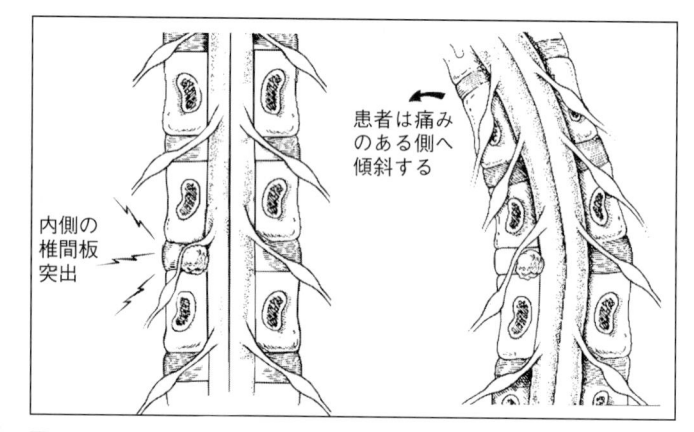

図10.57
内側の椎間板突出
患者は痛みのある側へ傾斜する

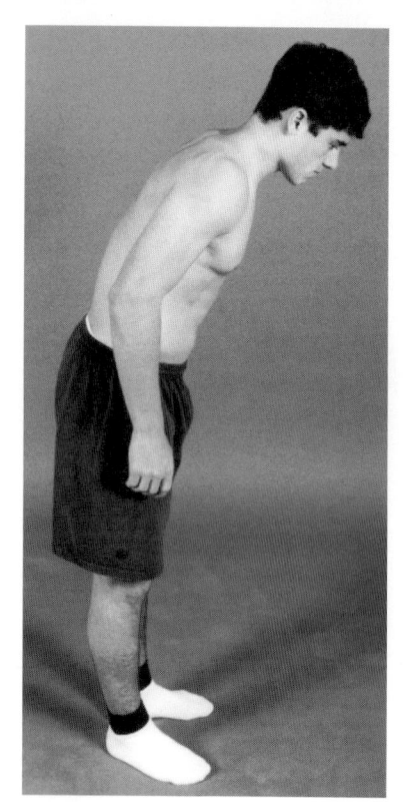

図10.58

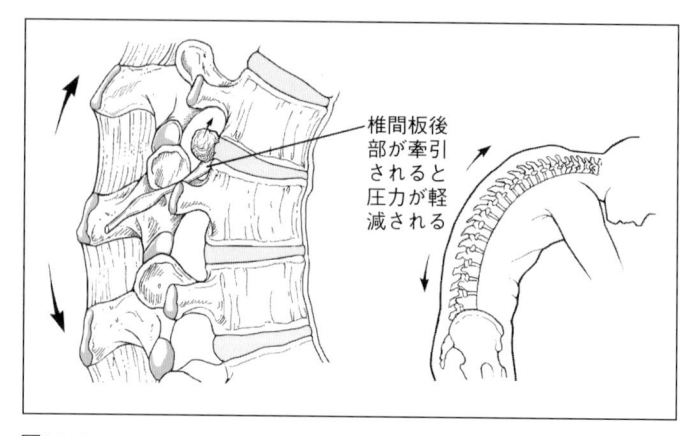

図10.59
椎間板後部が牽引されると圧力が軽減される

■ボウストリング徴候[22]　Bowstring Sign

検査法　患者を仰臥位にし，片脚を検者の肩の上に乗せて，ハムストリングスを強く押す（図10.60）．痛みが起きなければ，次いで膝窩を押す（図10.61）．

理論的根拠　腰部の痛みや神経根性痛は坐骨神経が硬膜内あるいは硬膜外から圧迫されて起こる．腰椎領域の痛みや神経根性痛があれば，神経根障害の陽性徴候である．ハムストリングスや膝窩を押すことによって，坐骨神経への緊張が増し，痛みを起こしたり悪化させるからである．

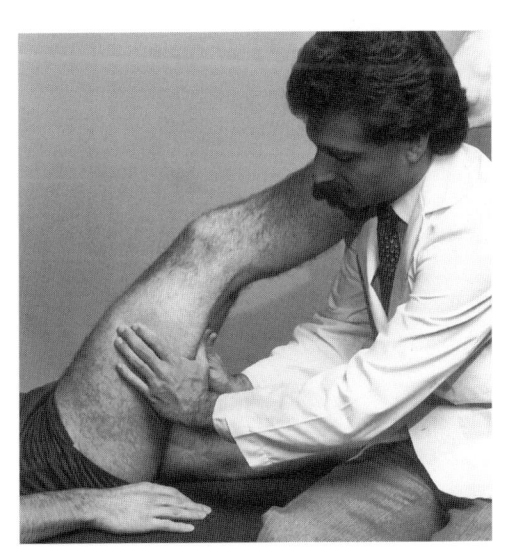

図10.60

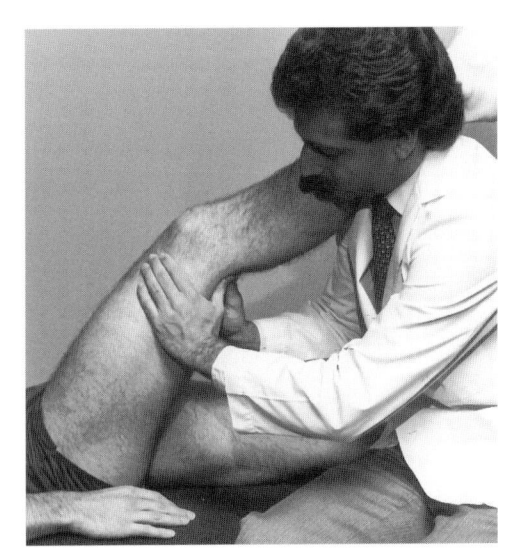

図10.61

■坐骨神経緊張テスト[23]　Sciatic Tension Test

検査法　患者を座位にし，患肢を痛みが出るまで他動的に伸展する（図10.62）．痛みの出る少し手前で下肢を検者の膝の間に挟む．両手で膝窩部を圧迫する（図10.63）．

理論的根拠　下肢を伸展する動きは坐骨神経を伸展させる．下肢を下げることにより張力は低下する．もし坐骨神経が緩めば痛みは軽減する．指で膝窩部を圧迫した状態でさらに張力がかかる位置に下肢をもっていくと，坐骨神経の張力は増加する．もし坐骨神経が刺激されれば根性疼痛が起きる．痛みの増強は硬膜内または外からの坐骨神経の刺激を疑わせる．

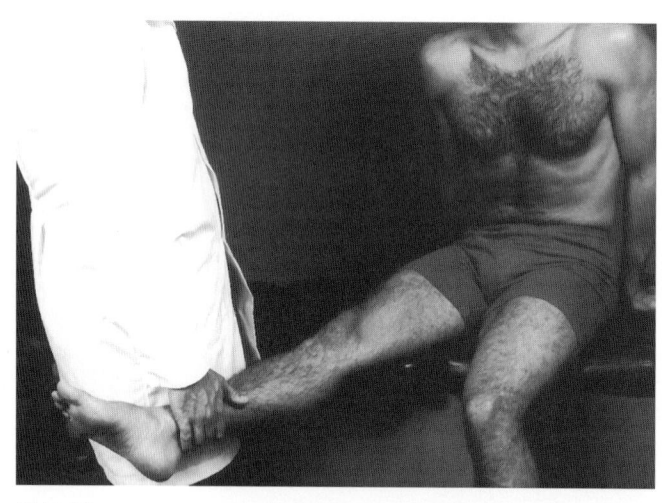

図10.62

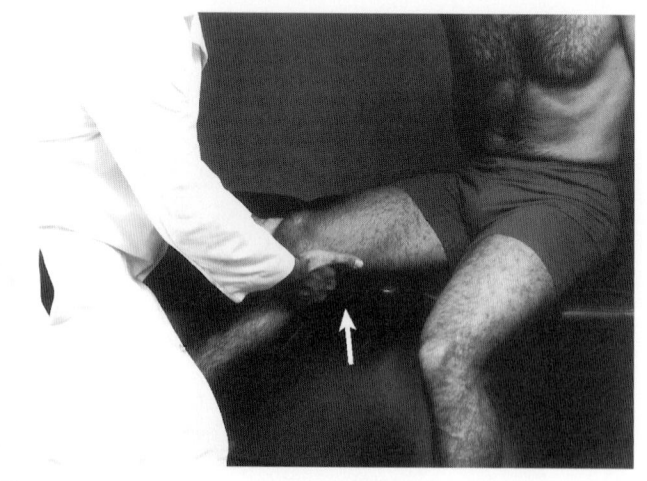

図10.63

■梨状筋テスト[24]　Piriformis Test

検査法　患者を診察台に側臥位で寝かせる．股関節と膝関節を90°に曲げる．検者は患者の骨盤に手を当て安定させる．そしてもう一方の手で患者の膝を下に押す（図10.64）．

理論的根拠　このテストは回外筋や梨状筋に負荷を与える．坐骨神経が梨状筋部を通過する場合，あるいは梨状筋が痙攣する場合，このどちらかで坐骨神経が障害されると，殿部への疼痛か，下肢への放散痛が誘発される．

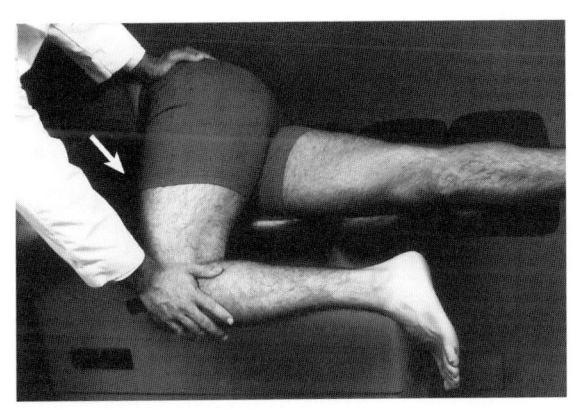

図10.64

■グルテアール・スカイラインテスト[25]　Gluteal Skyline Test

検査法　患者を診察台の上に腹臥位で寝かせる．頭をまっすぐにし上肢は患者の体側に置くか下垂させる．患者の足元に立ち殿部の高さを観察する．患者に殿筋を緊張させるように指示する（図10.65）．

理論的根拠　L5,S1,S2の下殿神経は殿筋に分布する．もし，緊張させている殿筋が対側より平坦であったり緊張が弱かった場合，L5,S1,S2の下殿神経の障害が考えられる．

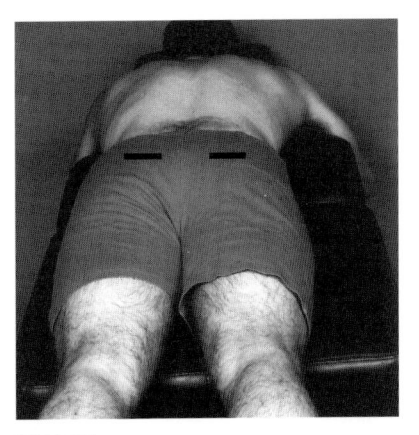

図10.65

■ケンプテスト　Kemp's Test

検査法　患者を座位または立位にさせる．片手で上後腸骨棘を固定する．もう一方の手で患者の前に手を回し患者の肘を持つ．患者の胸腰椎部を斜め後方へ屈曲する（図10.66）．

理論的根拠　患者が斜め後方に屈曲すると，屈曲側の硬膜嚢が外側に動く．神経根の外側に椎間板病変があると，病変部の下の神経根の緊張が増し，通常は斜めに屈曲した同側の腰部神経根に痛みを起こす（図10.67，左）．屈曲の反対側では，硬膜嚢は正中線に向かって動く．神経根の内側に椎間板病変があると，病変部の上の神経根の緊張が増し，通常は斜めに屈曲した対側の腰部神経根に痛みを起こす（図10.67，右）．テストが陽性なら，第11章を参考に，障害のある神経レベルを調べる．もし患者に局所的な腰部痛が出現した場合，腰部の筋の痙攣または椎間関節炎が疑われる．

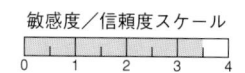

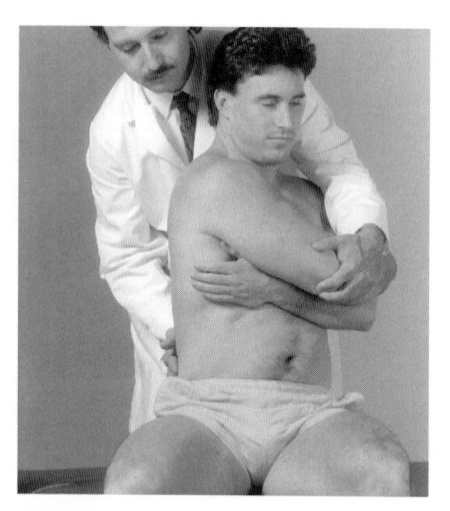

図10.66

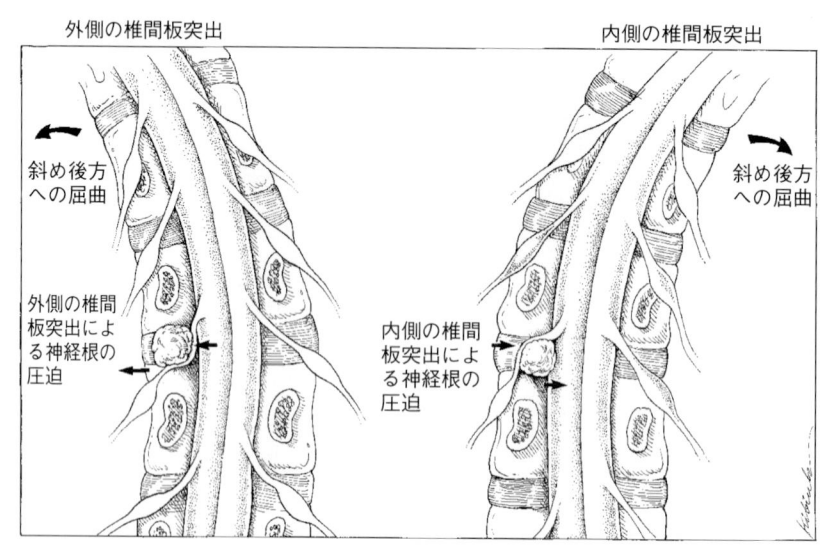

図10.67　（左）外側の椎間板突出，（右）内側の椎間板突出

■リンドナー徴候　Lindner's Sign

検査法　患者を仰臥位とし，検者の手で患者の頭部を前屈させる（図10.68）．

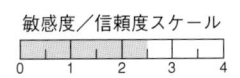

理論的根拠　患者の頭部の他動的前屈は，硬膜囊を伸展させる．痛みが再現されるようなら，その痛みの部位の椎間板病変が疑われる（ブルジンスキー・テスト参照）．鋭い広範な痛み，または不随意な股関節の屈曲は，髄膜刺激症状を示唆する．椎間板病変の疑いがあれば，第11章を参考に，障害のある神経レベルを調べる．

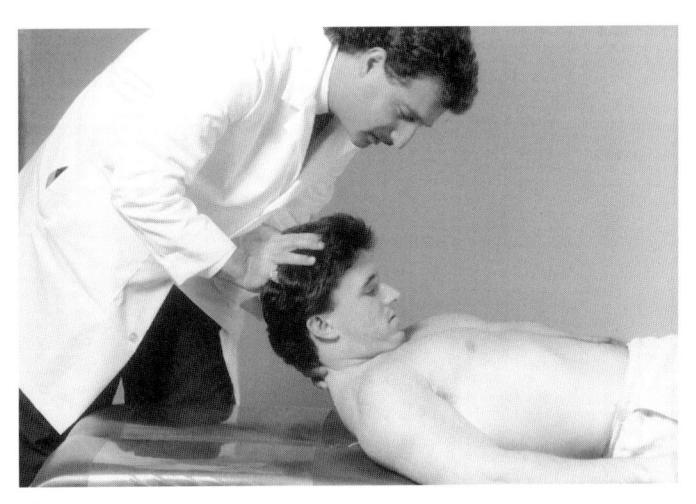

図10.68

■踵・つま先歩行テスト[13]　Heel-Toe Walk Test

敏感度／信頼度スケール

検査法　患者にまずつま先で歩き（図10.69），それから踵で歩くように指示する（図10.70）．患者を観察し，患者がそれぞれのつま先と踵で全体重を支えられているかどうかを調べる．

理論的根拠　L5-S1の椎間板損傷がS1神経根に圧力をかけている場合，患者はつま先で歩くときに体重を支えることができない．これは，脛骨神経によって支配されている下腿三頭筋の筋力が弱いためである．

　L4-L5の椎間板損傷がL5神経根に圧力をかけている場合，患者は踵で歩くときに体重を支えることができない．これは，総腓骨神経によって支配されている前脛骨筋の筋力が弱いためである．

```
画像診断の提案
・単純X線撮影
    腰椎前後像
    腰椎側面像
    腰椎斜位像
・腰椎CT
・腰椎MRI
・筋電図検査
```

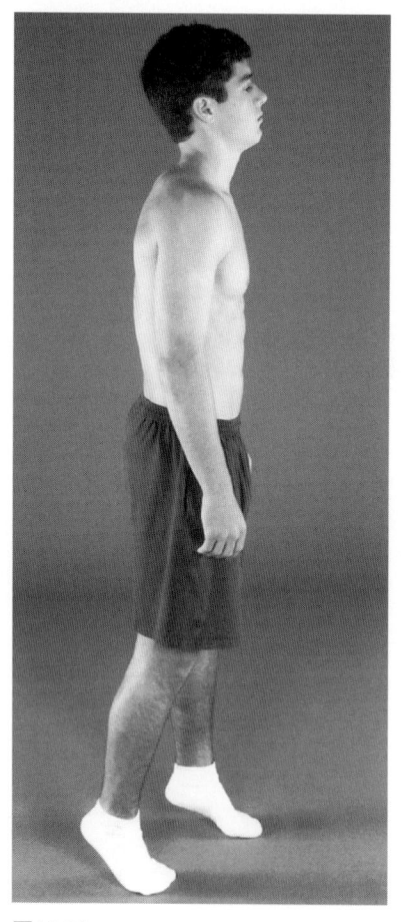

図10.69

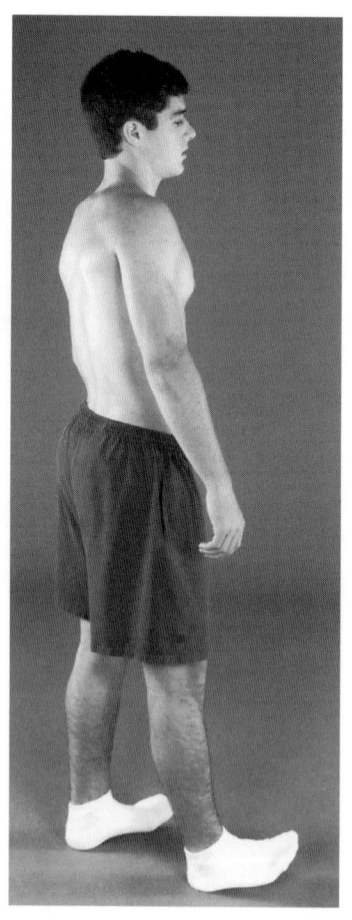

図10.70

⬤ 占拠性病変　SPACE-OCCUPYING LESIONS

臨床解説　脊椎の占拠性病変は脊柱管狭窄症につながる．脊柱管狭窄症は，中心管，外側陥凹，椎間孔などの脊椎の管状構造が狭くなる病変である．これは，先天性，発育性，後天性，外傷性，手術後のものに分類される．椎間板損傷，肥大性あるいは変性変化，滑液嚢腫，骨折，腫瘍，あるいはこれらの混合が考えられる．占拠性病変は，脊髄，馬尾，神経根などの脊椎の神経構造に影響を与える．

臨床徴候・症状
・腰痛
・下肢筋力低下
・下肢腱反射の減弱あるいは消失
・下肢の感覚障害

■バルサルバ検査法[26]　Valsalva's Maneuver

敏感度／信頼度スケール
0　1　2　3　4

検査法　患者を座位とし，便座の上でいきむように力ませ，緊張の大半を腰椎領域にかけるように指示する（図10.71）．痛みの増強があれば，その場所を示させる．このテストは非常に主観的なものなので，患者からの正確な回答が必要である．

理論的根拠　このテストは，硬膜内の内圧を高める．内圧の増大に伴う局所痛があれば，腰部脊柱管ないし椎間孔の占拠性病変（椎間板損傷，腫瘍，骨棘など）が考えられる．

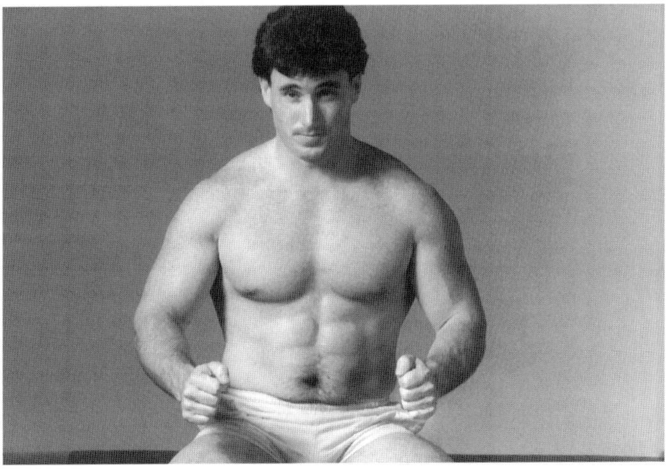

図10.71

■デジェリン3徴候　Déjérine's Triad

検査法　患者を座位とし，咳とくしゃみをさせ，また便座の上でいきむように力ませる（バルサルバ検査法）．

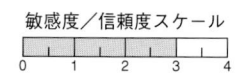

理論的根拠　この3つの運動の1つをした後に，腰椎の局所に痛みが生じれば，おそらくは占拠性病変（椎間板損傷，腫瘍，骨棘）による，硬膜内の内圧の増大が示唆される．

Note　くしゃみができないようなら，コショウの粉を吸い込ませるとよい（ルーインの鼻かぎテスト）．

■ミリグラムテスト[27]　Milgram's Test

検査法　患者を仰臥位とし，両脚を揃えて，診察台から5～7センチ上げさせる（図10.72）．

理論的根拠　正常であれば，患者は少なくとも30秒間は腰の痛みを感じないで，このテストを続けることができるはずである．もし痛みがあれば，腰部脊柱管の外側または内側に占拠性病変の疑いがある．椎間板ヘルニアの症例では，通常テストは陽性になる．腹筋の弱い患者はこのテストを行うことができない．

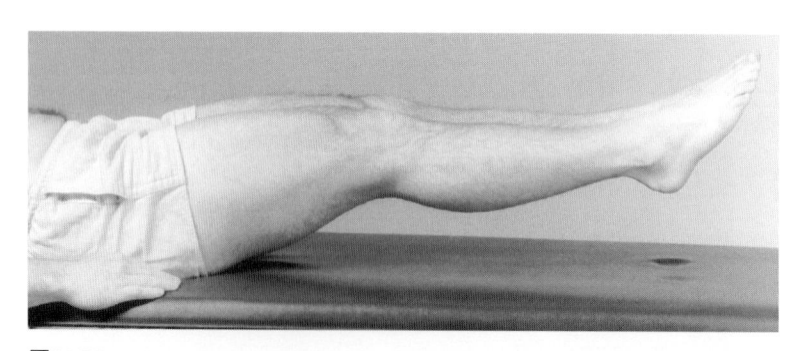

図10.72

敏感度／信頼度スケール

■ナフツィガーテスト[28]　Naffziger's Test

検査法　患者を座位にし，検者は頚静脈を約1分間，圧迫する．頚静脈は，気管軟骨から約2.5センチ外側にある（図10.73）．

理論的根拠　頚静脈を圧迫すると，硬膜の内圧が上昇する．腰椎の局所に痛みが生じれば，占拠性病変，通常は椎間板突出ないし椎間板脱出が示唆される．

根性疼痛は神経根を含む障害が考えられる．脊髄膜は軟膜，クモ膜，硬膜からなる脊髄の被膜である．

画像診断の提案
・単純X線撮影
　　腰椎前後像
　　腰椎側面像
　　腰椎斜立像
・腰椎CT
・腰椎MRI
・筋電図検査

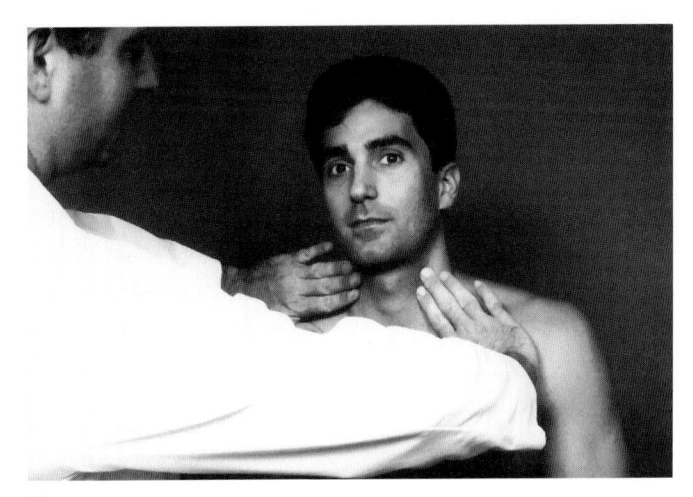

図10.73

鑑別診断：腰椎損傷と腰仙部損傷
DIFFERENTIAL DIAGNOSIS: LUMBAR VERSUS SACROILIAC INVOLVEMENT

臨床解説 腰椎や脚の根性痛は，仙腸関節症候群，外傷，感染，炎症，退行変性，腫瘍，腫瘍類似疾患など，仙腸関節に影響を及ぼす病理状態や腰椎疾患によっても起きる．最も多い仙腸関節病変は仙腸関節症候群である．仙腸関節症候群は下肢神経根の構成部分を伴う，あるいは伴わない局所的な腰痛を引き起こし，鋭い，あるいは鈍い痛みである．一般的に症状は片側のみ特に右側に多くみられる．筋力の低下，知覚異常，感覚障害はめったにない．以下のテストは，患者の腰痛が腰椎に関係しているか，仙腸関節に関係しているかを見極めるのに役立つ．

臨床徴候・症状
・腰痛
・仙腸関節の痛み
　座ると悪化する
　立つか歩くと軽くなる
・下肢の根性痛

■ゴルドスウェートテスト　Goldthwaith's Test

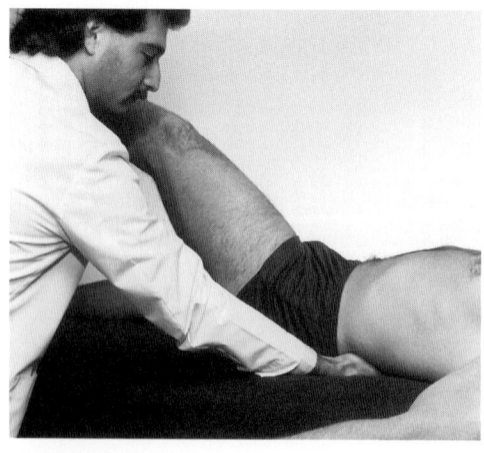

敏感度／信頼度スケール
0　1　2　3　4

検査法 患者を仰臥位とし，検者は片手を患者の腰椎の下に置いて，それぞれの指を棘突起の間にあてがう．次にもう一方の手でSLRテストをする．この際，痛みが起きるのは，"棘突起が開く前か後か"に注意する（図10.74）．

理論的根拠 腰椎の棘突起が開く前（0°〜35°）の根性疼痛は仙腸関節などの硬膜外因子による病変を示す．腰椎の棘突起が開く途中（骨棘，腫瘍，35°〜70°）の痛みは髄膜の占拠性病変などの硬膜内病変を示す．腰椎の棘突起が開いた後（70°以上）の局所痛は腰椎椎間関節の障害を示す（SLRテスト参照）．

図10.74

■支持前屈テスト　Supported Forward Bending Test

敏感度/信頼度スケール

検査法　患者を立位にして膝伸展位を保ったまま前屈を指示する（図10.75）．次に，検者の腰で患者の仙骨を支えながら患者の腸骨を両手でしっかりと保持し，もう一度前屈させる（図10.76）．

理論的根拠　腰椎に障害がある場合には，どちらの前屈でも痛みが起きる．腸骨を固定しないときだけ痛みが起きるのは，仙腸関節の病変である．

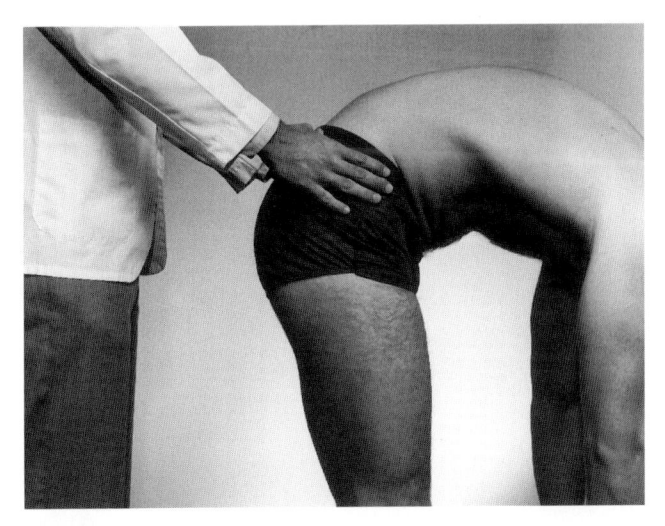

図10.75

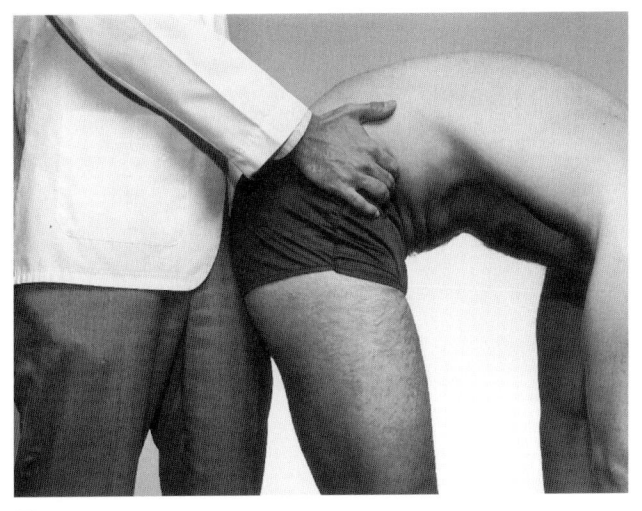

図10.76

■ナクラステスト[29]　Nachlas Test

敏感度／信頼度スケール
0　1　2　3　4

検査法　患者を腹臥位にして，検者の手で患者の踵を，同じ側の殿部に近づける（図10.77）．

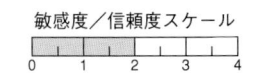

理論的根拠　下肢を殿部につくまで曲げると大腿四頭筋や腰部神経叢（L2，L3，L4）の最も大きい枝である大腿神経が伸ばされる．大腿前方の根性疼痛は硬膜内因子によるL2, L3, L4の神経根の圧迫や炎症，硬膜外因子による腰部神経叢や大腿神経の圧迫や炎症が疑われる．大腿四頭筋を伸展すると仙腸関節や腰仙関節は下方に動く．殿部の痛みは仙腸関節の障害が疑われる．腰仙関節の痛みは腰仙関節の障害が疑われる．

Note　大腿前方に限局する痛みや踵を殿部に完全につけられない場合には，大腿四頭筋の拘縮が疑われる．

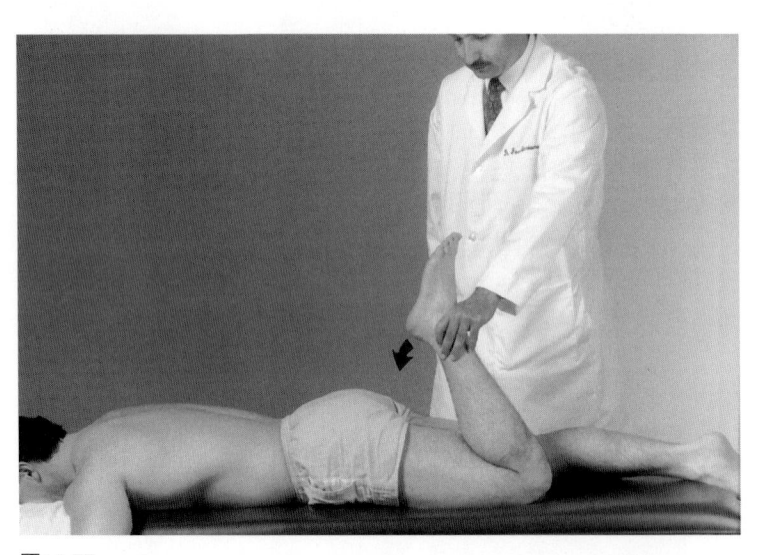

図10.77

第10章 腰椎部整形外科テスト　*317*

敏感度／信頼度スケール
0　1　2　3　4

■殿部徴候テスト[24]　Sign of the Buttock Test

検査法　患者を仰臥位にし，検者の手でSLRテストを行う（図10.78）．もし，股関節の可動域制限があれば，患者の膝関節を屈曲させ，股関節の可動域が増加するか観察する（図10.79）．

理論的根拠　もし患者の股関節可動域の増加が見られるか，患者の痛みが増悪すれば，腰椎に問題がある．なぜなら膝関節が屈曲すると仙腸関節の動きが最大になるからである．これは陰性の所見である．もし膝を曲げても股関節の屈曲が増加しなければ仙腸関節に障害がある．この機能障害は仙腸関節や殿部の炎症，滑液包炎や腫瘍または膿瘍といった疾患を疑う．これが陽性所見である．

画像診断の提案
・単純X線撮影
　腰椎前後像
　腰椎側面像
　骨盤前後像
　仙骨底像
　S-I関節像

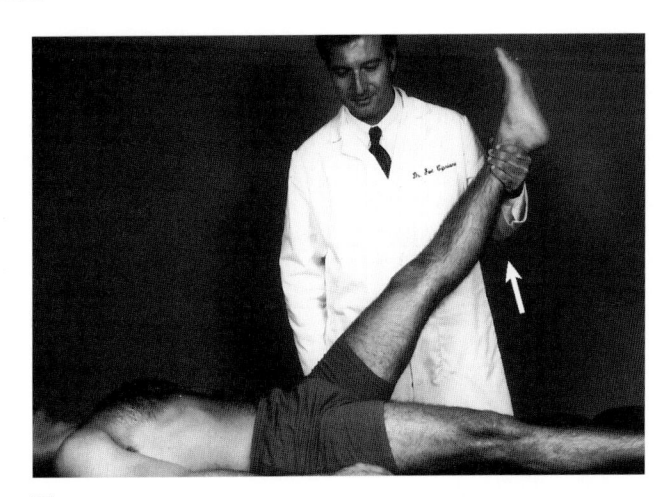

図10.78

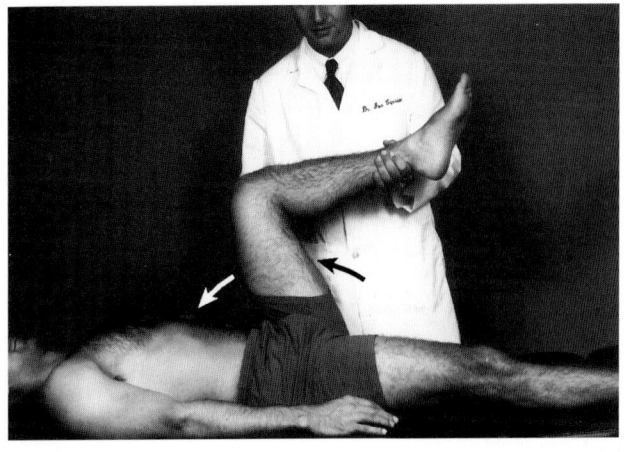

図10.79

参考文献　References

1. American Academy of Orthopaedic Surgeons. The Clinical Measurement of Joint Motion. Chicago:American Academy of Orthopaedic Surgeons, 1994.
2. Loebl WY. Measurement of spinal posture and range of spinal movements. Ann Phys Med 1967;9:103-110.
3. Fitzgerald GK, Wynveen KJ, Rheault W, et al. Objective assessment with establishment of normal values for lumbar spinal range of motion. Phys Ther 1983;63:1776-1781.
4. Einkauf DK, Gohdes ML, Jensen GM, et al. Objective assessment with establishment of normal values for lumbar spinal range of motion. Phys Ther 1987;67:370-375.
5. Wadsworth CT. Manual Examination and Treatment of the Spine and Extremities. Baltimore:Williams & Wilkins, 1988.
6. Gariick JG, Webb DR. Sports Injuries:Diagnosis and Management. Philadelphia:Saunders, 1990.
7. Jackson DW, Ciullo JV. Injuries of the spine in the immature athlete. In Nicholas JA, Hershmann EB, eds. The Lower Extremity and Spine in Sports Medicine. Vol 2. St, Louis:Mosby, 1986.
8. Jackson DW, Wiltse LL, Dingeman RD, Hayes M. Stress reactions involving the pars interarticularis in young athletes. Am J Sports Med 1981;9:304-312.
9. O'Donoghue D. Treatment of Injuries to Athletes. 4th ed. Philadelphia:Saunders, 1984.
10. Turek SL. Orthopaedics. 3rd ed. Philadelphia:JB Lippincott, 1977.
11. Breig A, Troup JDG. Biomechanical considerations in straight-leg-raising test:cadaveric and clinical studies of the effects of medial hip rotation. Spine 1979;4:242.
12. Fahrni WH. Observations on straight-leg-raising with special reference to nerve root adhesions. Can J Surg 1966;9:44.
13. Hoppenfeld S. Physical examination of the spine and extremities. New York:Appleton-Century-Crofts, 1976:127.
14. Urban LM. The straight-leg-raising test:a review. J Orthop Sports Phys Ther 1981;2:117.
15. Lasègue C. Considérations sur la sciatique. Arch Gen Meil 1864;24:558.
16. Wilkins RH, Brody IA. Lasègue's sign. Arch Neurol 1969;21:2110.
17. Maitland D. The slump test:examination and treatment. Aust J Physiother 1985;31:215-219.
18. Dyck P. The femoral nerve traction test with lumbar disc protrusion. Surg Neurol 1976;6:163.
19. Hudgins WR. The crossed-straight-leg-raising test. N Engl J Med 1977;297:1127.
20. Woodhall R, Hayes GJ. The well-leg-raising test of Fajersztajn in the diagnosis of ruptured lumbar intervertebral disc. J Bone Joint Surg 1950;32A:786.
21. Rask M. Knee flexion test and sciatica. Clin Orthop 1978;134:221.
22. Cram RH Sign of sciatic nerve root pressure. J Bone Joint Surg 1953;358:192.
23. Magee JM. Orthopaedic physical assessment. 3rd ed. Philadelphia:Saunders, 1997.
24. Hartley A. Practical joint assessment. St. Louis:Mosby, 1991.
25. Katznelson A, Nerubay J, Level A. Gluteal skyline:a search for an objective sign in the diagnosis of disc lesions of the lower lumber spine. Spine 1982;7:74.
26. DeGowin EL, DeGowin RL, Bedside Diagnostic Examination. 2nd ed. London:Macmillan, 1960.
27. Scham SM, Taylor TKF. Tension signs in lumber disc prolapse. Clin Orthop Relat Res 1971;75:195.
28. Arid RB, Naffziger HC. Prolonged jugular compression:a new diagnostic test of neurologic value. Trans Am Neural Assoc 1941;66:45-48.
29. Cyriax J. Textbook of orthopaedic medicine. Vol I. 4th ed. London:Bailliéré Tindall, 1975.

推薦図書　General References

American Medical Association. Guides to the evaluation of permanent impairment. 3rd ed. Chicago:AMA, 1988.
Bogduk N, Twomey LT. Clinical anatomy of the lumbar spine. New York:Churchill Livingstone, 1987.
Chadwick PR. Examination, assessment and treatment of the lumbar spine. Physiotherapy 1984;70:2.
Charnley J. Orthopaedic signs in the diagnosis of disc protrusion with special reference to the straight-leg-raising test. Lancet 1951;1:156.
Cyriax J. Textbook of orthopaedic medicine. Vol 1. Diagnosis of soft tissue lesions. London:Bailliéré Tinball, 1982.
D'Ambrosia RD. Musculoskeletal Disorders:Regional Examination and Differential Diagnosis. 2nd ed. Philadelphia:JB Lippincott, 1986.
Derosa C, Portefiefl J. Review for Advanced Orthopaedic Competencies:The Low Back and Sacroiliac Joint and Hip. Chicago:1980.
Edgar MA, Park WM. Induced pain patterns on passive straight-leg-raising in lower lumber disc protrusion. J Bone Joint Surg 1974;

56B:658.

Farfan HF. Mechanical disorders of the low back. Philadelphia:Lea & Febiger, 1973.

Farfan HF, Cossette JW, Robertson GW, et al. Effects of torsion on lumbar intervertebral joints:the role of torsion in the production of disc degeneration. J Bone Joint Surg 1970;52A:468.

Finneson BE. Low Back Pain. 2nd ed. Philadelphia:JB Lippincott, 1981.

Fisk JW. The Painful Neck and Back. Chicago:Charles C. Thomas, 1977.

Goddard BS, Reid JD. Movements induced by straight-leg-raising in the lumbo-sacral roots, nerves, and plexus and in the intrapelvic section of the sciatic nerve. J Neurol Neurosurg Psychiatry 1965;28;12.

Gracovetsky S, Farfan HF, Lamy C. The mechanism of the lumbar spine. Spine 1981;6:249-262.

Grieve GP. Common Vertebral Joint Problems. 2nd ed. New York:Churchill Livingstone, 1988.

Helfet AJ, Lee DM. Disorders of the lumber spine. Philadelphia:JB Lippincott, 1978.

Kapandji IA, The physiology of joints. Vol 3. The Trunk and the Vertebral Column. New York:Churchill Livingstone, 1974.

Loeser JD. Pain due to nerve injury. Spine 1985;10:232.

Macnab I. Backache. Baltimore:Williams & Wilkins, 1977.

Mayer TG, Tencer AF, Kristoferson S, et al. Use of non-invasive techniques for quantification of spinal range-of-motion in normal subjects and chronic low back dysfunction patients. Spine 1984;9:588-595.

McKenzie RA. The Lumbar Spine:Mechanical Diagnosis and Therapy. Waikanae, New Zealand:Spinal Publications, 1981.

McRae R. Clinical Orthopaedic Examination. New York:Churchill Livingstone, 1976.

Nachemson A. Towards a better understanding of low back pain:a review of the mechanics of the lumber disc. Rheumatol Rehabil 1975;14:1210.

Panjabi M, Krag M, Chung T. Effects of disc injury on mechanical behavior of the human spine. Spine 1984;9:707.

Post M. Physical Examination of the Musculoskeletal System. Chicago:Year Book, 1987.

Ruge D, Wiltse LL. Spinal disorder diagnosis and treatment. Philadelphia:Lea & Febiger, 1977.

Travell JG, Simmons DG. Myofascial Pain and Dysfunction:The Trigger Point Manual. Vol 2. The Lower Extremities. Baltimore:Williams & Wilkins, 1992.

White AA, Panjabi MM. Clinical biomechanics of the spine Toronto:JB Lippincott, 1978.

Wooden MJ, Preseason screening of the lumbar spine. J Orthop Sports Phys Ther 1981;3:6.

第11章

腰椎神経根障害
LUMBAR NERVE ROOT LESIONS

T12, L1, L2, L3（臨床解説） *321*
T12, L1, L2, L3 *324*
    運動神経　Motor　*324*
        腸腰筋　Iliopsoas　*324*
    神経反射　Reflex　*325*
        知覚　Sensory　*325*

L2, L3, L4　*326*
    運動神経　Motor　*326*
        大腿四頭筋　Quadriceps Muscle　*326*
    神経反射　Reflex　*327*
        膝蓋腱反射　Patella Reflex　*327*
    知覚　Sensory　*327*

L4　*328*
    運動神経　Motor　*328*
        前脛骨筋　Tibialis Anterior　*328*
    神経反射　Reflex　*329*
        膝蓋腱反射　Patella Reflex　*329*
    知覚　Sensory　*329*

L5　*330*
    運動神経　Motor　*330*
        長母趾伸筋　Extensor Hallucis Longus　*330*
        中殿筋　Gluteus Medius　*331*
        長・短趾伸筋　Extensor Digitorum Longus and Brevis　*332*
    神経反射　Reflex　*332*
        内側ハムストリング反射　Medial Hamstring Reflex　*332*
    知覚　Sensory　*333*

S1　*334*
    運動神経　Motor　*334*
        長・短腓骨筋　Peroneus Longus and Brevis　*334*
    神経反射　Reflex　*335*
        アキレス腱反射　Achilles Reflex　*335*
    知覚　Sensory　*335*

◯ T12, L1, L2, L3

臨床解説 腰椎の神経根は椎間孔を通過して脊柱管外へ出る．胸椎下部と腰椎の神経根は1椎間下の椎間孔を出る．これにより，この部分の神経根は出ていく椎間より上部にある椎間板の影響を受ける（図11.1）．胸椎下部と腰椎上部（T12-L2）は，この解剖学的特徴における移行部であり，この部分では，神経根は同じ高位の椎間板か，それより上のレベルの椎間板のいずれかの影響を受ける．この状態は椎間板脱出の側による．L3-L5の神経根は，80％の割合で椎間孔の上端から出て，通常神経根の上の椎間板の影響を受ける．S1神経根は，その解剖学的位置関係から通常L5-S1椎間板の影響を受ける．

腰椎の神経根障害の疑いがあったら，知覚障害，運動障害，反射障害の3つの臨床面を評価しなければならない．

知覚障害に関しては皮膚分節を用いる．固有神経領域を筆，または使い捨ての neurotip や pinweel を用いて検査する．2つの皮膚領域をここに示す．図11.2は，上下の神経根のうち単独の神経根が障害を受けた時の知覚領域，1つもしくはそれ以上の神経根が連続的に障害を受けた時の知覚脱失，そして単独の神経根障害における帯状疱疹や過敏症のパターンを示している．図11.3は，様々な神経根病変におけるピンスクラッチ検査に対して知覚鈍麻の領域が電気皮膚抵抗試験の示す皮膚領域と一致する事を示している．分節が重複している部位が多くあるので，一側の片側の神経病変でも皮膚領域以上に影響を与える．運動機能は，表11.1の筋力評価分類を使って，特定の神経根に支配される筋肉をテストする．反射弓は特定の神経根と関連する体表の伸張反射により評価する．これらの反射はウェクスラー・スケールにより分類される（表11.2）．

表11.1 筋力評価分類（Muscle Grading Chart）

5	強い抵抗を加えてもなお重力に打ちかって完全に動く
4	いくらか抵抗を加えても，なお重力に打ちかって完全に動く
3	抵抗を加えなければ，重力に打ちかって完全に動く
2	重力を除けば完全に動く
1	筋の収縮は認められるが関節は動かない
0	筋の収縮がまったく認められない

表11.2 ウェクスラー・スケール（Wexler Scale）

0	消失
+1	反射低下
+2	正常
+3	反射亢進
+4	一過性のクローヌスを伴う反射亢進
+5	継続的なクローヌスを伴う反射亢進

神経病変の臨床所見は，障害や病変の局在と重症度という2つの重要な因子による．この2つの因子が神経病変の臨床所見を決定する．症状は無症状から軽い知覚脱失や疼痛などの軽い症状，また，損傷を受けた神経根により支配される部位の完全な機能損失を伴う神経損傷まで，様々である．

それぞれの神経は独自の知覚領域や筋力テスト，伸張や反射をもっている．それらは原因病変の特定に役立つ．

臨床診断は神経学的検査の結果だけで決まるものではなく，病歴，視診，触診，そして運動・反射・感覚の3つのテストと適切な画像診断やEMGのような機能検査をあわせて決定する．また，障害や病変は，神経根だけでなく，腰部神経叢，その他の神経幹や神経により生じる事がある．障害や病変の重症度と局在により神経機能障害の様々な組み合わせが明らかになる．

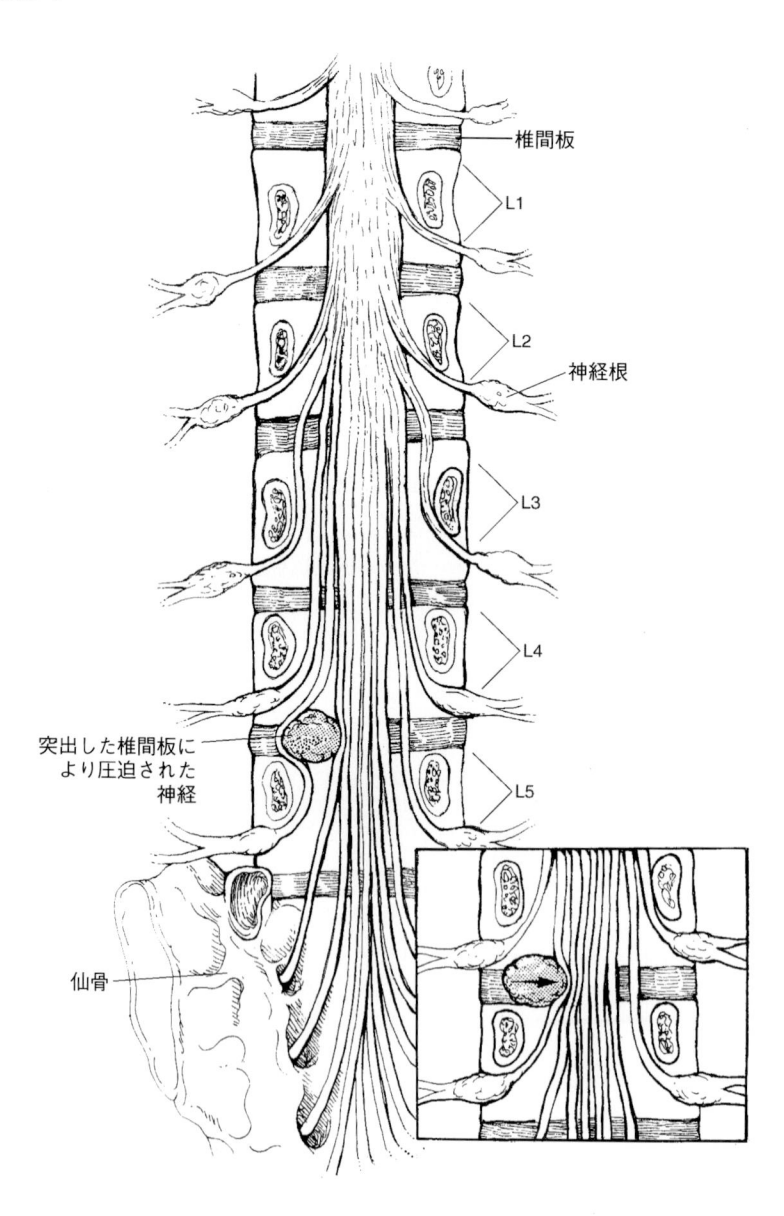

図11.1

第11章 腰椎神経根障害 *323*

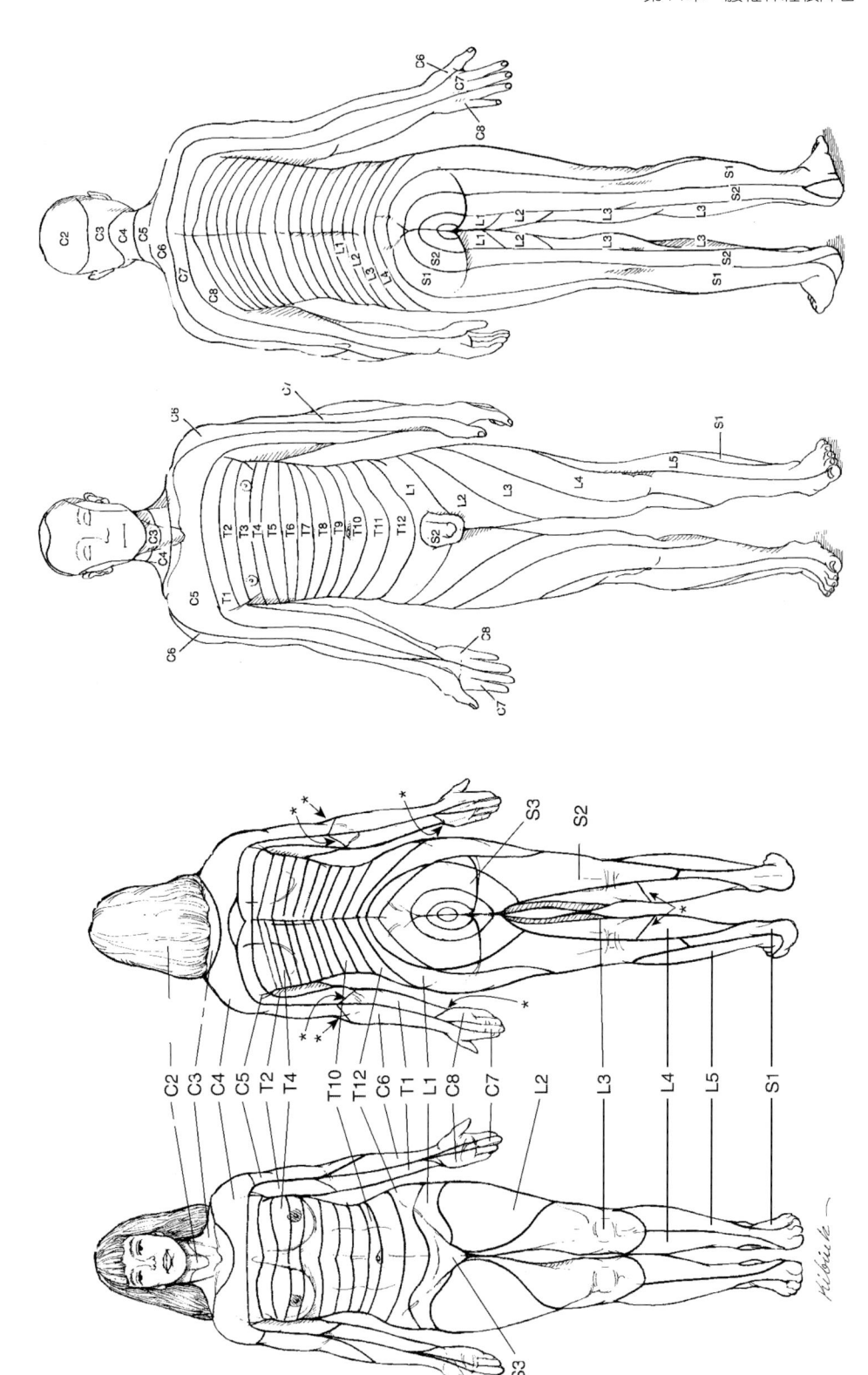

図11.3

図11.2

◯ T12, L1, L2, L3

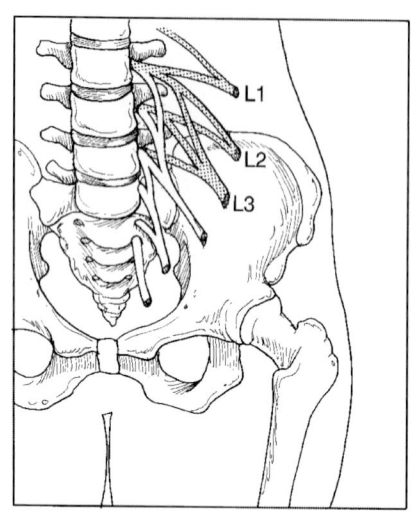

T12, L1, L2およびL3神経根は，それぞれの脊椎レベルの椎間孔から出ており，T12, L1神経根はそれぞれの脊髄レベルかその上位の椎間板の影響を受ける（図11.4）．またそれは脱出した椎間板の大きさや偏側性による．

図11.4

■運動神経　Motor
腸腰筋（T12，L1，L2，L3神経根支配）*Iliopsoas*

検査法　患者を診察台の端に座らせ，大腿を持ち上げるよう指示する．検者は，患者の膝の上に手をのせ，検者の抵抗に抗して大腿を上げ続けるよう指示する（図11.5）．反対側の大腿にも行う．Muscle Grading Chart（表11.1）によってグレード化し，両側を比較する．

理論的根拠　片側がグレード0から4なら，T12, L1, L2, L3神経根の神経学的な欠落が示唆される．T12, L1, L2, L3 "神経学的テスト群" のうち，知覚が健常なら，腸腰筋の筋力低下あるいは筋疲労が疑われる．

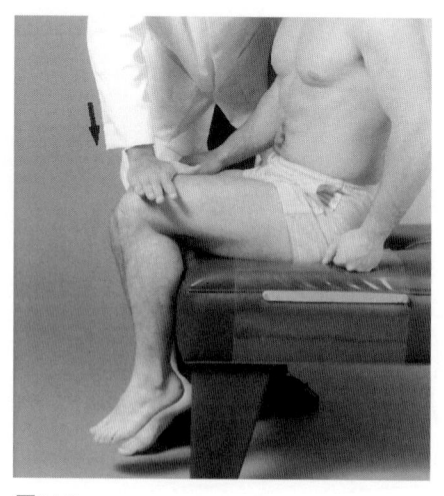

図11.5

■神経反射　Reflex

なし．

■知覚　Sensory

検査法　それぞれの神経根に対応する皮膚領域（図11.6）をピンスクラッチし，両側の反応を比較する．

理論的根拠　片側に知覚低下があれば，対応するT12，L1，L2，L3神経根ないし大腿神経の神経学的な欠陥が示唆される．

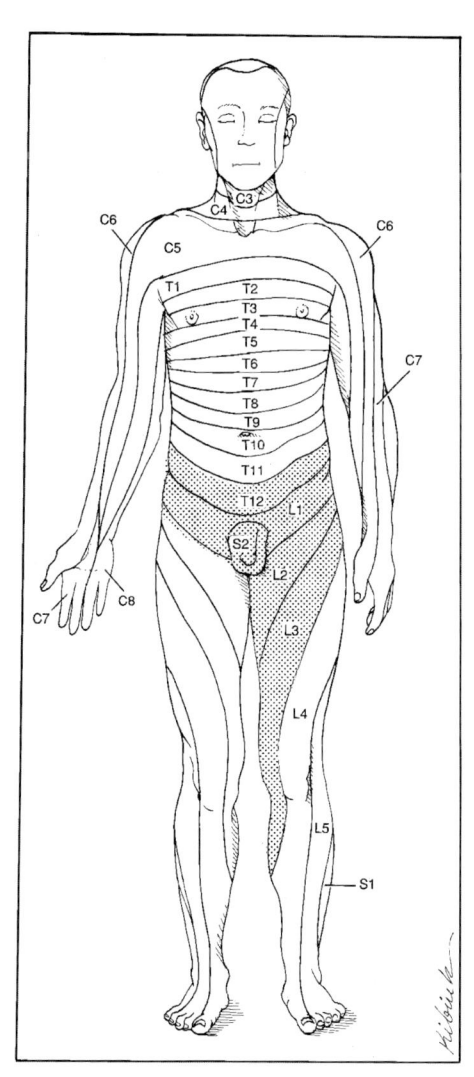

図11.6

○ L2, L3, L4

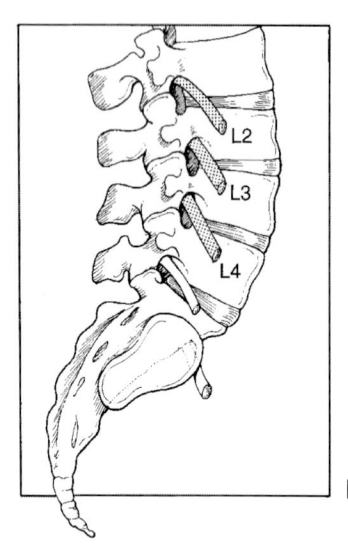

L2, L3, L4神経根は，それぞれの椎間孔から出ており，それぞれの椎間板の影響を受ける（図11.7）．またそれは脱出した椎間板の大きさや偏側性による．

図11.7

■運動神経　Motor
大腿四頭筋（L3，L4大腿神経支配）*Quadriceps Muscle*

検査法　患者を診察台の端に座らせ，膝を伸展するよう指示する．検者は，片手を患者の大腿の上にのせて固定し，もう一方の手で患者の足を押し下げ，この屈曲操作に抵抗するよう指示する（図11.8）．Muscle Grading Chart（表11.1）によってグレード化し，両側を比較する．

理論的根拠　片側がグレード0から4なら，L2，L3，L4神経根ないし大腿神経の神経学的な欠陥が示唆される．L2，L3，L4"神経学的テスト群"のうち，知覚が健常なら，大腿四頭筋の筋力低下あるいは筋疲労が疑われる．

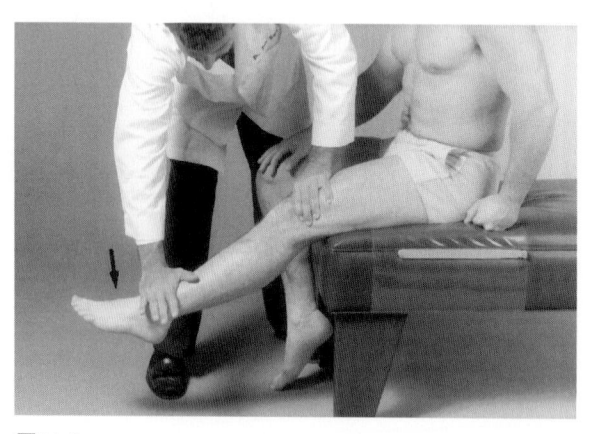

図11.8

■神経反射　Reflex
膝蓋腱反射　*Patella Reflex*

膝蓋腱反射は，主としてL4反射なので，L4神経レベルで検査される．

■知覚　Sensory

検査法　それぞれの神経根に対応する皮膚領域（図11.9）をピンスクラッチし，両側の反応を比較する．

理論的根拠　片側に知覚低下があれば，対応するL2，L3，L4神経根ないし大腿神経の神経学的な欠陥が示唆される．

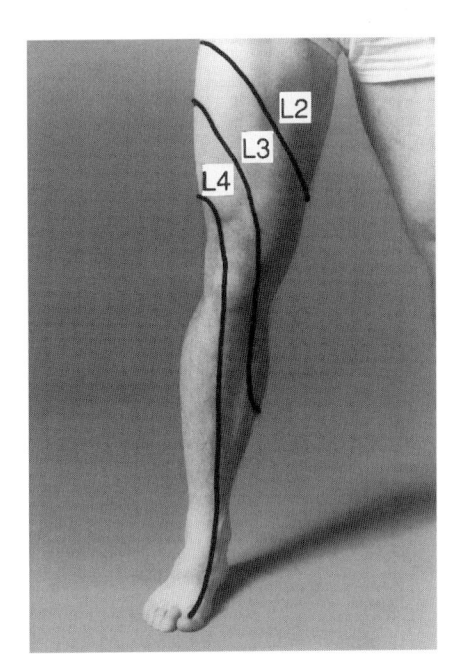

図11.9

L4

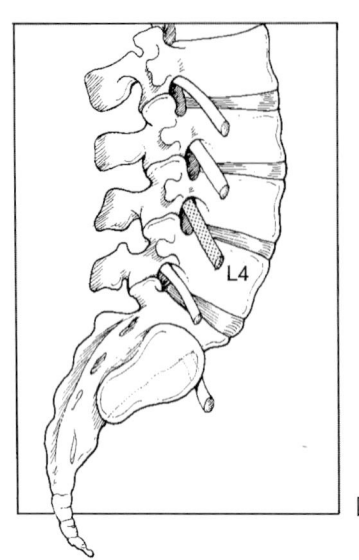

L4神経根は，L4とL5脊椎の間の椎間孔から出ており，L3-L4椎間板の影響を受けやすい（図11.10）．

図11.10

■運動神経　Motor
前脛骨筋（L4，L5深腓骨神経支配）*Tibialis Anterior*

検査法　患者を診察台の端に座らせ，足を背屈・内反するよう指示する．検者は，片手で患者の足首を，もう一方の手で足を握り，患者の抵抗に抗して底屈・外反するよう試みる（図11.11）．Muscle Grading Chart（表11.1）によってグレード化し，両側を比較する．

理論的根拠　片側がグレード0から4なら，L4神経根ないし深腓骨神経の神経学的な欠陥が示唆される．L4"神経学的テスト"のうち，知覚と反射が健常なら，前脛骨筋の筋力低下あるいは筋疲労が疑われる．

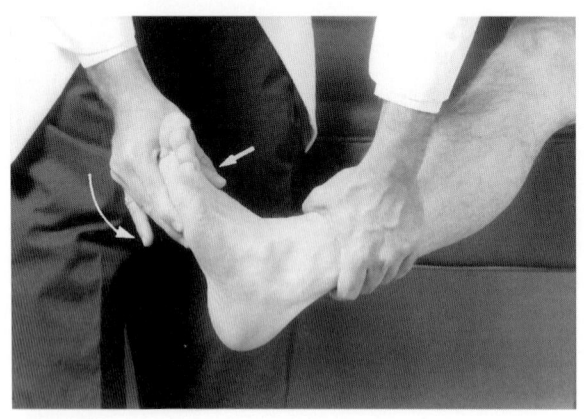

図11.11

■神経反射　Reflex
膝蓋腱反射　*Patella Reflex*

検査法　患者を診察台の端に座らせ，膝蓋の下の大腿四頭筋腱部を打腱器で軽く叩く（図11.12）．

理論的根拠　反射低下は神経根病変を示唆する．反射の消失は，反射弓の障害（下位運動ニューロンの病変）を示唆する．反射亢進があれば，上位運動ニューロンの病変が示唆される．

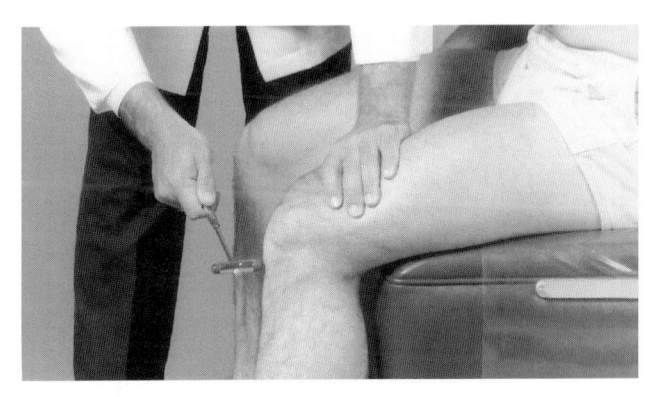

図11.12

■知覚　Sensory

検査法　脚から足先にかけて内側をピンスクラッチし（図11.13），両側の反応を比較する．

理論的根拠　片側に知覚低下があれば，L4神経根の神経学的な欠陥が示唆される．

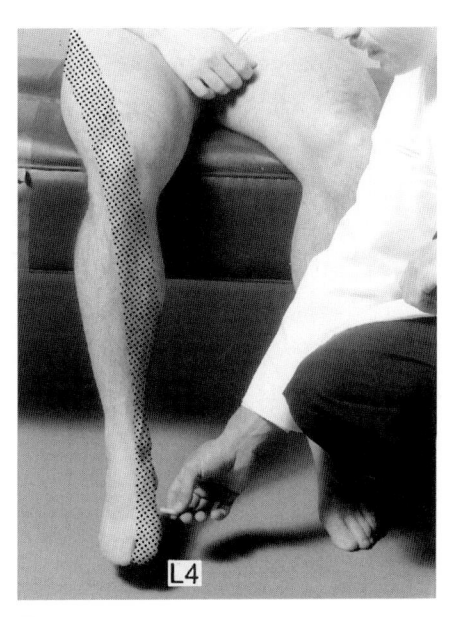

図11.13

◯L5

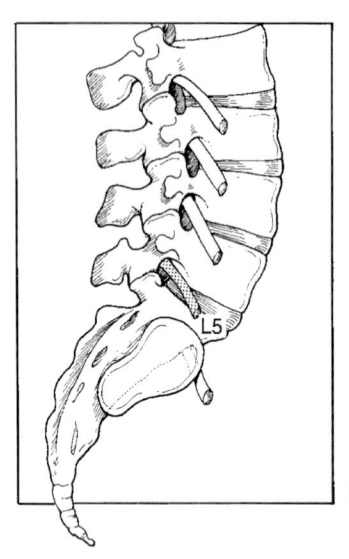

L5神経根は，L5脊椎と第1仙骨の間から出ており，L4-L5椎間板の影響を受けやすい（図11.14）．

図11.14

■運動神経　Motor
長母趾伸筋（L5，S1深腓骨神経支配）*Extensor Hallucis Longus*

検査法　患者を診察台の端に座らせ，片手で患者の踵を握って固定する．次に，もう一方の手の指で患者の母指をはさみ，検者の抵抗に抗して背屈するよう指示する（図11.15）．Muscle Grading Chart（表11.1）によってグレード化し，両側を比較する．

理論的根拠　片側がグレード0から4なら，L5神経根ないし深腓骨神経の神経学的な欠陥が示唆される．L5"神経学的テスト"のうち，知覚と反射が健常なら，長母指伸筋の筋力低下あるいは筋疲労が疑われる．

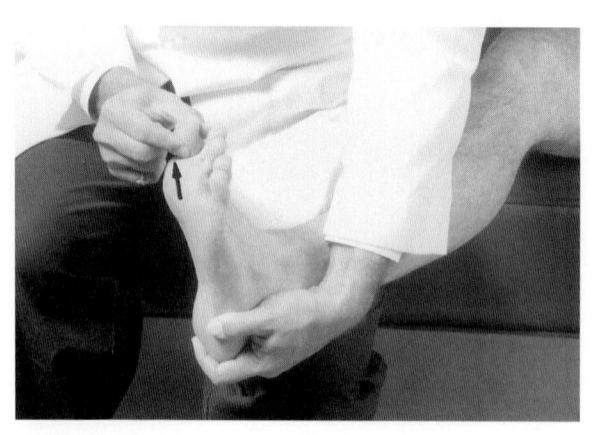

図11.15

中殿筋（L5，S1上殿神経支配）*Gluteus Medius*

検査法 患者を診察台に側臥させ，上側の脚を外転するよう指示する（図11.16）．次に，片手を患者の足の外側にのせ，患者の抵抗に抗して内転を試みる（図11.17）．Muscle Grading Chart（表11.1）によってグレード化し，両側を比較する．

理論的根拠 片側がグレード0から4なら，L5神経根ないし上殿神経の神経学的な欠陥が示唆される．L5"神経学的テスト"のうち，知覚と反射が健常なら，中殿筋の筋力低下あるいは筋疲労が疑われる．

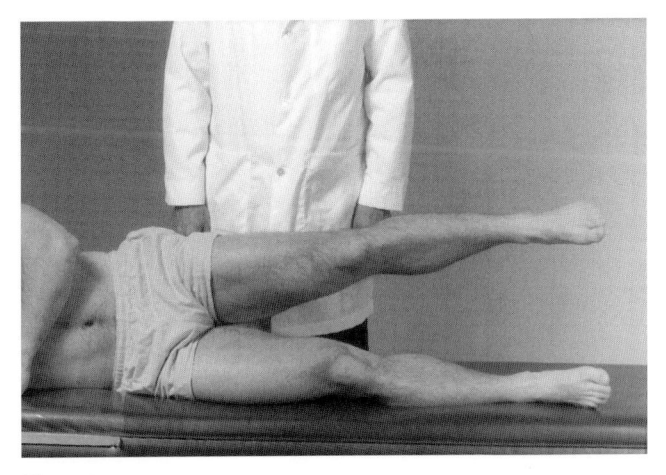

図11.16

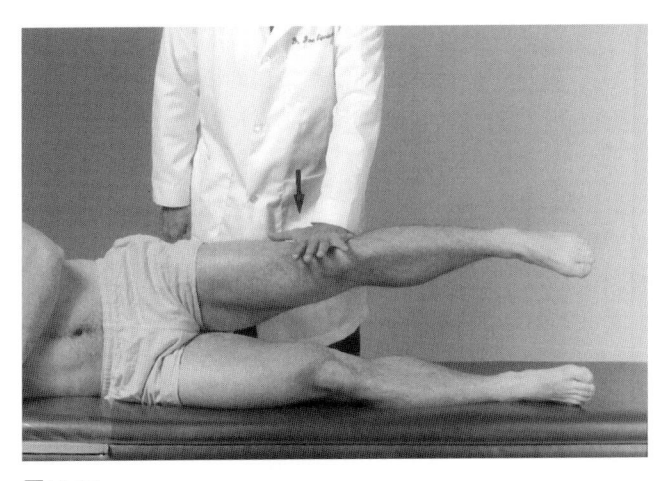

図11.17

長・短趾伸筋（L5，S1深腓骨神経支配） *Extensor Digitorum Longus and Brevis*

検査法 患者を診察台の端に座らせ，片手で患者の踵を握って足を固定する．次に，もう一方の手で患者の足の第2指から第4指を押さえ，検者の抵抗に抗して爪先を背屈するよう指示する（図11.18）．

理論的根拠 片側がグレード0から4なら，L5神経根ないし浅腓骨神経の神経学的な欠陥が示唆される．L5"神経学的テスト"のうち，知覚と反射が健常なら，長指伸筋ないし短指伸筋の筋低下あるいは筋疲労が疑われる．

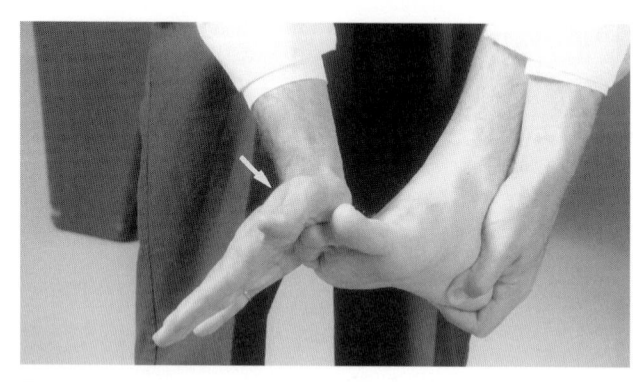

図11.18

■神経反射　Reflex
内側ハムストリング反射　*Medial Hamstring Reflex*

検査法 患者を腹臥位とし，患者の膝を軽く屈曲させ，検者の母指を内側ハムストリングの腱に置く．内側ハムストリングの腱を打腱器で叩く（図11.19）．患者の膝は軽く屈曲する．

理論的根拠 反射低下は神経根病変を示唆する．反射の消失は，反射弓の障害（下位運動ニューロンの病変）を示唆する．反射亢進があれば，上位運動ニューロンの病変が示唆される．

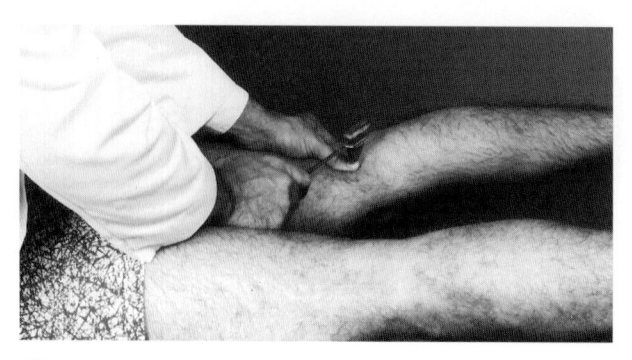

図11.19

■知覚　Sensory

検査法　脚の外側から足背部にかけてピンスクラッチし（図11.20），両側の反応を比較する．

理論的根拠　片側に知覚低下があれば，L5神経根の神経学的な欠陥が示唆される．

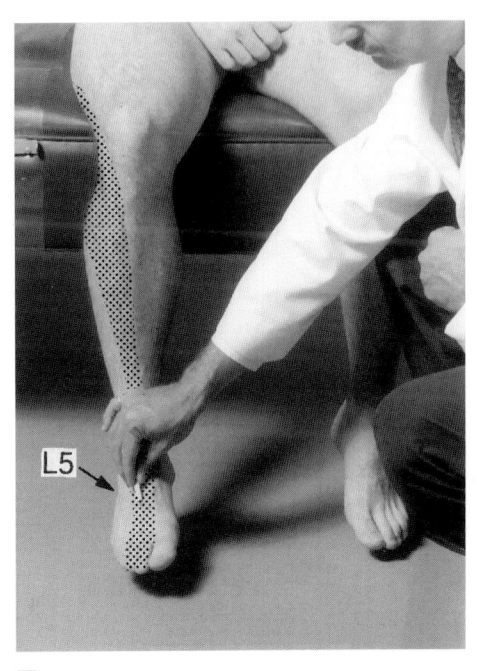

図11.20

◯ S1

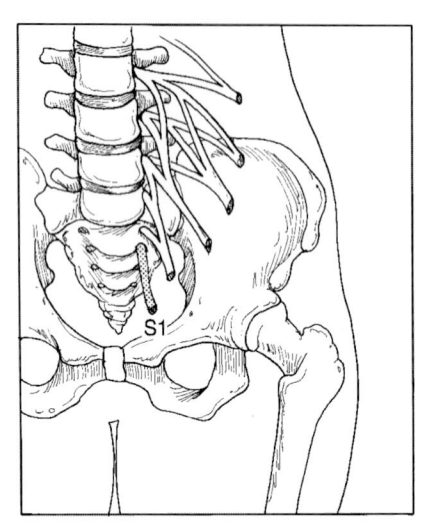

S1神経根は，仙骨孔を通って脊柱管から出ており，L5-S1椎間板の影響を受けやすい（図11.21）．

図11.21

■運動神経　Motor
長・短腓骨筋（L5，S1浅腓骨神経支配）　*Peroneus Longus and Brevis*

検査法　患者を診察台の端に座らせ，片手で患者の踵を握って足を固定し，もう一方の手で患者の足の外側を握る．次に，検者の抵抗に抗して足を底屈・外反するよう指示する（図11.22）．

理論的根拠　片側がグレード0から4なら，S1神経根ないし浅腓骨神経の神経学的な欠陥が示唆される．S1"神経学的テスト"のうち，知覚と反射が健常なら，長腓骨筋ないし短腓骨筋の筋力低下あるいは筋疲労が疑われる．

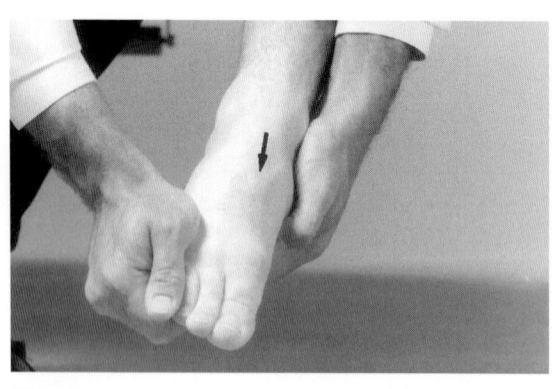

図11.22

■神経反射　Reflex
アキレス腱反射　*Achilles Reflex*

検査法　患者を診察台の端に座らせ，検者の手で足を軽く背屈させる．次に，アキレス腱を打腱器で軽く叩く（図11.23）．患者の足は軽く底屈する．

理論的根拠　片側の反射低下は神経根病変を示唆する．片側の反射の消失は，反射弓の障害（下位運動ニューロンの病変）を示唆する．片側の反射亢進があれば，上位運動ニューロンの病変が示唆される．

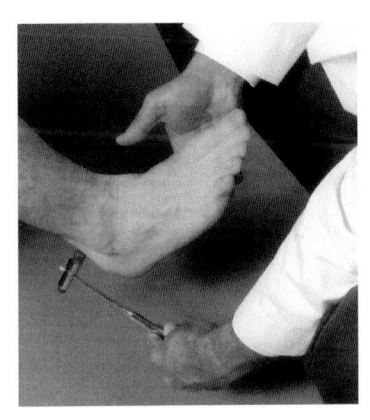

図11.23

■知覚　Sensory

検査法　下腿の外側をピンでひっかく（図11.24）．

理論的根拠　片側に知覚低下があれば，S1神経根の神経学的な欠陥が示唆される．

```
画像診断および機能テストの提案
・腰椎MRI
・筋電図検査
・体性感覚誘発電位
```

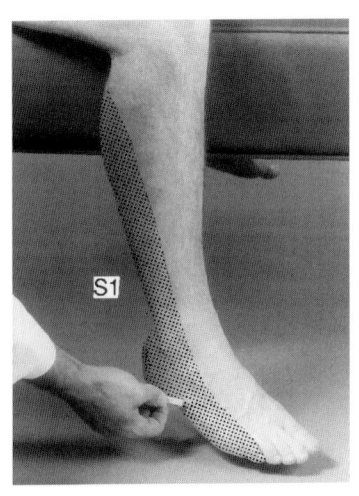

図11.24

推薦図書　General References

Barrows HS. Guide to Neurological Assessment. Philadelphia: JB Lippincott, 1980.

Braziz PW, Masdeu JC, Biller J. Localization in Clinical Neurology. 3rd ed. New York: Little, Brown.

Bronisch FW. The Clinically Important Reflexes. New York: Grune & Stratton, 1952.

Chusid JG. Correlative Neuroanatomy and Functional Neurology. 16th ed. Los Altos, CA: Lange Medical, 1976.

DeJong RN. The Neurologic Examination. 4th ed. Hagerstown, MD: Harper & Row, 1979.

Devinsky O, Feldmann E. Examination of the Cranial and Peripheral Nerves. New York: Churchill Livingstone, 1988.

Geenberg DA, Aminoff MJ, Simon RP. Clinical neurology. 2nd ed. East Norwalk, CT: Appleton & Lange, 1993.

Hoppenfeld S. Physical examination of the spine and extremities. New York: Appleton-Century-Croft, 1976; 127.

Kendall FP, McCreary EK, Provance PG. Muscles: Testing and Function. 4th ed. Baltimore: Williams & Wilkins, 1993.

Mancall E. Essentials of the neurologic examination. 2nd ed. Philadelphia: FA Davis, 1981.

Moore KL, Dailey AF. Clinically Oriented Anatomy. 4th ed. Baltimore: Lippincott Williams & Wilkins, 1999.

Parsons N. Color Atlas of Clinical Neurology. Chicago: Year Book Medical, 1989.

VanAllen MW, Rodnitzky RL. Pictorial Manual of Neurologic Tests. 2nd ed. Chicago: Year Book Medical, 1981.

第12章

仙腸関節部整形外科テスト
SACROILIAC ORTHOPAEDIC TESTS

仙腸関節部整形外科検査フローチャート
SACROILIAC JOINT ORTHOPAEDIC EXAMINATION
FLOW CHART　　*338*

触診　PALPATION　　*339*
　　下後腸骨棘と腸骨稜　Posterior Superior Iliac Spine and Iliac Crest　　*339*
　　仙腸関節　Sacroiliac Articulations　　*340*
　　坐骨結節　Ischial Tuberosity　　*341*

仙腸関節の捻挫　SACROILIAC SPRAIN　　*342*
　　ゲンスレンテスト　Gaenslen's Test　　*343*
　　ルイン・ゲンスレンテスト　Lewin-Gaenslen Test　　*344*
　　イヨーマンテスト　Yeoman's Test　　*345*
　　仙腸関節ストレッチテスト　Sacroiliac Stretch Test　　*346*
　　仙腸関節への外転抵抗テスト　Sacroiliac Resisted Abduction Test　　*346*
　　仙結節靱帯ストレステスト　Sacrotuberous Ligament Stress Test　　*347*

仙腸関節障害　GENERAL SACROILIAC JOINT LESIONS　　*348*
　　ヒップテスト　Hibb's Test　　*348*
　　骨盤不安定性テスト　Pelvic Rock Test　　*349*
　　殿部徴候テスト　Sign of the Buttock Test　　*350*
　　フラミンゴテスト　Flamingo Test　　*351*

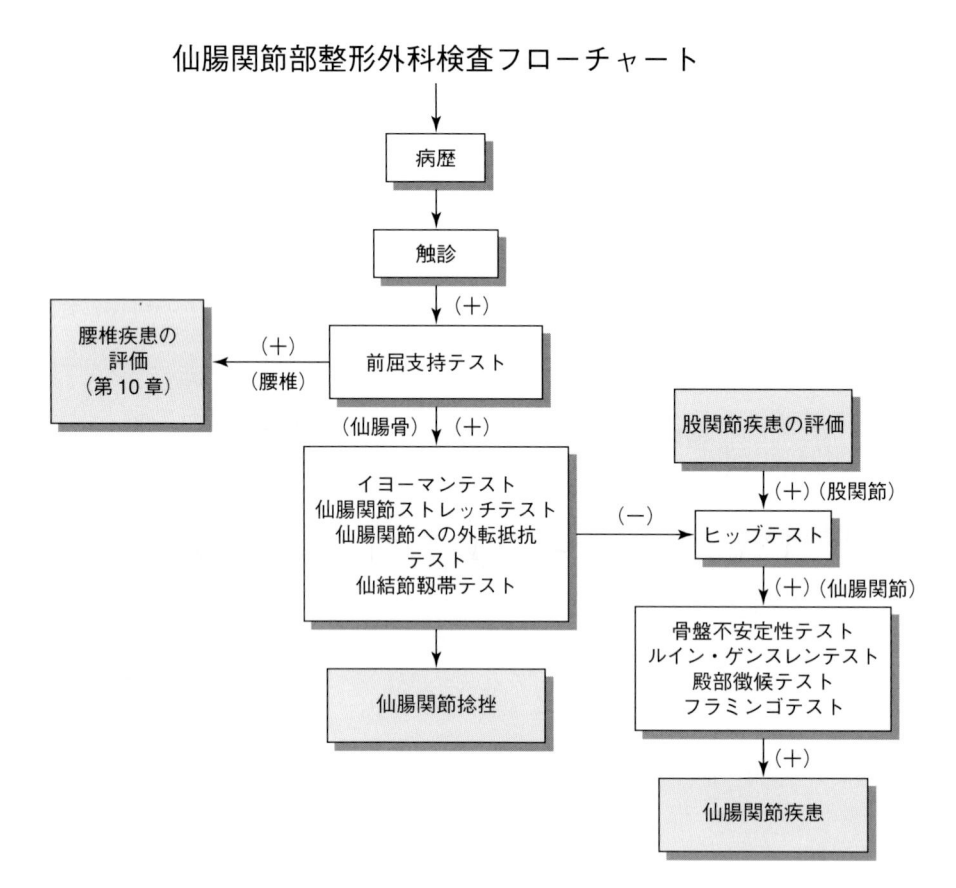

仙腸関節部整形外科検査フローチャート

```
                    仙腸関節部整形外科検査フローチャート
                                    ↓
                                  病歴
                                    ↓
                                  触診
                                    ↓ (＋)
    腰椎疾患の         (＋)
    評価      ←─────────────  前屈支持テスト
    (第10章)         (腰椎)
                        (仙腸骨) (＋)
                            ↓                    股関節疾患の評価
                    イヨーマンテスト                      ↓ (＋)(股関節)
                    仙腸関節ストレッチテスト   (－)
                    仙腸関節への外転抵抗  ────────→  ヒップテスト
                    テスト                              ↓ (＋)(仙腸関節)
                    仙結節靱帯テスト                骨盤不安定性テスト
                            ↓                     ルイン・ゲンスレンテスト
                    仙腸関節捻挫                   殿部徴候テスト
                                                 フラミンゴテスト
                                                        ↓ (＋)
                                                   仙腸関節疾患
```

触診　PALPATION

上後腸骨棘と腸骨稜　*Posterior Superior Iliac Spine and Iliac Crest*

解　剖　腸骨稜と上後腸骨棘は体幹の歪みや脚長差の評価の重要な目印となる．腸骨稜は側腹部の下縁と一致し，触知が容易である．上後腸骨棘は腸骨稜の下縁にあたり，S2の側方にある（図12.1）．

検査法　患者を立たせ，腸骨稜の圧痛を調べる（図12.2）．圧痛があれば，挫傷や骨膜炎や剥離骨折が示唆される．次に，検者は両側の腸骨稜に4本の指を，下後腸骨棘に母指を当てる（図12.3）．縦方向の位置の違いをみる．縦方向の位置の違いは脚長差や側弯や仙腸関節亜脱臼や股関節脱臼が示唆される．

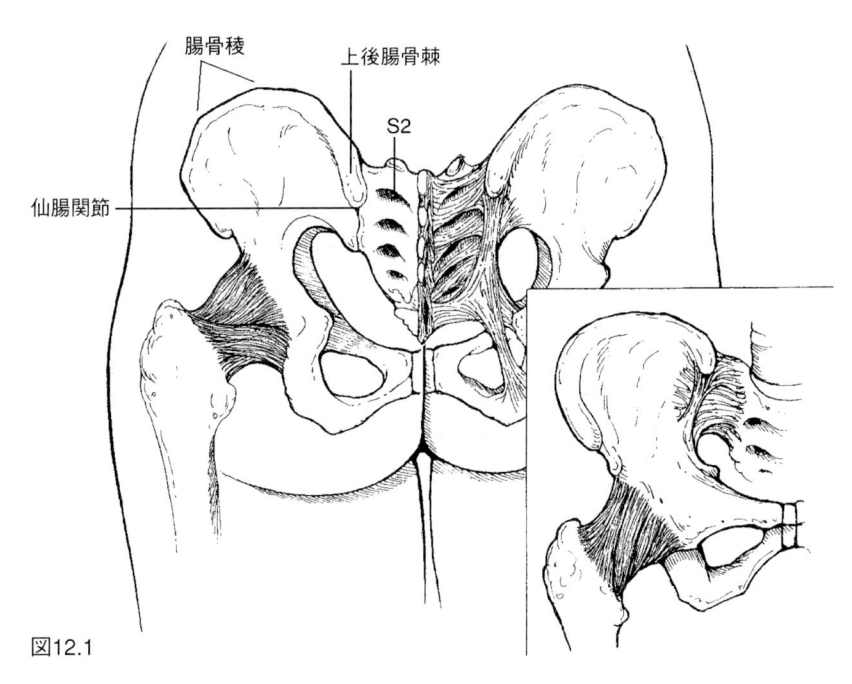

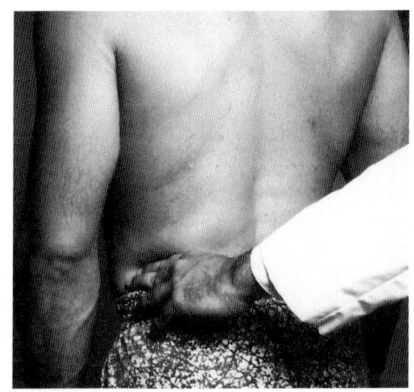

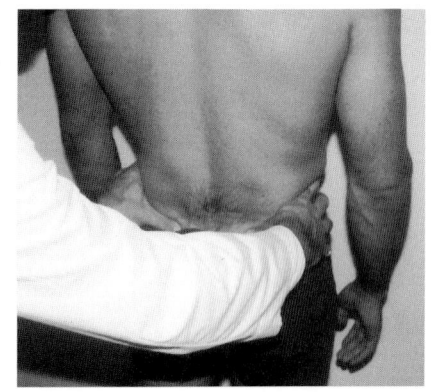

図12.1

図12.2

図12.3

仙腸関節　*Sacroiliac Articulations*

解　剖　仙腸関節は上後腸骨棘の下内側に位置する（図12.1）．仙腸関節は滑膜関節であり，骨間靱帯と背側仙腸靱帯と腹側仙腸靱帯により連結されている．仙腸関節はわずかに滑走と回旋をするのみである．この関節は主として，荷重関節である．それらは，体幹の重みを股関節に伝えている．

検査法　患者を腹臥位とし，患者の膝を90°屈曲させ，股関節を外旋させる．検者の逆の手で下後腸骨棘の下縁から仙骨切痕まで触知する（図12.4）．疼痛や圧痛があれば，仙腸関節の炎症が示唆される．

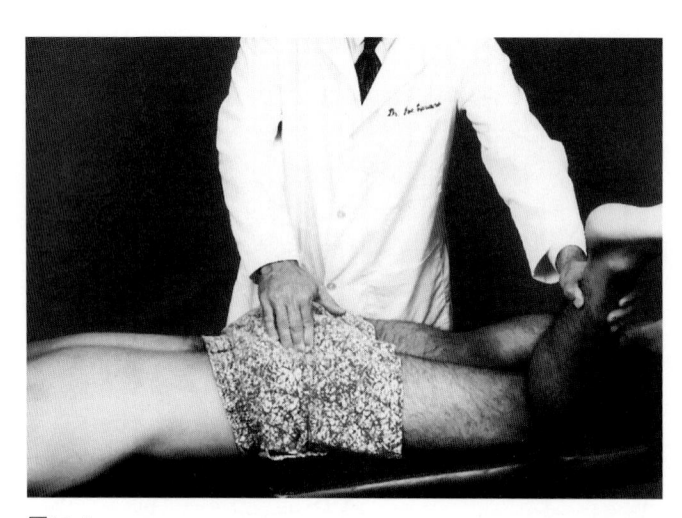

図12.4

坐骨結節　*Ischial Tuberosity*

解　剖　坐骨結節はちょうど殿部のひだの下縁にあたり（図12.1），股関節を屈曲することにより容易に触知できる．ハムストリングの起始は坐骨結節であり，直達外力やハムストリングにおよぶ外傷により損傷される．

検査法　患者を仰臥位とし，膝を屈曲させる．坐骨結節を触知し，疼痛や圧痛をみる（図12.5）．疼痛があれば，外傷による挫傷やハムストリングの牽引による剥離骨折や坐骨結節の滑液包炎が示唆される．

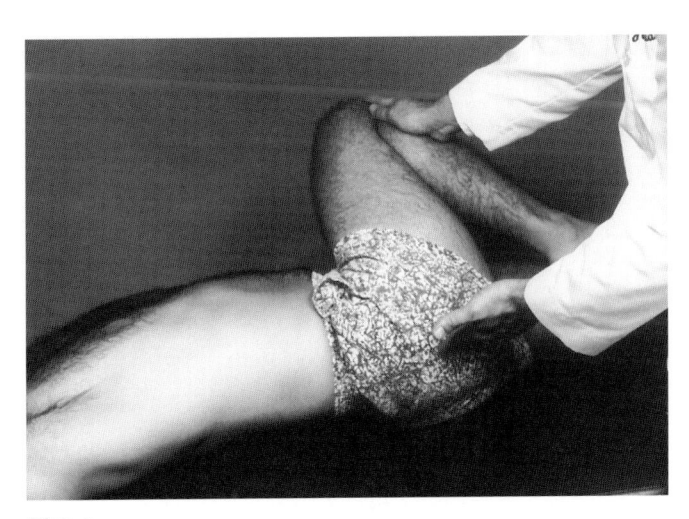

図12.5

仙腸関節の捻挫　SACROILIAC SPRAIN

臨床解説　仙腸関節は非常に強い軟骨質の関節で，ほとんど動かない．仙骨は2つの腸骨の間にあり，非常に強い骨間背側仙腸靱帯によって支えられている．この関節は大きなストレス下にあり，捻挫しやすい．仙結節靱帯，仙棘靱帯，仙腸靱帯の緊張によって関節の動きが制限される（図12.6）．これらの靱帯は伸び，以下のような動きによって靱帯の伸びあるいは捻挫が起きやすい．

1. 腸骨に回旋力を加える，ハムストリングスあるいは腹筋の急な攣縮
2. フットボールやバスケットボールなどのスポーツ中に起きる，急な予期せぬ体幹のねじれ
3. 前かがみになったときの強い牽引
4. 片方あるいは両方の殿部からの転倒

患者には激しい腰痛があり，体を曲げられない．痛みが片側のみの場合，患側で片脚立位をとる際に患者は仙腸関節に体重がかかるのを避けるため，患側の骨盤を挙上する．局所的な圧痛がよく見うけられる．

臨床徴候・症状
・仙腸関節の痛み
・異常な歩行
・触診すると仙腸関節に圧痛がある
・前屈すると痛む

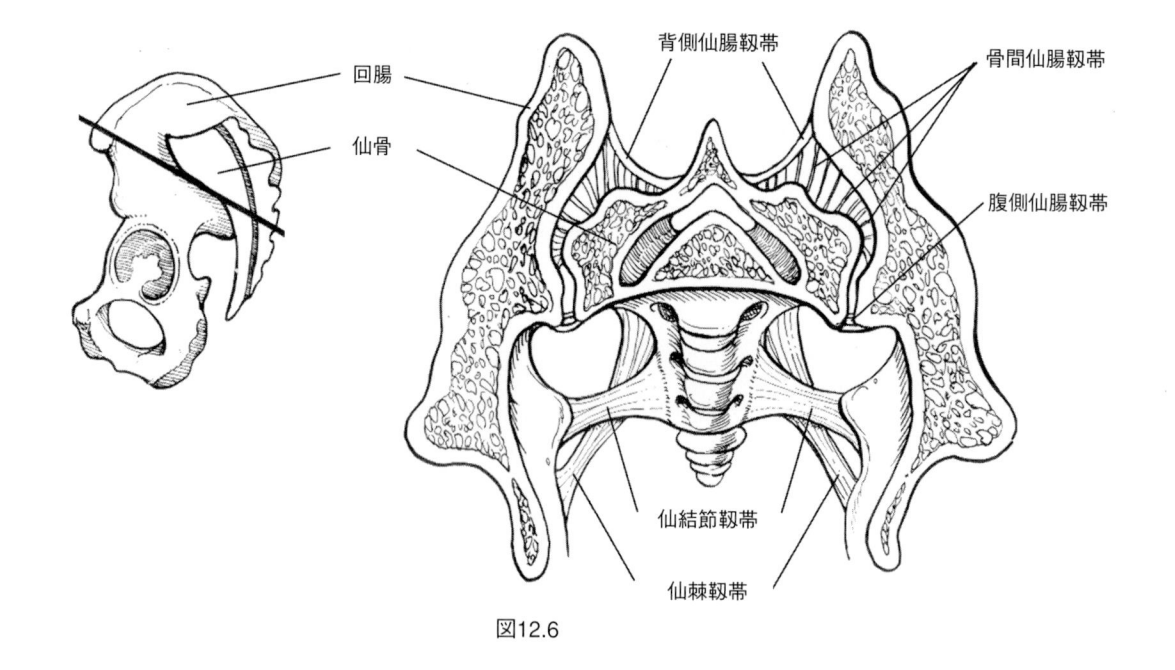

図12.6

第12章 仙腸関節部整形外科テスト　*343*

■**ゲンスレンテスト**[1]　Gaenslen's Test

敏感度／信頼度スケール

検査法　患者を仰臥位とし，患者の脚を診察台の端に置かせて，健側の膝を胸の方に折り曲げさせる（図12.7）．次に検者は，患側の大腿を，診察台の端よりも下にくるように押し下げる（図12.8）．

理論的根拠　患側の股関節の伸展により，仙腸関節と前仙腸靱帯にストレスがかかる．痛みがあれば，仙腸関節周辺の病変，すなわち前仙腸靱帯の捻挫（腸骨大腿靱帯，坐骨大腿靱帯），あるいは仙腸関節炎を示している．

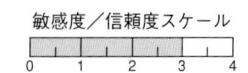

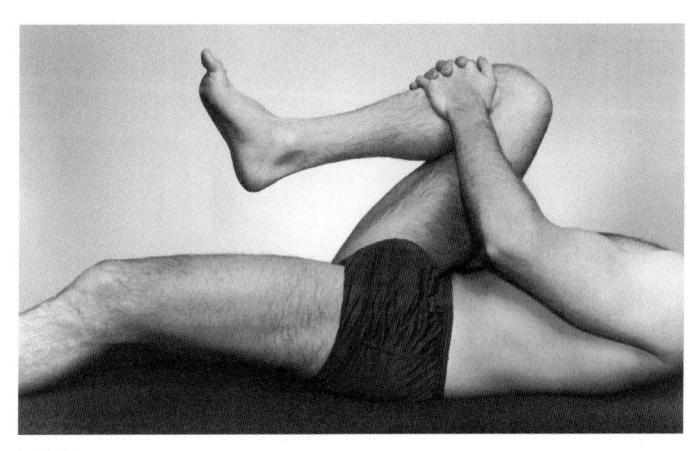

図12.7

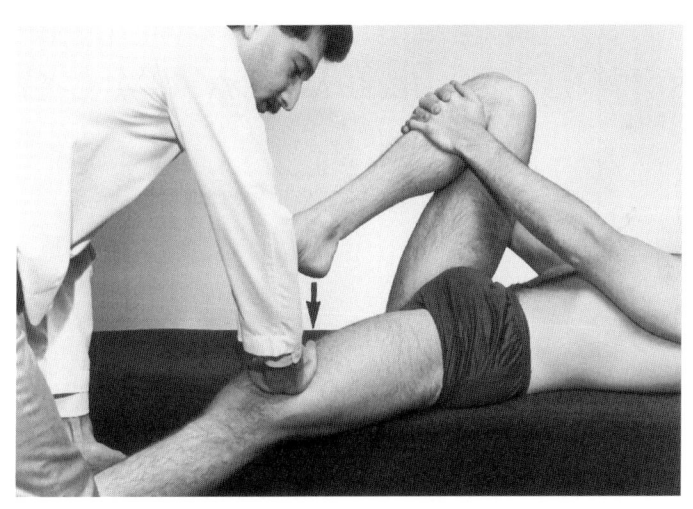

図12.8

■ルイン・ゲンスレンテスト　Lewin-Gaenslen Test

敏感度／信頼度スケール
0　1　2　3　4

検査法　患者を健側下の側臥位とし，健側の膝を屈曲させる（図12.9）．検者は，腰仙関節を支えながら，患側の股関節を伸展させる（図12.10）．

理論的根拠　股関節の伸展によって，同側の仙腸関節と前仙腸靱帯にストレスがかかる．同部位の痛みは，仙腸関節周辺の病変，すなわち前仙腸靱帯の捻挫（腸骨大腿靱帯，坐骨大腿靱帯），あるいは仙腸関節炎を示している．

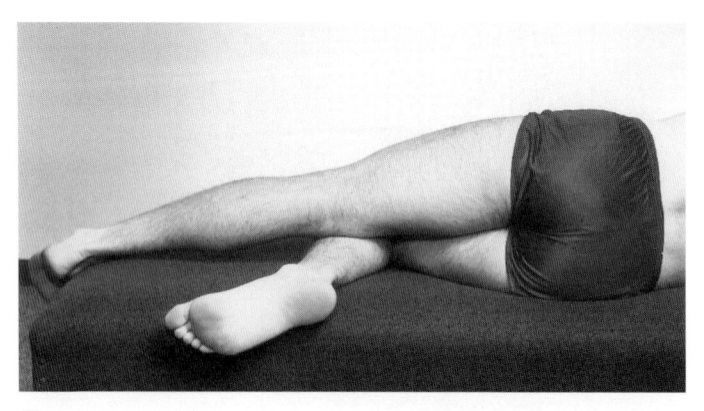

図12.9

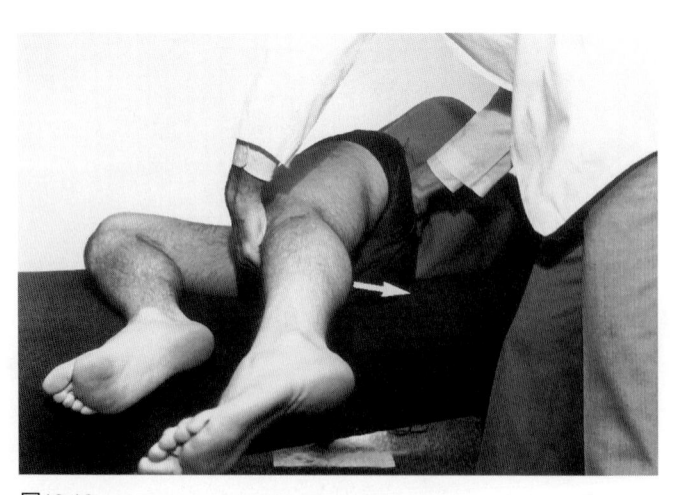

図12.10

■イヨーマンテスト[2]　Yeoman's Test

検査法　患者を腹臥位にし，患者の下腿をつかみ，受動的に膝を屈曲させ，股関節を伸展させる（図12.11）．

理論的根拠　大腿の伸展により，仙腸関節と前仙腸関節靱帯にストレスがかかる．同側に痛みが生じれば，前仙腸関節靱帯，すなわち腸骨大腿靱帯ないし坐骨大腿靱帯の捻挫が疑われる（図12.12）．疼痛があれば，仙腸関節の炎症や膿瘍が示唆される．

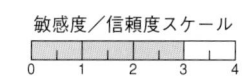

Note　このテストはわずかに腰椎を伸展するため，下位腰椎にストレスがかかる．腰部の痛みや放散痛は，腰椎の障害を示している（10章参照）．

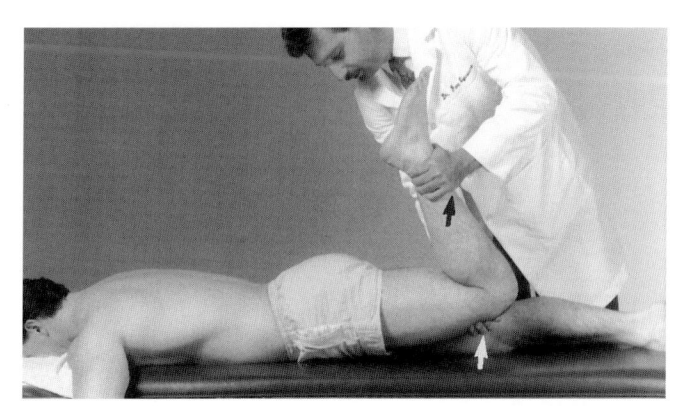

図12.11

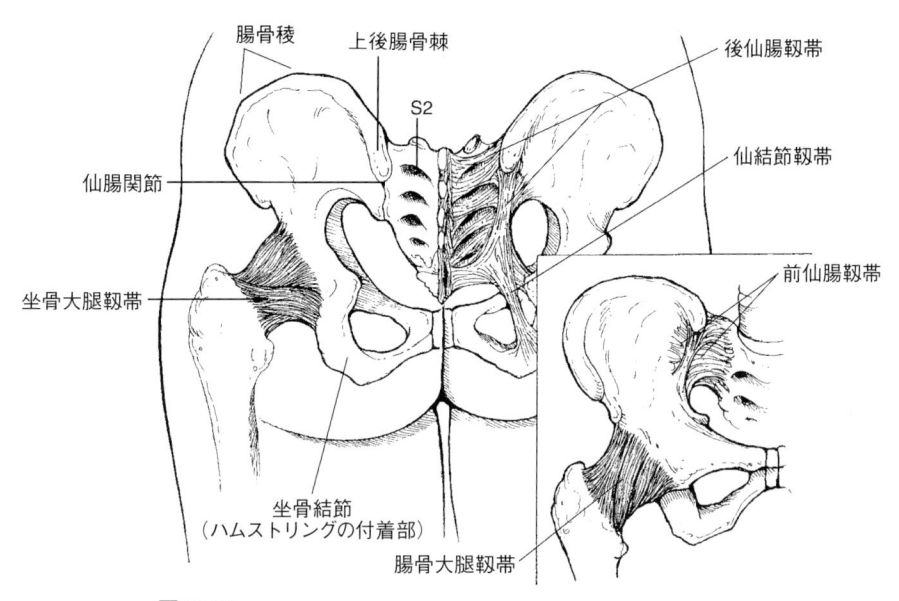

図12.12

■仙腸関節ストレッチテスト　Sacroiliac Stretch Test

検査法　患者を仰臥位とし，検者は両腕を交差して，両側の上前腸骨棘を外方向に同時に押しつける（図12.13）．

理論的根拠　両側の上前腸骨棘に圧迫を加えると，両側の仙腸関節の関節面に圧力がかかると同時に，前仙腸靱帯が伸展される．もし，片側あるいは両側の関節に痛みが生じれば，前仙腸靱帯，すなわち腸骨大腿靱帯や坐骨大腿靱帯の損傷が示唆される（図12.6）．また，仙腸関節の炎症が疑われる．

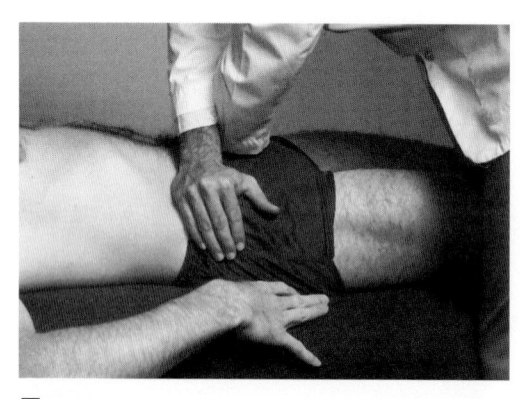

図12.13

■仙腸関節への外転抵抗テスト　Sacroiliac Resisted Abduction Test

検査法　患者を側臥位にし，下側の膝を軽く屈曲させ，上側の膝を伸ばして外転するように指示する．そして検者は，外転しようとする脚に抵抗を加える（図12.14）．

理論的根拠　この操作は，仙腸関節と外転筋にストレスをかける．仙腸関節の痛みは，同側の仙腸関節靱帯の捻挫を示唆する．殿部や大腿外側の痛みは，大腿外転筋（大腿筋膜張筋と殿筋群）の挫傷を示している．

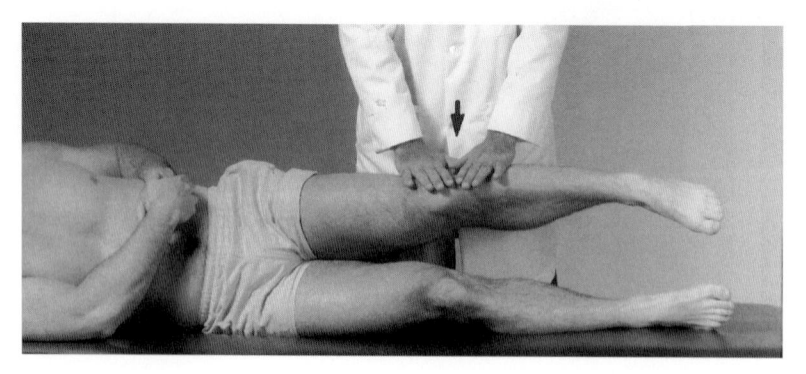

図12.14

■仙結節靱帯ストレステスト[3]
Sacrotuberous Ligament Stress Test

検査法 患者を仰臥位とする．患者の膝と股関節を最大屈曲させ，さらに股関節を内転，内旋させる．検者は，反対の手で仙骨後面から坐骨結節にのびる仙結節靱帯を触知する（図12.15）．

理論的根拠 仙結節靱帯は仙椎と坐骨結節をつないでいる．股関節を内転，内旋すると，仙結節靱帯にストレスがかかる．仙結節靱帯の痛みは，仙結節靱帯の捻挫を示唆する．

画像診断の提案
・単純X線撮影
　　骨盤前後像

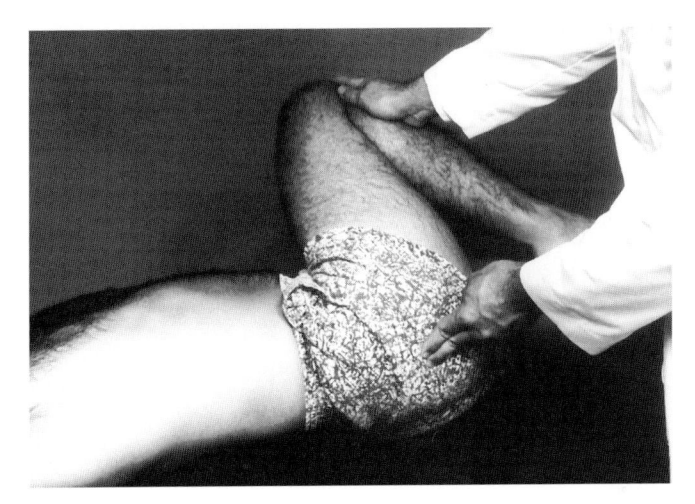

図12.15

◯ 仙腸関節障害　GENERAL SACROILIAC JOINT LESIONS

臨床解説　仙腸関節は，体重を支える強い滑膜性関節でほとんど動かない．表面はふぞろいで，仙骨が腸骨に組み合わさっている．この関節接合は外傷，オーバーユース，変形性関節症による炎症を起こしやすい．びまん性特発性過骨症（diffuse idiopathic skeletal hyperostosis DISH）は仙腸関節の下面にそって骨増殖体を形成し，関節の痛みを引き起こす．強直性脊椎炎は一般的に両側にあり，運動もしくは可動域制限と痛みを引き起こす．以下のテストでは，仙腸関節の圧力を増大させたり，仙腸関節に痛みを起こさせたり，あるいは悪化させるように関節をしむける．

```
臨床徴候・症状
・仙腸関節の痛み
・異常な歩行
・触診すると仙腸関節に圧痛がある
・前屈すると痛む
・座ると痛む
```

■ヒップテスト　Hibb's Test

検査法　患者を腹臥位とし，患者の下腿を殿部方向に押し付け外側にたおし，股関節を内旋する（図12.16）．

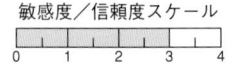

敏感度／信頼度スケール
0　1　2　3　4

理論的根拠　この操作は，臼蓋での大腿骨頭の内旋をもたらし，わずかながら仙腸関節の解離が起こる．このテストは，主に股関節のテストである．しかし，仙腸関節の解離を生じることから，仙腸関節の病変の手がかりとなる．仙腸関節の痛みは，仙腸関節の炎症や膿瘍，仙腸靱帯の捻挫のような仙腸関節の病変を示す．股関節の痛みは股関節の病変を示す（13章のヒップテスト参照）．

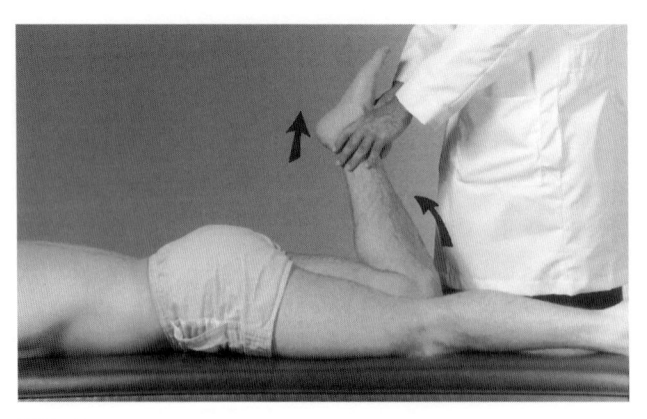

図12.16

■骨盤不安定性テスト[4]　Pelvic Rock (Iliac Compression) Test

検査法　患者を側臥位にし，検者は患者の腸骨を下方に強く押しつける．両側に行う（図12.17）．

理論的根拠　腸骨を下に押しつけることにより，仙腸関節に圧迫がかかる．各仙腸関節の痛みは，影響を受けた側の仙腸関節の炎症性の病変を示す．

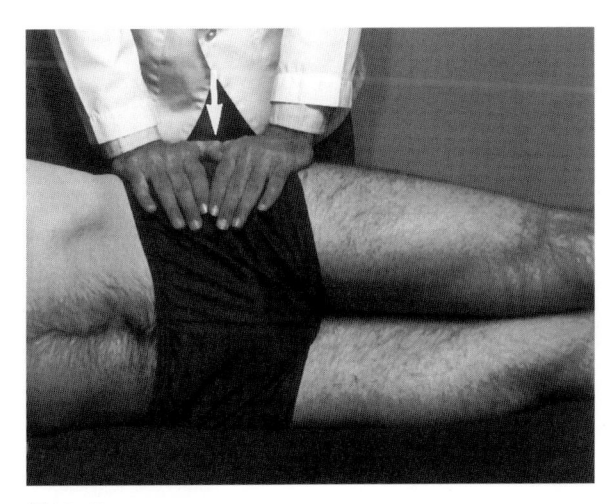

図12.17

■殿部徴候テスト[5]　Sign of the Buttock Test

敏感度／信頼度スケール
0　1　2　3　4

検査法　患者を仰臥位とし，検者の手で下肢伸展挙上テストを行う（図12.18）．もし股関節の可動域に制限があるようなら，患者の膝を曲げて股関節の屈曲が増加するかどうかをみる（図12.19）．

理論的根拠　股関節の屈曲が増し，痛みが悪化するようなら，腰椎の障害を示している．なぜなら，膝が屈曲していれば，仙腸関節の可動域に制限がなくなるからである．これは陰性徴候ということになる．もし膝を曲げても股関節の屈曲が増加しなければ，仙腸関節の機能障害を示している．これは，仙腸関節あるいは殿部に炎症，滑液包炎，腫瘍，膿瘍のような病変があることを示す陽性徴候ということになる．

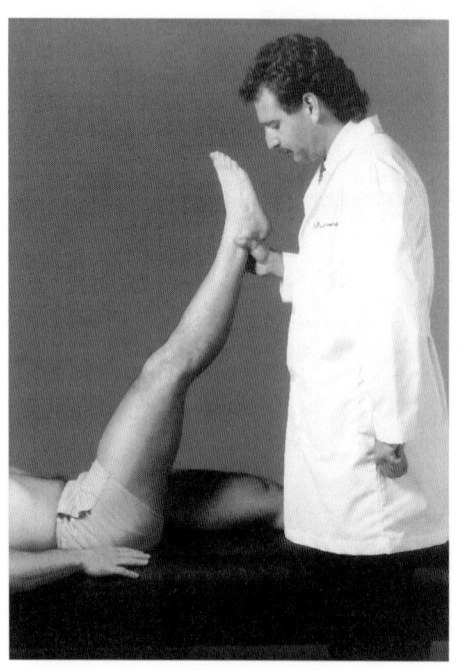

図12.18

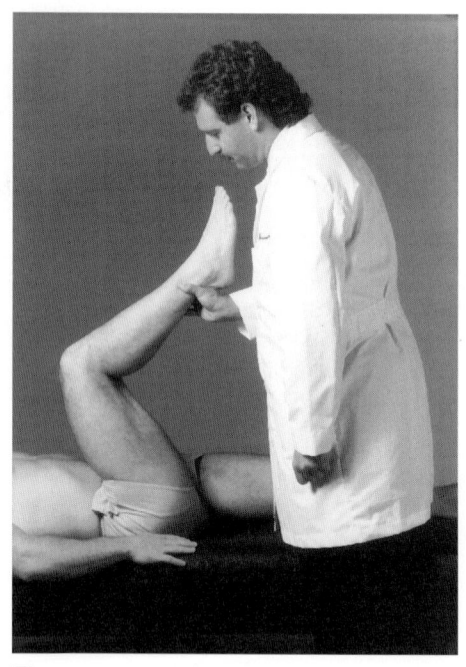

図12.19

第12章 仙腸関節部整形外科テスト　351

敏感度／信頼度スケール
0　1　2　3　4

■フラミンゴテスト[6]　Flamingo Test

検査法　患者に片脚起立をさせる（図12.20）．そして関節へのストレスが増加するように片脚跳びをさせる（図12.21）．

> 画像診断の提案
> ・単純X線撮影
> 　骨盤前後像

理論的根拠　このテストでは，股関節，仙腸関節，恥骨結合にストレスがかかる．これらの関節に痛みがでるようなら，起立側での炎症を示唆する．外傷後の痛みの場合，骨折を疑う．股関節の痛みの場合，転子部の滑液包炎も考慮する．

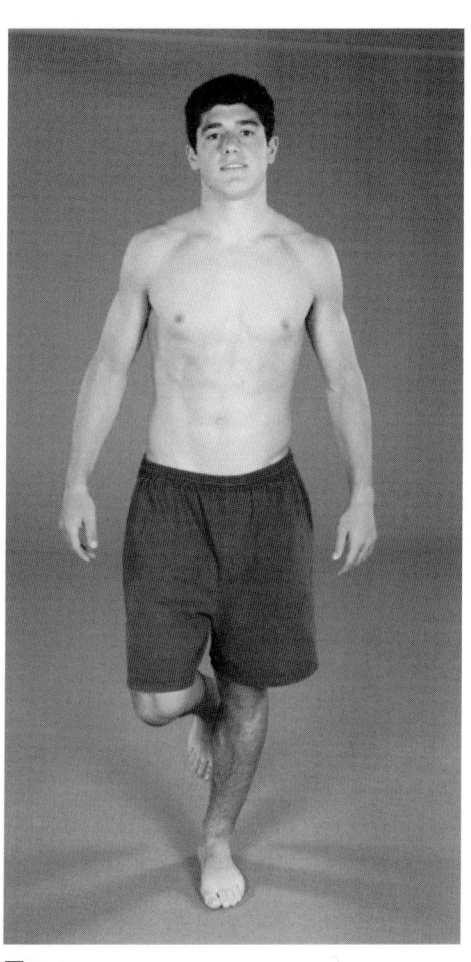

図12.20

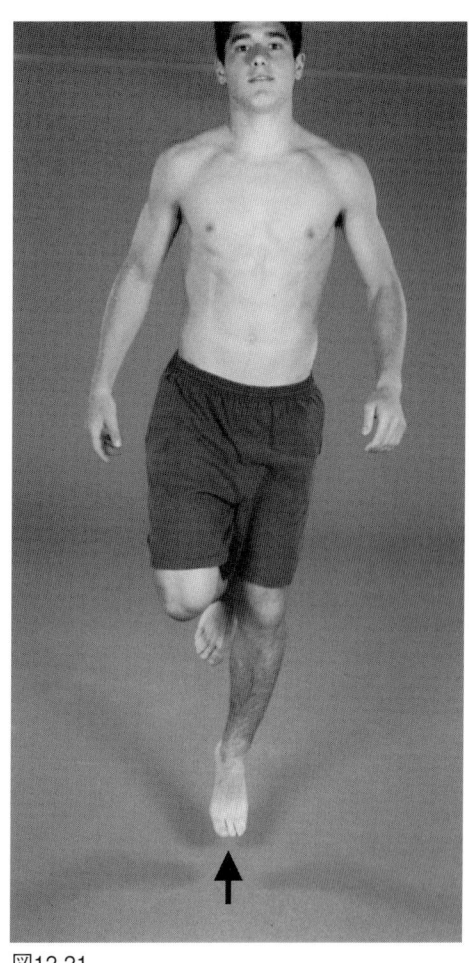

図12.21

参考文献　References

1. Gaenslen FJ. Sacroiliac arthrodesis. JAMA 1927;89:2031-2035.
2. Yeoman W. The relation of arthritis of the sacroiliac joint to sciatica. Lancet 1928;2:1219-1222.
3. Lee D. The Pelvic Girdle. Edinburgh: Churchill Livingstone, 1989.
4. Hoppenfeld S. Physical Examination of the Spine and Extremities. New York:Appleton-Century-Crofts, 1976:127.
5. Cyriax J. Textbook of Orthopaedic Medicine. 4th ed. Vol. I. London:Bailliéré Tindall, 1975:541.
6. Magee DJ. Orthopedic Physical Assessment. 3rd ed. Philadelphia:Saunders, 1997.

推薦図書　General References

Alderink GJ. The sacroiliac joint:review of anatomy, mechanics, and function. J Orthop Sports Phys Ther 1991;13:71.

DeGowin EL, DeGowin RL, Bedside Diagnostic Examination. 3rd ed. New York:Macmillan, 1976.

Gray H. Sacroiliac joint pain:the finer anatomy. New Intern Clin 1938;2:54.

Hartley A. Practical Joint Assessment. St. Louis:Mosby, 1991.

McRae R. Clinical Orthopedic Examination. New York:Churchill Livingstone, 1976

Meschan I. Roentgen Signs in Diagnostic Imaging. 2nd ed. Vol 3. Sydney:Saunders, 1985.

Norkin C, Levangie P. Joint Structure and Function:A Comprehensive Analysis. Philadelphia:FA Davis, 1987.

Post M. Physical Examination of the Musculoskeletal System. Chicago:Year Book Medical, 1987.

Wells PE. The examination of the pelvic joints. In:Grieve GP, ed. Modern Manual Therapy of the Vertebral Column. Edinburgh:Churchill Livingstone, 1986.

第13章

股関節部整形外科テスト
HIP JOINT ORTHOPAEDIC TESTS

股関節部整形外科検査フローチャート
HIP JOINT ORTHOPAEDIC EXAMINATION
FLOW CHART　　*355*

触診　PALPATION　　*356*
　腸骨稜，上前腸骨棘，下前腸骨棘　Iliac Crest and Anterior, Superior, and Inferior Iliac Spine　　*356*
　大転子　Greater Trochanter　　*358*
　股関節　Hip Joint　　*359*
　大腿筋膜張筋　Tensor Fasciae Latae Muscle　　*360*
　大腿三角　Femoral Triangle　　*361*

股関節可動域　HIP RANGE OF MOTION　　*362*
　屈曲　Flexion　　*362*
　伸展　Extension　　*363*
　外転　Abduction　　*364*
　内転　Adduction　　*365*
　内旋　Internal Rotation　　*366*
　外旋　External Rotation　　*367*

先天性股関節形成不全　CONGENITAL HIP DYSPLASIA　　*368*
　アリステスト　Allis Test　　*368*
　オルトラニ・クリックテスト　Ortolani's Click Test　　*369*
　テレスコーピングサイン　Telescoping Sign　　*370*

股関節の骨折　HIP FRACTURES　　*371*
　アンビルテスト　Anvil Test　　*371*

股関節拘縮テスト　HIP CONTRACTURE TESTS　　*372*
　トーマステスト　Thomas Test　　*372*
　大腿直筋拘縮テスト　Rectus Femoris Contracture Test　　*373*
　エリーテスト　Ely's Test　　*374*
　オーベルテスト　Ober's Test　　*375*
　梨状筋テスト　Piriformis Test　　*376*

股関節障害　GENERAL HIP JOINT LESIONS　*377*
　　パトリック（フェーバー）テスト　Patrick（Faber）Test　*378*
　　トレンデレンブルグテスト　Trendelenburg Test　*379*
　　スコアリングテスト　Scouring Test　*380*
　　ラグレテスト　Laguerre's Test　*381*
　　ヒップテスト　Hibb's Test　*381*

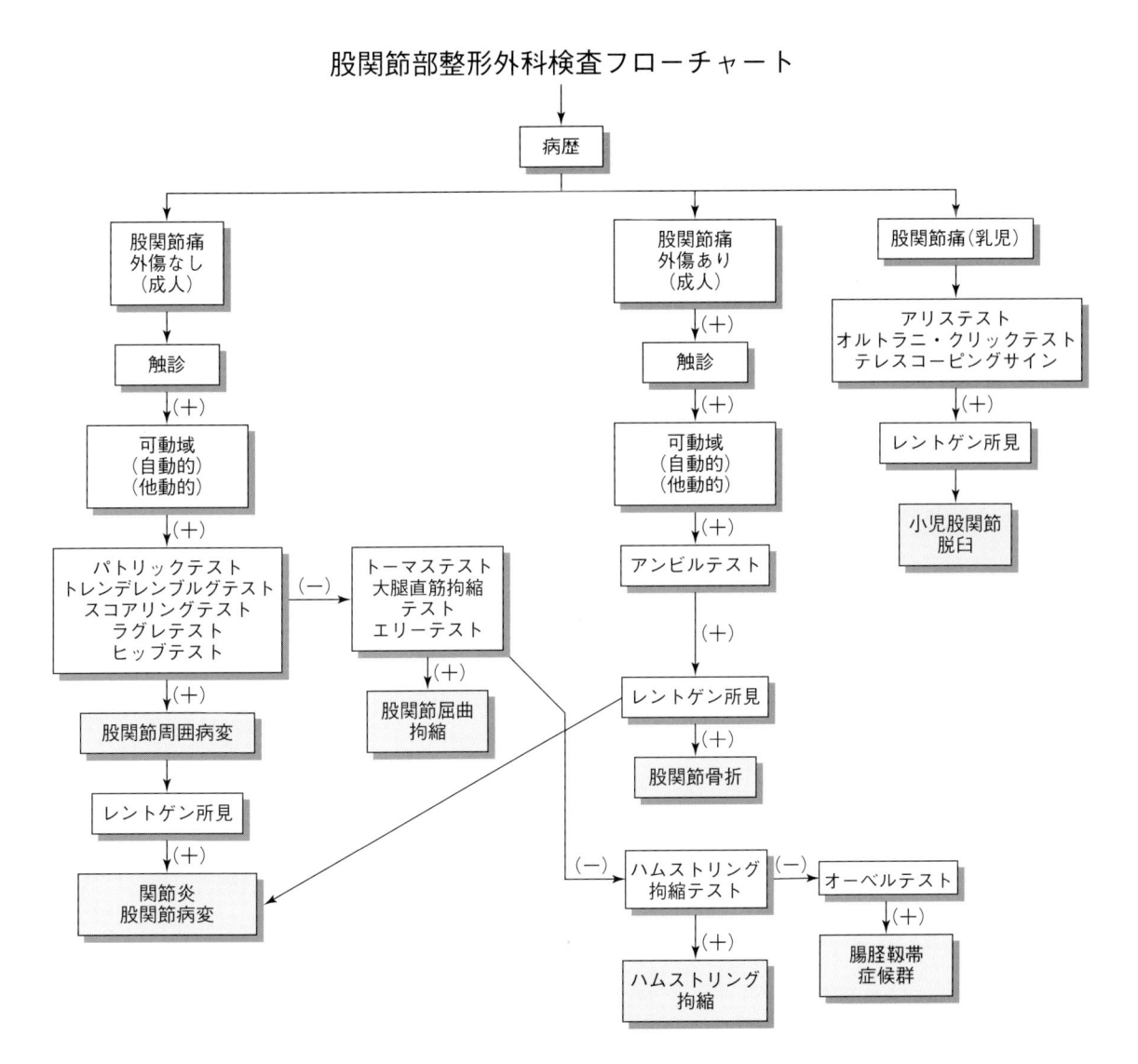

股関節部整形外科検査フローチャート

病歴
├─ 股関節痛 外傷なし（成人）
│   └─ 触診 (+)
│   └─ 可動域（自動的）（他動的）(+)
│   └─ パトリックテスト／トレンデレンブルグテスト／スコアリングテスト／ラグレテスト／ヒップテスト
│   ├─ (−) → トーマステスト／大腿直筋拘縮テスト／エリーテスト
│   │   └─ (+) 股関節屈曲拘縮
│   └─ (+) 股関節周囲病変
│   └─ レントゲン所見 (+)
│   └─ 関節炎／股関節病変
├─ 股関節痛 外傷あり（成人）
│   └─ 触診 (+)
│   └─ 可動域（自動的）（他動的）(+)
│   └─ アンビルテスト (+)
│   └─ レントゲン所見 (+)
│   └─ 股関節骨折
│   └─ (−) ハムストリング拘縮テスト
│   ├─ (+) ハムストリング拘縮
│   └─ (−) オーベルテスト (+)
│   └─ 腸脛靭帯症候群
└─ 股関節痛（乳児）
    └─ アリステスト／オルトラニ・クリックテスト／テレスコーピングサイン (+)
        └─ レントゲン所見
            └─ 小児股関節脱臼

触診　PALPATION

腸骨稜，上前腸骨棘，下前腸骨棘　Iliac Crest and Anterior, Superior, and Inferior Iliac Spine

解　剖　腸骨稜は，前，後方部よりなる腸骨翼の下縁に位置し，第4腰椎棘突起の高位を頂点とする．腸骨筋，外腹斜筋，大腿筋膜張筋が腸骨稜に起始する．腸骨稜の前方は上前腸骨棘で終わる．上前腸骨棘は容易に触知でき，縫工筋が付着する．上前腸骨棘のすぐ下に，下前腸骨棘がある．下前腸骨棘には大腿直筋と腸骨大腿靱帯が付着する（図13.1）．

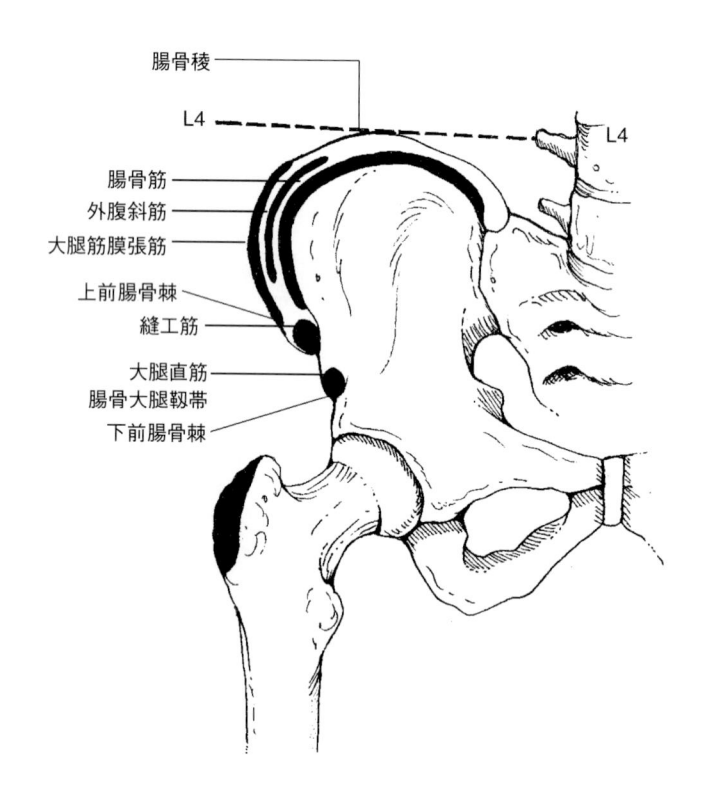

図13.1

検査法 患者を仰臥位とし，腸骨稜を触診し，圧痛，腫脹を検査する（図13.2）．圧痛，腫脹は，骨膜の炎症，腸骨筋，外腹斜筋，大腿筋膜張筋の緊張，付着部の剥離を示唆する．腸骨稜の外傷は，運動選手に多くみられる．また患者を立たせて腸骨稜を触診し，左右差をみる（図13.3）．高さに差がある場合，側弯，下肢短縮，拘縮変形を示唆する．次に上前腸骨棘の触診を行う（図13.4）．圧痛や腫脹は，縫工筋の緊張，剥離骨折が示唆される．上前腸骨棘のすぐ下に，下前腸骨棘がある（図13.5）．検者の母指あるいは示指で，下前腸骨棘を触診し，圧痛や腫脹を検査する．これは大腿直筋の捻挫や剥離，腸骨大腿靱帯の緊張を示唆する．

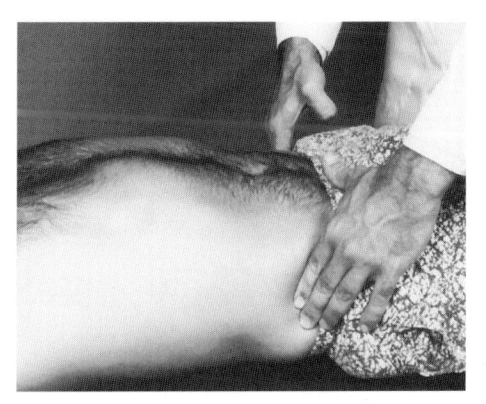

図13.2

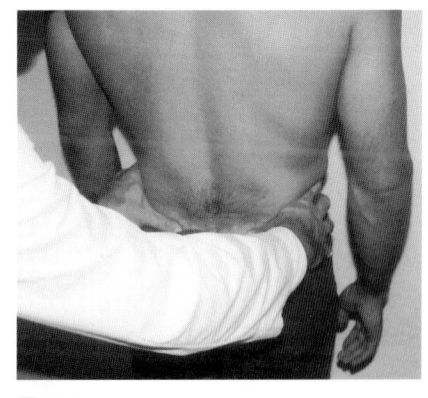

図13.3

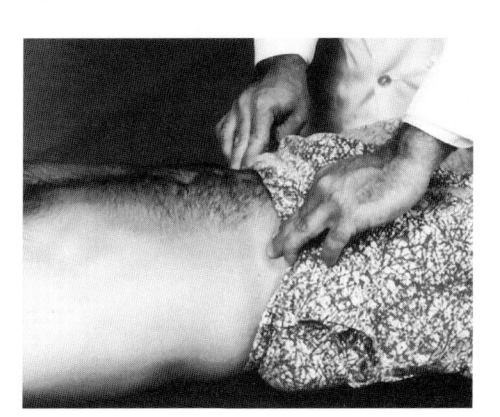

図13.4

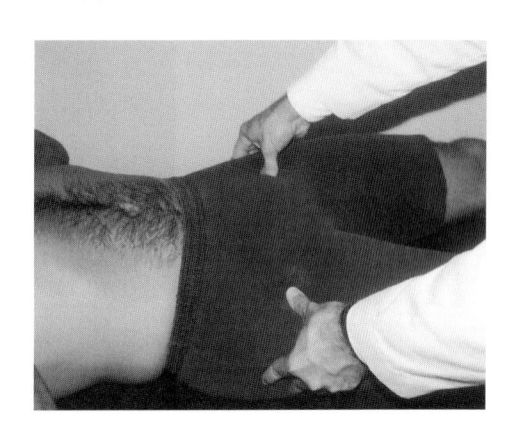

図13.5

大転子　*Greater Trochanter*

解 剖　大転子は，上前腸骨棘の約10cm下後方に位置する（図13.6）．大転子には，中殿筋，小殿筋，外側広筋が付着する．転子部には，これらの筋の下に，滑液包が存在する．

検査法　患者を仰臥位とし，大腿をわずかに外転し，大転子を触診する（図13.7）．圧痛，腫脹を検査する．これは，中殿筋，小殿筋，外側広筋の緊張を示唆している．圧痛，腫脹に熱感を伴う場合は大転子部の滑液包炎を示している．

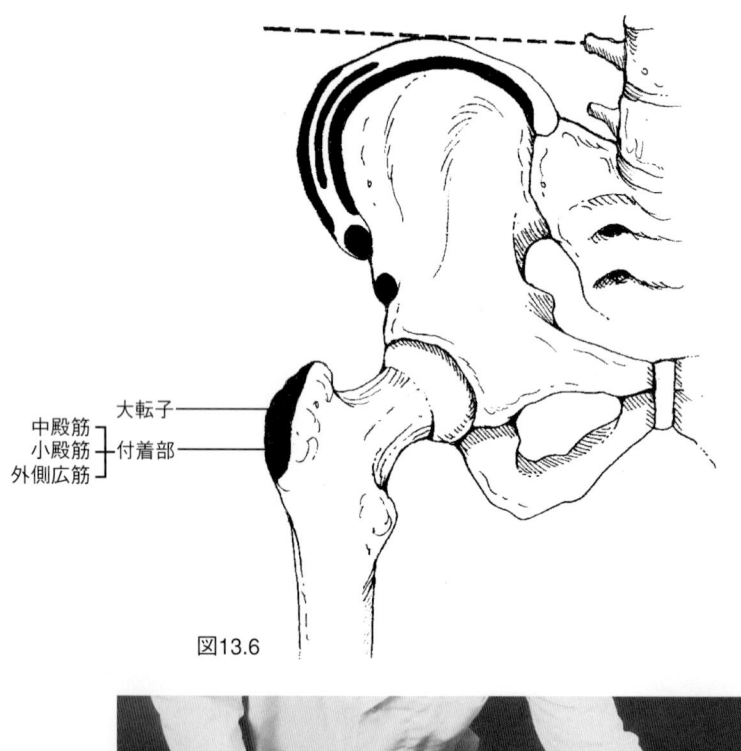

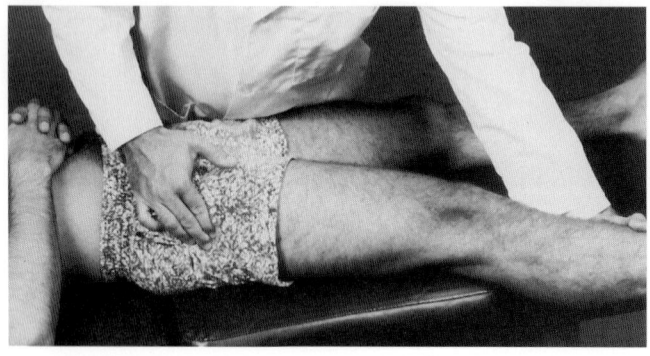

図13.6

図13.7

股関節　*Hip Joint*

解　剖　股関節は球状の滑膜関節で，腸骨大腿靱帯，恥骨大腿靱帯，坐骨大腿靱帯により大腿骨頭を関節内におさめている（図13.8）。腸骨大腿靱帯は大腿骨を臼蓋内に保持するので，最も大きく，強い靱帯である。股関節は体内深くにあるため，触知しづらく，骨折や脱臼に至るような強度な外傷が起こらない限り，臨床所見がとりづらい。周囲の軟部組織の触診が，股関節病変のよい指標となりうる。

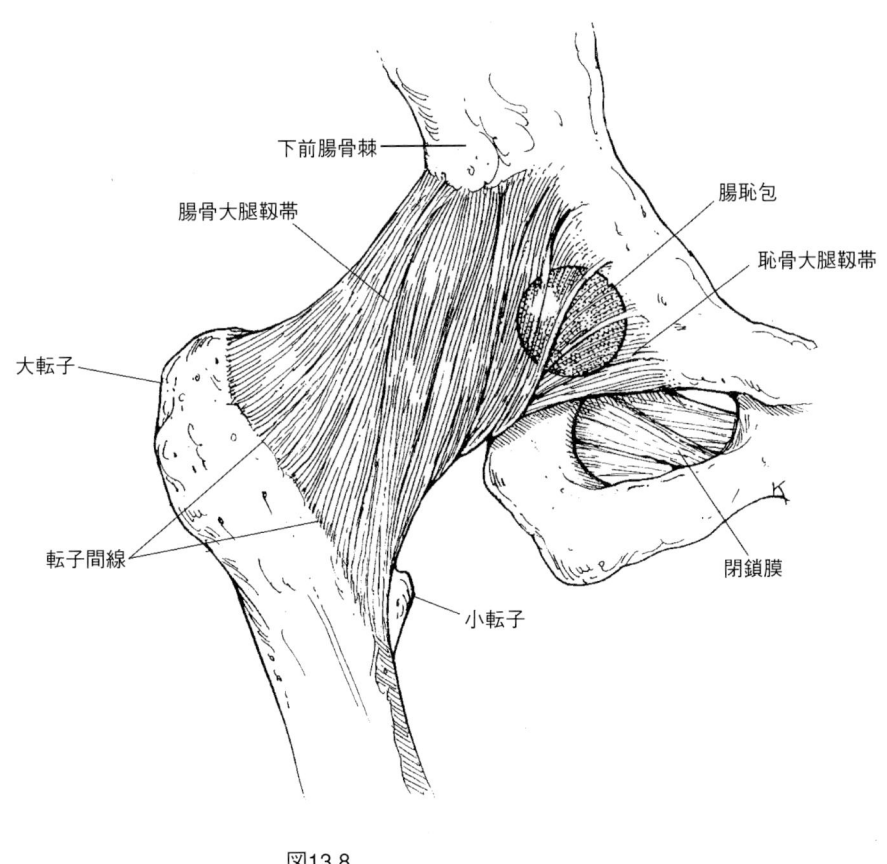

図13.8

大腿筋膜張筋　*Tensor Fasciae Latae Muscle*

解　剖　大腿筋膜張筋は，大腿の前外側に位置する．腸骨稜の外唇の前方から起始し，腸脛靱帯に移行し，Gerdy結節に付着する（図13.9）．

検査法　患者を健側下の側臥位とし，上前腸骨棘のすぐ下から，大転子を通り，膝外側面に至るまで，大腿筋膜張筋を触診する（図13.10）．圧痛，痙攣，熱感，炎症の有無を検査する．これらは，筋の緊張を示している．もし圧痛点があれば，大腿中央部の上方への関連痛のトリガーポイントを疑う．もし筋の緊張が，大腿骨の大転子にまでストレスをかければ，大転子部の滑液包炎の原因となりうる．

前腸骨稜
大腿筋膜張筋
腸脛靱帯
Gerdy結節

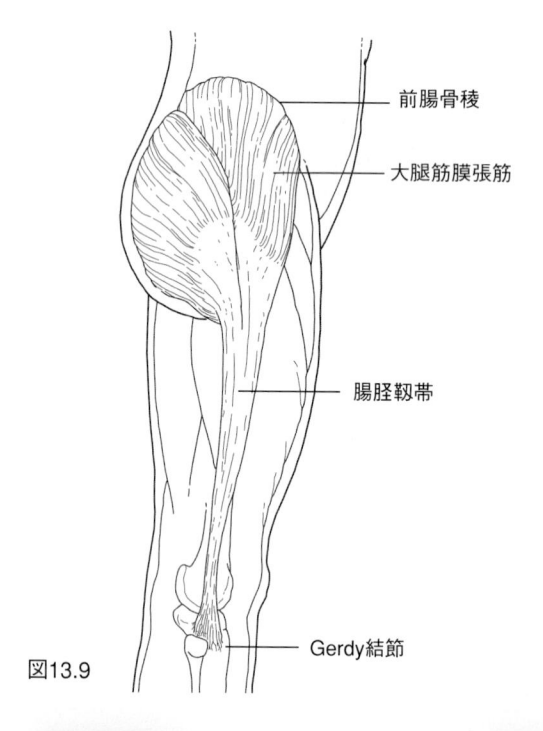

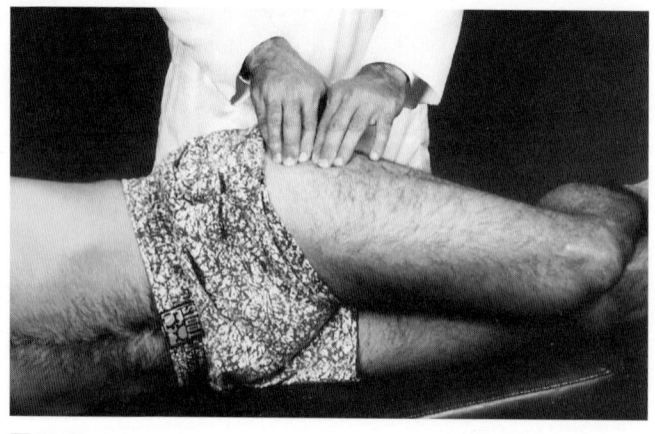

図13.9

図13.10

大腿三角　*Femoral Triangle*

解　剖　大腿三角は臨床的に重要な領域である．上縁は鼡径靱帯，内縁は長内転筋，外縁は縫工筋で形成されている（図13.11）．大腿動静脈，リンパ節，大腿神経はその内部にある．

検査法　患者を仰臥位とし，上前腸骨棘から恥骨結節に至る鼡径靱帯を触診する．圧痛は捻挫を疑う．次に，長内転筋，縫工筋を触診し，圧痛や炎症を検査する．そうすることで，緊張やトリガーポイントの活動が示唆される．大腿三角の縁を触診し，炎症を起こしたリンパ節を触知したときは，下肢の感染や全身の感染症を疑う（図13.12）．大腿動脈を触知し，拍動が乏しければ，下肢の血流低下を示している．

図13.11

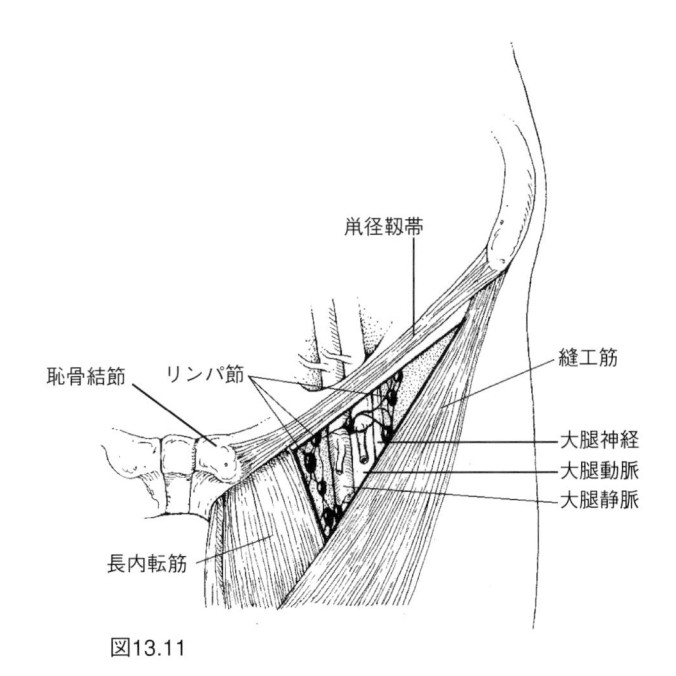

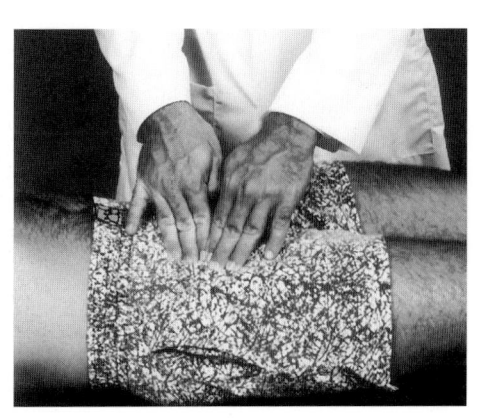

図13.12

股関節可動域　HIP RANGE OF MOTION

屈曲[1]　*Flexion*

患者を仰臥位にし，ゴニオメーターを股関節の矢状面にあてがう（図13.13）．患者に膝屈曲位で股関節の屈曲を指示し，ゴニオメーターの片方のアームで大腿の動きを追う（図13.14）．

正常可動域[2]　中間位すなわち0°から131°±6.4°以上．

運動に関与する筋	神経支配
1．大腰筋	L1-L3
2．腸骨筋	大腿神経
3．大腿直筋	大腿神経
4．縫工筋	大腿神経
5．恥骨筋	大腿神経
6．長・短内転筋	閉鎖神経
7．薄筋	閉鎖神経

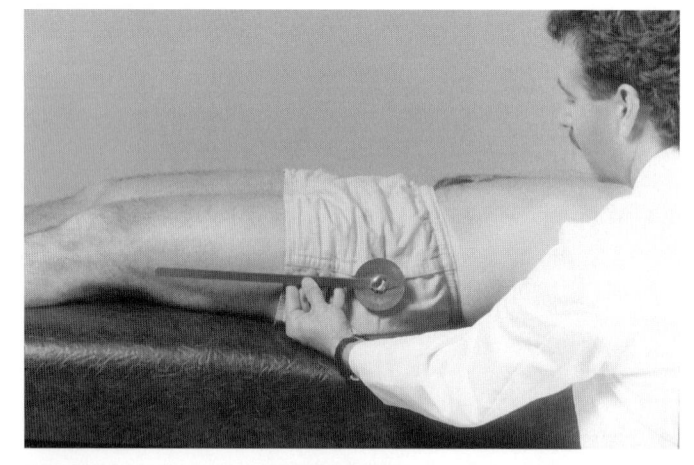

図13.13

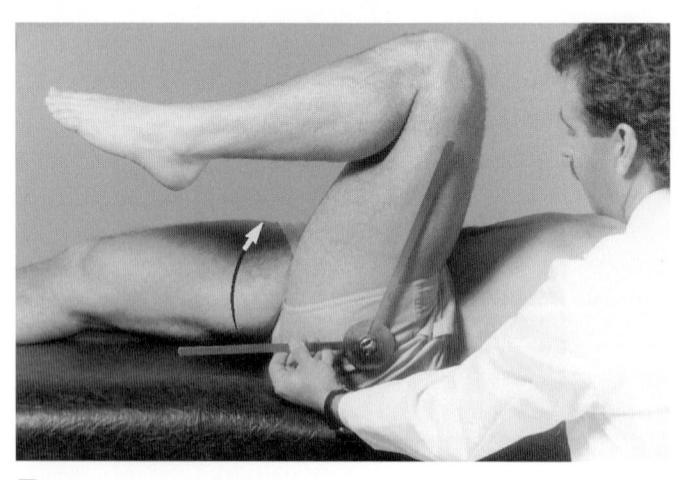

図13.14

伸展[1]　*Extension*

患者を腹臥位にし，ゴニオメーターを股関節の矢状面にあてがう（図13.15）．患者に片方の大腿を診察台からできるだけ上に上げるよう指示し，ゴニオメーターの片方のアームで大腿の動きを追う（図13.16）．

正常可動域[2]　中間位すなわち0°から13°±5.4°以上．

運動に関与する筋	神経支配
1．大腿二頭筋	坐骨神経
2．半膜様筋	坐骨神経
3．半腱様筋	坐骨神経
4．大殿筋	下殿神経
5．中殿筋	上殿神経
6．大内転筋	坐骨神経

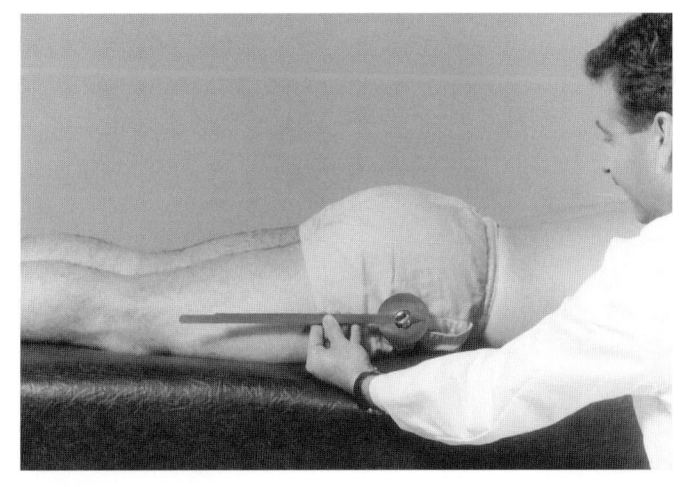

図13.15

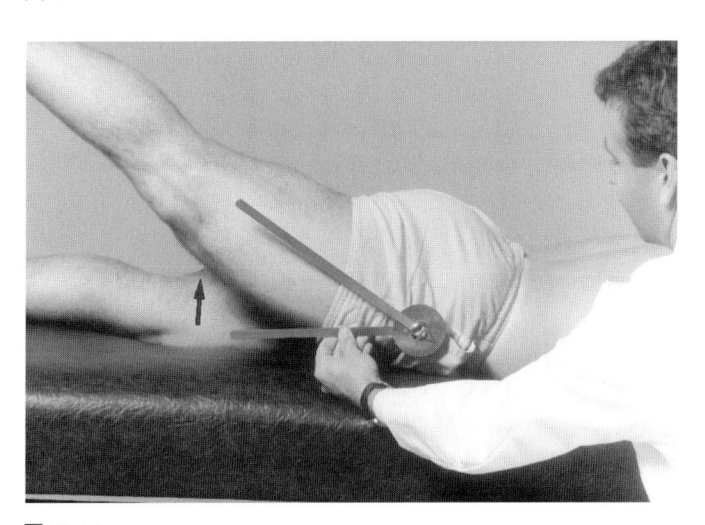

図13.16

外転[1] *Abduction*

患者を仰臥位にし，ゴニオメーターの中心を片方の股関節の冠状面にあてがう（図13.17）．患者に片方の大腿を外側に動かすよう指示し，ゴニオメーターの片方のアームで大腿の動きを追う（図13.18）．

正常可動域[2]　中間位すなわち0°から41°± 6.0°以上．

運動に関与する筋	神経支配
1．大腿筋膜張筋	上殿神経
2．小殿筋	上殿神経
3．中殿筋	上殿神経
4．大殿筋	下殿神経
5．縫工筋	大腿神経

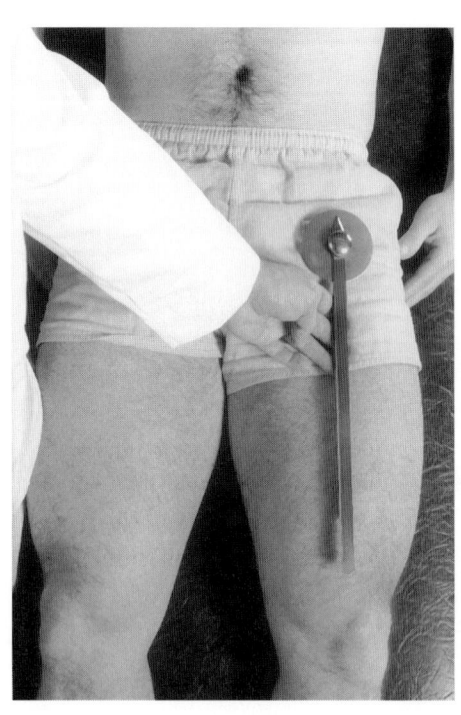

図13.17

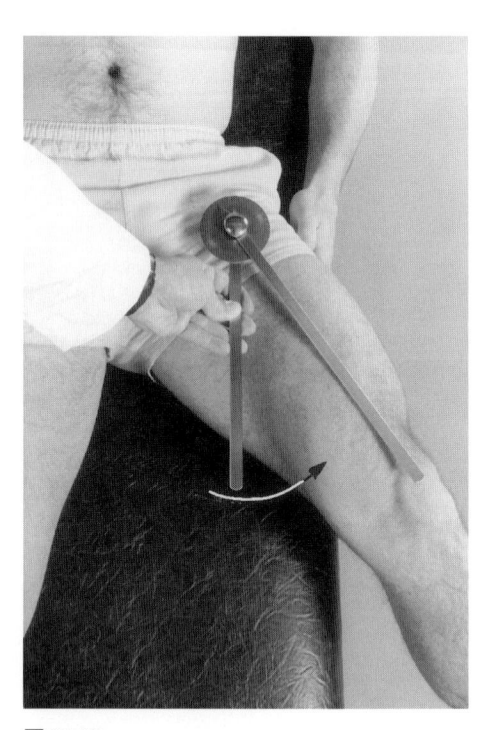

図13.18

内転[1]　*Adduction*

患者を仰臥位にし，ゴニオメーターの中心を検査側の股関節の冠状面にあてがい，もう一方の股関節を両手で胸の方に屈曲させる（図13.19）．次に検査側の大腿を内転するよう指示し，ゴニオメーターの片方のアームで大腿の動きを追う（図13.20）．

正常可動域[2]　中間位すなわち0°から27°±3.6°以上．

運動に関与する筋	神経支配
1．長・短・大内転筋	閉鎖神経
2．薄筋	閉鎖神経
3．恥骨筋	大腿神経

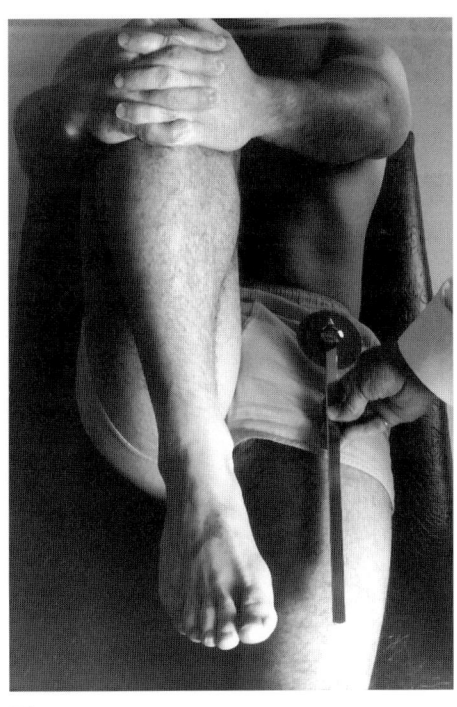

図13.19

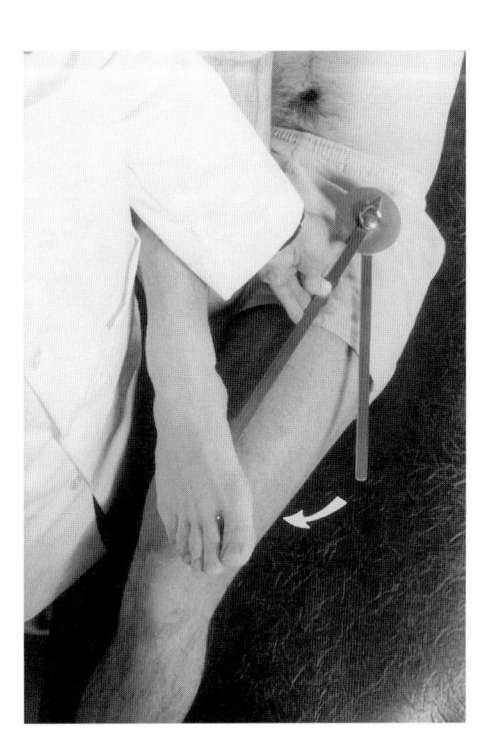

図13.20

内旋[1]　*Internal Rotation*

患者を座位とし，ゴニオメーターを膝蓋骨の前面にあてる（図13.21）．次に下腿を外側に回旋させ，ゴニオメーターの片方のアームで下腿の動きを追う（図13.22）．この動きは股関節を内旋させる．

正常可動域[2]　中間位すなわち0°から44°±4.3°以上．

運動に関与する筋	神経支配
1．長内転筋	閉鎖神経
2．短内転筋	閉鎖神経
3．大内転筋	閉鎖神経
4．小殿筋	上殿神経
5．中殿筋	上殿神経
6．大腿筋膜張筋	上殿神経
7．恥骨筋	大腿神経
8．薄筋	閉鎖神経

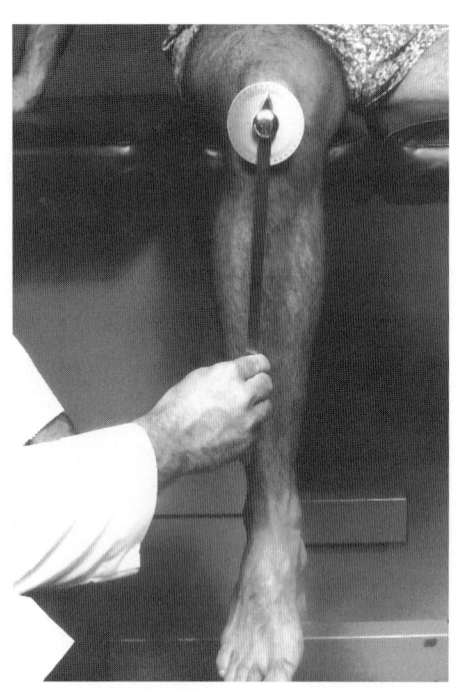

図13.21

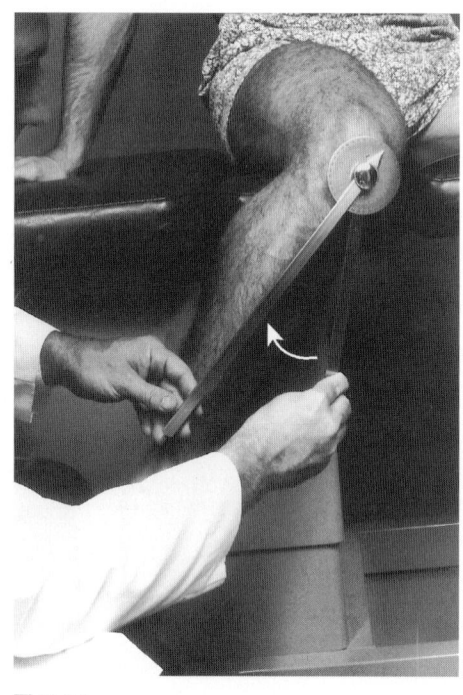

図13.22

外旋[1]　　*External Rotation*

患者を座位とし，ゴニオメーターを膝蓋骨の前面にあてる（図13.23）．次に下腿を内側に回旋させ，ゴニオメーターの片方のアームで下腿の動きを追う（図13.24）．この動きは股関節を外旋させる．

正常可動域[2]　　中間位すなわち0°から44°±4.8°以上．

運動に関与する筋	神経支配
1．大殿筋	下殿神経
2．内・外閉鎖筋	閉鎖神経
3．大腿方形筋	大腿方形筋への神経
4．梨状筋	L5,S1,S2
5．上・下双子筋	内閉鎖筋への神経
6．縫工筋	大腿神経
7．中殿筋	上殿神経

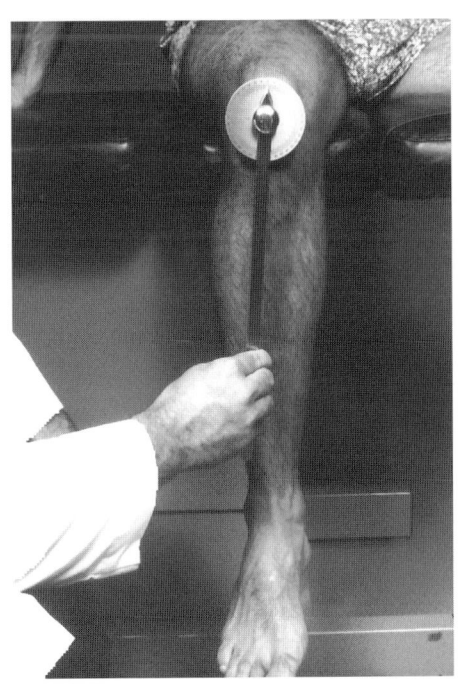

図13.23

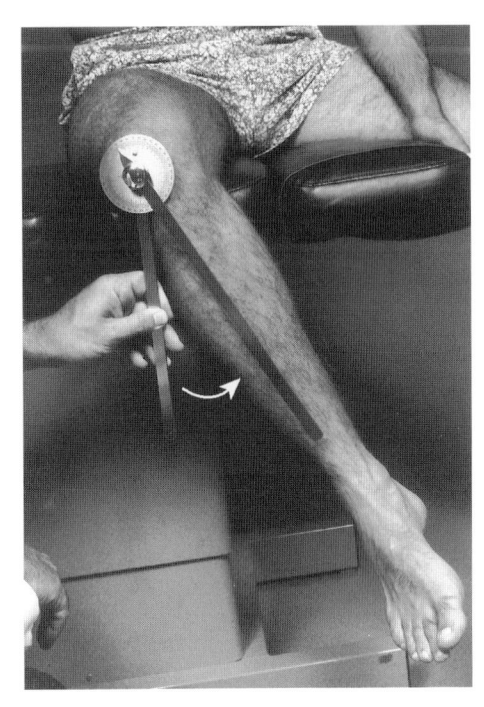

図13.24

先天性股関節形成不全　CONGENITAL HIP DYSPLASIA

臨床解説　先天性股関節形成不全とは，大腿骨頭が寛骨臼窩から脱臼している状態をいう．両側が脱臼しているケースが多く，男の子より女の子に多い．名称の示す通り，原因は一般的に先天性である．通常，寛骨臼窩が浅く，正常な状態より垂直になっている．大腿骨が前捻している場合が多く，股関節包が緩んでいる．小児が成長するにつれて，股関節は曲がりにくくなり，脱臼を軽減する能力が減少する．股関節が脱臼していると外転が制限され，下肢が短くなる．体重がかかるようになると，トレンデレンブルグテストが陽性になる．正常な場合，外転筋が収縮すると骨盤の反対側が上がる．股関節が脱臼していると外転筋が効果的に機能しなくなり，小児が患側の脚で立つと骨盤の反対側が下がる．

臨床徴候・症状
- 股関節の屈曲性の減少
- 外転が制限される
- 痛みはないが跛行を認める
- 股関節の痛み
- 下肢が短くなる

■アリステスト[3]　Allis Test

検査法　乳児を仰臥位にし，膝を屈曲させる．患者の足を両側そろえて，診察台の上におく（図13.25）．

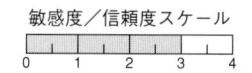

理論的根拠　膝頭の高さに違いがあれば，陽性である．患側の膝が短かければ，大腿骨頭の後方転位ないし脛骨の短縮を示している．患側の膝が長ければ，大腿骨頭の前方転位ないし脛骨の延長を示している．

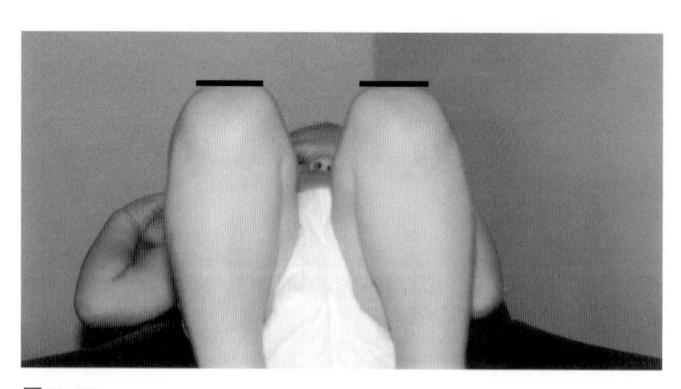

図13.25

■オルトラニ・クリックテスト[4]　Ortolani's Click Test

検査法　乳児を仰臥位にし，検者は両側の小転子に母指をあてて大腿をつかむ．次いで両側股関節を屈曲，外転させる（図13.26）．

理論的根拠　クリックが聞こえたり，触知できるときは陽性所見である．このクリックは，大腿骨頭が寛骨臼に収まったり、脱臼したりと転位していることを示している．

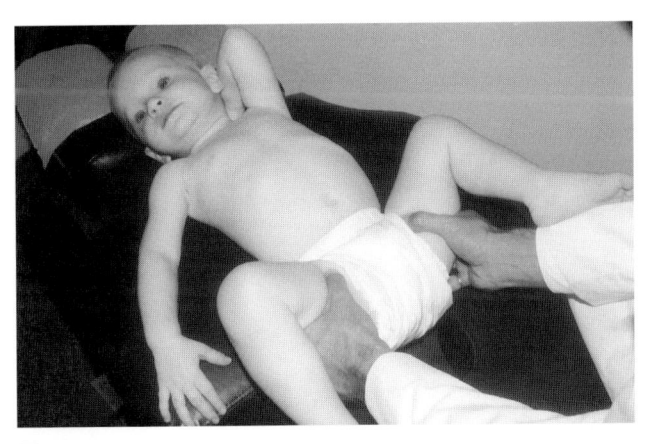

図13.26

■テレスコーピングサイン[5]　Telescoping Sign

敏感度／信頼度スケール
0　1　2　3　4

検査法　乳児を仰臥位とし，患肢と思われる方の股関節と膝を90°屈曲させる．大腿をつかみ診察台の方へ押し下げ（図13.27），次に引き上げる（図13.28）．

理論的根拠　股関節に脱臼や，不安定性がある場合，過度の動きやクリックが認められる．正常では，僅かな動きしか認められない．この過度の動きをテレスコーピングと呼ぶ．

> 画像診断の提案
> ・超音波検査
> ・単純X線撮影
> 　股関節前後像
> 　フロッグレッグ
> 　骨盤前後像

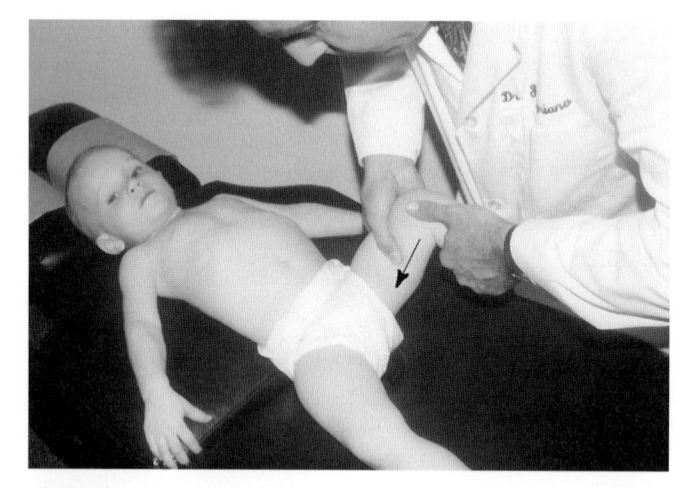

図13.27

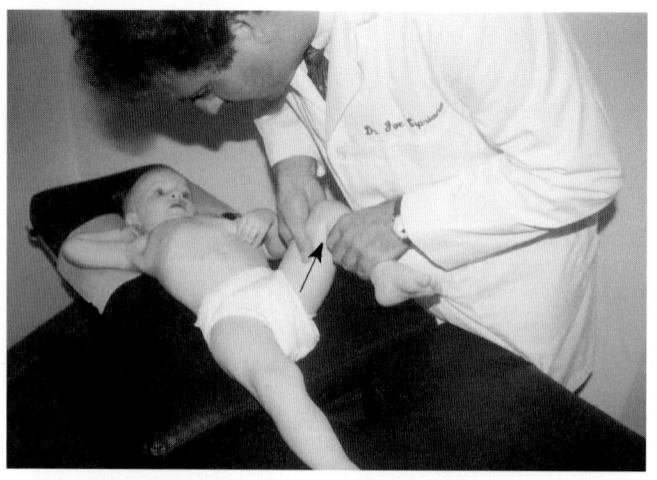

図13.28

股関節の骨折　HIP FRACTURES

臨床解説　股関節の骨折は，転倒などにより年配の患者に起きることが多い．最も一般的なタイプの股関節骨折は転子部（外側）骨折と関節包内（内側）骨折である．転子部（外側）骨折は，ほとんどの部位において大腿骨頭への血液の供給を途絶えさせることはない．内側骨折は大腿骨頭への血液の供給を途絶えさせ，偽関節や阻血性壊死につながる．内側骨折は，下肢がわずかに短くなったり，外旋してしまうことがある．この部位は，骨粗鬆症や骨関節炎が大きく影響を及ぼすことが多い．骨折が目に見えず，外傷も伴わず，骨シンチグラフィーやMRIでのみ発見されるケースもある．

臨床徴候・症状
- 股関節の痛み
- 下肢が短くなる
- 下肢が外旋している
- 大腿部の中間に関連痛がある

■アンビルテスト　Anvil Test

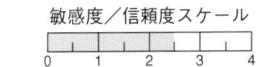

検査法　患者を仰臥位にし，踵骨を検者の拳で叩く（図13.29）．

画像診断の提案
- 単純X線撮影
  　股関節前後像
  　フログレッグ
  　骨盤前後像
- 骨シンチグラフィー
- MRI

敏感度／信頼度スケール
0　1　2　3　4

理論的根拠　踵骨を叩くと，鋭い痛みが股関節にひびく．股関節に限局する痛みがある場合，大腿骨頭の骨折や，股関節の病変を示唆する．

Note　下腿に局所痛があれば，脛骨ないし腓骨の骨折を，大腿や下腿に局所痛があれば，大腿骨，脛骨，腓骨の骨折を疑う．

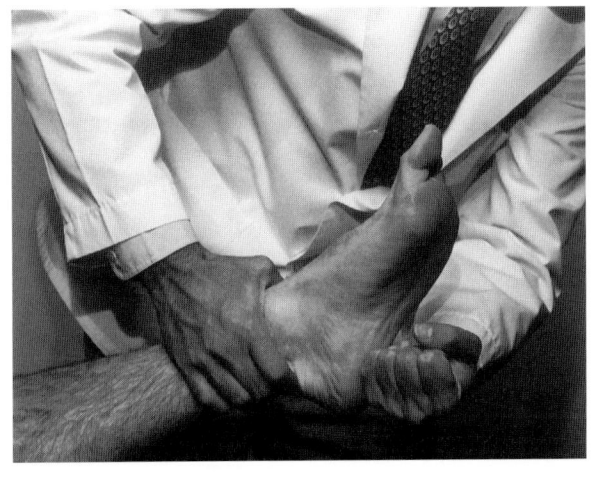

図13.29

股関節拘縮テスト　HIP CONTRACTURE TESTS

臨床解説　股関節拘縮とは，関節の動きを制限する軟部組織の硬直状態をいう．痙攣，麻痺，骨化，骨あるいは関節の外傷による固定によって起きる．頻繁に動く関節は拘縮変形を起こしにくい．拘縮は伸縮性の喪失によって起き，軟部組織が固定して短くなる．関連する組織は関節包，靱帯，筋腱単位などである．股関節拘縮は治療が難しい．よって，患部関節を毎日動かすことによる予防が拘縮関節の治療にとって最も重要である．

臨床徴候・症状
・股関節の硬直
・股関節可動域が制限される
・関節を中間位に置くことができない
・可動域で股関節が痛む

■トーマステスト[6]　Thomas Test

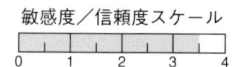

検査法　患者を仰臥位とし，片方ずつ膝を抱えて胸の方に近づけるように指示する．そして，屈曲していない方の脚の大腿四頭筋を触診する（図13.30）．

敏感度／信頼度スケール
0　1　2　3　4

理論的根拠　反対側の膝が明らかに無意識に曲がり，触診で筋緊張が触れる場合，股関節の拘縮が示唆される（図13.31）．もし大腿直筋に緊張がなければ，股関節の構造あるいは関節包が制限の原因の可能性がある．

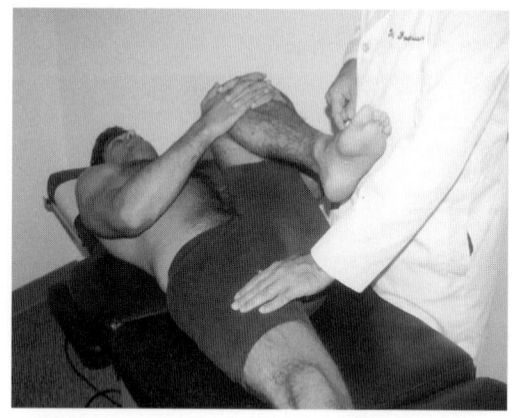

図13.30

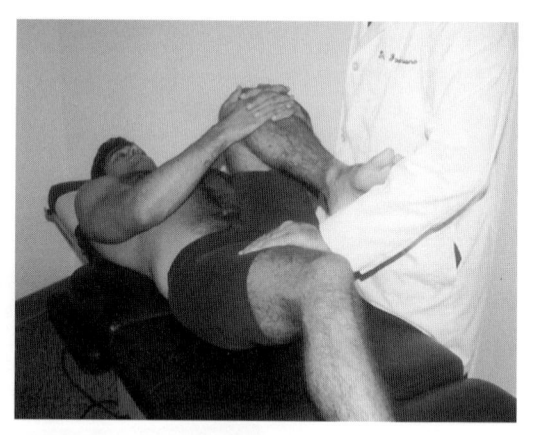

図13.31

■大腿直筋拘縮テスト[5]　Rectus Femoris Contracture Test

検査法　患者を仰臥位とし，下腿を診察台からおろし，膝を90°屈曲させる．反対側の膝を胸まで曲げて抱えさせる．下腿を診察台からおろした方の脚の大腿四頭筋を触診し，硬さを調べる（図13.32）．

理論的根拠　下腿を診察台からおろした方の脚の膝が，無意識に伸展し，大腿の筋緊張が触れる場合（図13.33），股関節の屈曲拘縮があることも示唆する．もし大腿直筋に筋緊張がなければ，股関節の構造あるいは関節包が制限の原因の可能性がある．

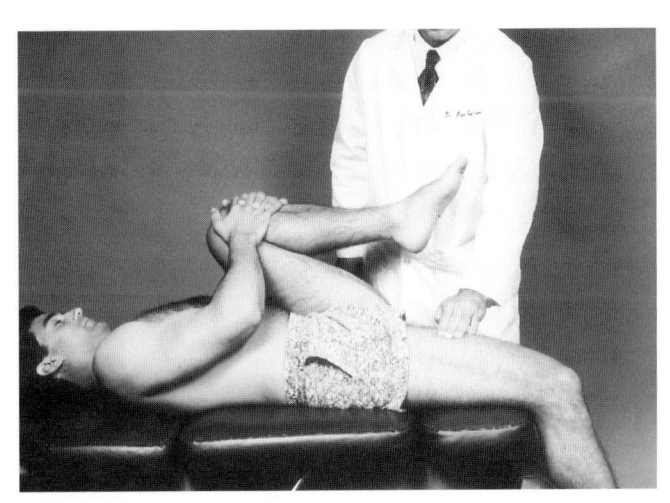

図13.32

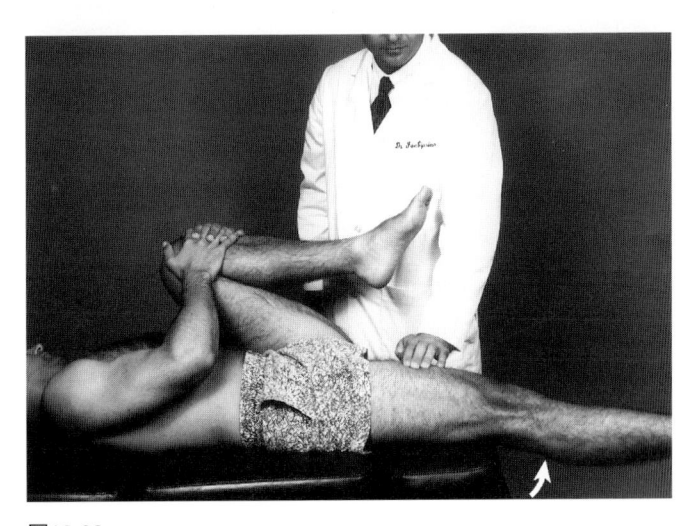

図13.33

■エリーテスト[7]　Ely's Test

検査法　患者を診察台の上に腹臥位に寝かせる．下腿をつかみ，他動的に屈曲させる（図13.34）．

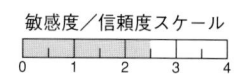

理論的根拠　もし大腿直筋の筋緊張や，股関節の屈曲拘縮があれば，同側の股関節が屈曲し（図13.35），殿部が浮き上がってくる．この動きは，他動的に下腿を屈曲することにより引き起こされる大腿直筋の牽引力を軽減させる．

敏感度／信頼度スケール
0　1　2　3　4

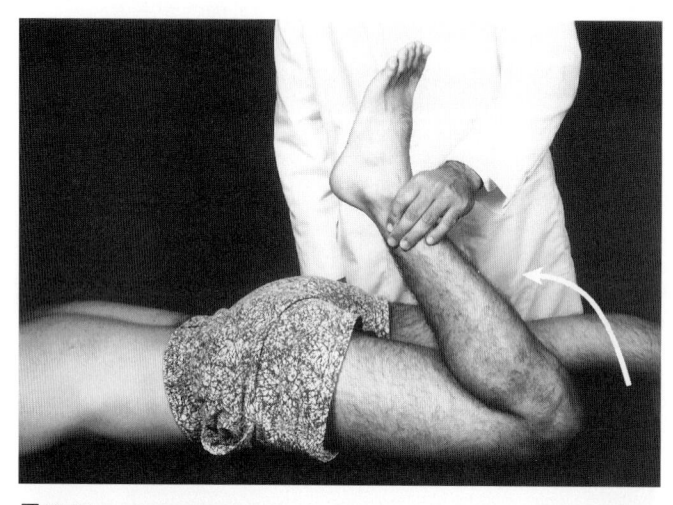

図13.34

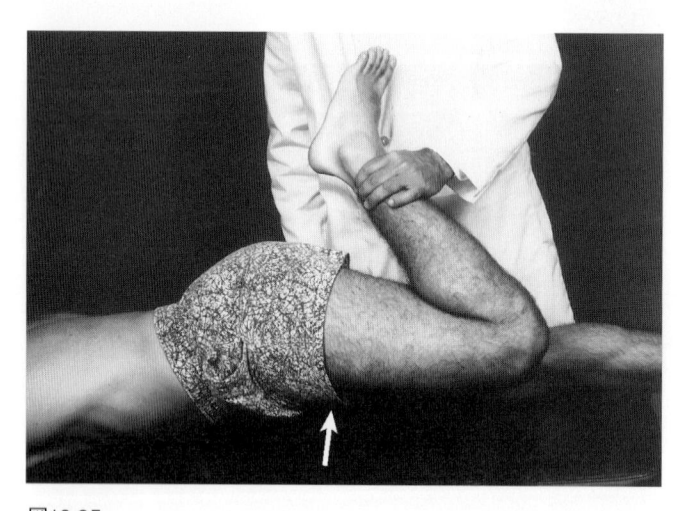

図13.35

■オーベルテスト[8]　Ober's Test

検査法　患者を側臥位にし，検者は患者の片脚を外転させ（図13.36）てから，手を離す（図13.37）．両脚に行う．

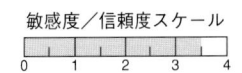

理論的根拠　大腿筋膜張筋，腸脛靱帯は，股関節の外転に働く．脚がスムーズにおりないようなら，大腿筋膜張筋ないし腸脛靱帯の拘縮が疑われる．

敏感度／信頼度スケール
0　1　2　3　4

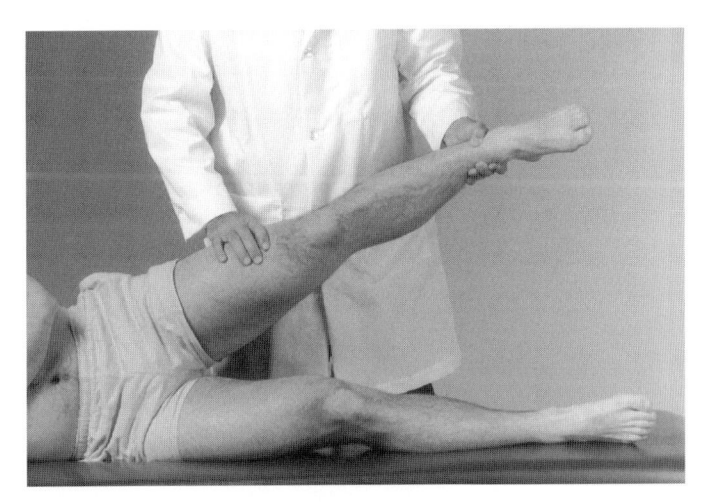

図13.36

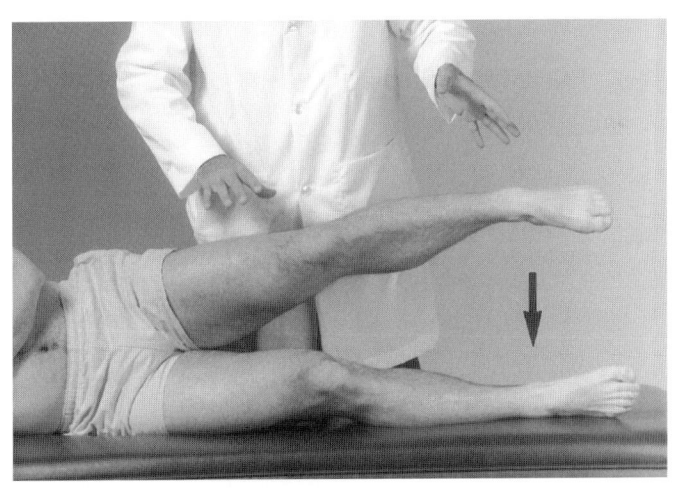

図13.37

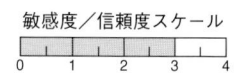

■梨状筋テスト[9]　Piriformis Test

敏感度／信頼度スケール
0　1　2　3　4

検査法　患者にテストする足と反対側の足を下にして横たわるように指示する．患者に膝を完全に屈曲させながら股関節を60°まで屈曲させるように指示する（図13.38）．片方の手で股関節を固定し，もう一方の手で膝を押し下げる（図13.39）．

理論的根拠　梨状筋が硬いと，膝を押されたときに痛みが生じる．このテストが梨状筋をさらに硬くするからである．もし坐骨も痛むようなら，梨状筋が坐骨神経をはさんでいる可能性がある．人口の15％の人が，坐骨神経が梨状筋を通っている．

> **画像診断の提案**
> ・単純X線撮影
> 　股関節前後像
> 　フロッグレッグ
> 　骨盤前後像

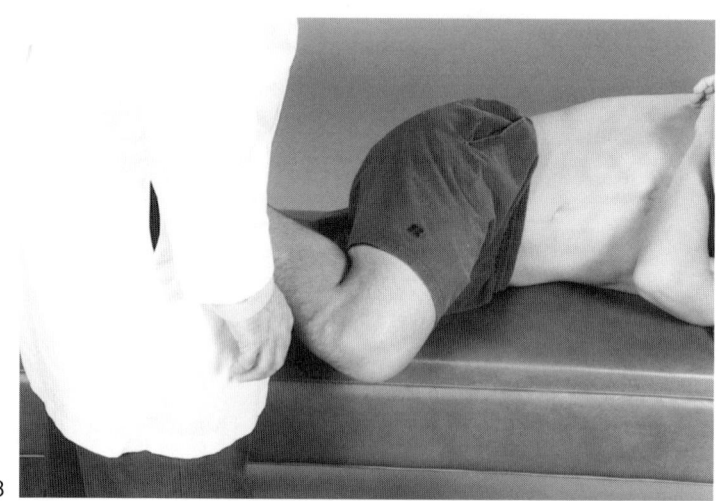

図13.38

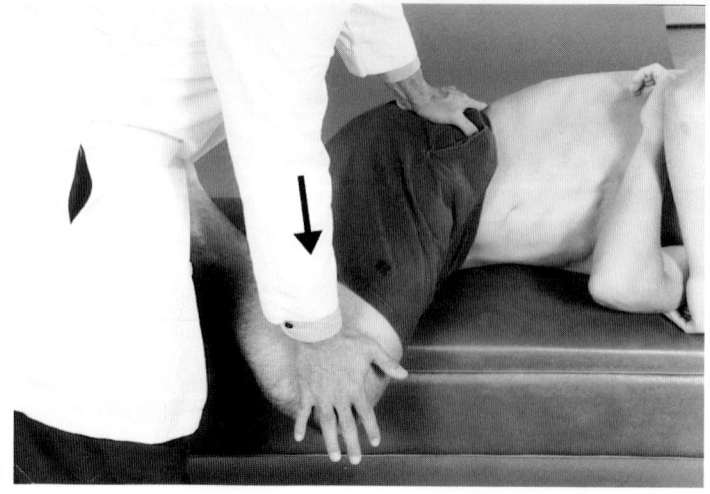

図13.39

◯ 股関節障害　GENERAL HIP JOINT LESIONS

臨床解説　股関節は球状の関節で，関節の安定は関節を囲む関節包と強靱な靱帯によって強化される．関節は体重を支えており，傷害や病気の影響を受けやすい．股関節に関連する最も多い問題は，骨関節炎，捻挫，骨折，脱臼，滑液包炎，腱炎，滑膜炎，大腿骨頭の阻血性壊死などである．以下のテストは股関節障害があるかどうかの診断に役立つ．これらのテストの結果に基づき，さらに診断テストを行うことによって正確な病因を決定できる．

> **臨床徴候・症状**
> ・股関節の痛み
> ・下肢が短くなる
> ・下肢が外旋している
> ・大腿部内側に関連痛がある

■パトリック（フェーバー）テスト[10] Patrick（Faber）Test

敏感度／信頼度スケール
0　1　2　3　4

検査法　患者を仰臥位にして，股関節と膝関節を屈曲させ，足底を台につけさせる．大腿部を把持し大腿骨を寛骨臼に押し付ける（図13.40）．次に足首を反対側の膝部に乗せ交差させる．下肢を伸展している側の上前腸骨棘部に固定し，もう一方の手で屈曲側の膝部を押し検査する（図13.41）．

理論的根拠　大腿骨頭を寛骨臼に押し付けることで関節面を最大限に密着させる．股関節の痛みはその周囲に炎症反応があることを示す．寛骨臼，寛骨臼縁，大腿骨頭部の骨折による二次的な疼痛や大腿骨頭の無腐性壊死による疼痛も示している．フェーバーは検査を行う際に，屈曲，外転，外旋を行うことを勧めている．これが検査開始時の肢位である．

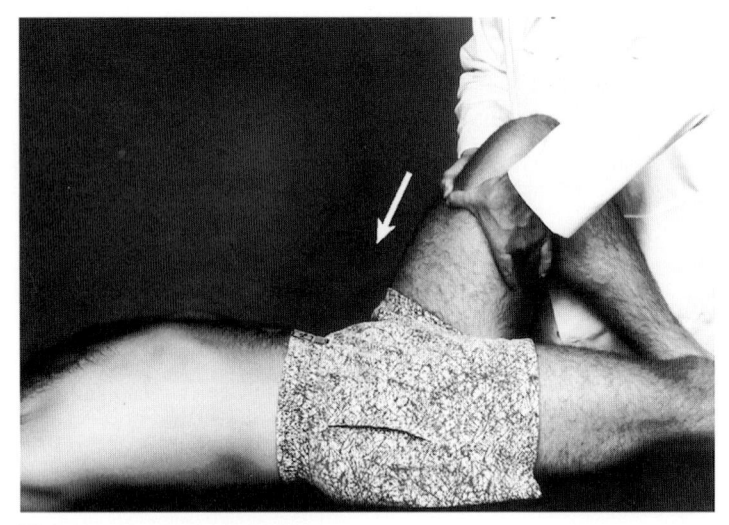

図13.40

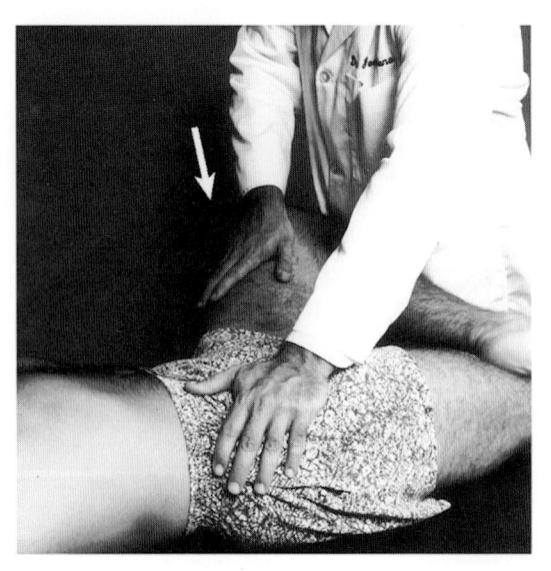

図13.41

第13章 股関節部整形外科テスト

■トレンデレンブルグテスト[11]　Trendelenburg Test

敏感度／信頼度スケール
0　1　2　3　4

検査法　患者を立位にし，検者は患者の両腸骨の上後腸骨棘に指をあてて腰をつかむ．次に両膝を交互に屈曲するよう指示する（図13.42）．

理論的根拠　片脚起立した場合，正常な股関節は立脚側の靱帯や筋によって支えられる．疼痛のために片脚起立ができなかったり，反対側の骨盤が下がっていたり，挙げることができない場合，検査は陽性である．この結果は立脚側の中殿筋筋力の低下を示唆し，筋，靱帯に関して股関節の状態を検査する．この検査は股関節の疾患により二次的に陽性となることがある．

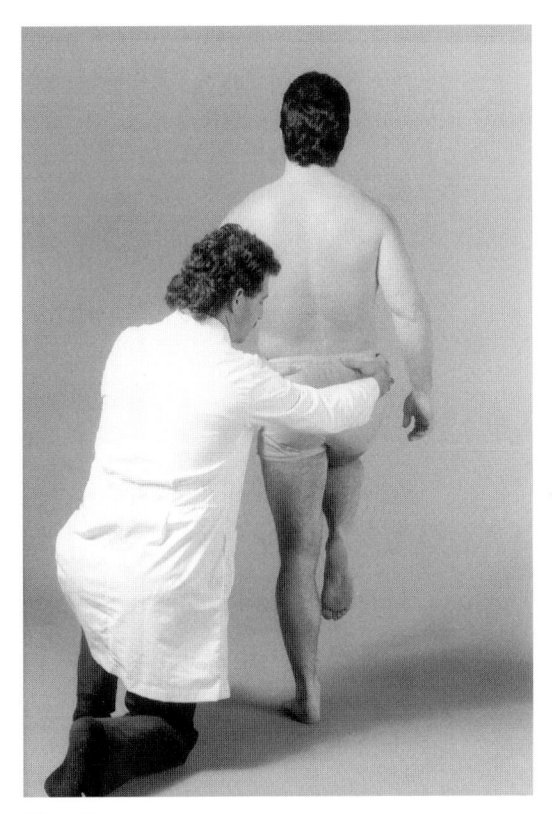

図13.42

■スコアリングテスト[12]　Scouring Test

検査法　患者を仰臥位にして，股関節屈曲90°，膝関節完全屈曲位とし股関節を内旋する（図13.43）．膝部を把持し（膝に外傷や疾患がないと仮定して）下方に押し付け，外側から圧力を加える（図13.44）．

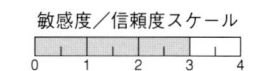

理論的根拠　このテストはパトリックテストと同様である．この検査で前内側および後外側の関節面にストレスを与える．疼痛またはきしむような感覚があれば陽性である．この結果は，股関節に変形性関節症のような炎症反応があることを示唆する．寛骨臼や寛骨臼縁の骨折による二次的な疼痛も示唆する．

敏感度／信頼度スケール
0　1　2　3　4

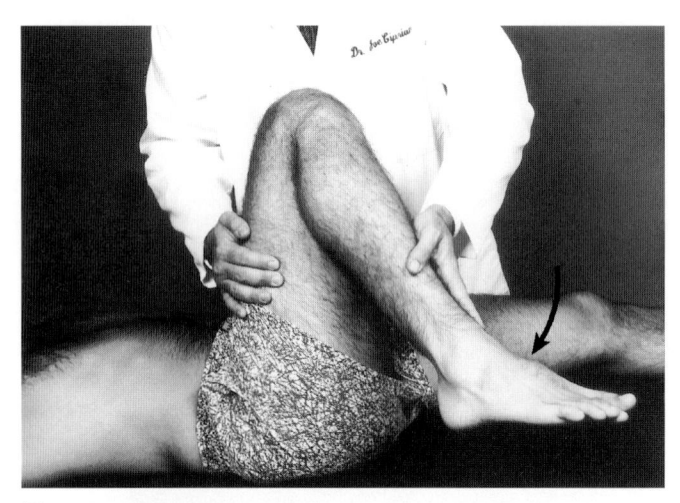

図13.43

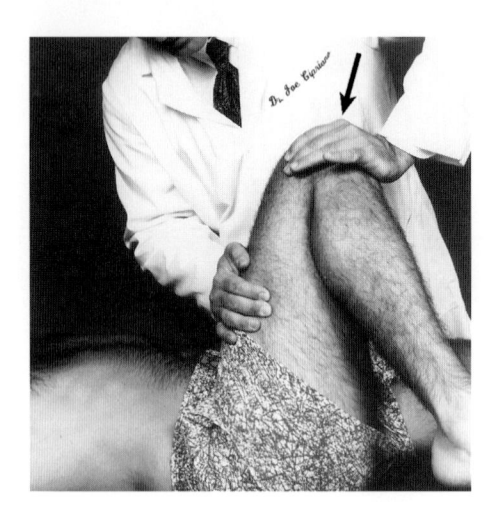

図13.44

■ラグレテスト[13]　Laguerre's Test

検査法　患者を仰臥位にして股関節，膝関節ともに屈曲90°とする．片方の手で膝を下方へ押し反対側の手で足関節を持ち上げるようにして大腿部を外側に，膝関節を内方に回旋させる（図13.45）．

理論的根拠　この検査は寛骨臼内で大腿骨頭の外側に力を加え，前方の関節包にストレスを与える．この結果は，股関節に変形性関節症のような炎症反応があることを示している．寛骨臼や寛骨臼縁の骨折による二次的な疼痛も示唆される．

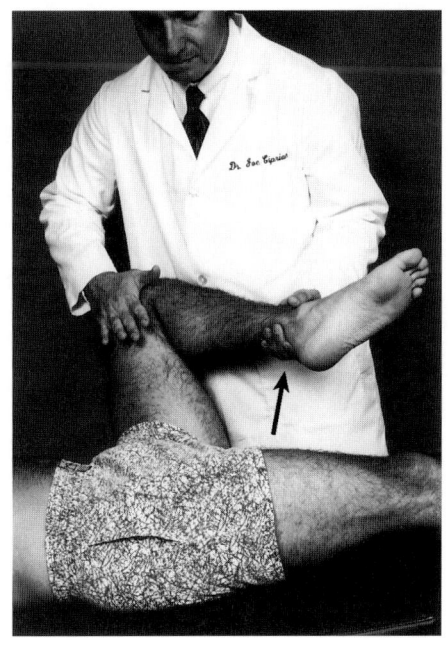

図13.45

■ヒッブテスト　Hibb's Test

仙骨関節障害の項を参照

画像診断の提案
・単純X線撮影
　股関節前後像
　フログレッグ
　骨盤前後像
・骨シンチグラフィー
・MRI

参考文献　References

1. American Academy of Orthopaedic Surgeons. The Clinical Measurement of Joint Motion. Chicago：AAOS, 1994.
2. Boone DC, Azen SP. Normal range of motion of joints in male subjects. J Bone Joint Surg Am 1979;61：756-759.
3. Hensinger RN. Congenital dislocation of the hip. Summit, NJ：CIBA Clinical Symposia 1979;31(1).
4. Tachdjian MO. Pediatric Orthopedics. Philadelphia：Saunders, 1972.
5. Magee DJ. Orthopedic physical assessment. 3rd ed. Philadelphia：Saunders, 1997.
6. Hoppenfeld S. Physical Examination of the Spine and Extremities. New York：Appleton-Century-Crofts, 1976:137.
7. Gruebel-Lee DM. Disorders of the Hip. Philadelphia：JB Lippincott, 1983.
8. Ober FB. The role of the iliotibial and fascia lata as a factor in the causation of low-back disabilities and sciatica. J Bone Joint Surg 1936;18：105.
9. Saudek CE. The Hip. Orthopedic and Sports Physical Therapy. St. Louis：Mosby, 1990.
10. Kenna C, Murtagh J. Patrick or Faber test. Aust Fam Physician 1989;18：375.
11. Trendelenburg F. Dtsch Med Wschr 21, 1895;21-24(RSM translation).
12. Maitland GD. The Peripheral Joints：Examination and Recording Guide. Adelaide, Australia：Vergo, 1973.
13. Lee D. The Pelvic Girdle. Edinburgh：Churchill Livingstone, 1989.

推薦図書　General References

Alderink GJ. The sacroiliac joint：review of anatomy, mechanics and function. J Orthop Sports Phys Ther 1991;13：71.
Beetham WP, Polley HF, Slocumb CH, et al. Physical Examination of the Joints. Philadelphia：Saunders, 1965.
Chung SMK. Hip Disorders in Infants and Children. Philadelphia：Lea & Febiger, 1981.
Cyriax J. Textbook of Orthopaedic Medicine. 2nd ed. Vol 1. London：Bailliéré Tindal, 1982.
Haycock CE. Sports Medicine for the Athletic Female. Oradell, NJ：Medical Economics, 1980.
Kapandji LA. The Physiology of the Joints. Vol. 2. Lower Limb. New York：Churchill Livingstone, 1970.
Maquet PGJ. Biomechanics of the Hip. New York：Springer-Verlag, 1985.
McRae R. Clinical Orthopedic Examination. New York：Churchill Livingstone, 1976.
Mercier LR. Practical Orthopedics. St. Louis：Mosby, 1991.
Moore KL, Dalley AF. Clinically oriented anatomy. 4th ed. Baltimore：Lippincott Williams & Wilkins, 1999.
Noble HB, Hajek MR, Porter M. Diagnosis and treatment of iliotibial band tightness in runners. Phys Sports Med 1984;10：67.
Phillips EK. Evaluation of the hip. Phys Ther 1975;55：975-981.
Post M. Physical examination of the musculoskeletal system. Chicago：Year Book Medical, 1987.
Rydell N. Biomechanics of the hip joint. Clin Orthop 1973;92：6.
Singleton MC. The Hip Joint：Clinical Oriented AnatomyA Review. Common Disorders of the Hip. New York：Haworth, 1986.
Steinberg GG, Akins AM, Baran, DT. Orthopaedics in Primary Care. 3rd ed. Baltimore：Lippincott Williams & Wilkins, 1999.
Steinberg ME. The Hip and Its Disorders. Philadelphia：Saunders, 1991.
Subotnick17 SI. Sports Medicine of the Lower Extremity. 2nd ed. New York：Churchill Livingstone, 1999.
Wells PE. The examination of the pelvic joints. In：Grieve GP, ed. Modern Manual Therapy of the Vertebral Column. Edinburgh：Churchill Livingstone, 1986.

第14章

膝関節部整形外科テスト
KNEE ORTHOPAEDIC TESTS

膝関節部整形外科検査フローチャート
KNEE ORTHOPAEDIC EXAMINATION FLOW CHART　385

触診　PALPATION　386
　前方　Anterior Aspect　386
　　膝蓋骨，大腿四頭筋腱，膝蓋靱帯（腱）　Patella, Quadriceps Femoris Tendon,
　　　and Patella Ligament（tendon）　386
　　前方膝滑液包　Anterior Knee Bursa　388
　　大腿四頭筋　Quadriceps Femoris Muscle　390
　内側　Medial Aspect　391
　　大腿骨内顆，脛骨高原，関節面　Medial Femoral Condyle, Tibial Plateau, and
　　　Joint Line　391
　　内側側副靱帯　Medial Collateral Ligament　392
　外側　Lateral Aspect　393
　　大腿骨外顆，関節面　Lateral Femoral Condyle and Joint Line　393
　　外側側副靱帯，腸脛靱帯　Lateral Collateral Ligament and Iliotibial Band　394
　後方　Posterior Aspect　395
　　膝窩と関連する構造　Popliteal Fossa and Associated Structures　395

膝関節可動域　KNEE RANGE OF MOTION　397
　屈曲　Flexion　397
　伸展　Extension　398

半月板不安定性　MENISCUS INSTABILITY　399
　アプレー圧迫テスト　Apley's Compression Test　400
　マックマレーテスト　McMurray's Test　401
　ボンスホームテスト　Bounce Home Test　402
　スタインマン圧痛移動テスト　Steinman's Tenderness Displacement Test　403
　半月板消去テスト　Retreating Meniscus Test　404
　改変ヘルフェットテスト　Modified Helfet's Test　405
　カボット膝窩徴候　Cabot's Popliteal Sign　406
　ベーラー徴候　Bohler's Sign　407
　アンダーソン内外側動揺テスト　Anderson Medial-Lateral Grind Test　408

ひだテスト　PLICA TESTS　409
　膝蓋内側滑膜ひだテスト　Mediopatella Plica Test　410
　ヒューストン滑膜ひだテスト　Hughston Plica Test　411

靭帯不安定性　LIGAMENTOUS INSTABILITY　　*412*
　引き出し徴候　Drawer Sign　　*413*
　ラックマンテスト　Lachman's Test　　*416*
　逆ラックマンテスト　Reverse Lachman's Test　　*416*
　スロカムテスト　Slocum Test　　*417*
　ロッシーテスト　Losee Test　　*418*
　アプレー牽引テスト　Apley's Distraction Test　　*419*
　内転ストレステスト　Adduction Stress Test　　*420*
　外転ストレステスト　Abduction Stress Test　　*421*

膝蓋大腿機能障害　PATELLOFEMORAL DYSFUNCTION　　*422*
　膝蓋骨圧迫テスト　Patella Grinding Test　　*422*
　膝蓋骨不安感テスト　Patella Apprehension Test　　*423*
　ドレイヤーテスト　Dreyer's Test　　*424*

膝関節水腫　KNEE JOINT EFFUSION　　*425*
　膝蓋跳動テスト　Patella Ballottement Test　　*425*
　ストロークテスト　Stroke Test　　*426*
　波動テスト　Fluctuation Test　　*426*

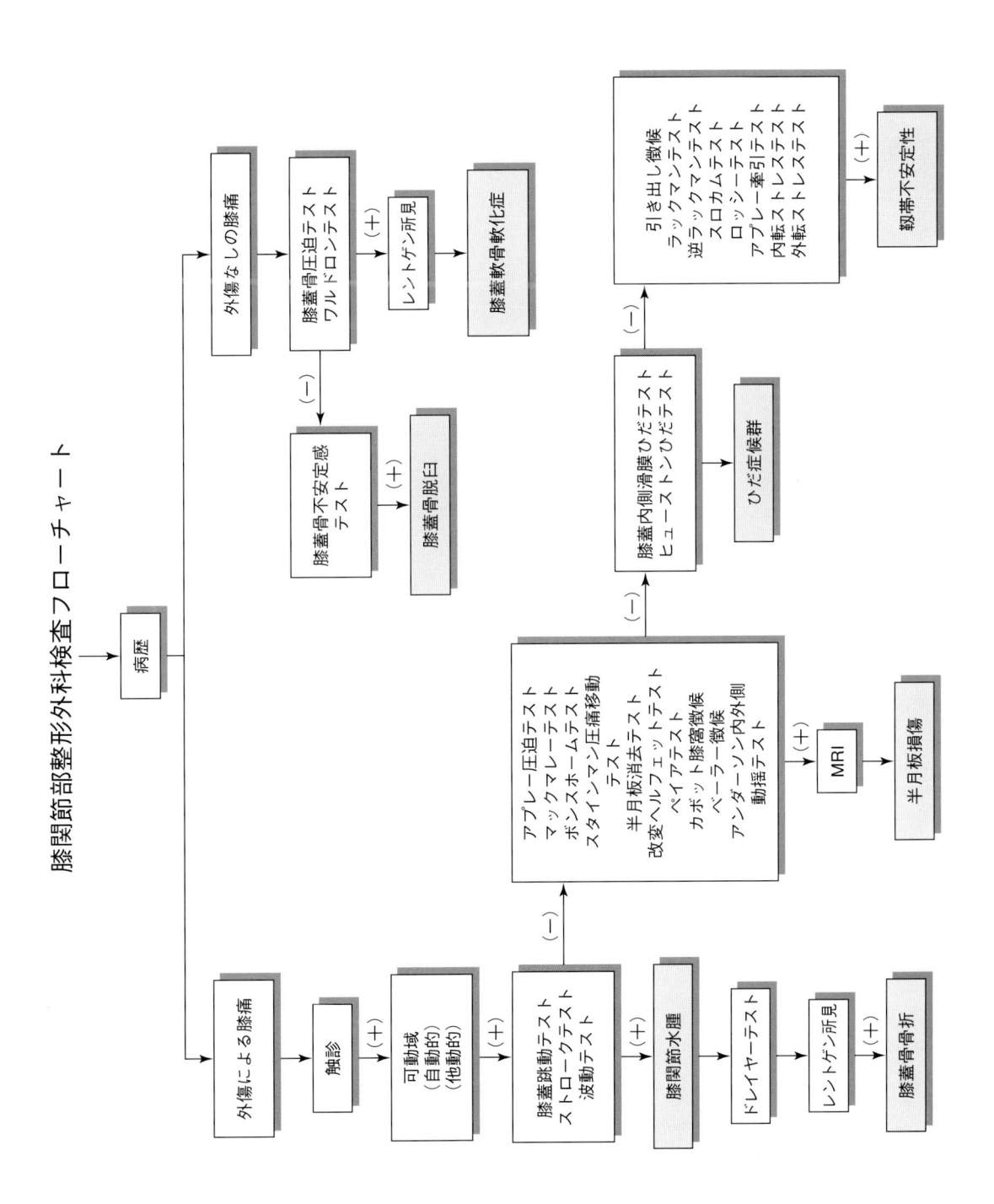

第14章 膝関節部整形外科テスト

膝関節部整形外科検査フローチャート

病歴
├─ 外傷なしの膝痛
│   └─ 膝蓋骨圧迫テスト／ワルドロンテスト
│   ├─ (+) → レントゲン所見 → 膝蓋軟骨軟化症
│   └─ (−) → 膝蓋骨不安感テスト
│   └─ (+) → 膝蓋骨脱臼
│
└─ 外傷による膝痛
    └─ 触診
        └─ (+) 可動域（自動的・他動的）
            └─ (+) 膝蓋跳動テスト／ストローグテスト／波動テスト
                ├─ (+) → 膝関節水腫 → ドレイヤーテスト → レントゲン所見 (+) → 膝蓋骨折
                └─ (−) → アプレー圧迫テスト／マックマレーテスト／ボンスホームテスト／スタインマン圧痛移動テスト／半月板消去テスト／改変ヘルフェットテスト／ペイアテスト／カボット膝窩徴候／ベーラー徴候／アンダーソン内外側動揺テスト
                    ├─ (+) → MRI → 半月板損傷
                    └─ (−) → 膝蓋内側滑膜ひだテスト／ヒューストンひだテスト
                        ├─ (+) → ひだ症候群
                        └─ (−) → 引き出し徴候／ラックマンテスト／逆ラックマンテスト／スロカムテスト／ロッシーテスト／アプレー牽引テスト／内転ストレステスト／外転ストレステスト
                            └─ (+) → 靱帯不安定性

触診　PALPATION

■前方　Anterior Aspect

膝蓋骨，大腿四頭筋腱，膝蓋腱（靱帯）
Patella, Quadriceps Femoris Tendon, and Patella Ligament (tendon)

解　剖　大腿四頭筋腱は膝蓋骨の前上方に付着し，前上方へのアンカーの役割をになう．膝蓋骨の前下方には膝蓋腱（靱帯）が付着し，脛骨粗面に停止している．これら大腿四頭筋腱，膝蓋骨，膝蓋腱により膝の伸展機構を作っている（図14.1）．大腿四頭筋が収縮すると膝蓋骨がてことなり膝が伸展する．

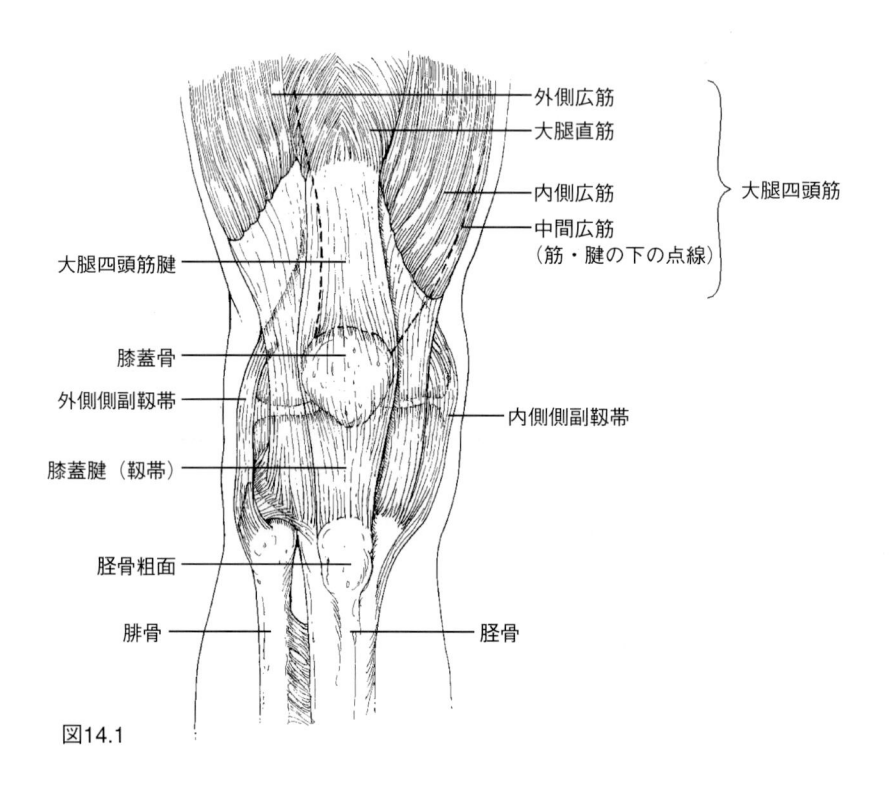

図14.1

検査法 患者を仰臥位，膝伸展位とし，膝蓋骨とその辺縁を触る（図14.2）。圧痛，炎症，熱感，いびつさ等を記録する．直接の外傷による打撲や膝蓋骨骨折により圧痛や疼痛を生じる．腫脹や熱感は膝蓋骨前滑液包炎を示す．膝蓋骨辺縁のいびつ化は膝蓋骨下面の変性による膝蓋骨軟化症を示している．

次に大腿四頭筋腱を触る（図14.3）。圧痛は過負荷による使いすぎ，または緊張による腱炎により起こる．続いて膝蓋骨下方を触ると膝蓋腱（靱帯）がある．膝蓋骨下縁先端を起始とし脛骨粗面に付着している（図14.4）。疼痛，圧痛，腫脹，熱感の有無を記載する．これらの所見は腱挫傷を示している．脛骨粗面に限局した症状の場合，成長期ではオスグッド-シュラッター病を考える．オスグッド-シュラッター病は脛骨粗面の突出であり，一般に若年者に多い．

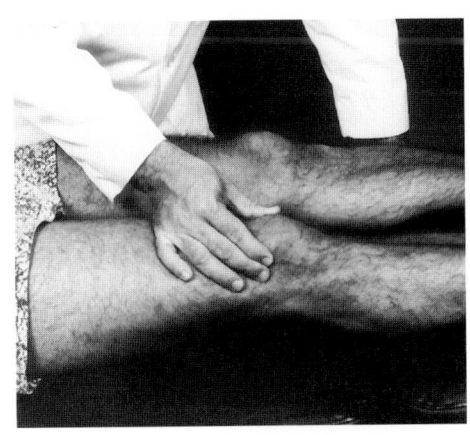

図14.2

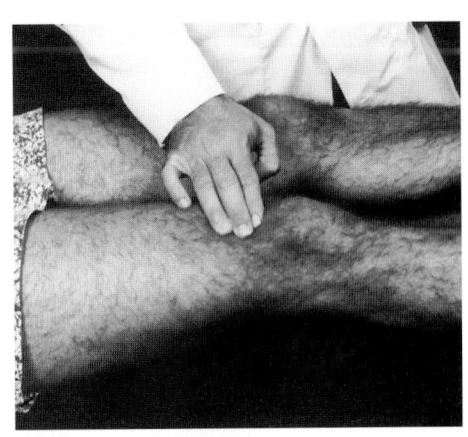

図14.3

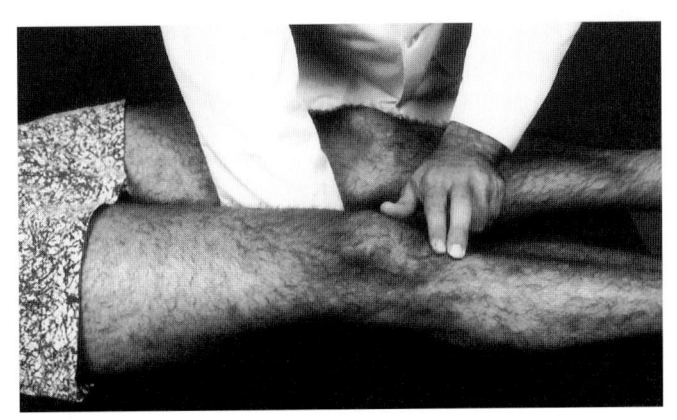

図14.4

前方膝滑液包　*Anterior Knee Bursa*

解　剖　膝関節前方にはいくつかの臨床的に重要な滑液包がある．膝蓋上滑液包，膝蓋前滑液包，表層膝蓋下滑液包，深層膝蓋下滑液包である（図14.5）．膝蓋上滑液包は滑膜性関節包から続いており，大腿骨と大腿四頭筋腱の間に存在し，大腿骨遠位端での大腿四頭筋腱の動きを滑らかにしている．膝蓋前滑液包は膝蓋骨の表層，皮膚と膝蓋骨の間に存在し，膝蓋骨上の皮膚の動きを滑らかにしている．表層膝蓋下滑液包は皮膚と脛骨粗面の間に存在し，脛骨粗面上の皮膚の動きを滑らかにしている．深層膝蓋下滑液包は脛骨上の膝蓋腱（靱帯）の間に存在し，脛骨と膝蓋腱（靱帯）の動きを滑らかにしている．

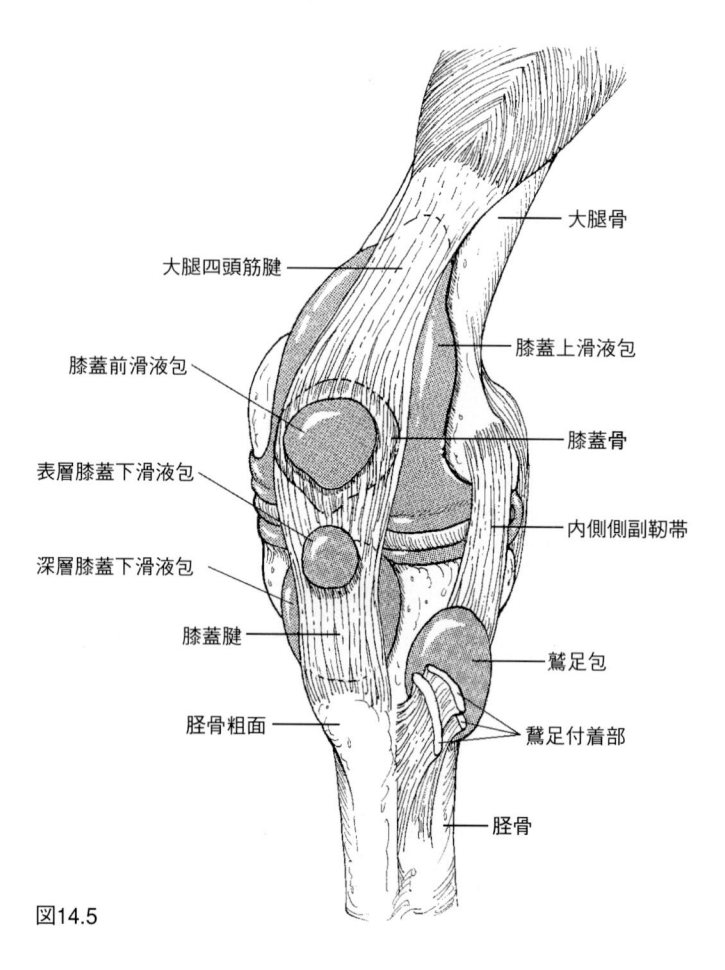

図14.5

検査法 膝蓋骨上の膝蓋上滑液包に触れる（図14.6）．肥厚，圧痛，熱感の有無を記録する．これらの徴候は膝蓋上滑液包炎や大腿四頭筋腱の病態を示唆する．次に膝蓋骨前面にある膝蓋前滑液包を触る（図14.7）．肥厚，腫脹，圧痛，熱感の有無を記録する．これらの徴候は膝蓋前滑液包炎（Housemaid's knee）を疑う．引き続き表層，深層膝蓋下滑液包を触る（図14.8）．肥厚，腫脹，圧痛，熱感の有無を記録する．

それらは膝蓋下滑液包炎や膝蓋腱（靭帯）の病態を示唆している．

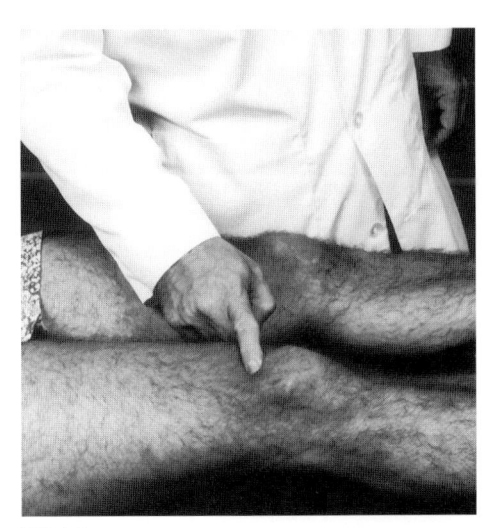

図14.6

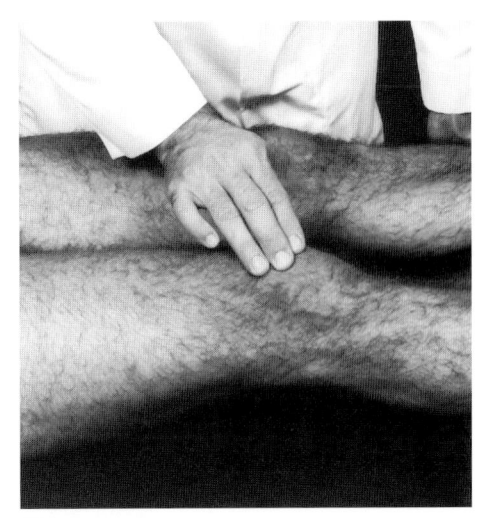

図14.7

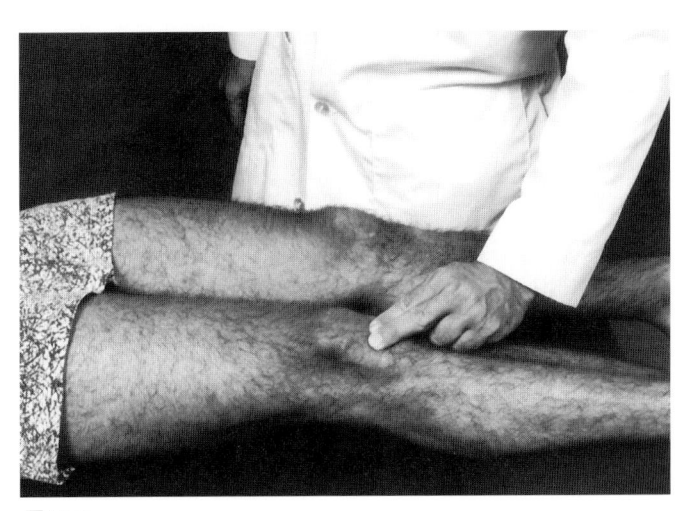

図14.8

大腿四頭筋　*Quadriceps Femoris Muscle*

解　剖　大腿四頭筋は大腿直筋，外側広筋，内側広筋，中間広筋の4つの筋からなっている（図14.9）．これらの筋の主な機能は下肢，膝関節の伸展である．これらは大腿四頭筋腱となり，膝蓋骨を包み込んでいる．

検査法　大腿四頭筋全体を触り，腫脹，圧痛，熱感，腫瘤の有無を記録する（図14.10）．圧痛や腫脹は肉離れや血腫により起こる．上方の局所的な圧痛はトリガーポイントを示しているか，膝に関係する痛みの場合もある．外傷後の二次的な硬い腫瘤は筋組織の骨化による骨化性筋炎を示唆する．

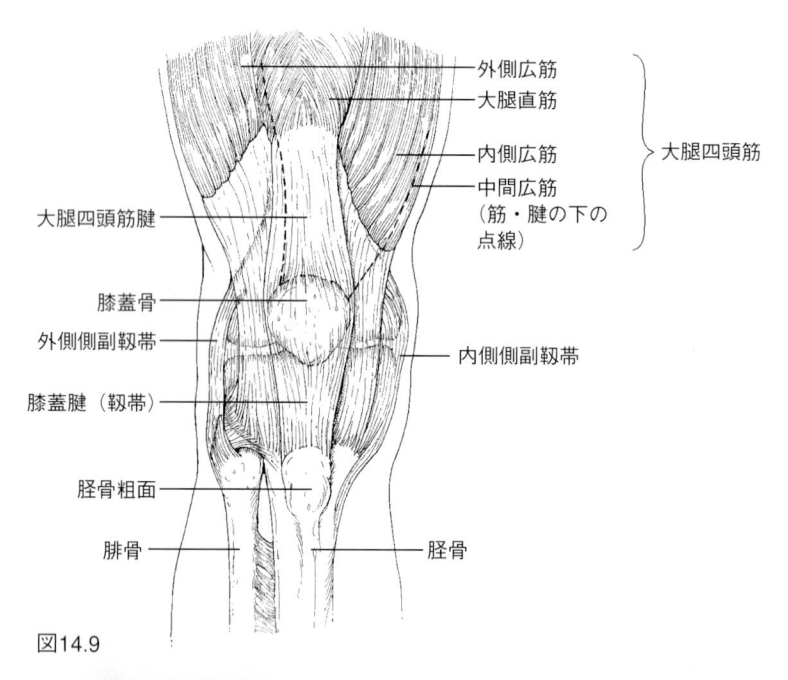

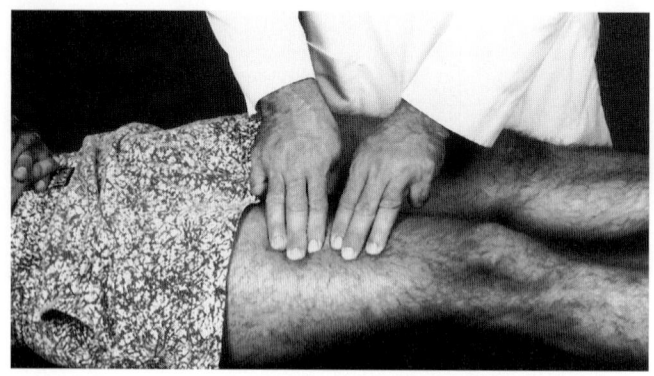

図14.9

図14.10

■内側　Medial Aspect
大腿骨内顆，脛骨高原，関節面　*Medial Femoral Condyle, Tibial Plateau, and Joint Line*

解　剖　大腿骨内顆は大腿骨遠位端内側の骨性隆起であり，内側側副靱帯が付着している．内側の脛骨高原と関節面は膝関節内側を触診する際の重要なランドマークである．内側半月板は関節面にあり，冠靱帯により脛骨高原に付着している（図14.11）．

検査法　膝関節90°屈曲位とし，検者の示指と中指で大腿骨内顆に触れる（図14.12）．圧痛や疼痛の有無を記録する．これらの徴候は内側側副靱帯の挫傷，裂離，石灰化（ペルグリーニ・スティーダ病）を示唆する．次に，脛骨高原，内側関節裂隙を触る．圧痛や疼痛の有無を記録する．これらの徴候は内側半月板損傷や冠靱帯の挫傷を示唆する．

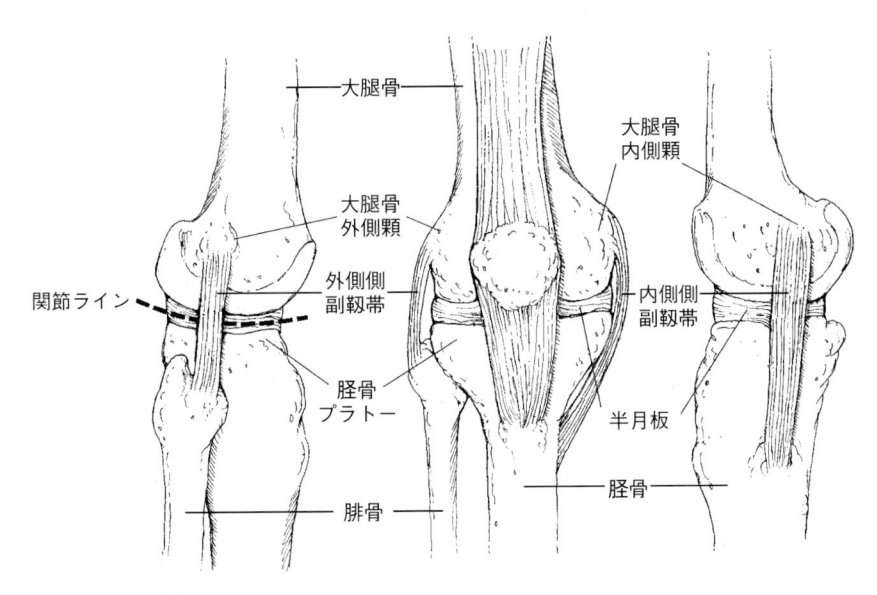

図14.11

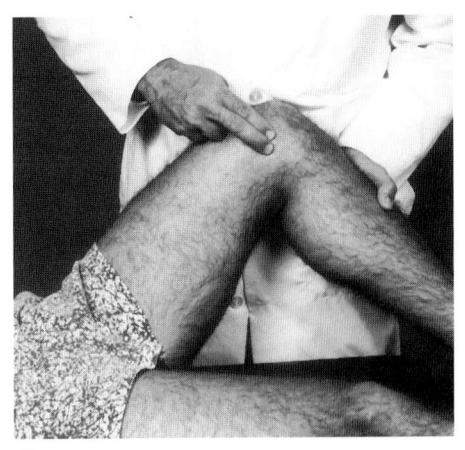

図14.12

内側側副靱帯　*Medial Collateral Ligament*

解　剖　内側側副靱帯は強靱で幅が広く平板であり，大腿骨内側上顆から脛骨上端の内側顆に付着している（図14.13）．この靱帯は膝関節内側の安定性に関与している．その線維は内側半月板，線維性膝関節包に付着している．

検査法　患者を仰臥位，下肢伸展位とし，検者の示指と中指で大腿骨内側上顆から脛骨上端の内顆の内側側副靱帯に触れる（図14.14）．疼痛，圧痛，靱帯の欠損の有無を記録する．疼痛と圧痛は靱帯の挫傷を示している．外傷では，しばしば関節包と内側半月板の損傷を伴う．大腿骨内顆または脛骨内顆の欠損の場合には外傷による二次的な裂離骨折を示唆する．

図14.13

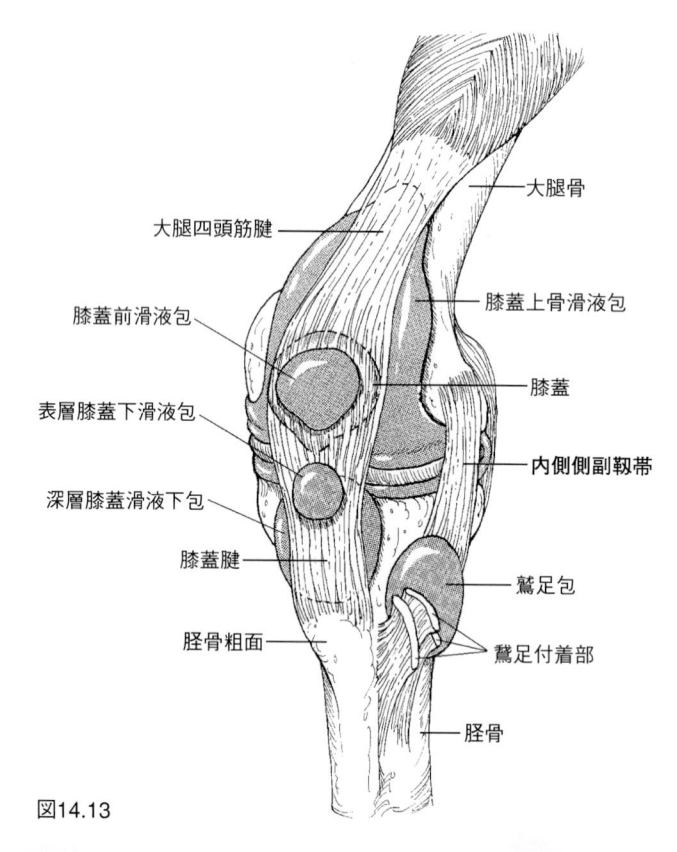

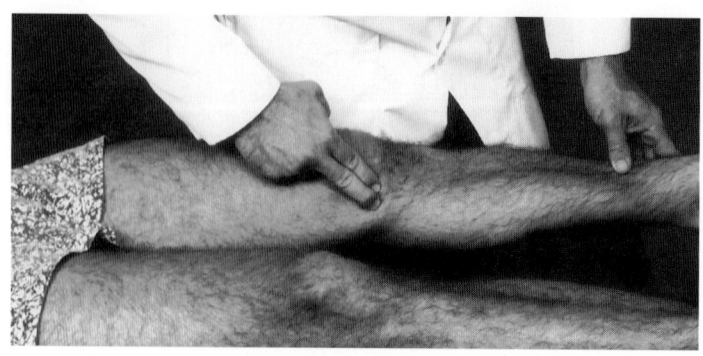

図14.14

■外側　Lateral Aspect
大腿骨外顆，関節面　*Lateral Femoral Condyle and Joint Line*

解　剖　大腿骨外顆は大腿骨遠位端外側の骨性隆起であり，膝関節外側の安定性に対して重要な組織である．外側側副靱帯と膝窩筋が付着している．外側関節面は膝関節外側を触診する際の重要なランドマークである．内側半月板と外側半月板を脛骨に付着させている冠靱帯は関節面にある（図14.15）．

検査法　膝関節90°屈曲位とし，検者の示指と中指で大腿骨外顆に触れる（図14.16）．圧痛や疼痛の有無を記録する．これらの徴候は外側側副靱帯の挫傷，裂離，石灰化を示唆する．次に，外側関節面を触る．圧痛や疼痛の有無を記録する．これらの徴候は外側半月板損傷や冠靱帯の挫傷を示唆する．

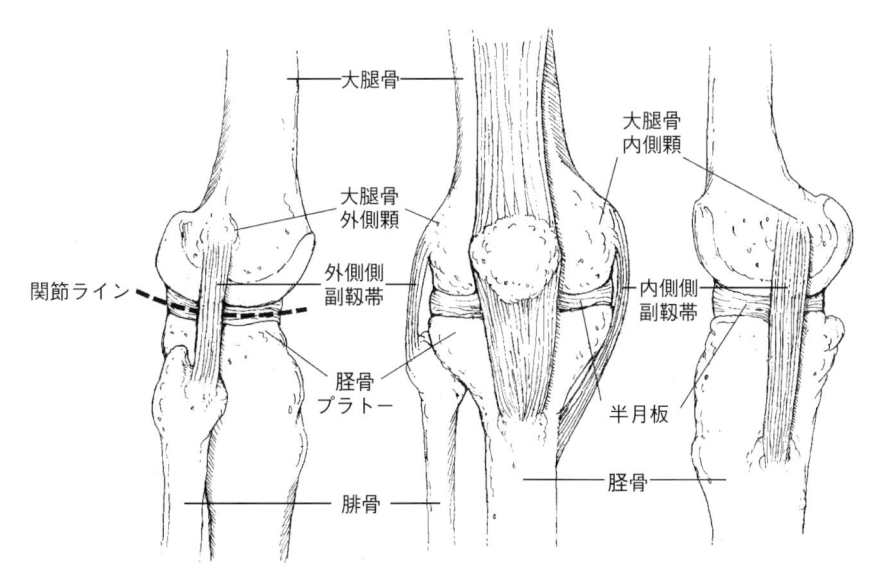

図14.15

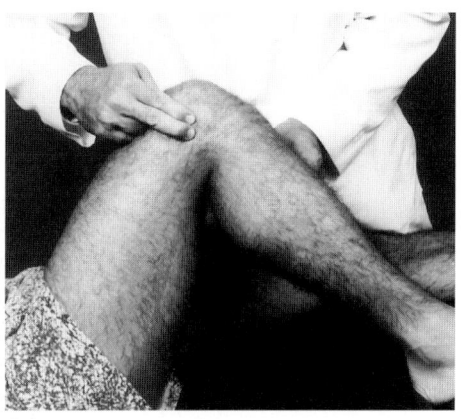

図14.16

外側側副靱帯，腸脛靱帯　*Lateral Collateral Ligament and Iliotibial Band*

解　剖　外側側副靱帯は丸いひも状の靱帯で大腿骨外上顆から腓骨頭に存在している（図14.15）．膝関節外側の安定性に対して重要な組織である．外側側副靱帯は内側側副靱帯と異なり，靱帯の線維は半月板に付着していない．靱帯の深部を膝窩筋腱が通り，両者を分離している．腸脛靱帯は大腿筋膜張筋と合わさり，Gerdy結節に付着する（図14.17）．この靱帯は直立時に膝関節の伸展を維持し，膝関節外側の安定性に重要である．

検査法　仰臥位または座位にし，反対側の脚と交差させる（図14.18）．検者の示指と中指で大腿骨外顆から腓骨頭にある外側側副靱帯を触る．疼痛，圧痛，欠損の有無を記録する．疼痛や圧痛は靱帯の挫傷や石灰化を示唆する．外傷による欠損の場合，外側側副靱帯の損傷や裂離を示唆する．次に殿部中ほどから脛骨外顆にある腸脛靱帯の全体を触る（図14.19）．腸脛靱帯の疼痛，圧痛，欠損の有無を記録する．疼痛や圧痛は腸脛靱帯の挫傷を疑う．外傷による欠損の場合，脛骨外顆から腸脛靱帯の損傷や裂離を疑う．

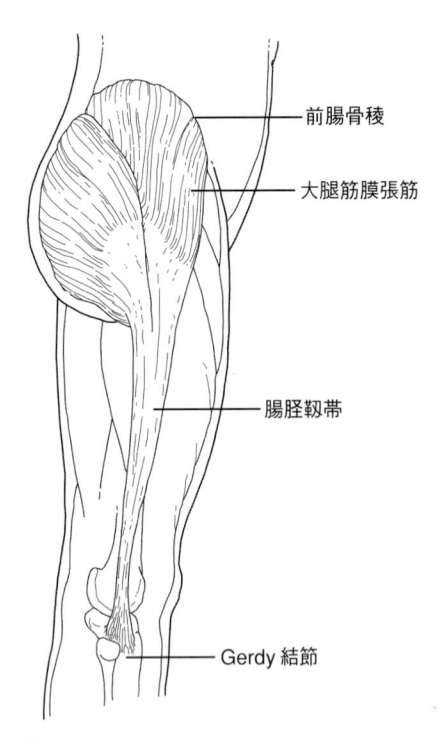

図14.17

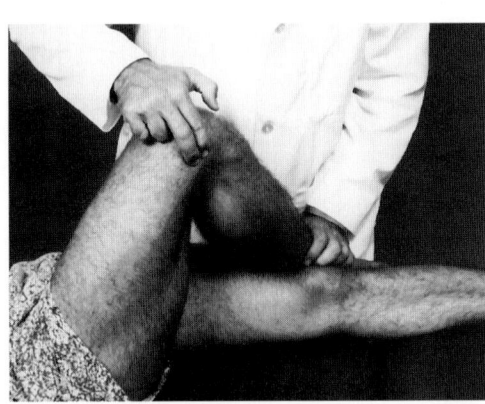

図14.18

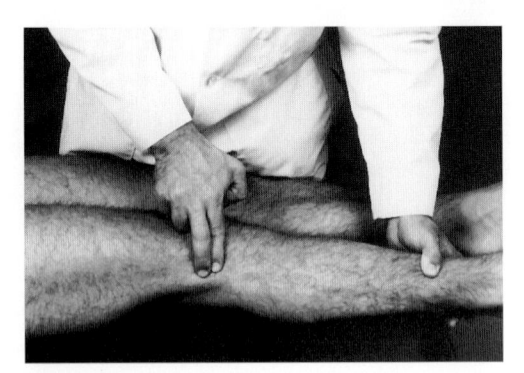

図14.19

■後方　Posterior Aspect
膝窩と関連する構造　*Popliteal Fossa and Associated Structures*

解　剖　膝窩の上外側縁は大腿二頭筋腱で，上内側縁は半膜様筋腱と半腱様筋腱で囲まれ，下縁は腓腹筋の両側頭によって囲まれている．脛骨神経，膝窩動静脈が膝窩部を通っている（図14.20）．

図14.20

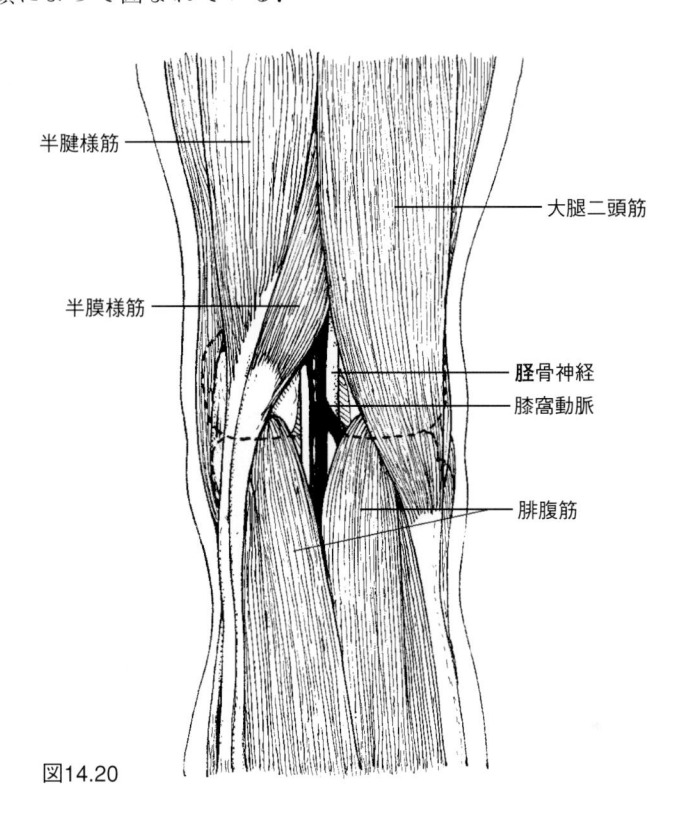

検査法 膝関節を軽度屈曲位とし，膝窩の腫脹や圧痛をみる（図14.21）．これらの徴候は膝関節包から滑膜囊が突出してできたベーカー囊胞を示唆する．次に大腿二頭筋腱（図14.22），半膜様筋腱，半腱様筋腱（図14.23），腓腹筋の両側頭（図14.24）の圧痛，腫脹，連続性をみる．この疼痛や腫脹は腱や筋の挫傷を示している．連続性の欠如は筋や腱の裂離を示唆する．

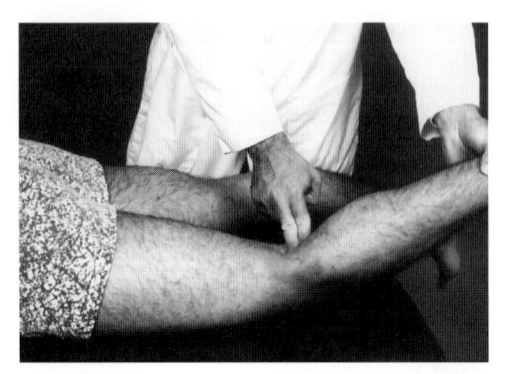

図14.21

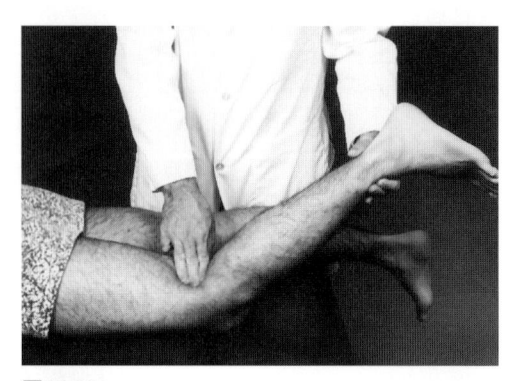

図14.22

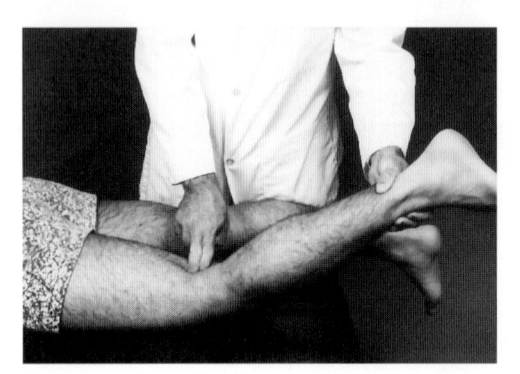

図14.23

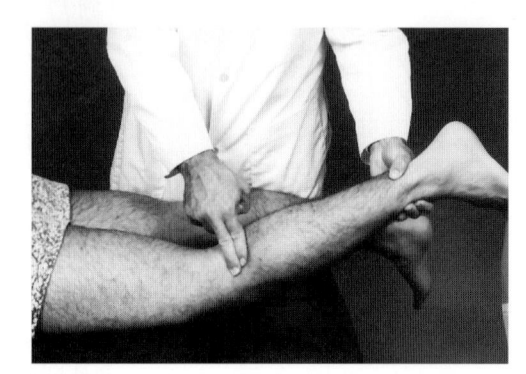

図14.24

膝関節可動域　KNEE RANGE OF MOTION

屈曲[1]　*Flexion*

患者を腹臥位にし，脚を伸展させて，ゴニオメーターの中心を膝関節の矢状面にあてがう（図14.25）．患者に脚をできるだけ屈曲するように指示し，ゴニオメーターの片方のアームで下腿の動きを追う（図14.26）．

正常可動域[2]　0°または中間位から141±6.5°以上．

運動に関与する筋	神経支配
1．大腿二頭筋	坐骨神経
2．半膜様筋	坐骨神経
3．半腱様筋	坐骨神経（脛骨神経）
4．薄筋	閉鎖神経
5．縫工筋	大腿神経
6．膝窩筋	脛骨神経
7．腓腹筋	脛骨神経
8．足底筋	脛骨神経

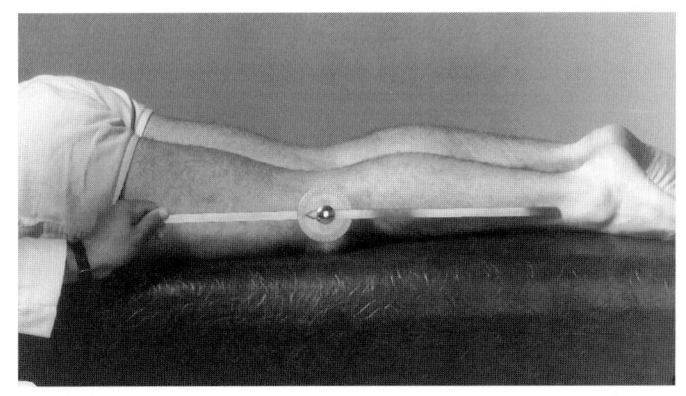

図14.25

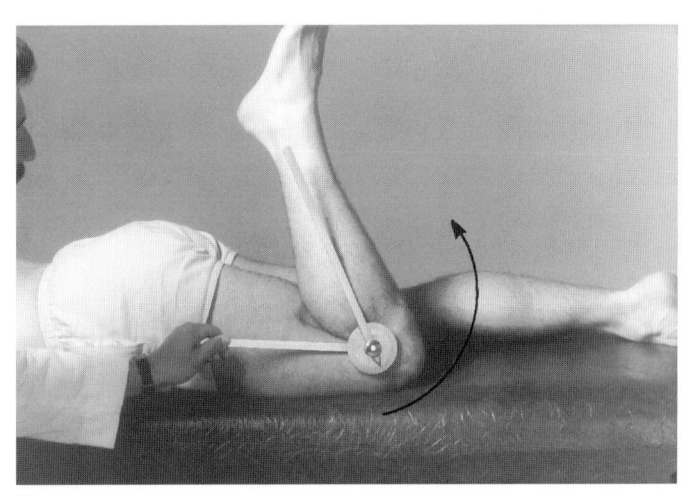

図14.26

伸展[1]　*Extension*

　患者を座位にして足底を床につけさせ，ゴニオメーターの中心を膝関節の矢状面にあてがう（図14.27）．患者に脚をできるだけ伸展するように指示し，ゴニオメーターの片方のアームで下腿の動きを追う（図14.28）．この場合の脚は，90°の屈曲位からスタートしているので，中間位すなわちゼロ位への伸展が望ましい．

正常可動域[2]　0°±2°

運動に関与する筋	神経支配
1．大腿直筋	大腿神経
2．内側広筋	大腿神経
3．中間広筋	大腿神経
4．外側広筋	大腿神経

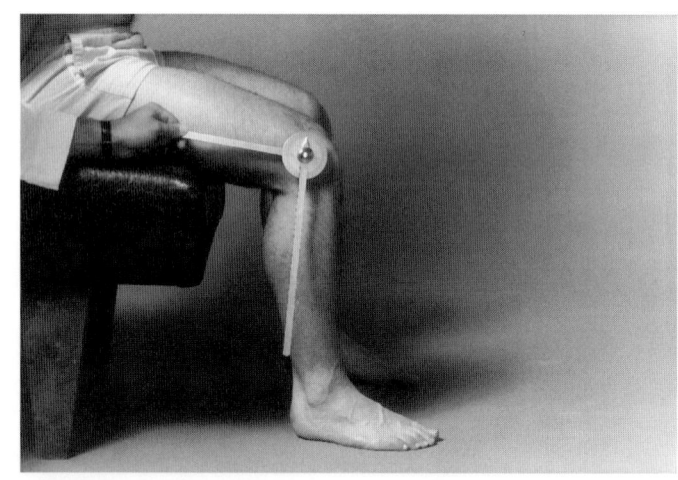

図14.27

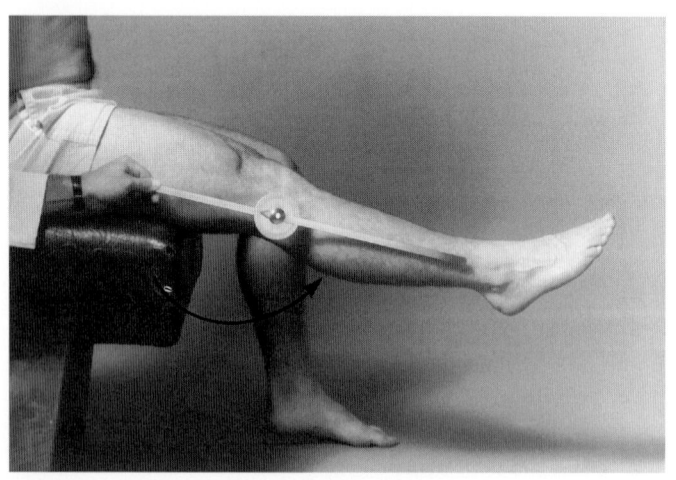

図14.28

半月板不安定性　MENISCUS INSTABILITY

臨床解説　半月板はC形の線維軟骨円板で，大腿骨顆と脛骨の間に介在する．半月板の機能は多く，主な機能は荷重の伝達，あるいは体重を支えることである．また二次的な機能は歩行時のショックの吸収である．さらに，半月板は関節の安定と潤滑にも役立っていると考えられている．そして，前角と後角にある神経終末により，固有受容感覚が関節位置覚のフィードバック・メカニズムに寄与する．

半月板の断裂や消失は，部分でも完全でも機能が妨げられ，関節の変性変化が起こりやすくなる．足が荷重時における膝のねじれによる損傷が半月板の損傷の中で最も多い．半月板の外側1/3には血行があるため，周囲の損傷は治癒することがある．しかし，内側2/3には血管が通っていないため，半月板内側の損傷はめったに治癒しない．

臨床徴候・症状
- 関節内側・外側の局所痛
- 膝関節可動域が制限される
- 動かすと軋轢音がする
- 関節水腫
- 膝ががくがくする
- 階段を上り下りすると痛む
- しゃがむと痛む

■アプレー圧迫テスト[3]　Apley's Compression Test

検査法　患者を腹臥位にし，膝を90°屈曲させて，大腿を検者の膝で固定する．次に，患者の踵を下に押しつけながら，足の内旋（図14.29）および外旋（図14.30）を行う．

理論的根拠　半月板は非対称性の線維軟骨性の円盤で，脛骨顆と大腿骨顆の間に介在する．膝関節屈曲時には半月板が歪み，脛骨顆と大腿骨顆の適合性を保つ．膝を屈曲するにしたがって，既に歪んでいる半月板に内旋および外旋のストレスをかける．疼痛が誘発された側の半月板損傷を疑う．

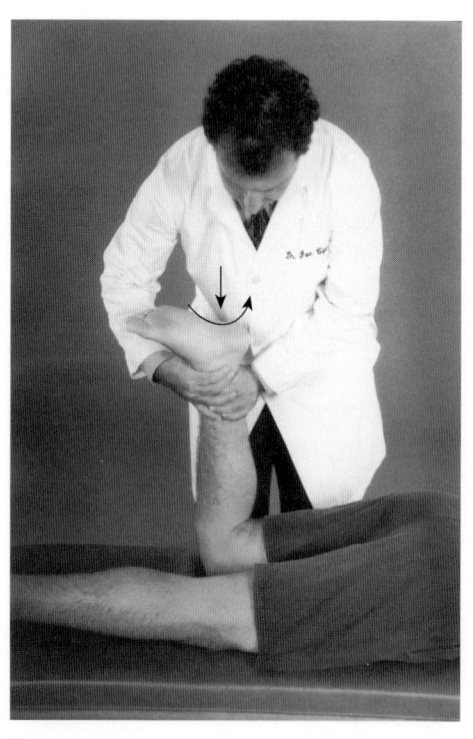

図14.29

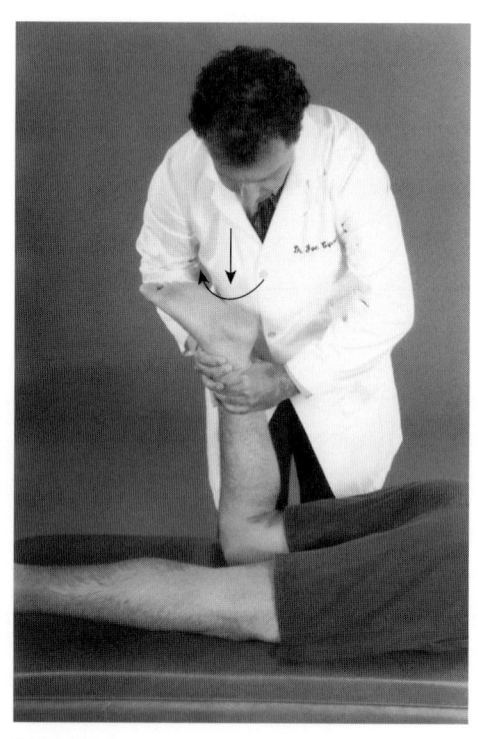

図14.30

第14章　膝関節部整形外科テスト　*401*

敏感度／信頼度スケール

■マックマレーテスト[4]　McMurray's Test

検査法　患者を仰臥位にして膝を屈曲させておき（図14.31），検者は膝をゆっくり伸展しながら外旋（図14.32）と内旋（図14.33）を行う．

理論的根拠　膝関節の屈曲および伸展の際には半月板が歪み，脛骨顆と大腿骨顆の適合性を保つ．すでに歪んでいる半月板に内旋および外旋のストレスをかけながら膝を伸展させる．クリックが触知されたり聴取できるようなら半月板の断裂を疑う．

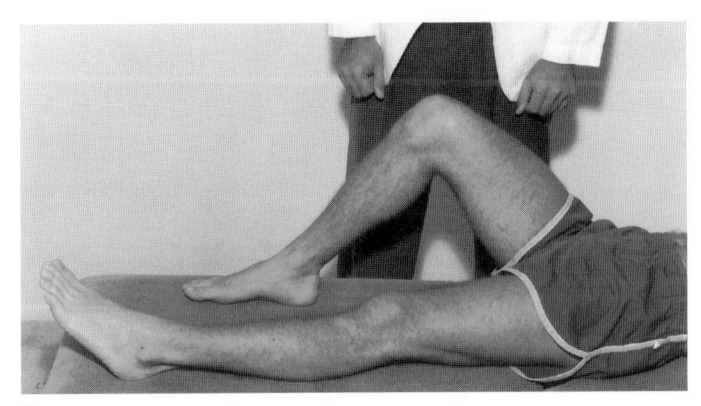

図14.31

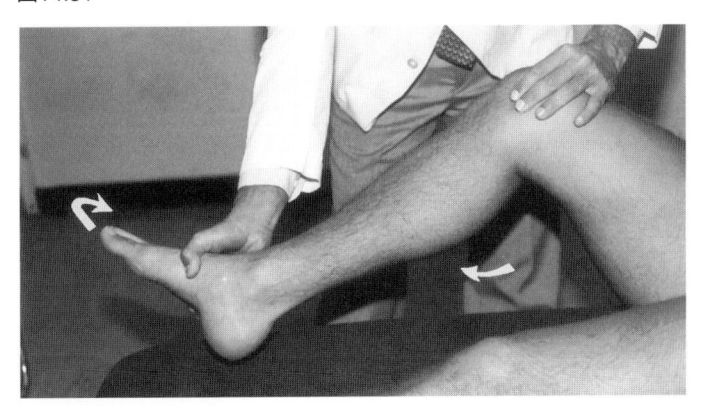

図14.32

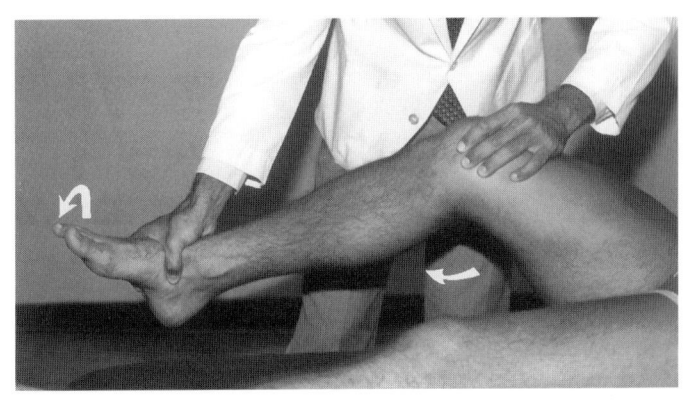

図14.33

■ボンスホームテスト[5]　Bounce Home Test

検査法　仰臥位にして膝を屈曲させ，患者の踵を手で握りしめる（図14.34）．次いで，ゆっくり膝を伸展させる（図14.35）．

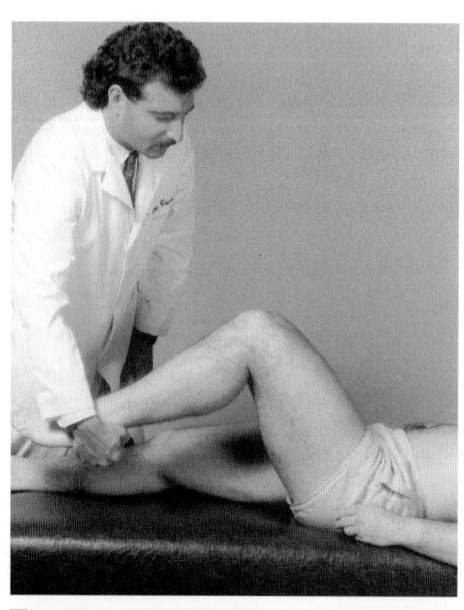

理論的根拠　脛骨から大腿骨を内旋しながら膝を伸展していく．半月板の損傷があれば回旋は阻止され，膝を完全伸展できない．完全伸展時にゴムのような抵抗が感じられる場合も検査は陽性である．

図14.34

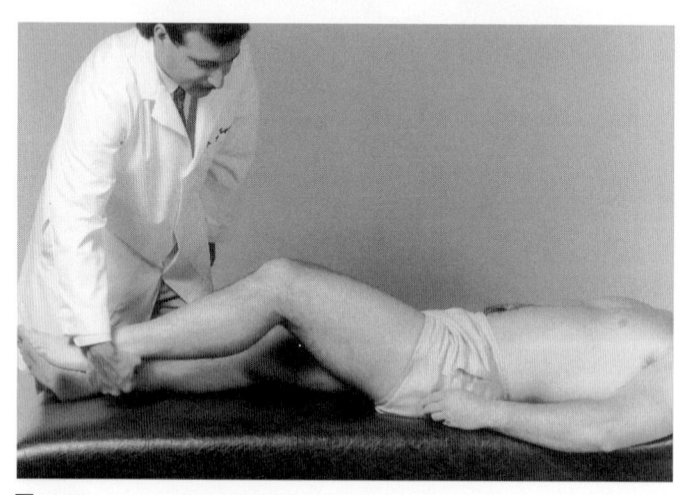

図14.35

■スタインマン圧痛移動テスト[5]
Steinman's Tenderness Displacement Test

敏感度／信頼度スケール
0　1　2　3　4

検査法　患者を仰臥位にして，股関節と膝関節を90°屈曲する．検者は片手の母指を患者の膝関節内側，示指を膝関節外側のラインにあてがう（図14.36）．次に，もう一方の手で患者の足首を握り，屈曲と伸展を交互に行いながら，膝関節ラインの全体にわたって触診する（図14.37）．

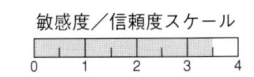

理論的根拠　半月板は膝伸展時には前方へ，屈曲時には後方へ移動する．膝を伸展したときに痛みが前方へ移動したり，屈曲したときに後方へ移動するようなら，半月板断裂または損傷が疑われる．

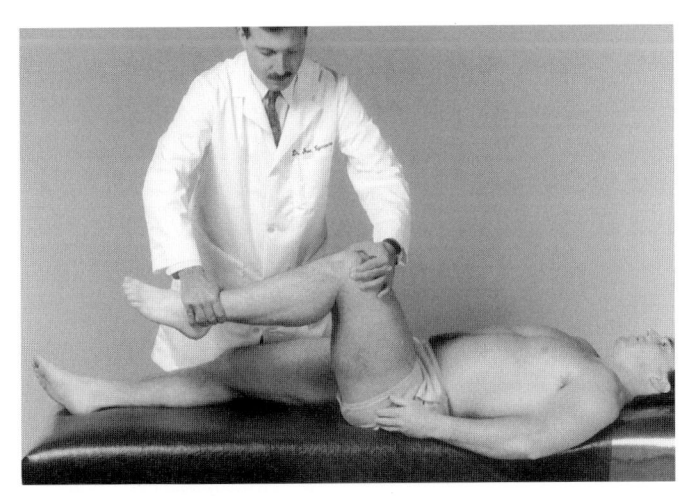

図14.36

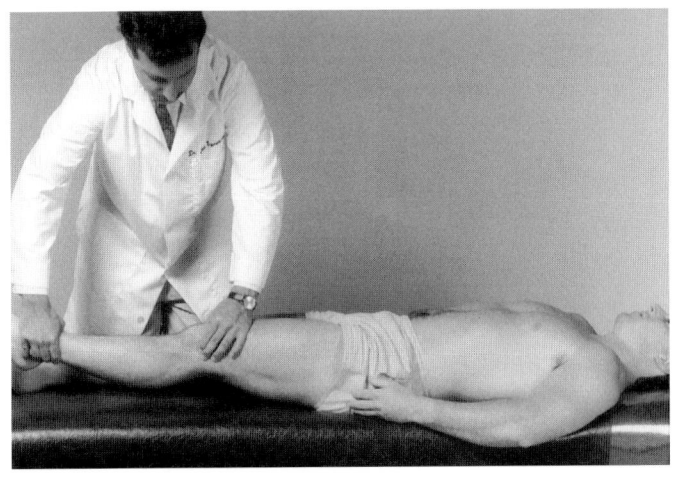

図14.37

■半月板消去テスト[7]　Retreating Meniscus Test

敏感度／信頼度スケール
0　1　2　3　4

検査法　患者を仰臥位にして，股関節と膝関節を90°屈曲する．検者は，患者の内側側副靱帯の前方の関節ラインで半月板を触診する．もう一方の手で，下肢を内旋および外旋しながら，触診している半月板がそのまま残っているか，あるいは消失するかどうかをみる（図14.38，14.39）．

理論的根拠　膝関節90°屈曲位で脛骨を大腿骨に対して内旋する．下肢を回旋したときに半月板が消失しない場合は，脛骨の回旋が阻止され，半月板断裂が疑われる．

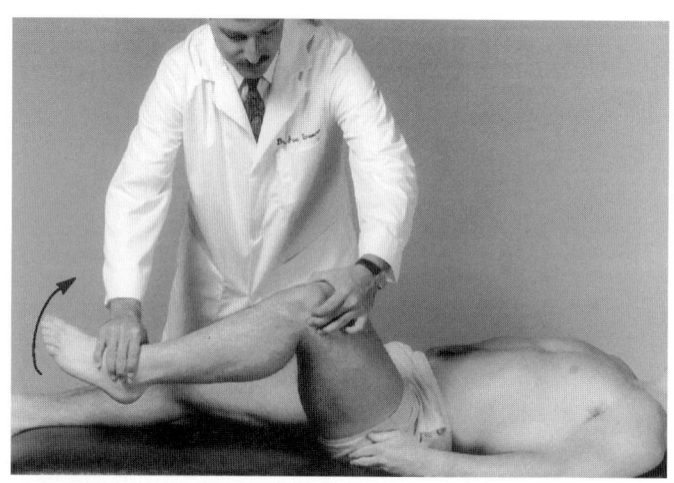

図14.38

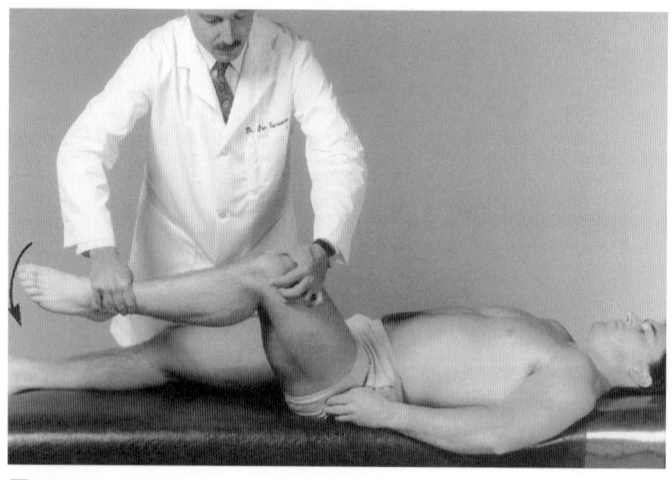

図14.39

■改変ヘルフェットテスト[6]　Modified Helfet's Test

敏感度／信頼度スケール
0　1　2　3　4

検査法　患者を座位にし，足を床につけさせる．この際，脛骨粗面と正中線の位置に注意する（図14.40）．次に，患者の下肢をゆっくり伸展させ，もう一度，脛骨の粗面と膝蓋骨の正中線の位置を調べる（図14.41）．

理論的根拠　正常の膝なら，90°の屈曲をすると，脛骨の粗面は正中線上にある．膝を伸展すると，脛骨の粗面は膝蓋骨の外側縁に沿って移動する．もし移動が起きなければ，脛骨の回旋がブロックされていることを意味するので，半月板の断裂が疑われる．

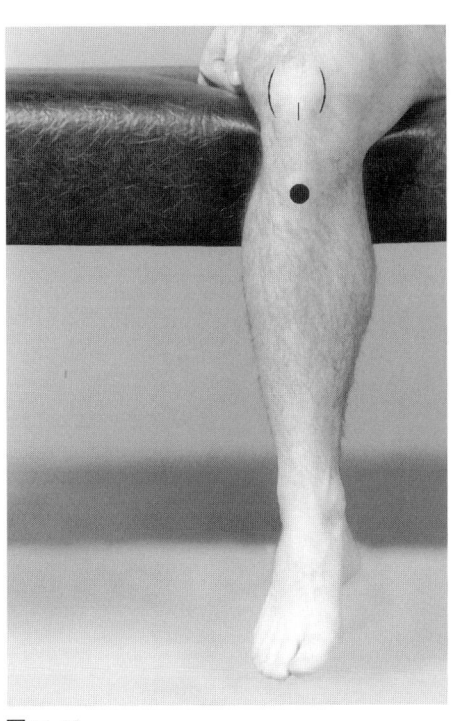

図14.40

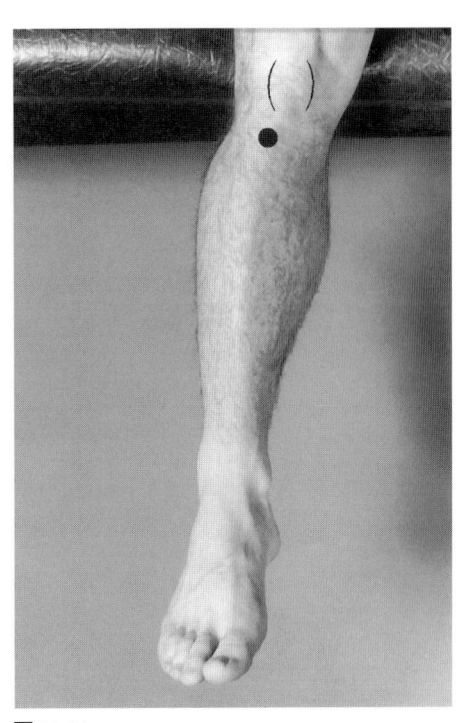

図14.41

■カボット膝窩徴候[8] Cabot's Popliteal Sign

敏感度／信頼度スケール

検査法 患者を仰臥位とし，大腿部を外転し下肢を交差させる（図14.42）．片方の手で足首を持ち，反対側の手の示指と母指で関節面を触る（図14.43）．患者に膝を伸ばすように指示し，検者はそれに抵抗を加える．

理論的根拠 "4の字"の肢位で伸展時に抵抗を加えると半月板にストレスがかかる．関節裂隙で疼痛を感じれば半月板の断裂または病態を疑う．

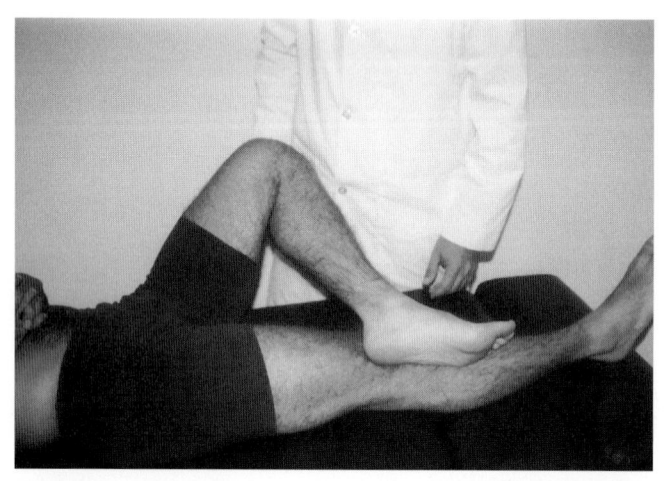

図14.42

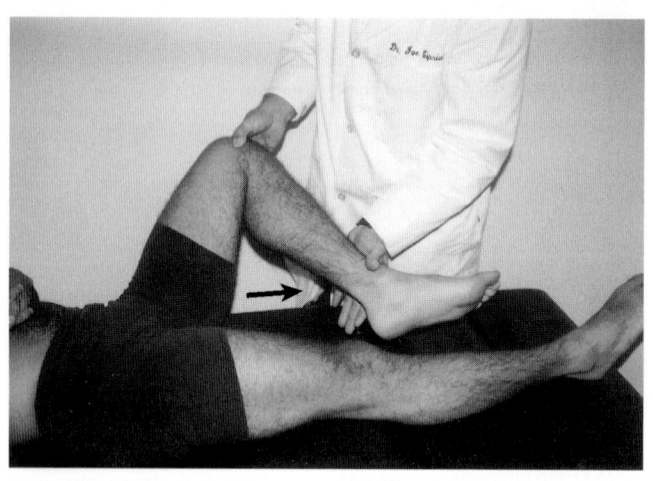

図14.43

■ベーラー徴候[8]　Bohler's Sign

検査法　患者を仰臥位とし，片手で大腿内側を保持し，反対の手で下腿外側より内反力を加える（図14.44）．次に，膝外側を保持し，下腿内側より外反力を加える（図14.45）．

理論的根拠　膝内側もしくは外側に圧力を加えることで反対側の関節包および半月板が引き延ばされる．関節に圧力を加えた反対側の痛みは関節包もしくは半月板損傷を示唆する．

敏感度／信頼度スケール
0　1　2　3　4

Note　このテストは側副靱帯損傷の外反，内反ストレステストと似ている．もしこのテストが陽性なら，圧力を加えた反対側の側副靱帯の損傷を評価しなければならない．

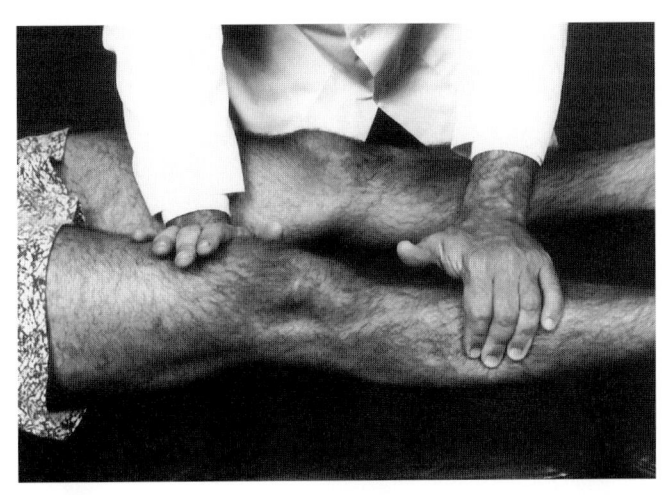

図14.44

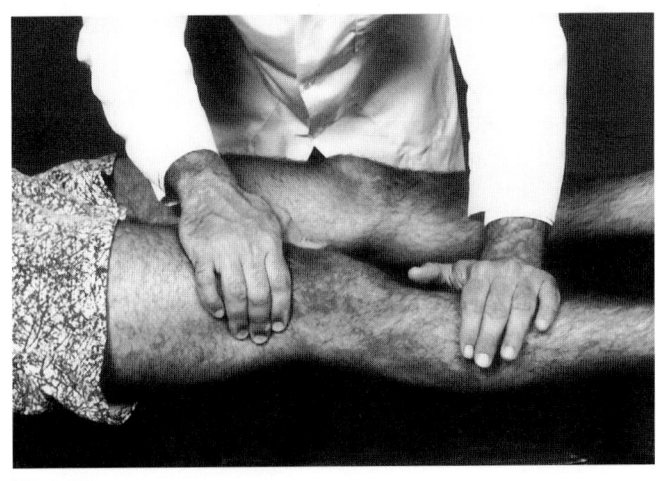

図14.45

■アンダーソン内外側動揺テスト[9)]
Anderson Medial-Lateral Grind Test

敏感度／信頼度スケール
0　1　2　3　4

検査法　患者を仰臥位にして，患肢をつかみ，検者の腕と体幹の間に挟む．反対側の母指と示指で関節の前外側および前内側の関節ラインを触知する．受動的に膝を屈曲しながら内反ストレス（図14.46）および外反ストレス（図14.47）を加える．この運動は連続的に行い，内反および外反ストレスを徐々に増強させる．

理論的根拠　内反ストレス時，このテストは内側半月板に，外反ストレス時は外側半月板にストレスがかかる．運動による疼痛およびクリック音は半月板断裂もしくは変性を示唆する．

画像診断の提案
・単純X線撮影
　膝前後像
　膝側面像
・MRI

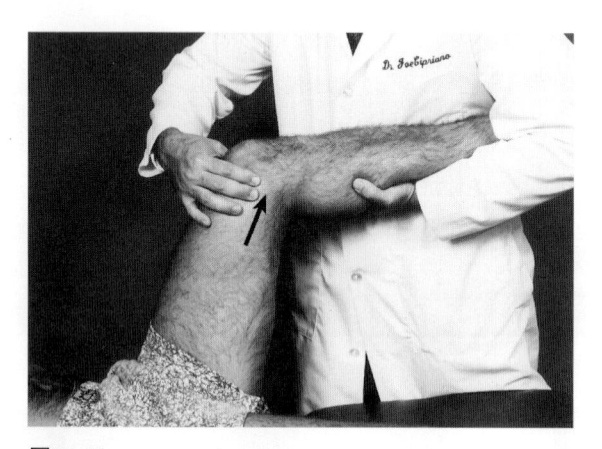

図14.46

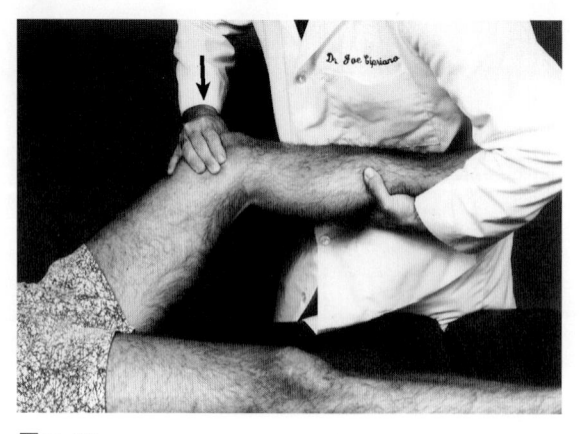

図14.47

ひだテスト　PLICA TESTS

臨床解説　滑膜ひだは膝の滑膜表層にある余分なひだで，大腿四頭筋腱下内側の脂肪体から外側支帯上へ伸びている（図14.48）．このひだが外傷やオーバーユースによって炎症を起こしたり，厚くなったり，線維症になったりして臨床症状を引き起こす．ひだが炎症を起こしていると，より複雑な膝蓋大腿の問題が存在している場合がある．

> 臨床徴候・症状
> ・膝前部の痛み
> ・長く膝を屈曲させると前部が痛む
> ・活動が増えると膝の痛みが減少する
> ・膝を屈曲・伸展させると「ポン，ポキン」と音がする

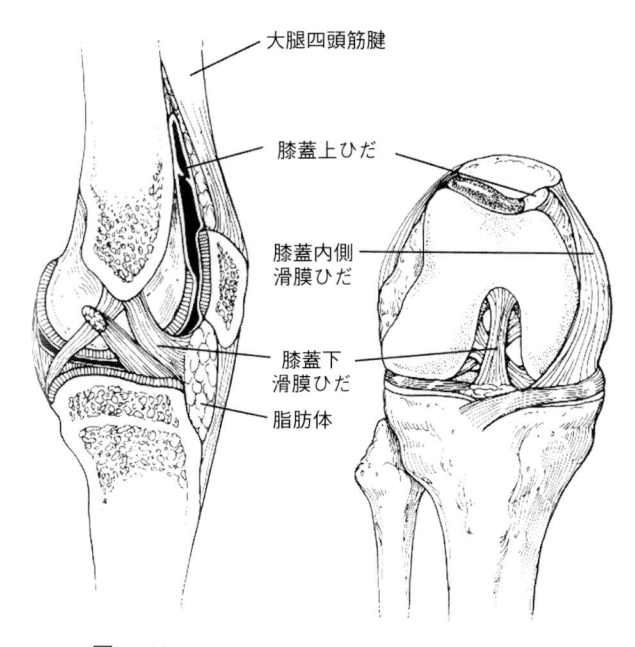

大腿四頭筋腱
膝蓋上ひだ
膝蓋内側滑膜ひだ
膝蓋下滑膜ひだ
脂肪体

図14.48

■膝蓋内側滑膜ひだテスト[10]　Mediopatella Plica Test

敏感度／信頼度スケール
0　1　2　3　4

検査法　患者を仰臥位にして，患肢を30°に屈曲する．反対の手で膝蓋骨を内側に動かす（図14.49）．

理論的根拠　膝屈曲30°で膝蓋骨を内側に動かすと滑膜ひだは大腿骨内側顆と膝蓋骨の間に挟まれる．疼痛が生じるなら滑膜ひだが膝蓋骨に接し，炎症を起こしていることが示唆される．滑膜ひだは膝関節包を構成する胎生期の隔壁の遺残である．

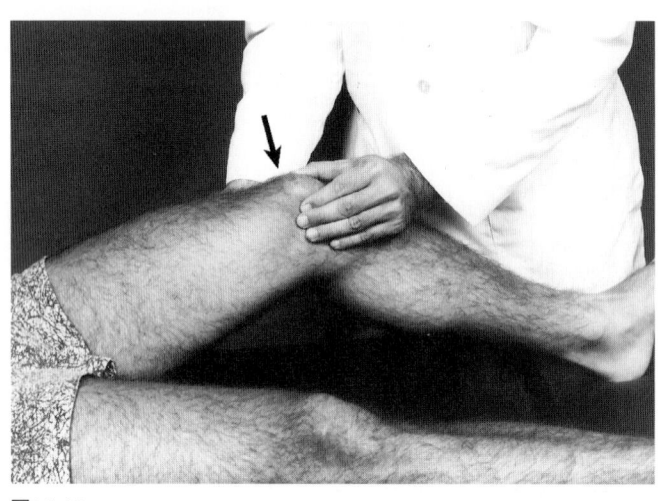

図14.49

■ヒューストン滑膜ひだテスト[11]　Hughston Plica Test

敏感度／信頼度スケール

検査法　患者を仰臥位とし、患肢をつかむ。膝を屈曲し、内旋させる。反対の手を用い、手掌で膝蓋骨を内側に動かし、指先で大腿骨内側顆を触知する（図14.50）。膝の屈伸に伴い、指の下で、滑膜ひだの引っかかりを感じる（図14.51）。

理論的根拠　指の下に引っかかりを感じることは滑膜ひだが膝蓋骨に接し、炎症を起こしていることを示唆する。滑膜ひだは、報告によって異なるが、18％～60％の人に存在するといわれている。

画像診断の提案
・膝MRI

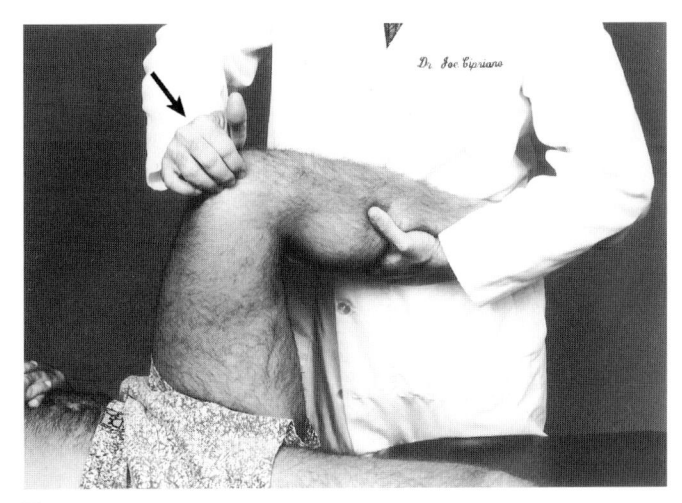

図14.50

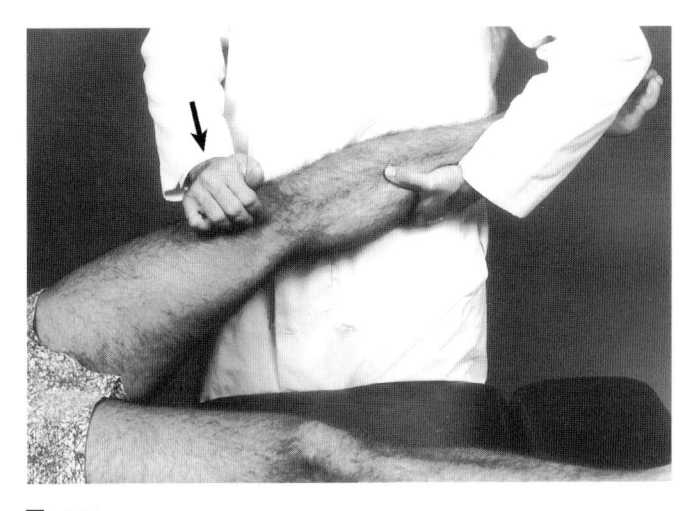

図14.51

靱帯不安定性　LIGAMENTOUS INSTABILITY

臨床解説　靱帯は膝を安定させる上できわめて重要である．膝の主な靱帯は，前十字靱帯，後十字靱帯，内側側副靱帯，外側側副靱帯である（図14.52）．靱帯損傷は膝の障害の中でも最も重症な部類に入る．診断や治療の遅れは慢性的に不安定な膝につながり，膝の早期変性が起こりやすくなる．靱帯不安定性は，膝が体重を支えているときに膝に外傷によるストレスがかかることによって起きることが多い．外反ストレスによって内側側副靱帯が損傷する．内反ストレスによって外側側副靱帯が損傷する．このようなストレスに回旋の力が加わると，前十字靱帯や後十字靱帯も損傷する．

> **臨床徴候・症状**
> ・膝の痛み
> ・可動域が制限される
> ・急性の段階では体重を支えるのが難しい
> ・膝関節水腫・関節血症
> ・膝が動かなくなる；慢性的に不安定な膝

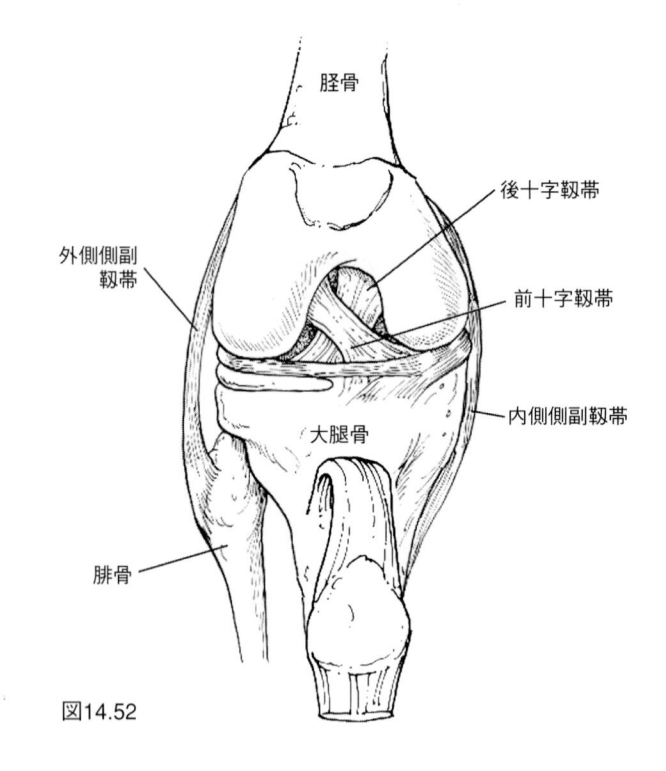

図14.52

■引き出し徴候[12-14] Drawer Sign

解剖 患者を仰臥位にし，膝を曲げて診察台に足底をつけさせる（図14.53）．次に，検者の膝あるいは殿部で患者の足先を固定しながら，両手で下肢に引き出し（図14.54）および押し込み（図14.55）の力を加える．このテストの際，大腿屈筋腱は確実にリラックスさせるようにする．

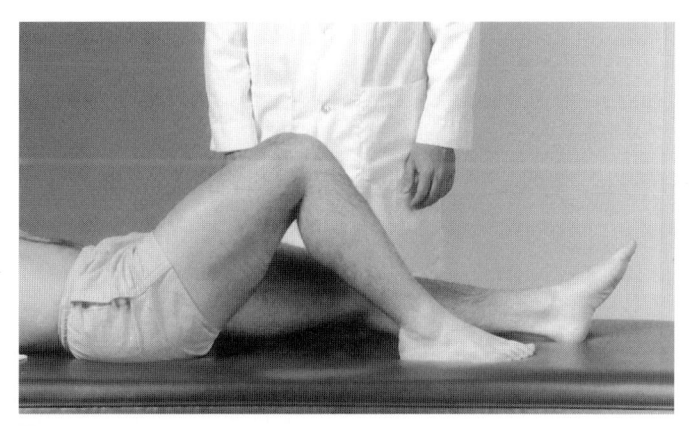

図14.53

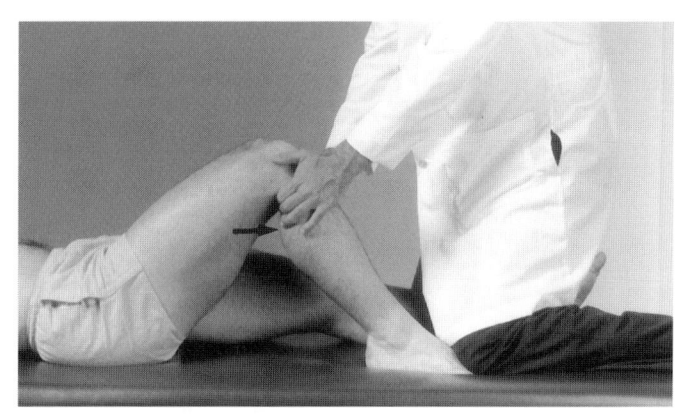

図14.54

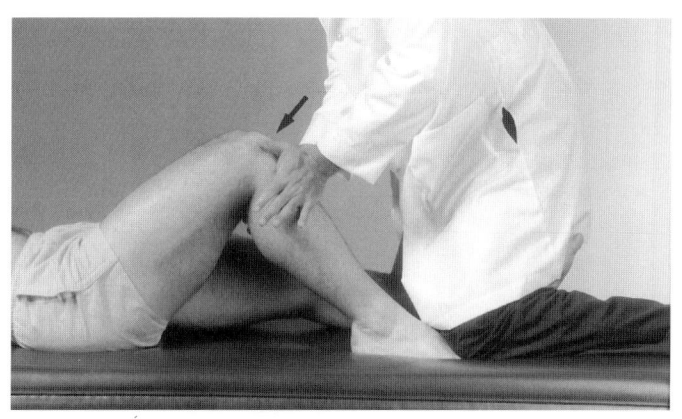

図14.55

検査法 下腿を引き出した際，脛骨が5mm以上動く時，次の1つもしくはそれ以上の損傷が示唆される．

1. 前十字靱帯（図14.56）
2. 後外側関節包
3. 後内側関節包
4. 内側側副靱帯（1cm以上動く時）
5. 腸脛靱帯
6. 後斜靱帯
7. 弓状膝窩複合体

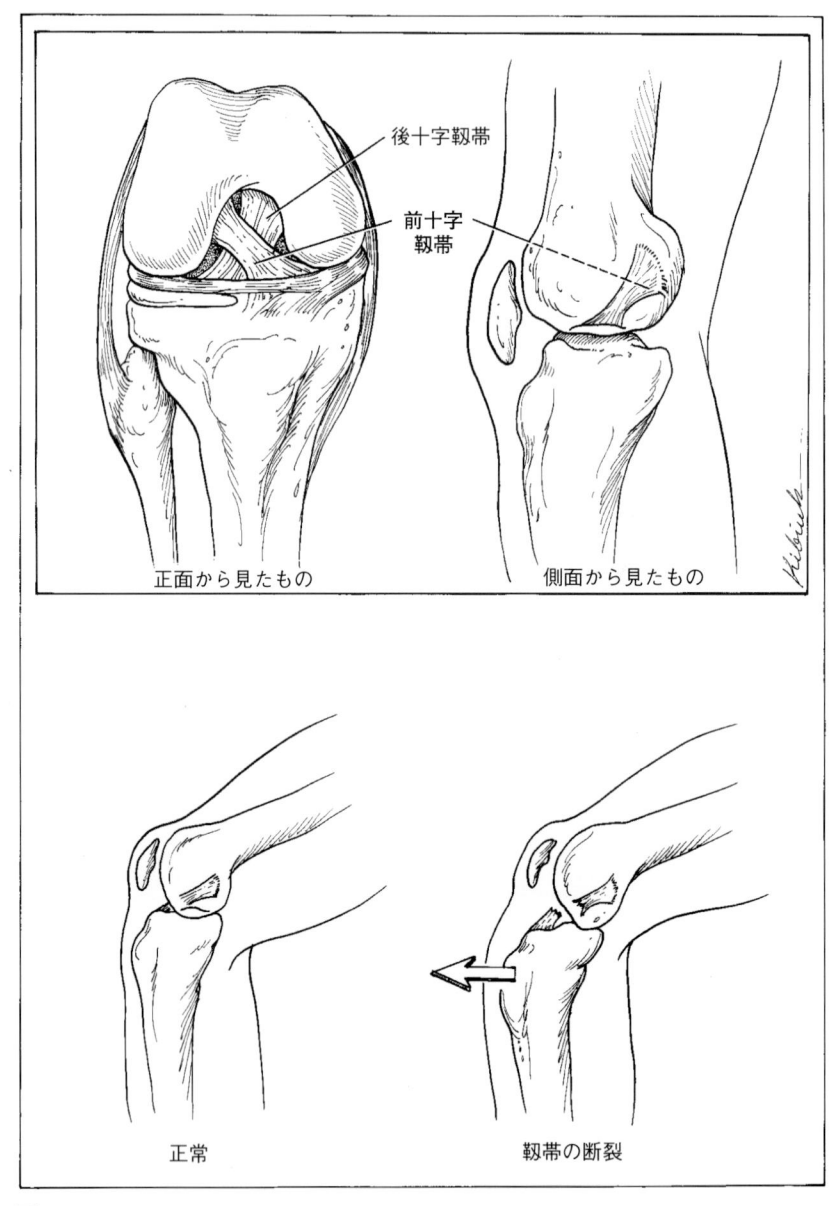

図14.56

下腿を押し込んだ際，もし後方に過剰な動きが生じたなら，次の損傷が示唆される．

1. 後十字靱帯（図14.57）
2. 弓状膝窩複合体
3. 後斜靱帯
4. 前十字靱帯

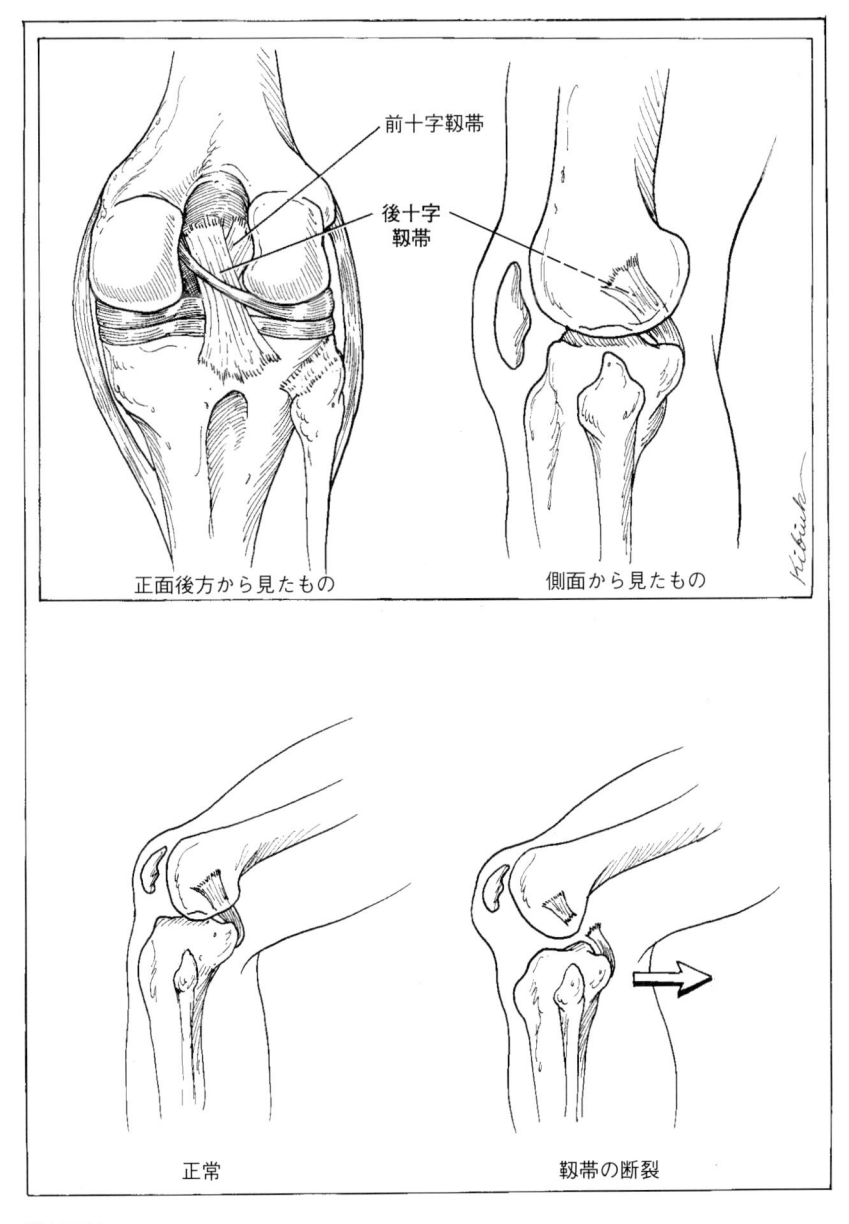

前十字靱帯
後十字靱帯
正面後方から見たもの
側面から見たもの
正常
靱帯の断裂

図14.57

■ラックマンテスト[14] Lachman's Test

敏感度／信頼度スケール 0 1 2 3 4

検査法 患者を仰臥位とし，膝30°屈曲位で片手で大腿をつかみ固定する．反対の手で脛骨をつかみ，上方へ引っぱる（図14.58）．

理論的根拠 脛骨を上方へ引いた際，エンドポイント（グッと止まる感じ）が感じられないなら次の損傷が考えられる．

1. 前十字靱帯
2. 後斜靱帯

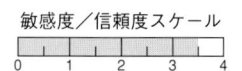

このテストは前十字靱帯損傷の最も信頼できるテストである．なぜなら前方引き出しテストのように膝を90°に屈曲する必要がなく，半月板の衝突や大腿屈筋群の痙攣が少ないためである．

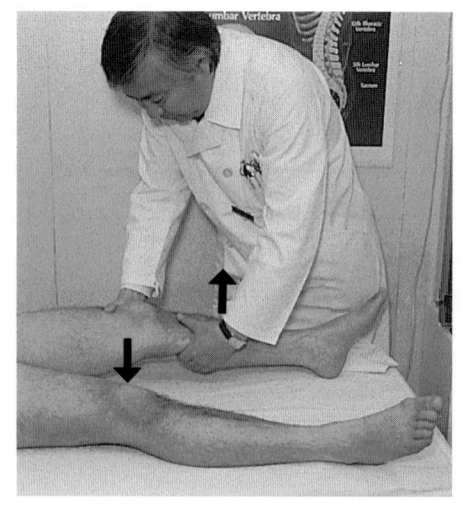

図14.58

■逆ラックマンテスト[8] Reverse Lachman's Test

敏感度／信頼度スケール 0 1 2 3 4

検査法 患者を腹臥位とし，膝を30°屈曲させる．片手で大腿後面を固定し，大腿屈筋群が弛緩していることを確認する．反対の手で脛骨をつかみ後方へ持ち上げる（図14.59）．

理論的根拠 脛骨に後方への圧力を加えることにより，後十字靱帯はストレスをうける．エンドポイント（グッと止まる感じ）が感じられず，脛骨が後方に移動する時は後十字靱帯損傷を示唆する．

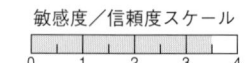

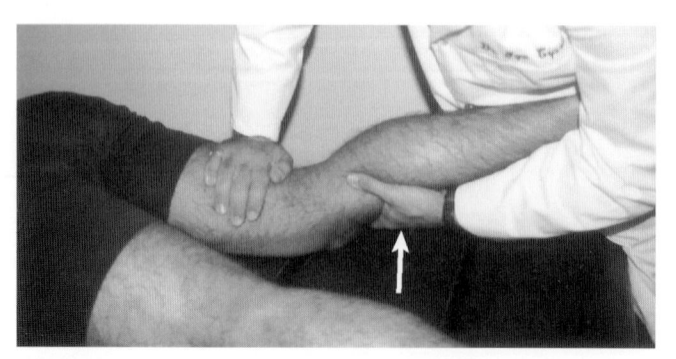

図14.59

■スロカムテスト[15]　Slocum Test

検査法　患者を仰臥位にし，膝を90°屈曲，30°内旋位にする．その足を検者の膝で固定し，脛骨をつかみ，検者側に引っぱる（図14.60）．

理論的根拠　このテストは膝を30°内旋位で固定する以外は前方引き出し徴候と似ている．もし脛骨が過剰に前方移動し，エンドポイント（グッと止まる感じ）が感じられないなら，次のいずれかの靱帯不安定性を示唆する．

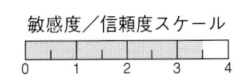

1. 前十字靱帯
2. 後外側関節包
3. 腓骨側副靱帯
4. 腸脛靱帯

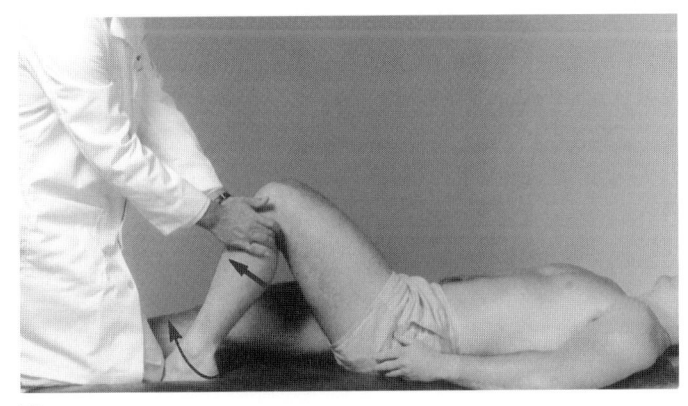

図14.60

■ロッシーテスト[16]　Losee Test

検査法　患者を仰臥位にして，患肢を片手で外旋し腹部でおさえる．大腿二頭筋を弛緩させるために膝を30°屈曲させる（図14.61）．反対の手の母指で腓骨頭の後ろを，他の指を膝蓋骨の上において膝をつかむ．膝外側から外反ストレスをかけ，膝を伸展しながら腓骨頭を前方に押し出す（図14.62）．

理論的根拠　膝を30°屈曲して外旋し，外反ストレスを加えることにより，膝外側支持機構は圧迫される．この圧迫は脛骨の前方亜脱臼を強調する．膝を伸展し外反ストレスを加えている間，触知しうる"clunk"を探す．この"clunk"が脛骨の前方亜脱臼を示唆し，患者は，この時に不安定感を感じる．これは次の損傷を示唆する．

1. 前十字靱帯
2. 後外側関節包
3. 弓状膝窩複合体
4. 外側側副靱帯
5. 腸脛靱帯

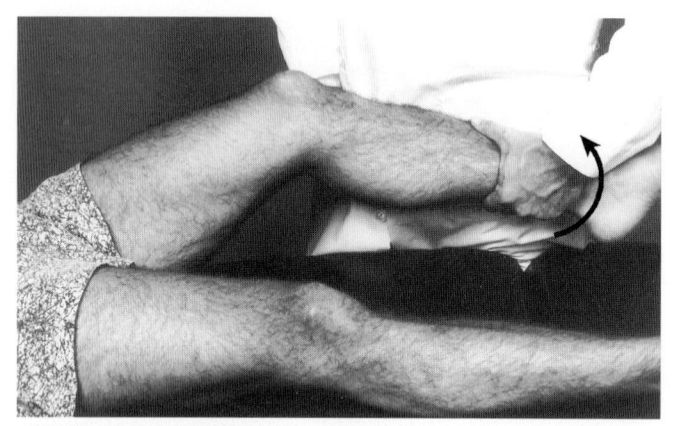

図14.61

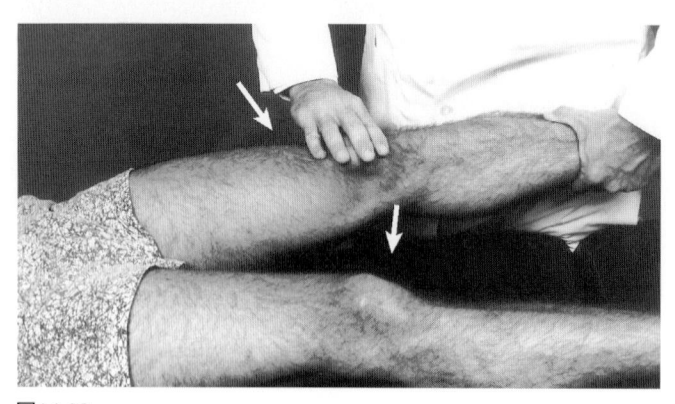

図14.62

■アプレー牽引テスト[17]　Apley's Distraction Test

敏感度／信頼度スケール

検査法　患者を腹臥位とし，膝を90°に屈曲させる．大腿を検者の膝で固定する．患者の足を引き上げながら内旋（図14.63），外旋（図14.64）を行う．

理論的根拠　膝を牽引することは半月板にかかる圧を減少し，内側もしくは外側側副靱帯に捻りを加える．牽引で疼痛を生じるなら，非特異的な靱帯の損傷もしくは不安定性を示唆する．

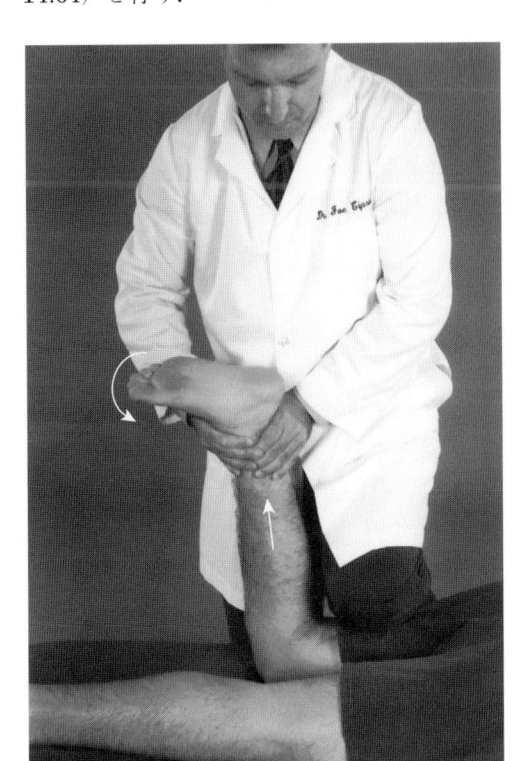

図14.63

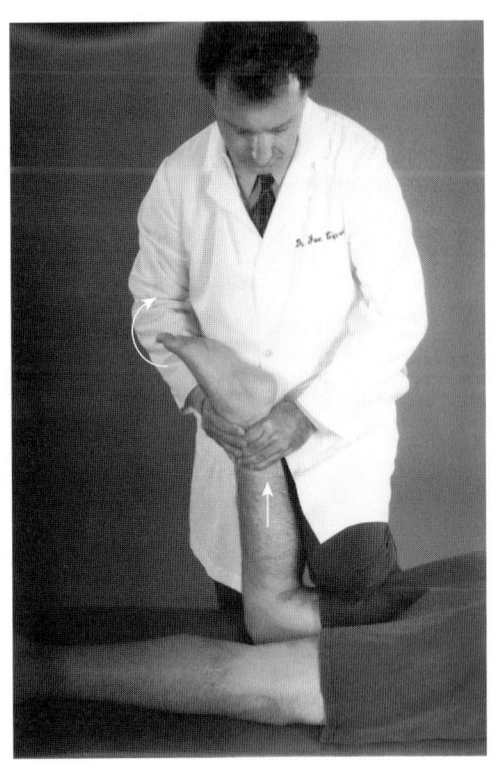

図14.64

■内転ストレステスト[5]　　Adduction Stress Test

敏感度／信頼度スケール
0 1 2 3 4

検査法　患者を仰臥位とし，大腿内側を固定する．検者は下腿を持ち，内側に押す（図14.65）．このテストを膝屈曲20°～30°でも行う（図14.66）．

理論的根拠　もし膝を完全に伸展した際の内転で脛骨が大腿骨から過度に動くときは（内側不安定性評価スケール，表14.1），次の靱帯の不安定性が示唆される．

1. 外側側副靱帯
2. 腸脛靱帯
3. 後外側関節包
4. 後十字靱帯
5. 前十字靱帯

もし膝屈曲20°～30°で前述のテストが陽性のとき，次の諸靱帯のいずれかが不安定と思われる．

1. 外側側副靱帯
2. 後外側関節包
3. 腸脛靱帯

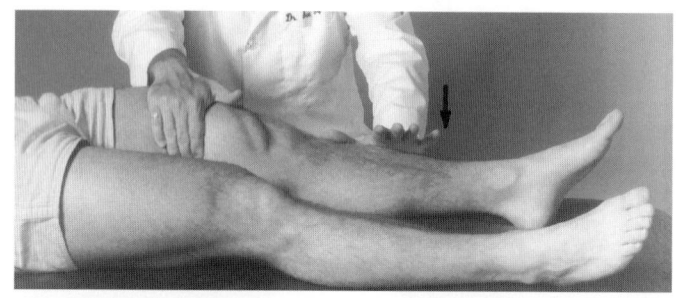

図14.65

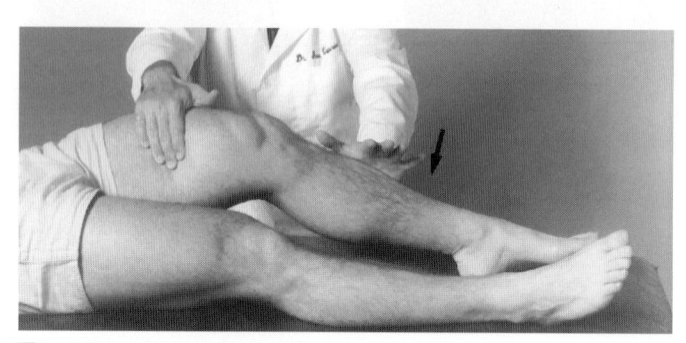

図14.66

表14.1　内側不安定性評価スケール

グレード0	関節の開大なし
グレード1+	0.5cm未満の関節の開大
グレード2+	0.5～1.0cm未満の関節の開大
グレード3+	1cm以上の関節の開大

■外転ストレステスト[5]　Abduction Stress Test

敏感度／信頼度スケール
0　1　2　3　4

検査法　患者を仰臥位とし，大腿外側を固定する．下腿をつかみ外側に回旋させる（図14.67）．ついでこのテストを膝屈曲20°～30°で行う（図14.68）．

画像診断の提案
・単純X線撮影
　膝前後像
　膝側面像
・膝MRI

理論的根拠　膝を完全に伸展した際の外転で脛骨が大腿に対し過度に動く時（外側不安定性評価スケール，表14.2），次の靱帯の不安定性が考えられる．

1. 内側側副靱帯
2. 後内側関節包
3. 前十字靱帯
4. 後十字靱帯

もし膝屈曲20°～30°で前述のテストが陽性なら，次の諸靱帯のいずれかが不安定と思われる．

1. 内側側副靱帯
2. 後内側関節包

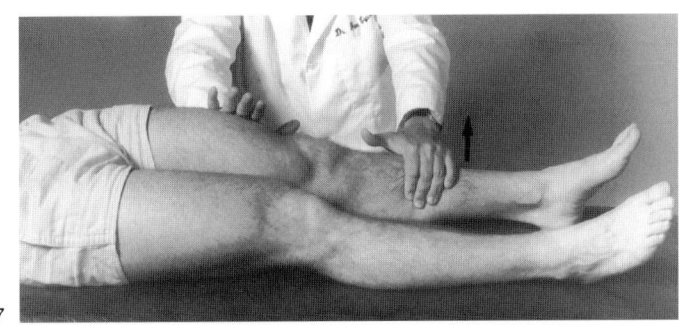

図14.67

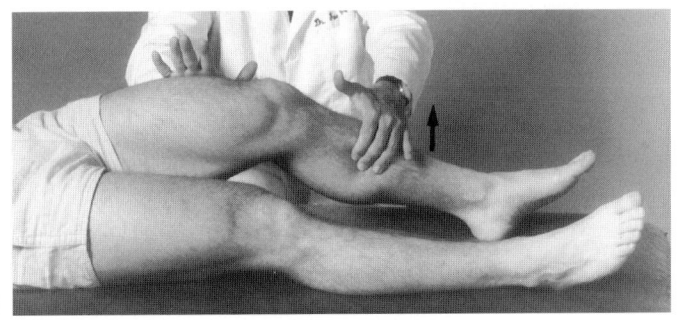

図14.68

表14.2　外側不安定性評価スケール

グレード0	関節の開大なし
グレード1+	0.5cm未満の関節の開大
グレード2+	0.5～1.0cmの関節の開大
グレード3+	1cm以上の関節の開大

膝蓋大腿機能障害　PATELLOFEMORAL DYSFUNCTION

臨床解説　膝蓋骨は膝関節の前面を保護する．また，大腿四頭筋の膝伸展機構としての働きを，働きやすくする支点としても機能する．膝蓋骨は滑車溝の中にある．正常な屈曲と伸展では，膝蓋骨は溝内をなめらかに移動する．膝前部の痛みと機能障害の原因の多くは，滑車溝をたどる膝蓋の異常や膝蓋骨への直接の外傷である．膝蓋大腿の異常には，骨折，脱臼，配列異常症候群，膝蓋軟骨軟化症，膝蓋大腿関節炎などがある．

> **臨床徴候・症状**
> ・膝関節前部の痛み
> ・膝関節水腫
> ・はじける感覚
> ・関節の軋轢音
> ・階段を上ると不安
> ・膝ががくがくする

■膝蓋骨圧迫テスト　Patella Grinding Test

検査法　患者を仰臥位にし，膝蓋骨を圧迫しながら内側や外側に動かす（図14.69）．

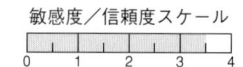

理論的根拠　膝蓋骨深層の疼痛は膝蓋骨軟化症，膝蓋大腿関節炎，もしくは軟骨骨折の存在を示唆する．膝蓋骨離断性骨軟骨炎もまた疼痛を生じる．膝蓋骨表層の疼痛は膝蓋前滑液包炎が疑われる．

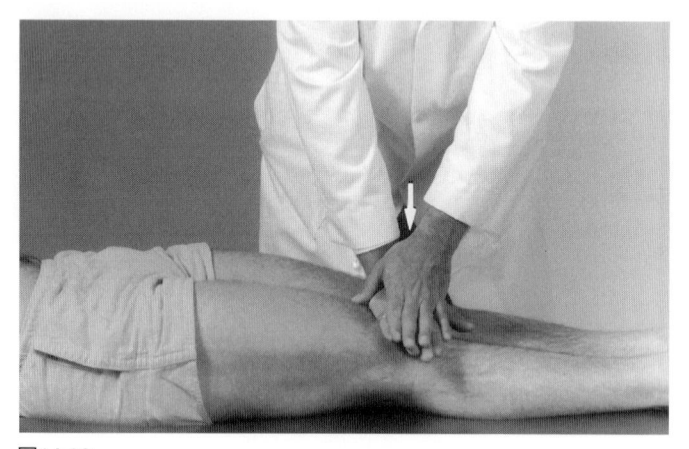

図14.69

■膝蓋骨不安感テスト[17]　Patella Apprehension Test

敏感度／信頼度スケール
0　1　2　3　4

検査法　患者を仰臥位とし，膝蓋骨を徒手的に外側に転位させる（図14.70）．

理論的根拠　脱臼不安感の出現や大腿四頭筋の収縮は反復性の膝蓋骨外側脱臼の兆候を示唆する．疼痛もまたこのテストで生じる．

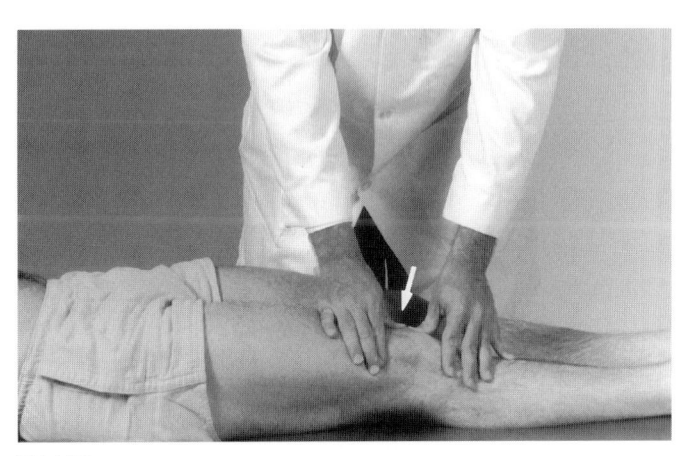

図14.70

■ドレイヤーテスト　Dreyer's Test

敏感度／信頼度スケール
0　1　2　3　4

検査法　患者を仰臥位とし，自分で下肢を挙上させる（図14.71）．もし患者が下肢を挙上できなければ，膝蓋骨の真上で大腿四頭筋腱を固定する．このポイントで再び下肢を挙上させる（図14.72）．

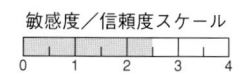

理論的根拠　もし患者が大腿四頭筋固定後に下肢を挙上できるなら，外傷に起因した膝蓋骨骨折を示唆する．股関節を屈曲させる主要筋である大腿四頭筋の腱は膝蓋骨に付着しているので，膝蓋骨が骨折すると四頭筋腱は機能しなくなる．徒手的に大腿四頭筋腱を安定化させることにより股関節の屈曲が可能になる．

画像診断の提案
・単純X線撮影
　膝前後像
　膝側面像
　膝蓋軸像
・CT
・MRI

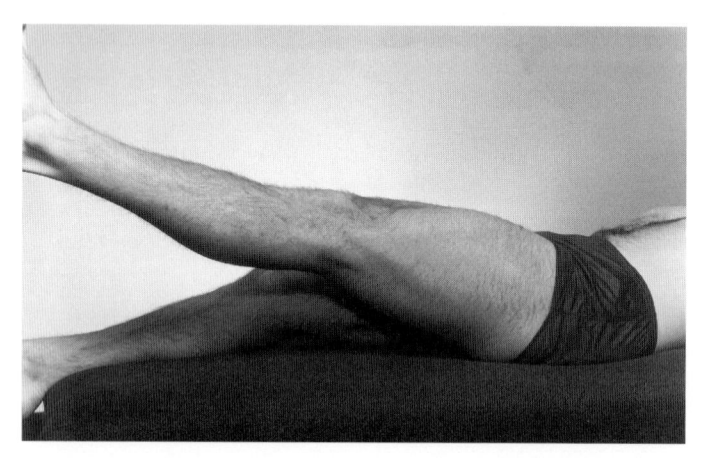

図14.71

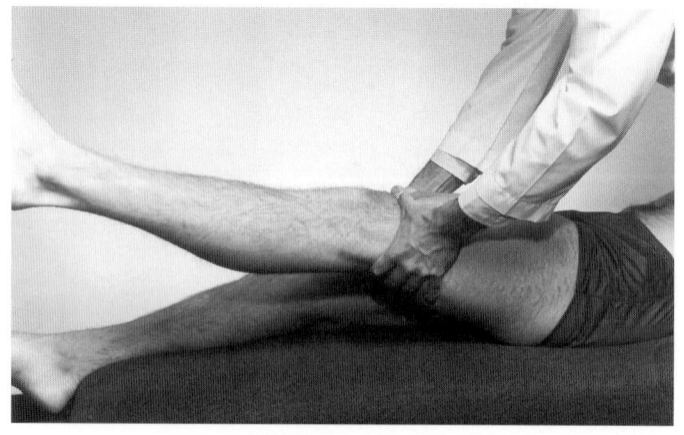

図14.72

膝関節水腫　KNEE JOINT EFFUSION

臨床解説　膝の中あるいは周りの水腫は，外傷，感染，変形性膝関節症，リウマチ性関節炎，痛風，偽痛風によって起きる．水腫は血液，脂肪，リンパ液，そして尿酸塩，ピロリン酸塩，シュウ酸エステルなどの結晶体を含む．水腫の分析については省略する．以下の身体テストは，膝関節の周りに水腫があるかどうかを評価するものである．水腫があれば，患者の病歴と臨床所見に基づき，関節穿刺を行うかどうか判断しなければならない．

臨床徴候・症状
・歩くと膝が痛い
・膝前部の炎症
・触れると膝関節が温かい

■膝蓋跳動テスト　Patella Ballottement Test

敏感度／信頼度スケール
0　1　2　3　4

検査法　膝蓋骨上部を片方の手でつかむように押さえ，下方へ貯留液を押し出すようにする．もう一方の手の指先で膝蓋骨を大腿骨の方へ押す（図14.73）．

理論的根拠　関節内に水腫があれば，膝蓋骨が持ち上がる．膝蓋骨を大腿骨に押しつけた時にコツ，コツと当たる感覚が出現する．

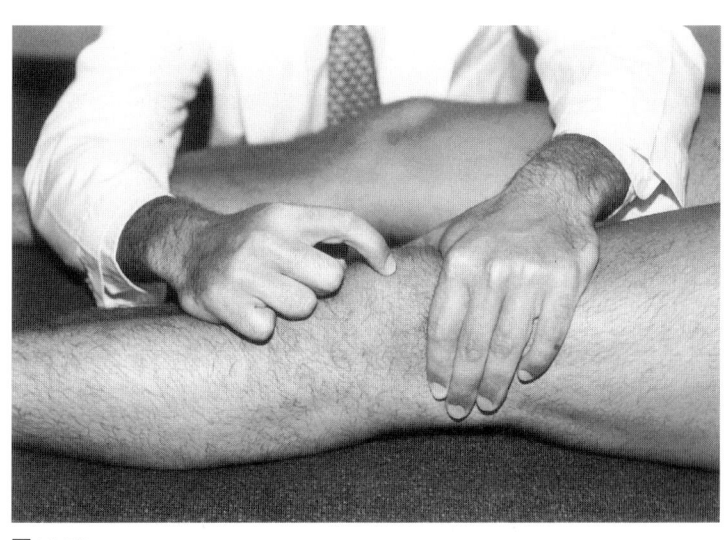

図14.73

■ストロークテスト[5]　Stroke Test

検査法　患者を仰臥位とし，片手の母指で膝蓋骨内側を2，3回膝蓋上嚢に向かって摩ると同時に，もう一方の手の母指で膝蓋骨外側を下方へ摩る（図14.74）．

理論的根拠　もし浸出液が多量にあれば，膝蓋骨の下内側縁に集まって，この部位が腫れあがってくる．

敏感度／信頼度スケール
0　1　2　3　4

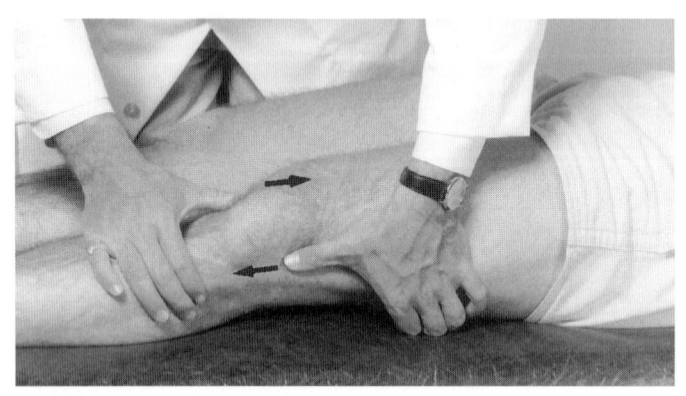

図14.74

■波動テスト[5]　Fluctuation Test

検査法　患者を仰臥位とし，片手で膝蓋上嚢の位置で大腿をつかみ，反対の手で膝蓋骨の直下をつかむ（図14.75）．交互に各々の手に圧力を加える．

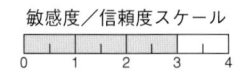

理論的根拠　浸出液が多量にあれば，交互に波動を触知できる．この波動は重要な関節水腫を示している．

敏感度／信頼度スケール
0　1　2　3　4

画像診断の提案
・なし

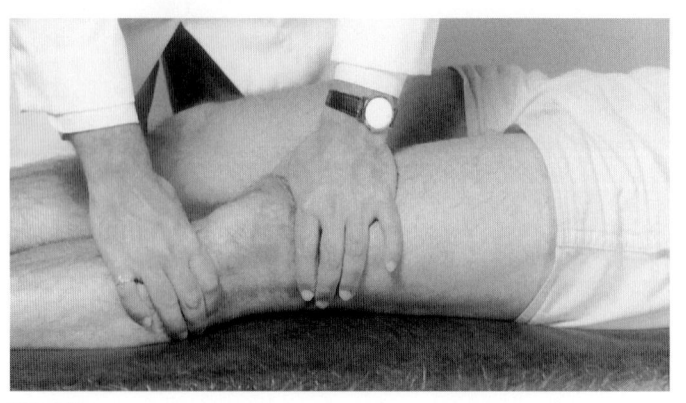

図14.75

参考文献　References

1. American Academy of Orthopaedic Surgeons. The Clinical Measurement of Joint Motion. Chicago：AAOS, 1994.
2. Boone DC, Azen SP. Normal range of motion of the joints in male subjects. J Bone Joint Surg Am 1979；61：756-759.
3. Apley AG. The diagnosis of meniscus injuries：some new clinical methods. J Bone Joint Surg 1947；29：78.
4. McMurray TP. The semilunar cartilages. Br J Surg 1942；29：407.
5. McGee DJ. Orthopedic Physical Assessment. 2nd ed. Philadelphia：Saunders, 1992.
6. Ricklin P, Ruttiman A, Del Buono MS. Meniscal Lesions：Diagnosis, Differential Diagnosis, and Therapy. 2nd ed. Mieller NH, trans. New York：Theme Stratton, 1983.
7. Helfet A. Disorders of the Knee. Philadelphia：JB Lippincott, 1974.
8. Strobel M, Stedtfeld HW. Diagnostic Evaluation of the Knee. Berlin：Springer-Verlag, 1990.
9. Anderson AF, Lipscomb AB. Clinical diagnosis of meniscal tears—description of a new manipulative test. Am J Sports Med 1988；14：291.
10. Mital MA, Hayden J. Pain in the knee in children：the medial plica shelf syndrome. Orthop Clin North Am 1979；10：714.
11. Houghston JC, Walsh WM, Puddu G. Patella subluxation and dislocation. Philadelphia：Saunders, 1984.
12. Butler DL, Noyes FR, Grood ES. Ligamentous restraints to anterior-posterior drawer in the human knee. J Bone Joint Surg Am 1980；62：259.
13. Fukybayashi T, Torzilli PA, Sherman MF, et al. An in vitro biomechanical evaluation of anterior posterior motion of the knee. J Bone Joint Surg Br 1972；54：763.
14. Jonsson TB, Althoff L, Peterson J, et al. Clinical diagnosis of ruptures of the anterior cruciate ligament：a comparative study of the Lachman test and the anterior drawer sign. Am J Sports Med 1982；10：100.
15. Slocum DB, James SL, Larson RL, et al. A clinical test for anterolateral rotary instability of the knee. Clin Orthop 1976；118；63.
16. Loose RE, Jenning TR, Southwich WO. Anterior subluxation of the lateral tibial plateau：a diagnostic test and operative review. J Bone Joint Surg Am 1978；60：1015.
17. Hoppenfeld S. Physical examination of the spine and extremities. New York：Appleton-Century-Crofts, 1976：127.

推薦図書　General References

Bloom MH. Differentiating between meniscal and patellar pain. Phys Sports Med 1989；17(8)：95-108.
Butler DL, Noyes FR, Grood ES. Ligamentous restraints to anterior-posterior drawer in the human knee. J Bone Joint Surg Am 1980；62：259.
Cailliet R. Knee Pain and Disability. Philadelphia：FA Davis, 1973.
Cipriano J. Post traumatic knee injuries. Today's Chiropractic 1985；14(5)：49-51.
Clancy WG. Evaluation of acute knee injuries. American Association of Orthopedic Surgeons symposium on sports medicine：the Knee. St. Louis：Mosby, 1985.
Clancy WG, Keene JS, Goletz TH. The symptomatic dislocation of the anterior horn of the medial meniscus. Am J Sports Med 1984；12：57-64.
Cyriax J. Textbook of Orthopaedic Medicine. Vol. 1. Diagnosis of Soft Tissue Lesions. London：Bailiéré Tindall, 1982.
Frankel VH, Burstein AH, Brooks DB. Biomechanics of internal derangement of the knee. J Bone Joint Surg Am 1971；53：945.
Hardaker WT, Whipple TL, Bassett FH. Diagnosis and treatment of the plica syndrome of the knee. J Bone Joint Surg Am 1980；62：221-255.
Johnson T, Althoff B, Peterson L, et al. Clinical diagnosis of ruptures of the anterior cruciate ligament：a comparative study of the Lachman test and the anterior drawer sign. Am J Sports Med 1982；10：100.
Kapandji LA. The Physiology of the Joints. Vol. 2. Lower Limb. New York：Churchill Livingstone, 1970.
Katz KW, Fingeroth RF. The diagnostic accuracy of ruptures of the anterior cruciate ligament comparing the Lachman test, the anterior drawer sign and the pivot shift test in acute and chronic knee injuries. Am J Sports Med 1986；14：88.
Nottage WM, Sprague NF, Auerbach BJ, et al. The medial patellar plica syndrome. Am J Sports Med 1983；11：211214.
Outerbridge RE, Dunlop J. The problem of chondromalacia patellae. Clin Orthop 1975；110：177196.
Pickett JC, Radin EL. Chondromalacia of the Patella. Baltimore：Williams & Wilkins, 1983.
Slocum DB, Larson RL. Rotary instability of the knee. J Bone Joint Surg Am 1968；50：211.
Stickland A. Examination of the knee joint. Physiotherapy 1984；70：144.
Scuderi, GR：The Patella. New York：Springer-Verlag, 1995.
Torg JS, Conrad W, Nalen V. Clinical diagnosis of anterior cruciate ligament instability in the athlete. Am J Sports Med 1976；4：84.
Tria AJ. Ligaments of the Knee. New York：Churchill Livingstone, 1995.

第15章

足関節部整形外科テスト
ANKLE ORTHOPAEDIC TESTS

足関節部整形外科検査フローチャート
ANKLE ORTHOPAEDIC EXAMINATION FLOW CHART　　429

触診　PALPATION　　430
　内側面　Medial Aspect　　430
　　内果と三角靱帯　Medial Malleolus and Deltoid Ligament　　430
　　後脛骨筋腱，長趾屈筋腱，長母趾屈筋腱　Tibialis Posterior, Flexor Digitorum Longus, and Flexor Hallucis Longus Tendons　　431
　　後脛骨動脈と脛骨神経　Posterior Tibial Artery and Tibial Nerve　　433
　外側面　Lateral Aspect　　434
　　外果と付着靱帯　Lateral Malleolus and Attached Ligaments　　434
　　長腓骨筋腱と短腓骨筋腱　Peroneus Longus and Peroneus Brevis Tendons　　435
　前面　Anterior Aspect　　436
　　前脛骨筋，長母趾伸筋腱，長趾伸筋腱　Tibialis Anterior, Extensor Hallucis Longus, and Extensor Digitorum Longus Tendons　　436
　後面　Posterior Aspect　　438
　　アキレス腱，踵骨滑液包，踵骨下滑液包　Achilles Tendon, Calcaneal Bursa, and Retrocalcaneal Bursa　　438

足関節可動域　ANKLE RANGE OF MOTION　　440
　背屈　Dorsiflexion　　440
　底屈　Plantar Flexion　　441
　内がえし　Inversion　　442
　外がえし　Eversion　　443

靱帯不安定性　LIGAMENTOUS INSTABILITY　　444
　引き出し徴候　Drawer's Foot Sign　　445
　外側安定性テスト　Lateral Stability Test　　446
　内側安定性テスト　Medial Stability Test　　447

足根管症候群　TARSAL TUNNEL SYNDROME　　448
　駆血帯テスト　Tourniquet Test　　449
　足関節のチネル様徴候　Tinel's Foot Sign　　450

アキレス腱の断裂　ACHILLES TENDON RUPTURE　　451
　トンプソンテスト　Thompson's Test　　452
　アキレス腱叩打テスト　Achilles Tap Test　　453

足関節部整形外科検査フローチャート

```
                        病歴
                         │
         ┌───────────────┴───────────────┐
         ▼                               ▼
    足関節の痛み                      足関節の痛み
    外傷あり                          外傷なし
         │                               │
         ▼                               ▼
       触診                         駆血帯テスト
         │                      足関節のチネル様徴候
         ▼                               │
      可動域                              ▼
     （自動的）                      電気生理学的検査
     （他動的）                           │
         │(＋)                            ▼
         ▼                          足根管症候群
   引き出し徴候      (－)                
   外側安定性テスト ─────→ トンプソンテスト  (－)
   内側安定性テスト         アキレス腱叩打テスト ─────→ レントゲン所見
         │(＋)                  │                       │(＋)
         ▼                      ▼                       ▼
    靱帯不安定性            アキレス腱断裂              骨折
```

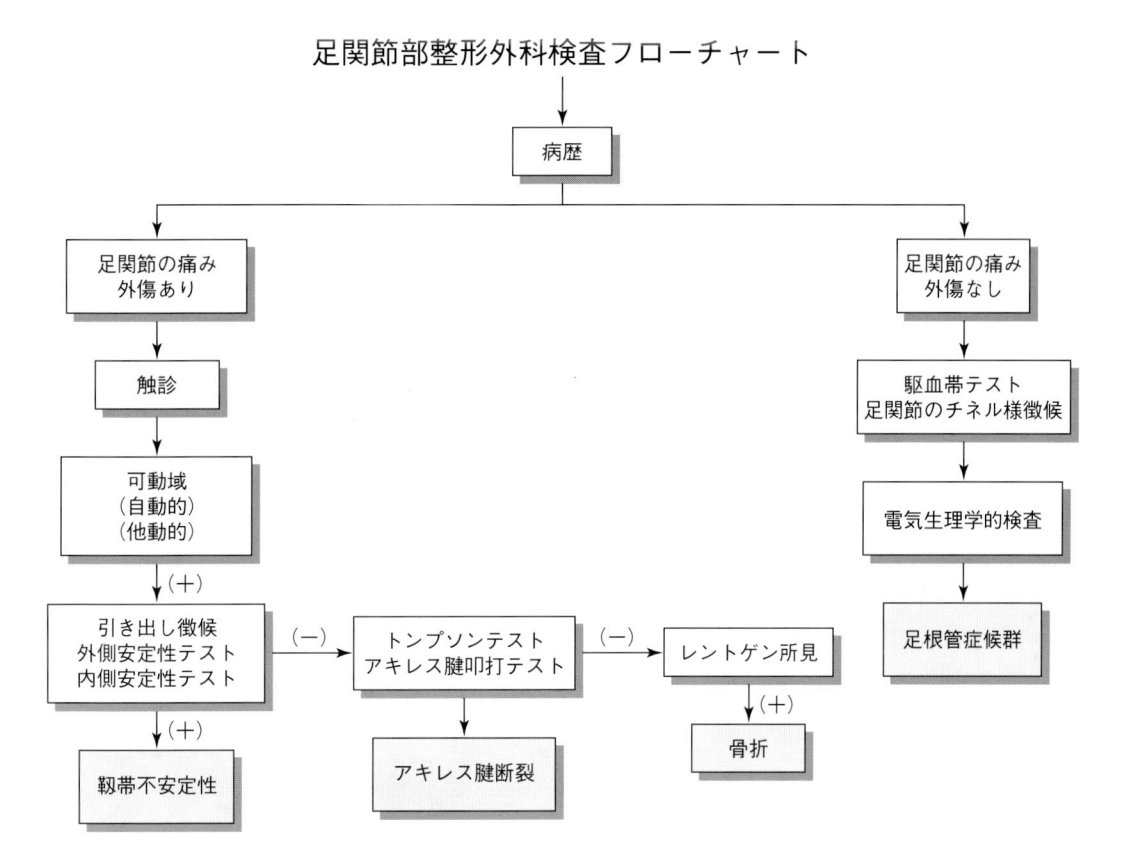

第15章　足関節部整形外科テスト

触診　PALPATION

■内側面　Medial Aspect

内果と三角靱帯　*Medial Malleolus and Deltoid Ligament*

解　剖　内果は脛骨の最も末端の突起である．内果は距骨の内側を包み，足関節を安定させる．内果に付いているのが強い三角靱帯で，距骨，舟状骨，踵骨の3つの足根骨に付着している．三角靱帯は4つの部分から成る靱帯で，その結合部によって脛舟，前脛距，後脛距，脛踵と名づけられている（図15.1）．三角靱帯は足関節内側を安定させ，距骨に対して踵骨と舟状骨を支える．一般的な損傷は足の強い外がえしで生じる内果の三角靱帯の剥離骨折である．

検査法　患者の体重が足にかからないようにし，内果と三角靱帯を触診して圧痛や腫れを調べる（図15.2）．外傷に起因する圧痛や腫れは，骨膜の打撲傷，捻挫，三角靱帯の剥離を示す．

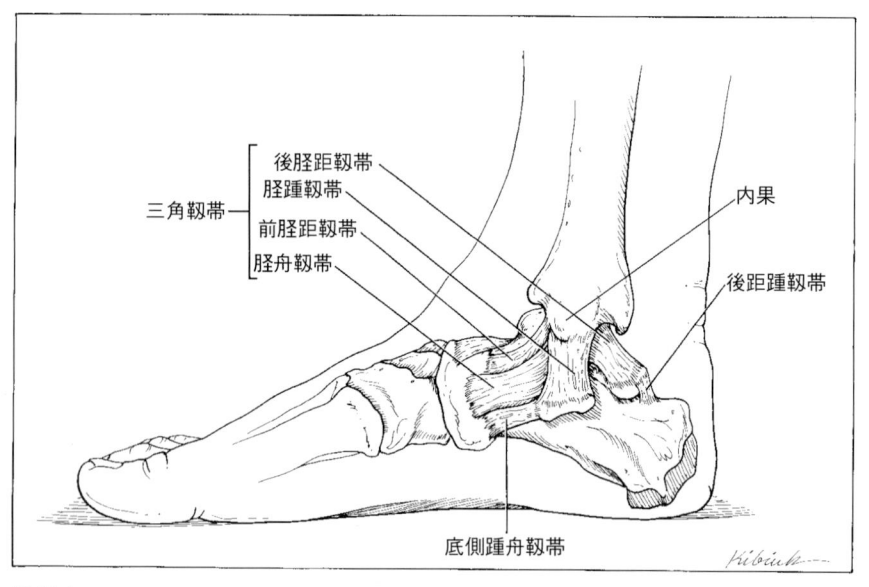

図15.1

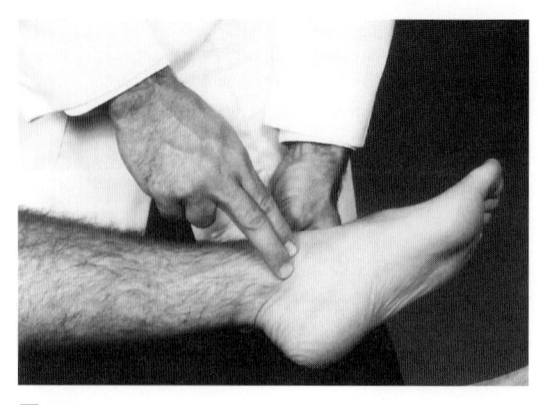

図15.2

後脛骨筋腱，長趾屈筋腱，長母趾屈筋腱
Tibialis Posterior, Flexor Digitorum Longus, and Flexor Hallucis Longus Tendons

解　剖　後脛骨筋腱は内果の後方を通過し，舟状骨に付着する（図15.3）．この筋腱の機能は足関節を底屈し，足を内がえしにする．長趾屈筋腱は後脛骨筋の後方に存在し，脛骨に沿って内果後方を通過し（図15.3），第2から第5末節骨に付着する．この筋腱の働きは足関節を底屈し，第2趾から第5趾までを屈曲させることである．長母趾屈筋腱は長趾屈筋腱の後方にあり，足関節後方を通過するが，内果後方ではない．第1末節骨に付着する（図15.3）．その働きは第1趾を屈曲させることである．

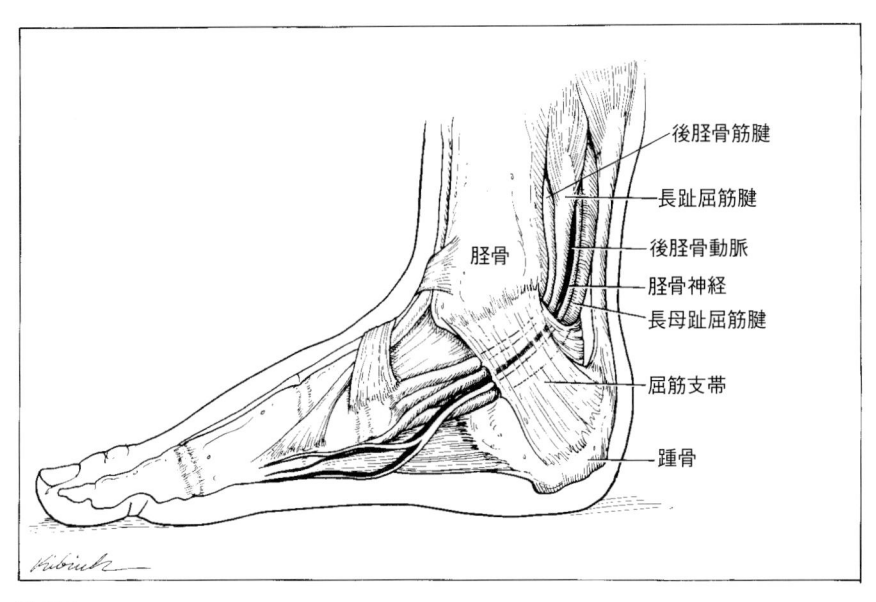

図15.3

検査法 後脛骨筋腱を触知するために，患者の足を内がえし，底屈させる．内果周囲の脛骨内側を触知する（図15.4）．腱の連続性と疼痛，腫脹の有無に注意する．疼痛もしくは腫脹は外傷や腱炎を示唆する．外傷に起因する腱の非連続性や外反足は腱断裂を示唆する．

後脛骨筋後方の長趾屈筋腱を触知する．片手で患者の足趾屈曲に抵抗し，もう一方の手で腱を触知する（図15.5）．疼痛，腫脹，軋轢音の有無に注意する．これらの徴候は捻挫もしくは腱炎を示唆する．

長母趾屈筋腱の触知は困難なため，評価できない．

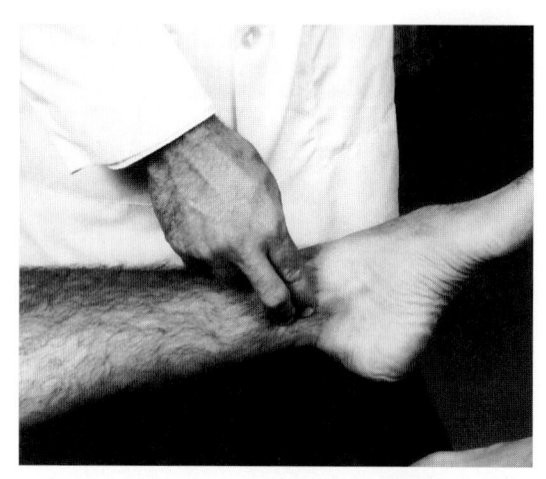

図15.4

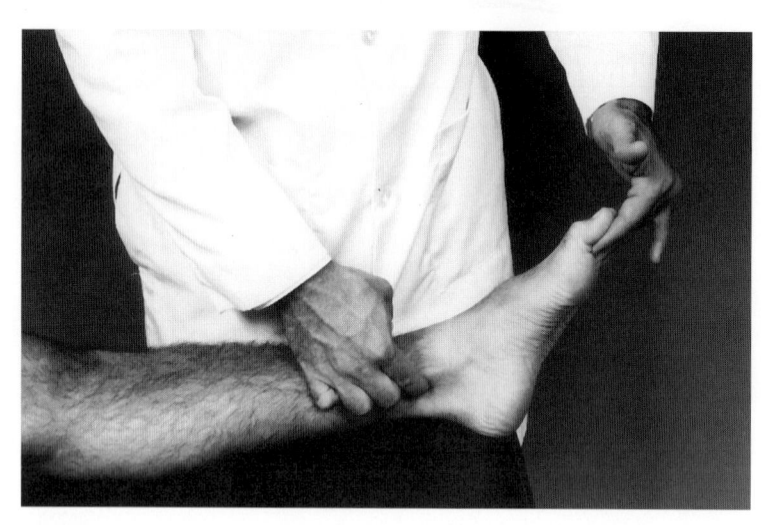

図15.5

後脛骨動脈と脛骨神経　*Posterior Tibial Artery and Tibial Nerve*

解　剖　後脛骨動脈は長趾屈筋腱と長母趾屈筋腱の間に位置する．この動脈は主に足へ血液を供給する．脛骨神経は坐骨神経の枝である．後脛骨動脈とともに足関節の屈筋支帯の下を通過し，内果後方を走る（図15.6）．屈筋支帯は手関節における手根管症候群と同様に神経血管を圧迫し，障害の原因となりうる．

検査法　検者は中指と示指で軽く圧迫を加え，後脛骨動脈を触知する（図15.7）．拍動に注意し両足を比較する．拍動の振幅減少は後脛骨動脈の圧迫を示唆する．脛骨神経は足底を支配する神経として重要であるが，触知することが困難である．

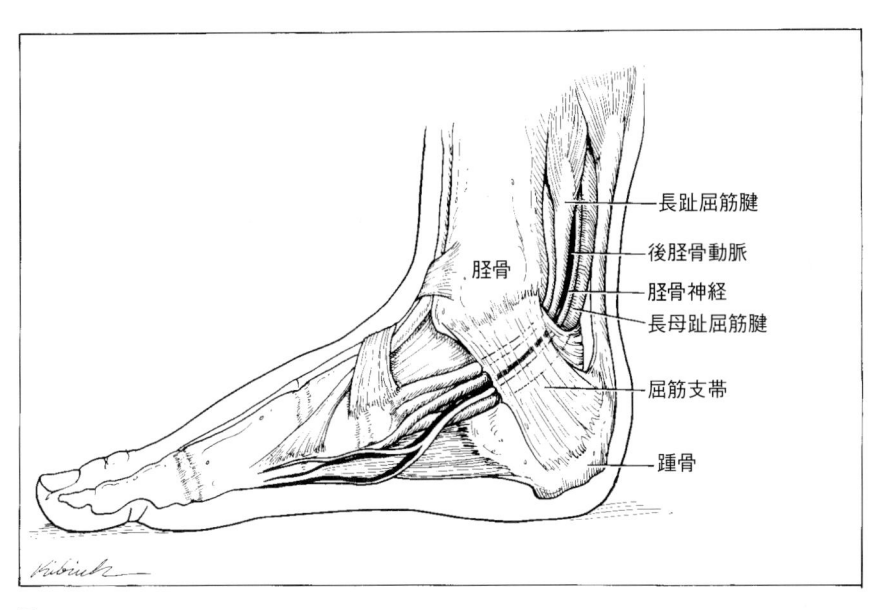

図15.6

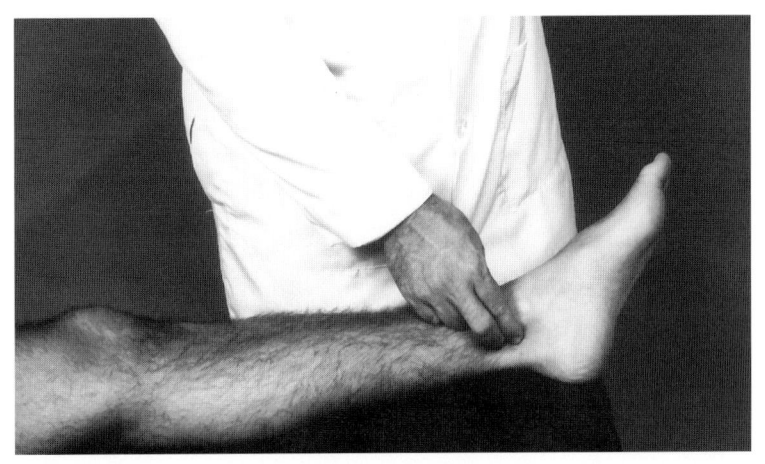

図15.7

■外側面　Lateral Aspect
外果と付着靱帯　*Lateral Malleolus and Attached Ligaments*

解　剖　外果は腓骨遠位端の突出である．下記の3つの臨床的に重要な靱帯が外果に付着している．

1. 前距腓靱帯
2. 踵腓靱帯
3. 後距腓靱帯

これらの靱帯は足関節外側を支えるが，内側に存在する三角靱帯ほど強靱ではない（図15.8）．これらの靱帯は内がえし損傷で受傷しやすい．

検査法　検者は示指と中指で外果を触知する（図15.9）．疼痛や腫脹の有無を確認する．これらの徴候は先に述べた靱帯の外傷に伴う骨膜損傷，骨折，裂離骨折もしくは内がえし捻挫を示唆するものである．

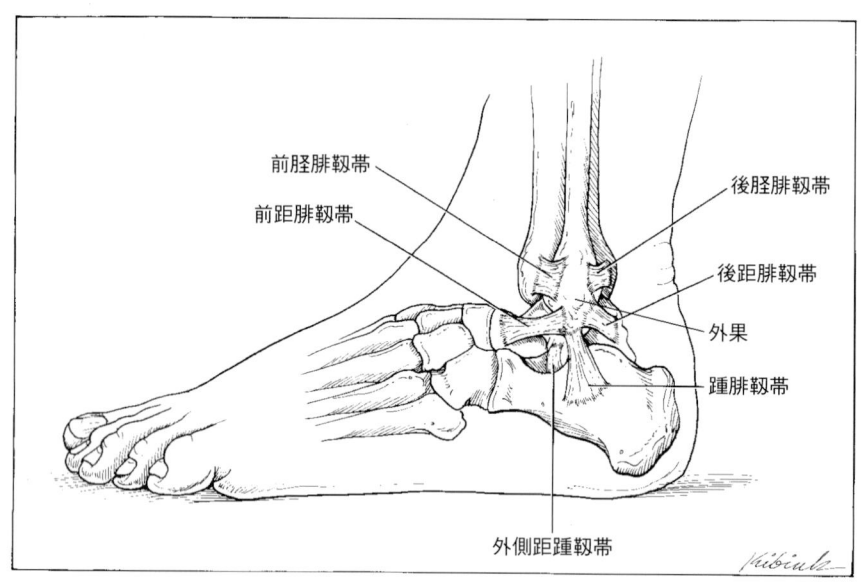

図15.8

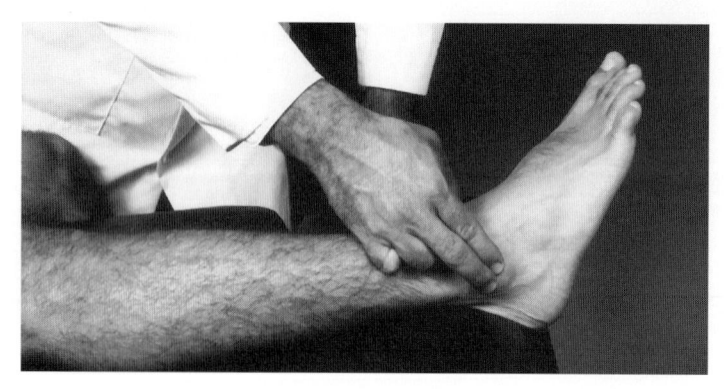

図15.9

長腓骨筋腱と短腓骨筋腱　Peroneus Longus and Peroneus Brevis Tendons

解　剖　腓骨筋腱は外果後方を走行し，腓骨筋支帯の下を通る（図15.10）．腓骨筋腱の働きは足を外がえしにすることである．

検査法　非荷重の状態で，片手で外果後方を触知し，もう一方の手で受動的に足を内がえし（図15.11），外がえし（図15.12）にする．疼痛，腫脹，クリックの有無に気をつける．疼痛，腫脹は腱鞘炎を示唆する．クリックをともなった疼痛は腓骨筋腱亜脱臼もしくは脱臼を生じる腓骨筋支帯不全を示す．

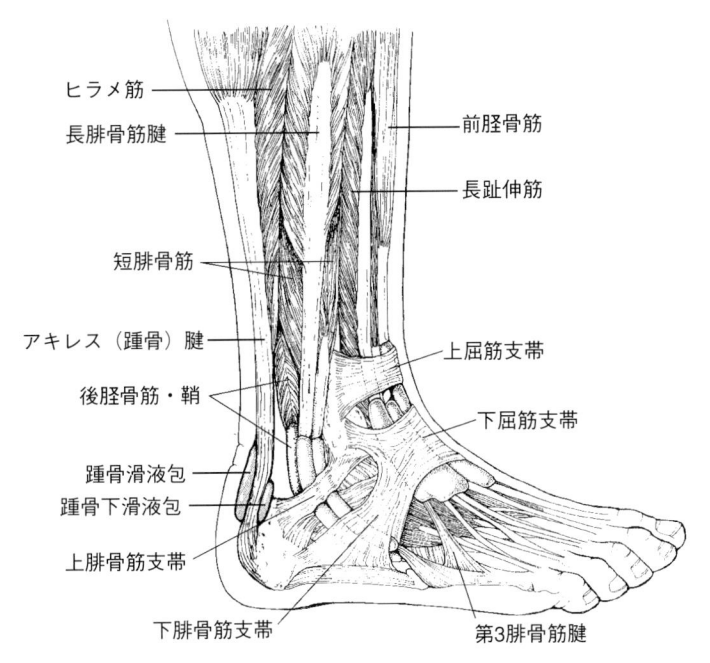

図15.10

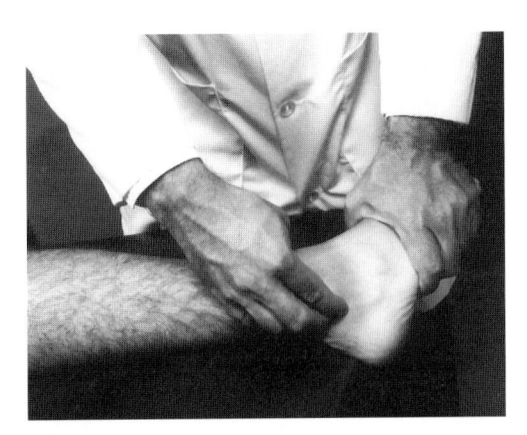

図15.11

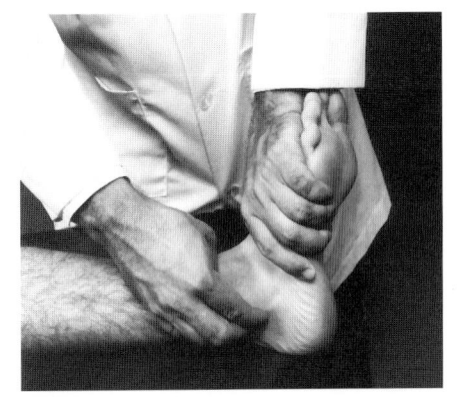

図15.12

■前面　Anterior Aspect

前脛骨筋，長母趾伸筋腱，長趾伸筋腱
Tibialis Anterior, Extensor Hallucis Longus, and Extensor Digitorum Longus Tendons

解　剖　前脛骨筋は伸筋支帯深層を脛骨前面に沿って走行し，内側楔状骨と第1中足骨に付着する（図15.13）．その働きは足関節を背屈し，足を内がえしにすることである．長母趾伸筋腱は上下伸筋支帯の下を通過し，第1趾背側に付着する（図15.13）．この筋の働きは足関節を背屈し，第1趾を伸展する（図15.13）．長趾伸筋腱は前脛骨筋の外側を走行し，第2，3，4，5末節骨と中節骨に付着する．また上下伸筋支帯の下を通過している（図15.13）．その働きは足関節を背屈し，足を外がえしにし，第2趾から第5趾を伸展する．

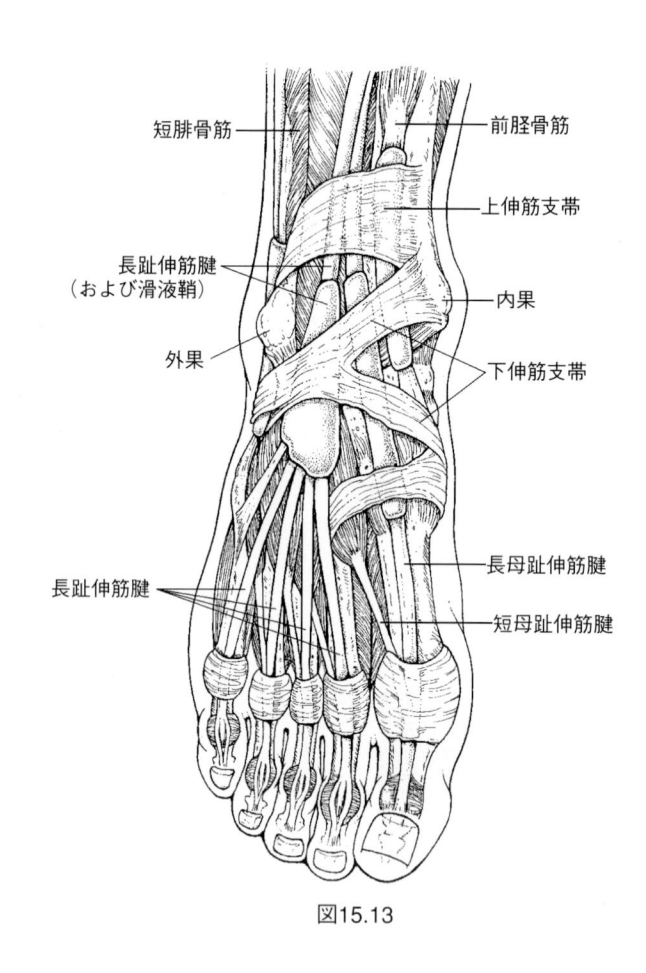

図15.13

検査法　前脛骨筋を触知するため,患者に背屈,内がえしをさせる.そうすると腱は突出し,前脛骨筋腱の触知が容易となる.圧痛点を調べるため腱を触知する(図15.14).圧痛は過度の回内で生じ,とくにランナーにおいて顕著である.腱炎もしくは腱の緊張を示唆する.この筋腱は足の縦軸アーチを支持する.

　長母趾伸筋腱を触知するため,患者に第1趾を伸展させるよう指示する(図15.15).そうすると腱は突出し,触知が容易となる.圧痛を調べるため腱を触知する.これは腱炎や腱の緊張を示唆する.

　長趾伸筋腱を触知するため,患者に足趾を伸展させるよう指示する.触知する腱は最初に足関節を通過(図15.16)したのち4本に分離し,(図15.17)中節骨に付着する.圧痛はオーバーユースによる腱炎や腱鞘炎を示唆しており,これもランナーにおいて顕著となる.

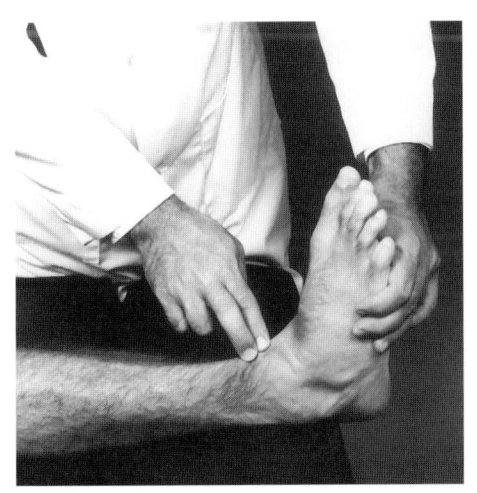

図15.14

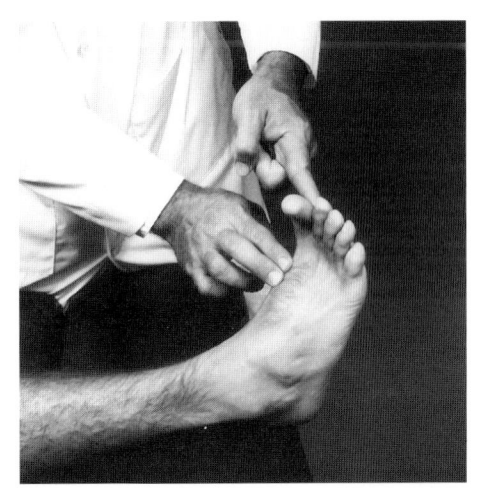

図15.15

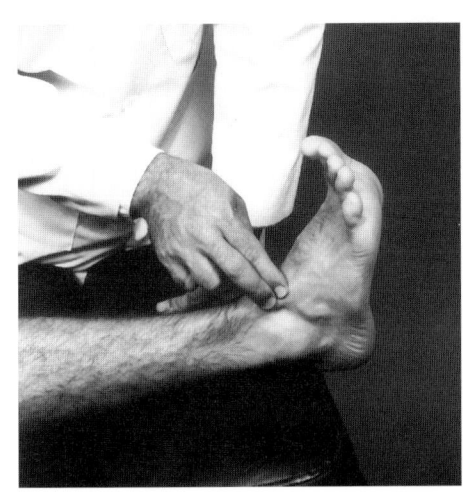

図15.16

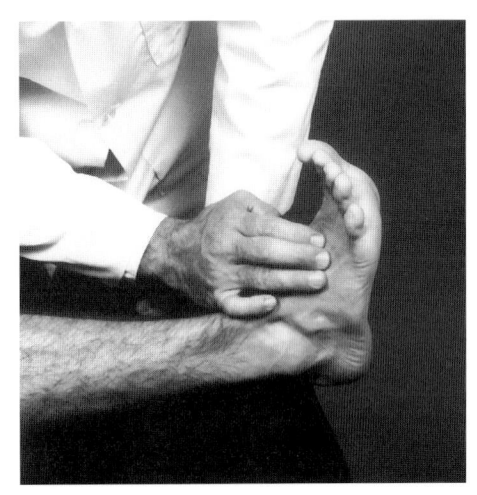

図15.17

■後面　Posterior Aspect

アキレス腱，踵骨滑液包，踵骨下滑液包
Achilles Tendon, Calcaneal Bursa, and Retrocalcaneal Bursa

解　剖　アキレス腱は腓腹筋から踵骨に付着する．体の中で最も強靱ではあるが，よく断裂する腱である．2つの滑液包がこの腱を囲んでいる．アキレス腱表面で皮下に位置する踵骨滑液包とアキレス腱深層に位置する踵骨下滑液包である（図15.18）．これらの滑液包は炎症を起こさないと触知できない．

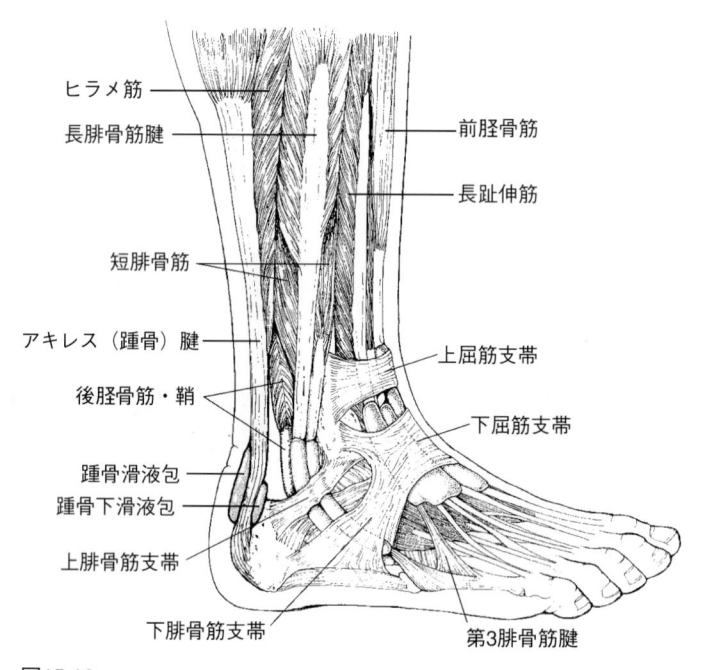

図15.18

検査法 足関節中間位で，母指と示指でアキレス腱を触知する（図15.19）．ついで母指でアキレス腱の前後に圧を加える（図15.20）．疼痛，圧痛，熱感，腫脹，軋轢音，連続性を確認する．疼痛，圧痛，熱感があれば腱炎，捻挫，部分断裂を疑う．連続性の消失は腱の完全断裂を疑う．これはまれであるが，アキレス腱炎の既往のある患者に生じうる．アキレス腱深部の疼痛，圧痛，炎症は踵骨下滑液包炎を疑う．アキレス腱表層と皮下の疼痛，圧痛，腫脹は，踵骨滑液包炎を疑う．

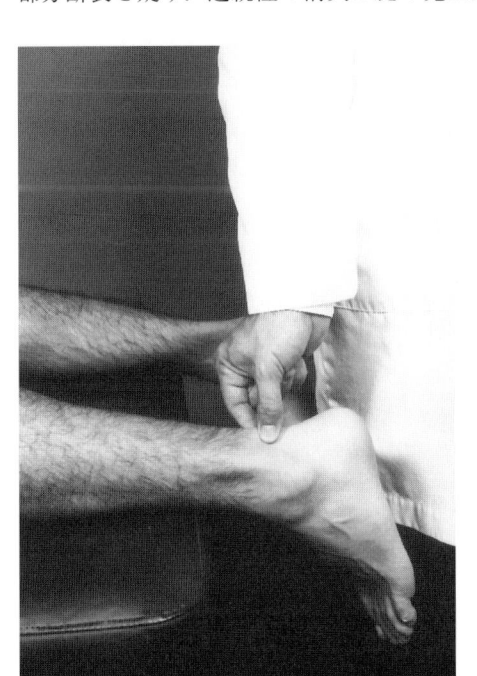

図15.19

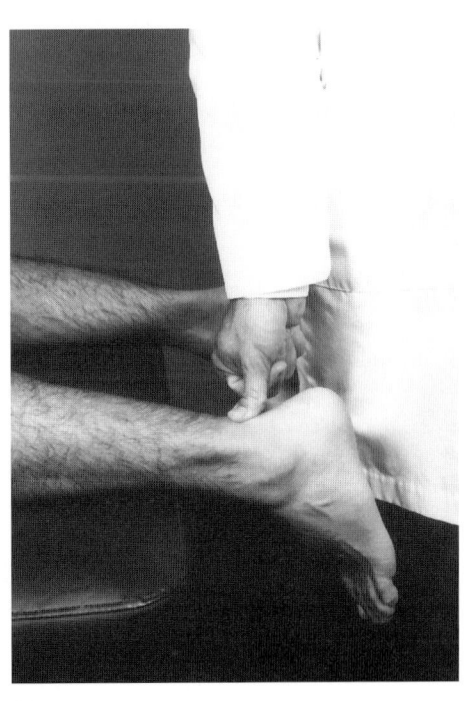

図15.20

足関節可動域　ANKLE RANGE OF MOTION

背屈[1]　*Dorsiflexion*

患者を仰臥位にし，ゴニオメーターの中心を外果の矢状面にあてがう（図15.21）．患者に足を背屈するように指示し，ゴニオメーターの片方のアームで足の動きを追う（図15.22）．

正常可動域[2]　中間位すなわち0°から13±4.4°以上．

運動に関与する筋	神経支配
1．前脛骨筋	深腓骨神経
2．長趾伸筋	深腓骨神経
3．長母趾伸筋	深腓骨神経
4．第3腓骨筋	深腓骨神経

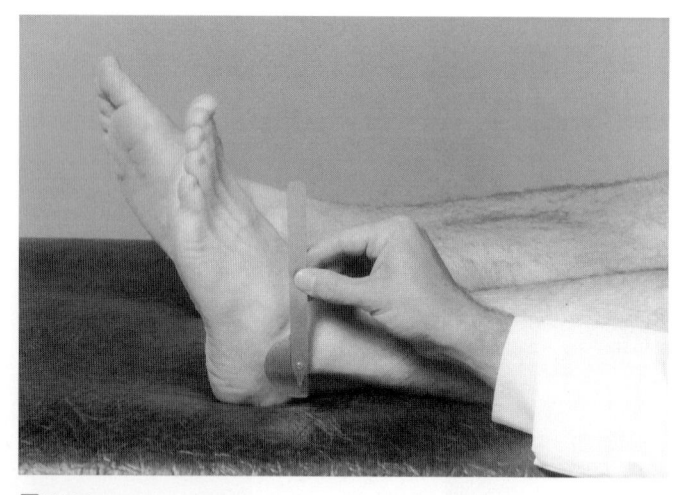

図15.21

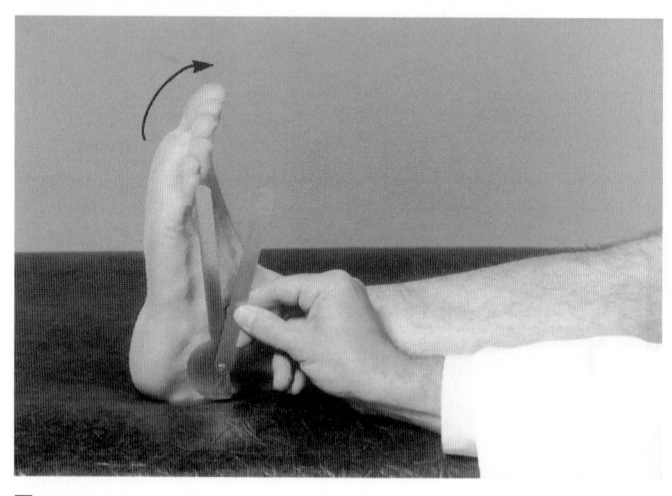

図15.22

底屈[1]　*Plantar Flexion*

　患者を仰臥位にし，ゴニオメーターの中心を外果の矢状面にあてがう（図15.23）．患者に足を底屈するように指示し，ゴニオメーターの片方のアームで足の動きを追う（図15.24）．

正常可動域[2]　中間位すなわち0°から56±6.1°以上．

運動に関与する筋	神経支配
1．腓腹筋	脛骨神経
2．ヒラメ筋	脛骨神経
3．足底筋	脛骨神経
4．長趾屈筋	脛骨神経
5．長腓骨筋	浅腓骨神経
6．短腓骨筋	浅腓骨神経
7．長母趾屈筋	脛骨神経
8．後脛骨筋	脛骨神経

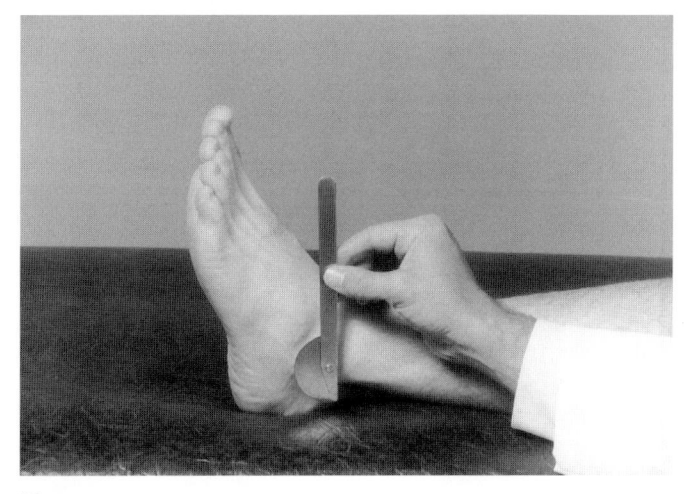

図15.23

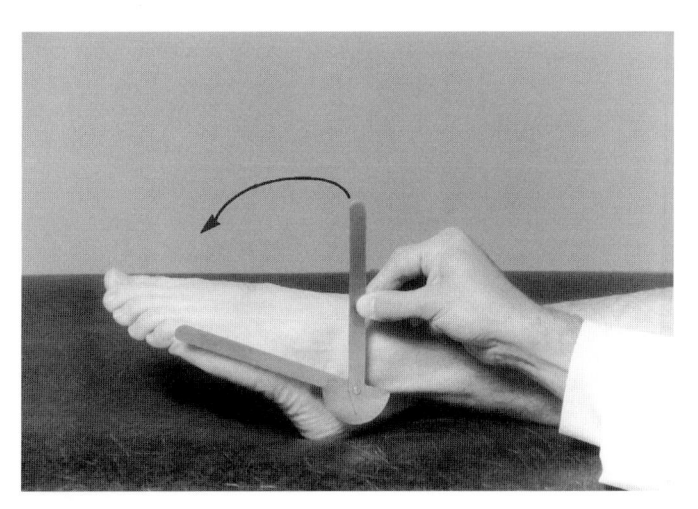

図15.24

内がえし[1]　*Inversion*

　患者を腹臥位，膝屈曲位とし，インクリノメーターを踵の基部にあて0に設定する（図15.25）．患者に足部を内がえしさせ計測する（図15.26）．

正常可動域[2]　中間位すなわち0°から37±4.5°以上．

運動に関与する筋	神経支配
1．後脛骨筋	脛骨神経
2．長趾屈筋	脛骨神経
3．長母趾屈筋	脛骨神経
4．前脛骨筋	深腓骨神経
5．長母趾伸筋	深腓骨神経

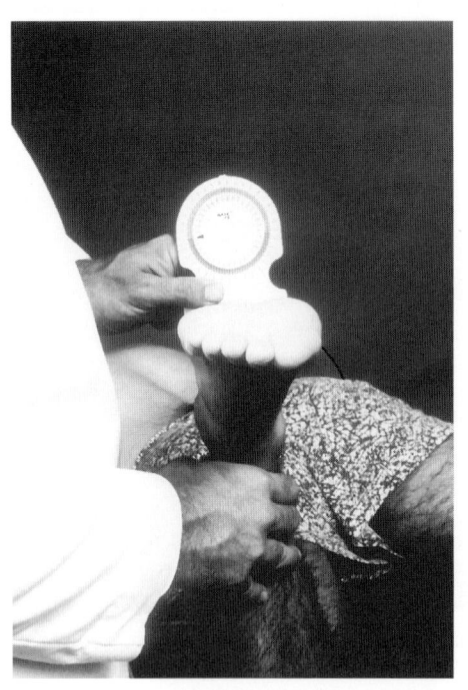

図15.25

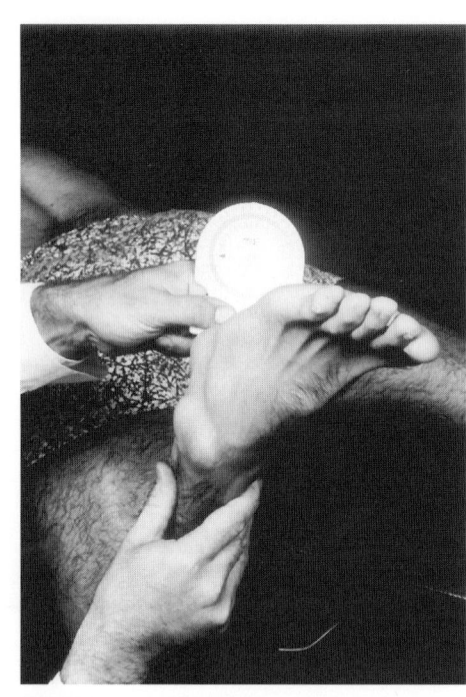

図15.26

外がえし[1,2]　*Eversion*

患者を腹臥位，膝屈曲位とし，インクリノメーターを踵の基部にあて0に設定する（図15.27）．患者に足部を外がえしさせ計測する（図15.28）．

正常可動域　中間位すなわち0°から21±5.0°以上．

運動に関与する筋	神経支配
1．長腓骨筋	浅腓骨神経
2．短腓骨筋	浅腓骨神経
3．第3腓骨筋	深腓骨神経
4．長母趾伸筋	深腓骨神経

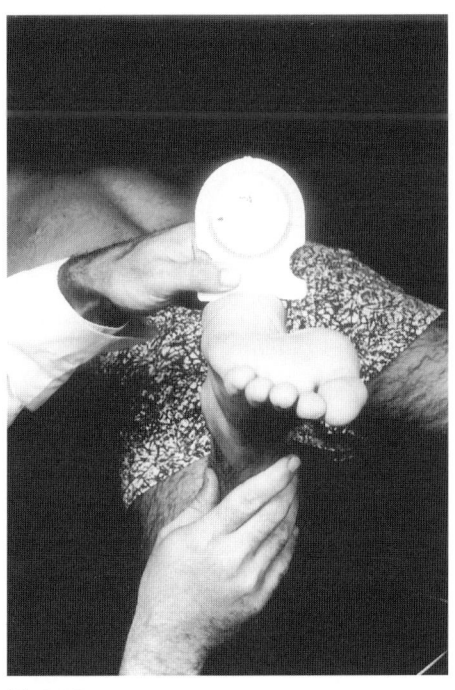

図15.27

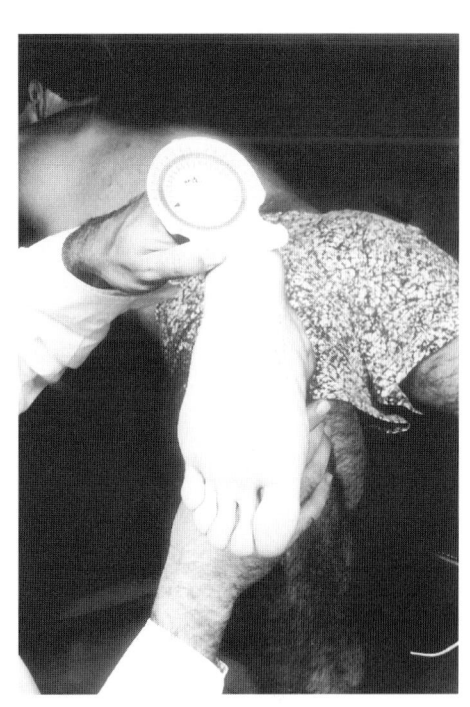

図15.28

◯ 靱帯不安定性　LIGAMENTOUS INSTABILITY

臨床解説　足関節は脛骨，腓骨，距骨で形成され，これらを結びつけている靱帯が関節を安定させ，動かす．これらの靱帯は，前距腓靱帯，後距腓靱帯，前脛腓靱帯，踵腓靱帯，三角靱帯である（図15.29）．これらの靱帯のいずれかが損傷すると，脛骨が腓骨から離れ，距骨が不安定になる．靱帯の損傷の程度によって距骨の不安定性の程度が決まる．このような損傷の多くはスポーツに関連したもので，最も多い損傷のメカニズムは，回外や内がえしに力が加わる場合である．これは平らでない面を歩くか走った後に足首をひねった時や，ジャンプ後に内がえしになったまま着地した時に起きる．損傷の最も多い靱帯は前距腓靱帯である．靱帯の弛緩や不安定性は慢性的な足関節の捻挫につながる．

> **臨床徴候・症状**
> ・足関節の腫れ
> ・静的な足関節の痛み
> ・他動的な動きでの痛み
> ・患部の靱帯の圧痛

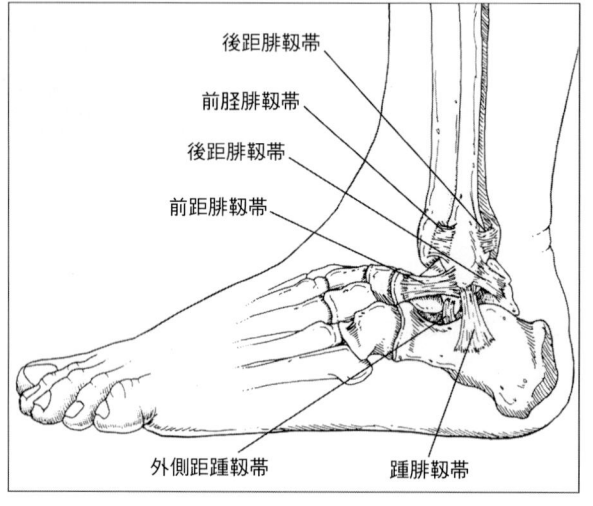

図15.29

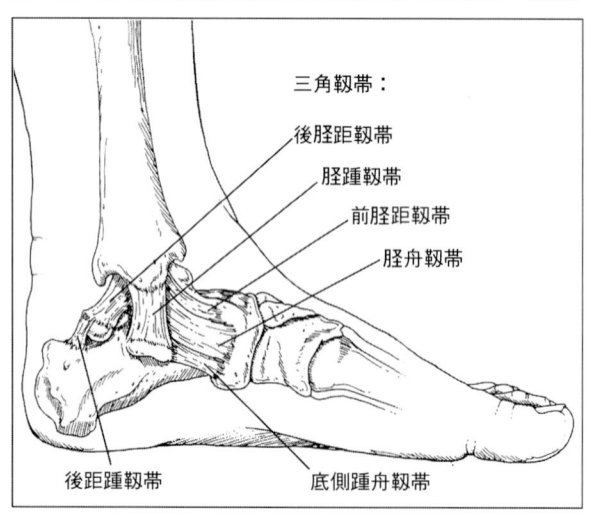

引き出し徴候[3]　*Drawer's Foot Sign*

検査法　患者を仰臥位にし，片方の手で足関節を固定する．反対の手で脛骨を握り，押し下げる（図15.30）．次いで，前足部を握り，反対側の手で脛骨の後方を持って引き上げる（図15.31）．

理論的根拠　外傷後，脛骨を押し下げたときにゆるみがあれば前距腓靱帯の断裂が，脛骨を引き上げたときにゆるみがあれば後距腓靱帯の損傷を示している（図15.32）．

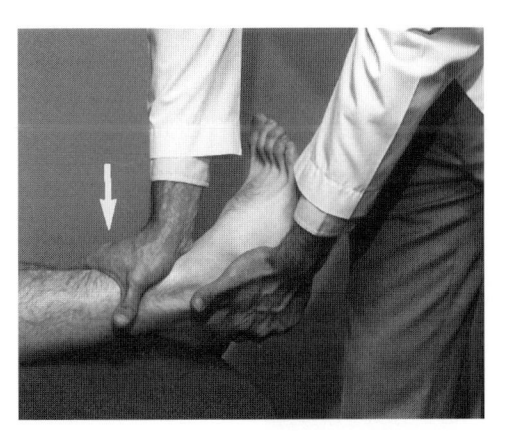

図15.30

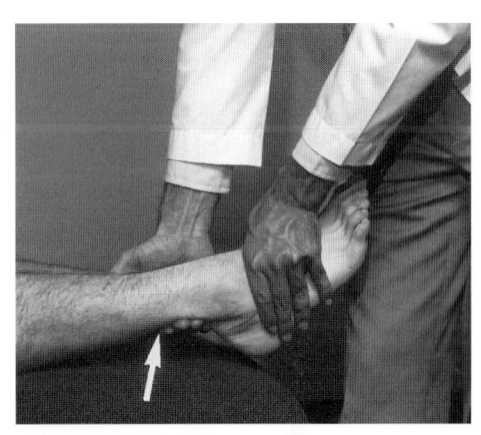

図15.31

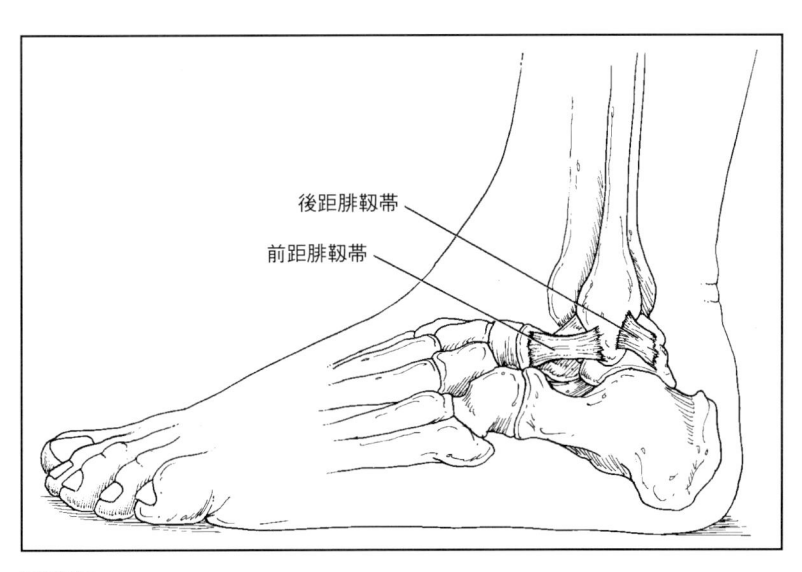

図15.32

■外側安定性テスト[3]　Lateral Stability Test

検査法　患者を仰臥位にし，検者は足を握って内がえしをする（図15.33）．

理論的根拠　外傷後に健側と比較しゆるみがあるようなら，前距腓靱帯もしくは踵腓靱帯の断裂を疑う（図15.34）．

敏感度／信頼度スケール

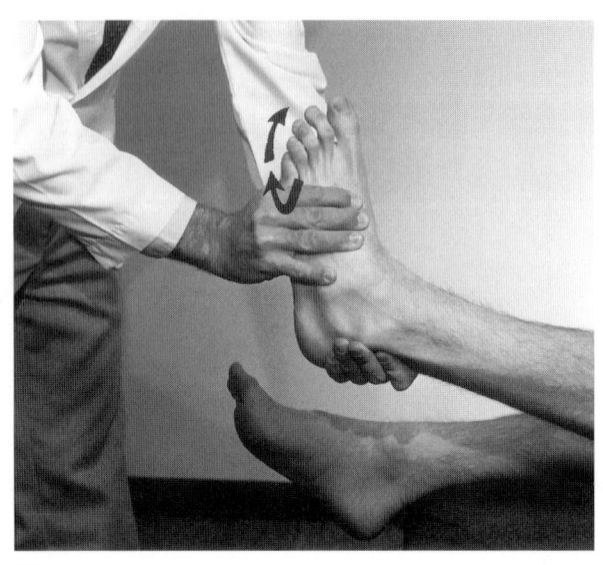

図15.33

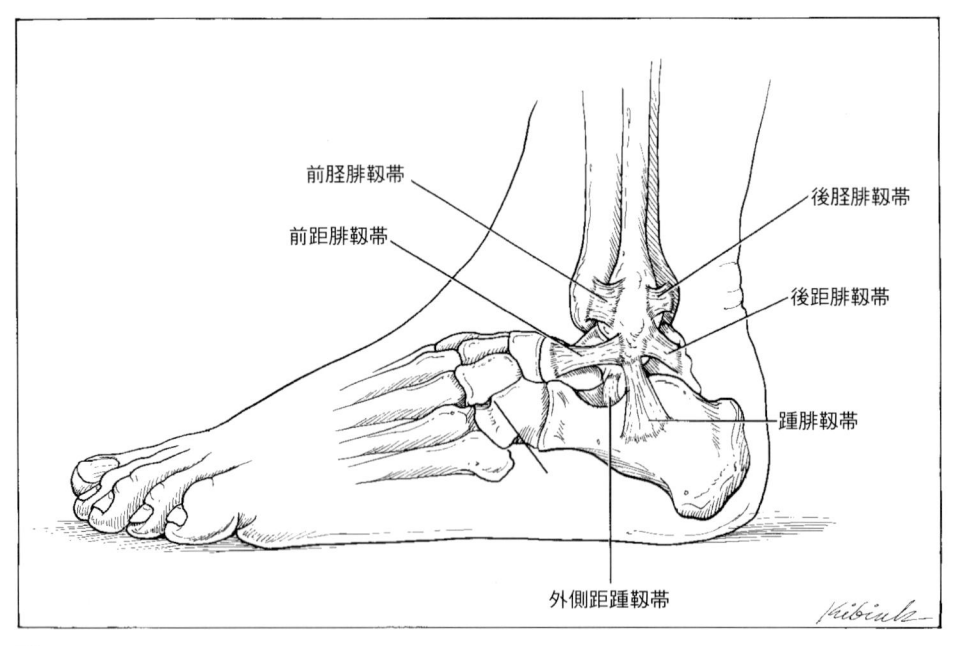

図15.34

■内側安定性テスト[3]　Medial Stability Test

検査法　患者を仰臥位にし，検者は足を握って外がえしをする（図15.35）．

理論的根拠　健側と比較しゆるみがあるようなら，三角靱帯の断裂を疑う（図15.36）．

敏感度／信頼度スケール
0　1　2　3　4

画像診断の提案
・単純X線撮影
　　足関節前後像
　　モーティス撮影（10°内旋位正面像）
　　足関節側面像
　　ストレス撮影
・MRI

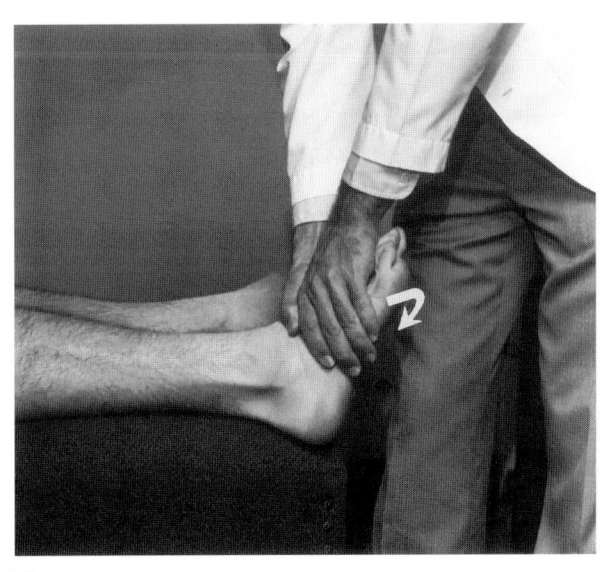

図15.35

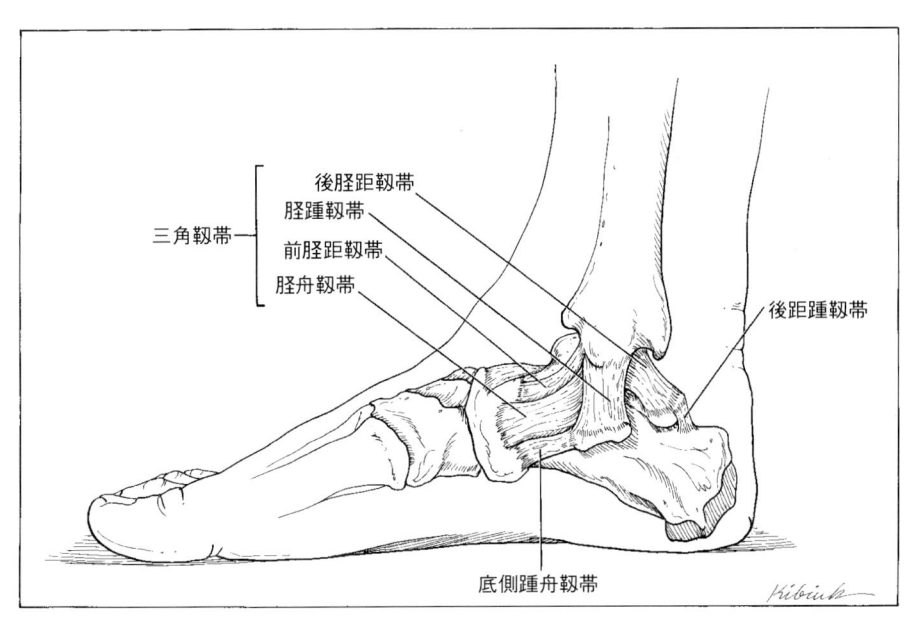

図15.36

三角靱帯
- 後脛距靱帯
- 脛踵靱帯
- 前脛距靱帯
- 脛舟靱帯

後距踵靱帯

底側踵舟靱帯

足根管症候群　TARSAL TUNNEL SYNDROME

臨床解説　脛骨神経は内果後方に存在する足根管の中を通って足部へと走行する．この際脛骨神経が足根管により絞扼を受け生じる神経障害を足根管症候群という．足根管は内部あるいは外部から圧迫される可能性がある．占拠性病変が50％を占め，残りのほとんどは直接的外傷か背屈の反復による．重度の扁平足は脛骨神経を過度に伸展し，足根管症候群の原因となる．骨折後の仮骨，腱鞘のガングリオン，脂肪腫，外骨腫，静脈瘤，後足部の過度の回内など，他の原因も検査すべきである．

臨床徴候・症状
・足の裏の断続的知覚異常
・足を内がえし・外がえしするときの痛み
・脚の内側に放射する痛み
・活動によって悪化し，静止によって改善する痛み

第15章 足関節部整形外科テスト　449

敏感度／信頼度スケール
0　1　2　3　4

■駆血帯テスト[4]　Tourniquet Test

検査法　患者の足首に血圧計のカフを巻き，患者の収縮期血圧の少し上になるまで空気を入れ，1～2分そのままにする（図15.37）．

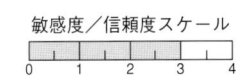

理論的根拠　足根管症候群は，足首の屈筋支帯の下にある脛骨神経の圧迫によるものである（図15.38）．

　カフによる足首の圧迫によって，足根管の狭窄が強調されて，患者の痛みが増す．痛みが生じたり足底部のシビレが悪化するようなら，足根管の障害を疑う．

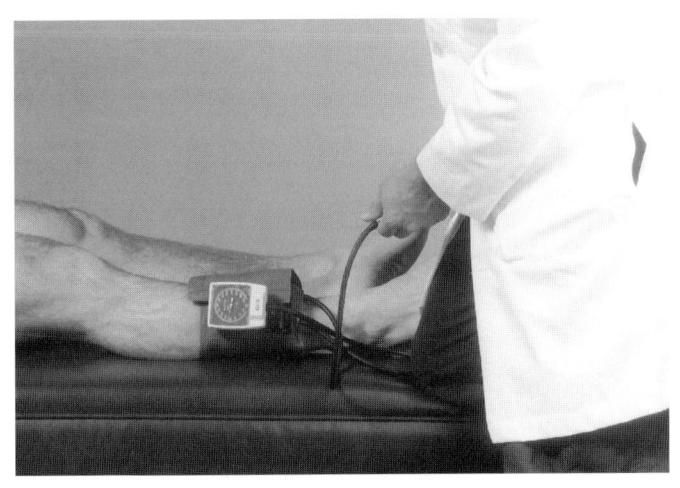

図15.37

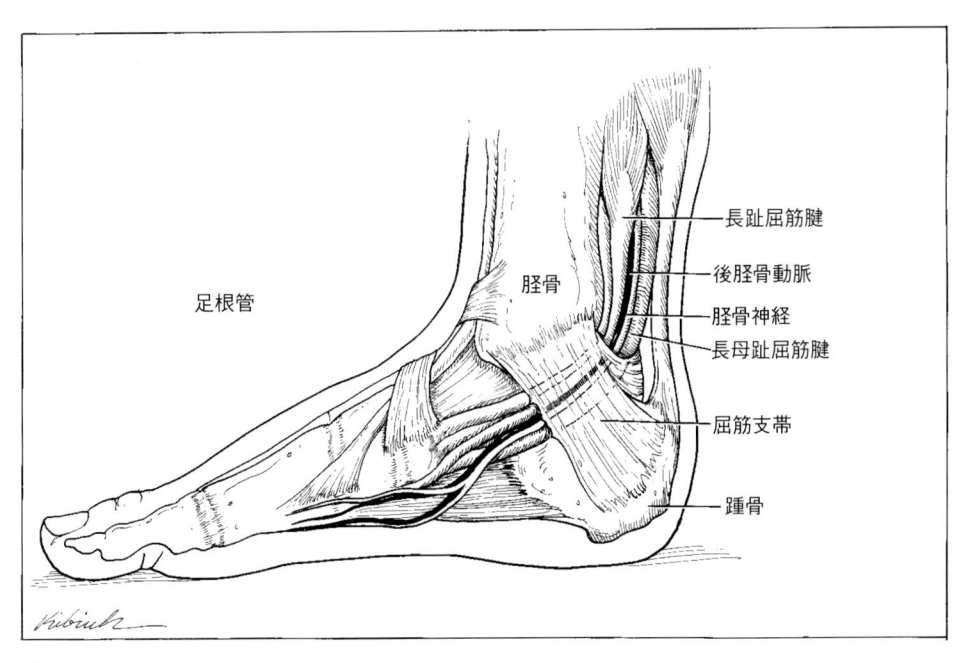

図15.38

長趾屈筋腱
後脛骨動脈
脛骨神経
長母趾屈筋腱
屈筋支帯
踵骨
足根管
脛骨

■足関節のチネル様徴候　Tinel's Foot Sign

敏感度／信頼度スケール
0　1　2　3　4

検査法　脛骨神経の上の部位を打腱器で叩打する（図15.39）．

理論的根拠　足に放散するシビレは，脛骨神経が刺激されたためであり，足根管での絞扼によると考えられる．

診断テストの提案
・脛骨神経の神経伝導速度

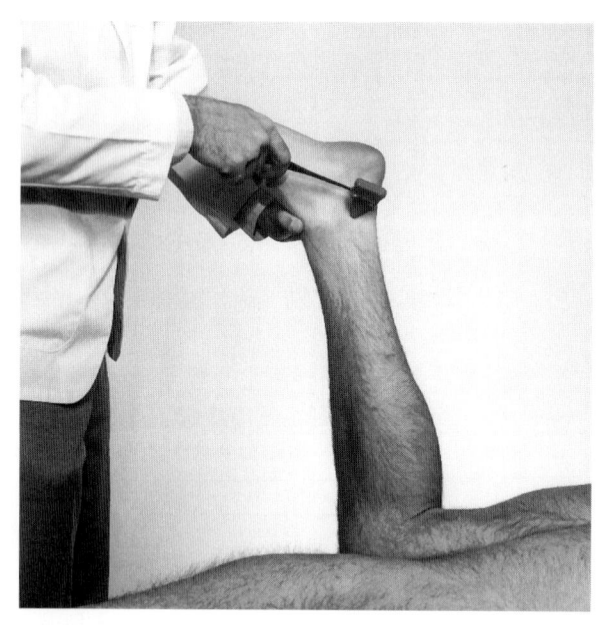

図15.39

◯ アキレス腱の断裂　ACHILLES TENDON RUPTURE

臨床解説　一般的に，アキレス腱の断裂は30歳〜50歳の成人に起きる．この外傷はスポーツ選手に起こることがほとんどで，介達外力で起きることが多い．原因は，加齢によるアキレス腱の血流低下であるとする説もある．断裂を起こすメカニズムは，ヒラメ筋と腓腹筋が収縮するときの足の無理な背屈である．通常，断裂はアキレス腱の踵骨への付着部から2〜6cmのところで起きる．腱断裂端の近位部は短縮するため，腱の欠陥が触診できる．

臨床徴候・症状
・足首後部の激しい痛み
・つま先で立つことができない
・脚後部と踵の腫れ
・脚後部と踵の斑状出血

■トンプソンテスト[5] Thompson's Test

敏感度／信頼度スケール
0 1 2 3 4

検査法 患者を腹臥位にして膝を屈曲させ，ふくらはぎの筋を握る（図15.40）．

理論的根拠 ふくらはぎの筋を握ると，腓腹筋とヒラメ筋が機械的に収縮する．これらの筋はアキレス腱として踵骨隆起に付着しているので，反射的に足が底屈する．したがって，アキレス腱が断裂していると，底屈しない．

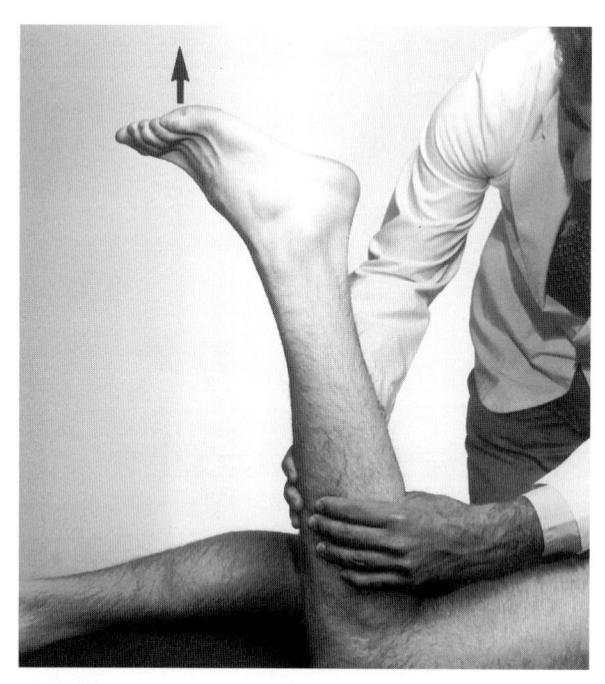

図15.40

■アキレス腱叩打テスト　Achilles Tap Test

検査法　打腱器でアキレス腱を叩打する（図15.41）.

画像診断の提案
・単純X線撮影
　　足関節前後像
　　足関節側面像
・足関節MRI

理論的根拠　痛みの悪化と底屈がみられなければ，アキレス腱の断裂が示唆される.

Note　この検査が有効なのは，神経学的に正常な患者に限られる.

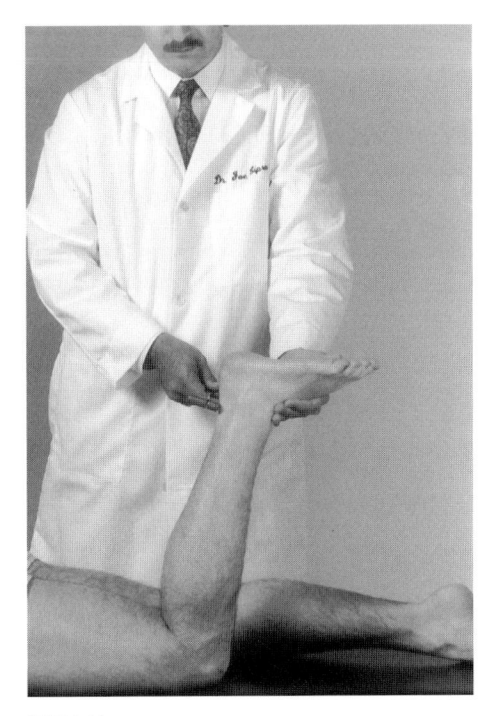

図15.41

参考文献　References

1. American Academy of Orthopaedic Surgeons. The clinical measurement of joint motion. Chicago:AAOS, 1994.
2. Boone DC. Azen SP. Normal range of motion of joint in male subjects. J Bone Joint Surg Am 1979;61:756-759.
3. Hoppenfeld S. Physical Examination of the Spine and Extremities. New York:Appleton-Century-Crofts, 1976:127.
4. McRae R. Clinical Orthopedic Examination. New York:Churchill Livingstone, 1976.
5. Thompson T, Doherty J. Spontaneous rupture of the tendon of Achilles:a new clinical diagnostic test. Anat Res 1967;158:126.

推薦図書　General References

Anderson BC, Office Orthopedics For Primary Care. 2nd ed. Philadelphia:Saunders, 1999.

Colter JM. Lateral ligamentous injuries of the ankle. In:Hamilton WC, ed. Traumatic disorders of the ankle. New York:Springer Verlag, 1984.

Cox JS, Brand RL. Evaluation and treatment of lateral ankle sprains. Sports Med 1977;5:51.

Dvorkin ML. Oddice Orthopaedics. Norwalk, CT:Appleton & Lang, 1993.

Gates SJ, Mooar PA. Musculoskeletal Primary Care. Baltimore:Lippincott Williams & Wilkins, 1999.

Kapandji LA. The Physiology of the Joints. Vol. 2. Lower Limb. New York:Churchill Livingstone, 1970.

Kelikian H. Disorders of the Ankle. Philadelphia:Saunders, 1985.

Lam SJ. Tarsal tunnel syndrome. Lancet 1962; 2:1354.

Mennell JM. Foot Pain. Boston:Little, Brown, 1969.

Post M. Physical examination of the musculoskeletal system. Chicago:Year Book Medical, 1987.

Soma CA, Mandelbaum BR. Achilles tendon disorders. Clin Sports Med 1994;13(4):118.

第16章

その他の整形外科テスト
MISCELLANEOUS ORTHOPAEDIC TESTS

末梢動脈不全　PERIPHERAL ARTERIAL INSUFFICIENCY　*456*
　バージャーテスト　Buerger's Test　*457*
　アレンテスト　Allen's Test　*458*

深部静脈血栓症　DEEP VEIN THROMBOSIS（DVT）　*460*
　ホーマン徴候　Homan's Sign　*461*

詐病の評価　SYMPTOM MAGNIFICATION ASSESSMENT　*462*
　フーバー徴候　Hoover's Sign　*463*
　バーン・ベンチテスト　Burn's Bench Test　*464*
　マグヌソンテスト　Magnuson's Test　*465*
　マンコッフ操作　Mannkopf's Maneuver　*466*

髄膜の刺激症状と炎症　MENINGEAL IRRITATION AND INFLAMMATION　*467*
　ケルニッヒテスト　Kernig's Test　*468*
　ブルジンスキー徴候　Brudzinski's Sign　*469*
　レールミット徴候　Lhermitte's Sign　*470*

脚長測定　LEG MEASUREMENTS　*471*
　真の脚長　Actual Leg Length　*471*
　見かけの脚長　Apparent Leg Length　*472*

末梢動脈不全　PERIPHERAL ARTERIAL INSUFFICIENCY

　末梢動脈不全は上肢と下肢に影響を及ぼす．末梢動脈不全は，外傷性閉塞，関節拘縮，糖尿病，バージャー病，レイノー現象などによって起きる．一般的に，動脈不全になる患者は以下の3つの臨床パターンのうちの1つを示す．①指が冷たく，チアノーゼになり，青黒く，痛い（レイノー現象），②指の局所貧血，③運動すると痙直（こむら返り）のように痛む（跛行）．通常，四肢を持ち上げると静脈が満たされるのに時間がかかる．血流の減少や動脈不全があると，安静時の筋の代謝活動には十分だが，運動時に増加した代謝率に必要な循環を維持することはできない．よって，肘と膝を屈曲・伸展させる，あるいは歩くといった運動テストは患者の症状を再現させ得る．

　血管造影，脈波計測（プレチスモグラフィー），サーモグラフィー，血管超音波などの血管診断テストと身体検査の結果を合わせたものに基づいて診断を行う．

```
臨床徴候・症状
・四肢の痛み
・四肢が冷たい
・脈拍振幅の減少
・蒼白あるいは発赤
・毛髪の喪失
・皮膚のてかり
・跛行
・壊疽
```

第16章 その他の整形外科テスト　*457*

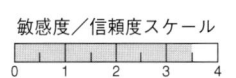

■ **バージャーテスト**　Buerger's Test

検査法　患者を仰臥位にして片側下肢を挙上させ、足関節の背屈と底屈を交互に少なくとも2分間続けさせる（図16.1，図16.2）。次に、診察台の横に座らせて下肢を下ろさせる（図16.3）。

理論的根拠　下肢を挙上して連続して足関節を底背屈させることで下肢への血流を減少させる。その後、診察台より下方に下ろせば下腿と足は血液で充満するはずである。このとき足部に発赤、チアノーゼ色、静脈の怒張が1分以内にみられる。もし1分以上かかるようであればこのテストでは下肢の動脈障害が陽性と判断する。

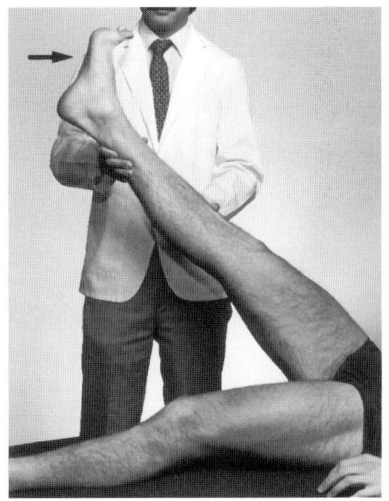

敏感度／信頼度スケール
0　1　2　3　4

図16.1

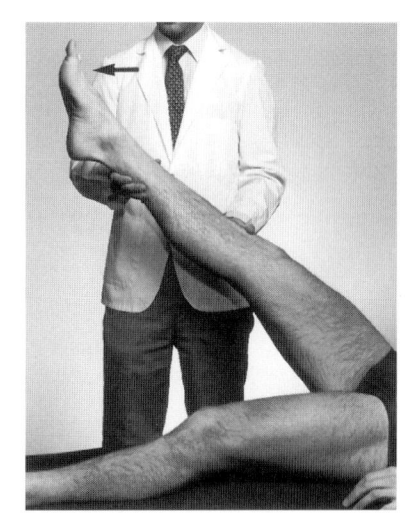

図16.2

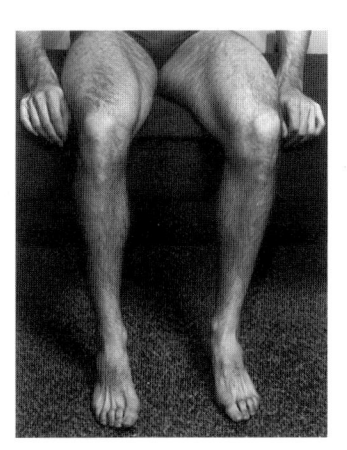

図16.3

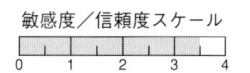

■アレンテスト[1,2]　Allen's Test

検査法　患者を座位にして腕を上げさせ，手掌を開かせ（図16.4），次に患者に強いにぎり拳を作らせる．同時に検者は橈骨動脈，尺骨動脈を圧迫する（図16.5）．以上の後，指を開かせてチアノーゼを確認する（図16.6）．その後，橈骨動脈または尺骨動脈いずれか一側の圧迫をとり，手の色が元に戻るのを確認する（図16.7，図16.8）．

理論的根拠　チアノーゼを起こした手の色が元に戻るのに10秒以上かかるようなら，圧迫をとった側の動脈に異常があることがわかる．

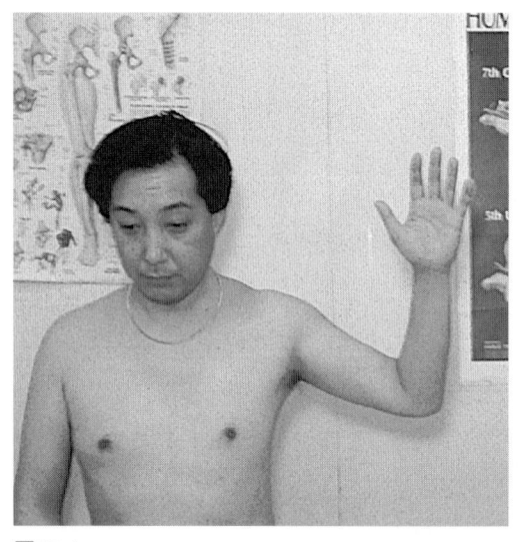

敏感度／信頼度スケール
0　1　2　3　4

画像診断の提案
・末梢血管超音波
・サーモグラフィー
・脈波計測（プレチスモグラフィー）
・血管造影

図16.4

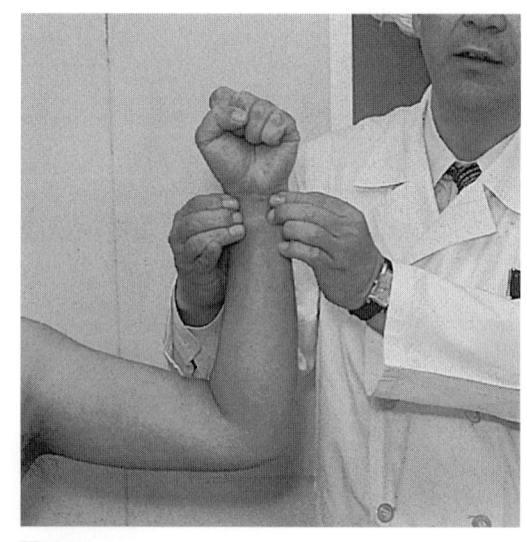

図16.5

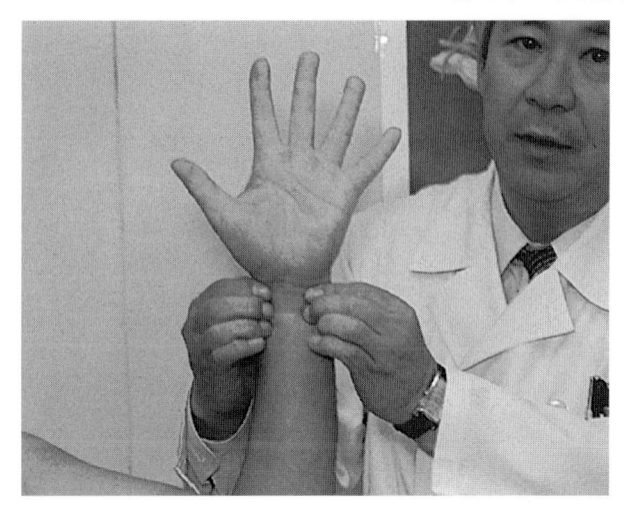

第16章　その他の整形外科テスト　*459*

図16.6

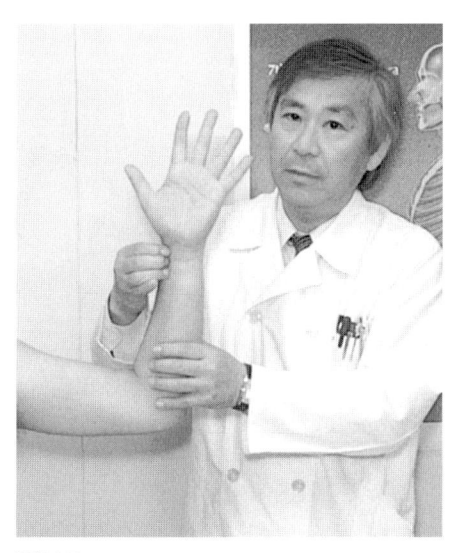

図16.7

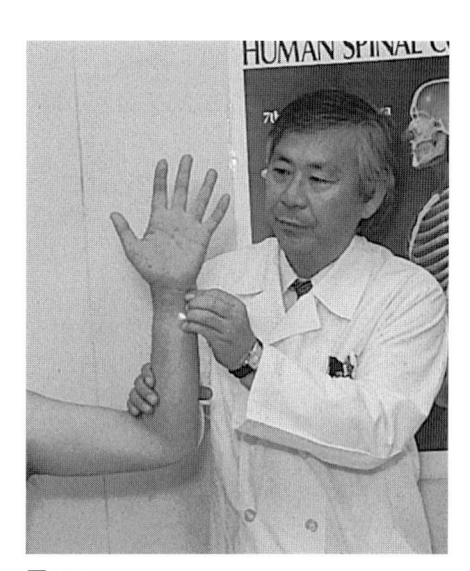

図16.8

深部静脈血栓症　DEEP VEIN THROMBOSIS（DVT）

深部静脈血栓症（DVT）は，一般的にふくらはぎの筋の深部静脈に起きる索状組織状の血栓形成である．この静脈閉塞は浮腫や依存性チアノーゼを招く．その原因は医原性であるか，あるいは静脈の内皮を損傷させた機械的外傷，悪性腫瘍や経口避妊薬に伴う凝固亢進，長期床上安静による血行停止などである．もし治療しなければ，血栓の約20％が基部静脈組織に広がり，肺塞栓症という深刻な致命的危険を招く可能性がある．肺塞栓症の90％は下肢の深部静脈組織に発する．

臨床徴候・症状
・下肢の痛み
・下肢の腫れ
・下肢の圧痛
・局所の熱感
・変色
・静脈の膨張
・触診できる索状組織（血栓症になった血管）

■ホーマン徴候　Homan's Sign

検査法　患者を仰臥位にし，足を背屈させて，ふくらはぎの筋を握る（図16.9）[3]．

画像診断の提案
・末梢血管超音波
・脈波計測（プレチスモグラフィー）
・静脈造影

理論的根拠　下腿後方や腓腹部深部に疼痛が見られたら血栓症が疑われる．足部背屈の継続は腓腹筋の動的緊張と深部静脈の緊張を誘発する．血栓で障害された腓腹部を強く握ると，侵害受容器を刺激する．

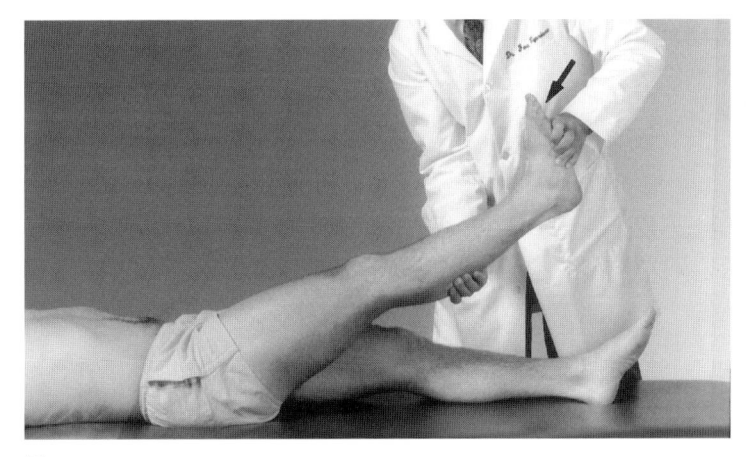

図16.9

詐病の評価　SYMPTOM MAGNIFICATION ASSESSMENT

　一般的に詐病とは，患者が二次的利得のために症状を偽って伝えることである．この評価は非常に難しい．詐病は，労災補償の適用や個人の傷害のケースに最も多くみられるが，二次的利得は金銭面だけではない．個人が激務でない仕事を望む場合にも起きる．同僚や家族に対する支配権を得たり，通常なら自分が行う仕事を他者に行わせたりもする．

　患者の自覚症状に大きな矛盾や不一致が見られると詐病の可能性がある．このような矛盾は病歴や身体検査でわかることが多い．矛盾の例を挙げると，①あいまいな，あるいはとりとめのない芝居じみた訴え，②大袈裟な歩行，あるいは姿勢の異常，③検査やリハビリテーションへの抵抗，そして④新しい技術を身に付ける意欲の欠如や治療に応じる姿勢の欠如，などである．

　情報が集まったら，詐病の決定を下す．「苛酷な仕事に就く心配がない」，または「痛みがない」といった，訴えがほとんどないケースでは決定が難しい．詐病が疑われたら，セカンド・オピニオンを求めることがきわめて有効である．2人以上の医師の意見が一致することが望ましい．

臨床徴候・症状
・患者の表現と報告された痛みの程度に矛盾がある
・器質性の問題に関する複数の医師の検査結果が陰性
・あいまいな，あるいはとりとめのない芝居じみた訴え
・大袈裟な歩行あるいは姿勢異常
・検査への抵抗
・リハビリテーションへの抵抗

■フーバー徴候[3,4]　Hoover's Sign

検査法　患者を仰臥位にし，患者の脚を挙上するよう指示し，検者は健側の踵の下に手をあてがう（図16.10）．

理論的根拠　患者が詐病しているなら，患側の脚を挙上しようとしないので，健側の踵には圧迫がかからない．もし本当に患側の脚を挙上しようとしてもそれができなければ，健側の踵に圧迫が感じられる．

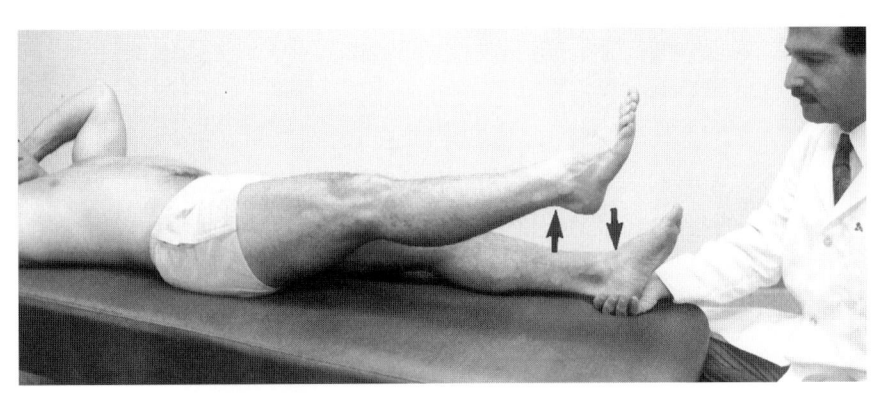

図16.10

■バーン・ベンチテスト　Burn's Bench Test

敏感度／信頼度スケール
0　1　2　3　4

検査法　患者を診察台の上にひざまずかせ，両脚を検者が固定して，床に手をつけるよう指示する（図16.11）．

理論的根拠　この運動は腰に負担がかからないので，腰痛患者でも可能である．負担がかかるのは，下肢の後方の筋である．腰痛を訴える患者が，この運動ができないようなら，患者の詐病を疑う．

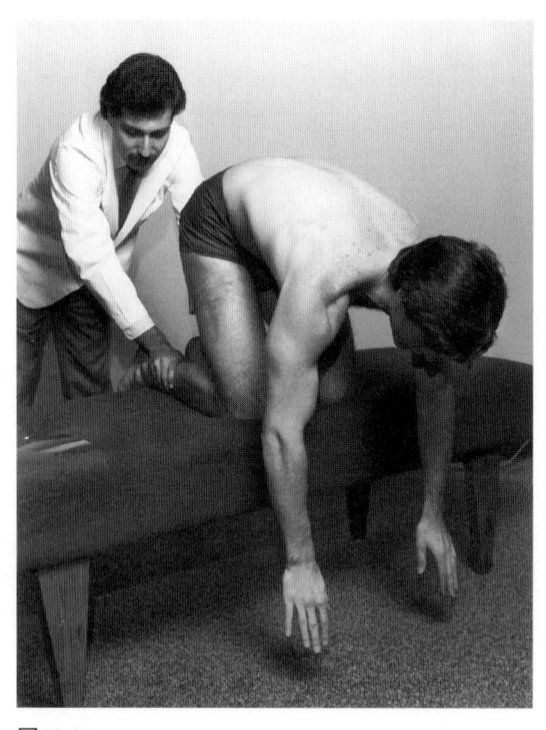

図16.11

■マグヌソンテスト　Magnuson's Test

検査法　患者を座位にし，痛みがある部位を示させる（図16.12）．この後，関係のない検査を行いながら，患者の気を逸らしておいて，もう一度痛みがある部位を示させる（図16.13）．

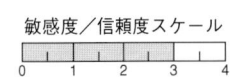

理論的根拠　患者が本当に疼痛を感じていれば，いずれの場合も同じ特定部位を示すであろう．詐病を使っている患者は，二度と同じ部位を示すことはまずできない．

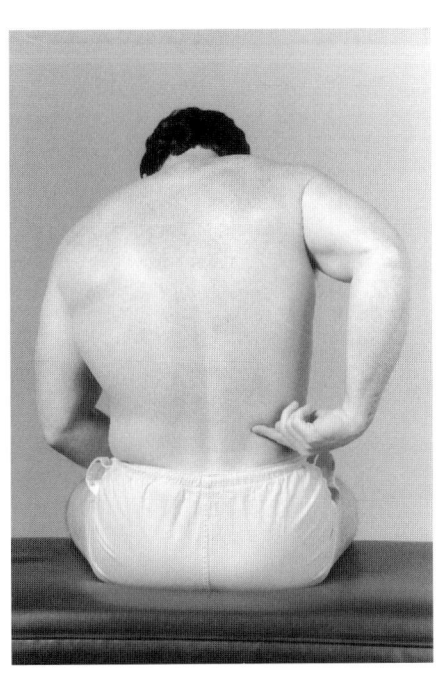

図16.12

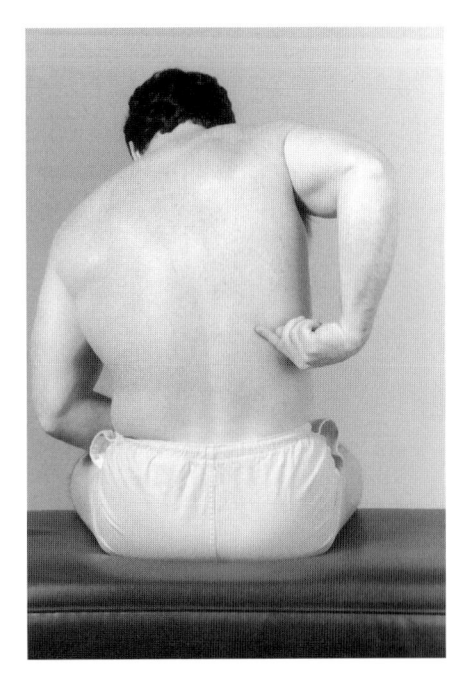

図16.13

■マンコッフ操作　Mannkopf's Maneuver

敏感度／信頼度スケール
0　1　2　3　4

検査法　患者を座位にして脈拍を測る（図16.14）．次に検者は，痛みを訴えている部位を指でつついてみる（図16.15）．この後で，脈拍を取り直す．

画像診断の提案
・訴えのある範囲に基づく

理論的根拠　交感神経系は血管収縮神経と心拍数をコントロールしている．疼痛域を刺激されたとき本当の疼痛がある患者は，疼痛刺激により交感神経が刺激され，心拍数と血圧が上昇する．本当の疼痛がある患者は心拍数は10％以上上昇するであろう．この反応は自覚できるがコントロールすることはできない．もし心拍数が上昇しなければ，患者は詐病しているのであろう．

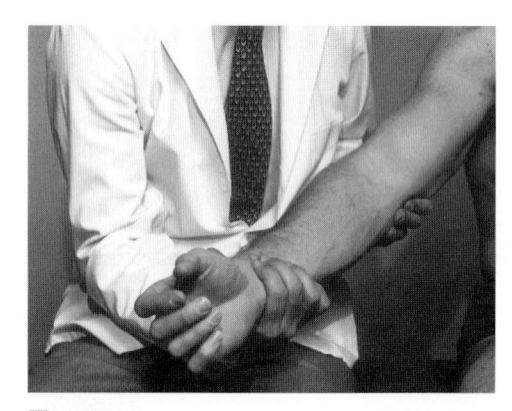

図16.14

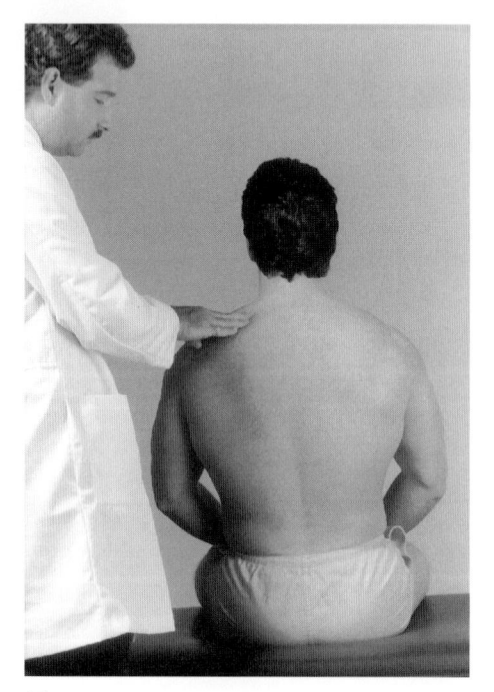

図16.15

髄膜の刺激症状と炎症
MENINGEAL IRRITATION AND INFLAMMATION

臨床解説 髄膜の刺激症状は局所症状の1つであり，通常，椎間板ヘルニア，脊柱管狭窄症，腫瘍など，髄膜の特定の部位への機械的圧力によって起きる．髄膜の炎症もしくは髄膜炎は，通常，細菌かウイルスによる感染によって起きる．一般的に，離れた感染箇所から血流を通って広がるか，あるいは鼻咽頭のような局所組織から隣接して広がることによって症状が出る．感染すると細胞とたんぱく質のくも膜下腔への浸出を引き起こす．髄膜の反応が中枢神経系を通して広がり，脳と同様に脊髄を覆っている髄膜にも広がっていく．

```
臨床徴候・症状
 ・髄膜の刺激症状
   頚部や背中の局所的な痛み
   四肢への根性痛
   四肢の感覚の低下あるいは喪失
   四肢の運動神経機能の低下あるいは喪失
   膀胱あるいは腸の機能の喪失
 ・髄膜炎
   激しい頭痛
   頚部の硬直，痛み
   体温が高い
   精神状態の変化
```

■ケルニッヒテスト[5-7]　Kernig's Test

敏感度／信頼度スケール
0　1　2　3　4

検査法　患者を仰臥位にし，患者の股関節と膝関節を90°屈曲させて，下腿を診察台に平行にするよう指示する（図16.16）．次に，その脚を伸展するよう指示する（図16.17）．

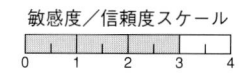

理論的根拠　股関節屈曲，膝関節屈曲位では坐骨神経と脊髄腔は弛緩される．膝関節を伸展するという動作は坐骨神経，つまり馬尾や脊髄腔を牽引することになる．下肢の伸展が不可能で疼痛を自覚するときは，髄膜の刺激や神経根の関与が示唆される．

Note　頚部の急な動きにより強まる頭痛，頚部のつっぱり，頚部の強直，発熱を訴える患者は，細菌性髄膜炎が示唆される．

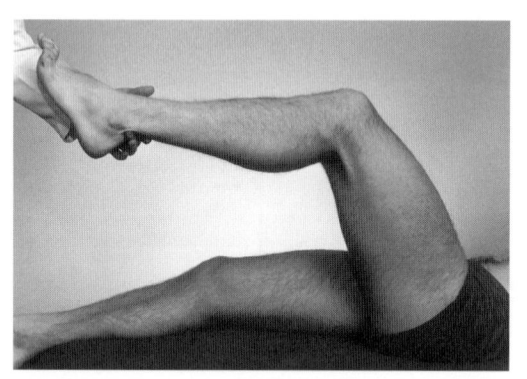

図16.16

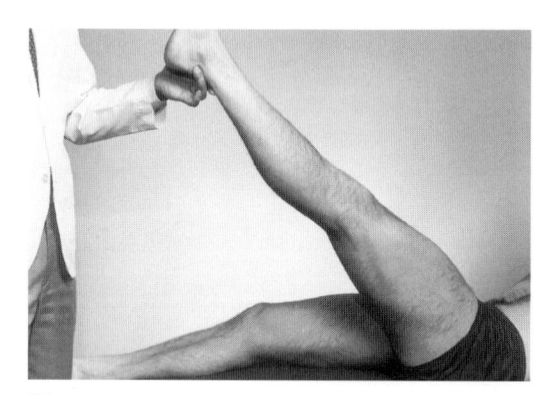

図16.17

■ブルジンスキー徴候[8]　Brudzinski's Sign

敏感度／信頼度スケール
0 1 2 3 4

検査法　患者を仰臥位にし，検者の手で頚を胸に向けて屈曲させる（図16.18）．

理論的根拠　頚部を屈曲したとき脊髄腔と脊髄は牽引される．脊髄腔の刺激はそのレベルでの刺激による疼痛の原因となる．膝を曲げることで脊髄と髄膜の牽引は減少される．患者が膝屈曲位でもテストが陽性であれば，髄膜の刺激や神経根の関与が示唆される（図16.19）．

Note　頚部の急な動きにより強まる頭痛，頚部のつっぱり，頚部の強直，発熱を訴える患者は，細菌性髄膜炎が示唆される．このテストは坐骨神経痛の患者でも神経根痛を誘発する．

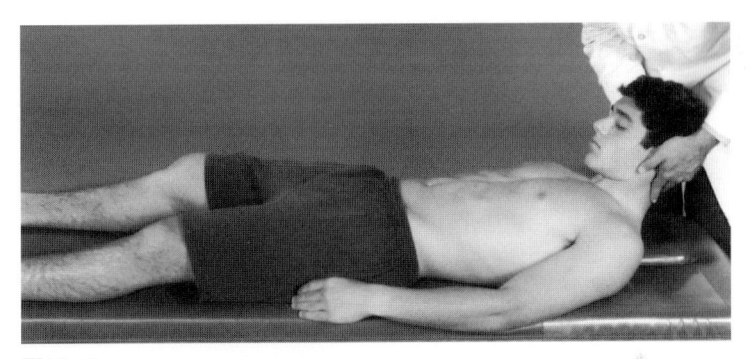

図16.18

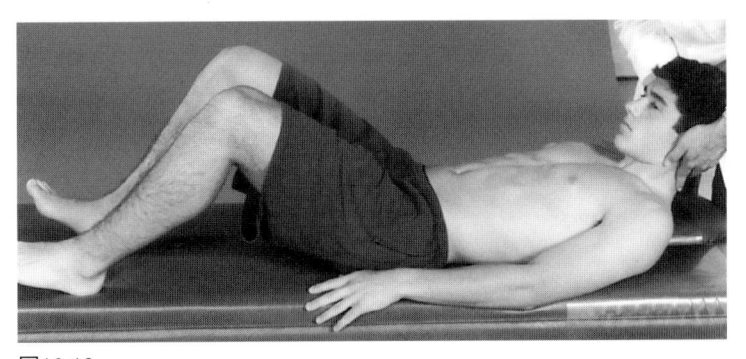

図16.19

■レールミット徴候　Lhermitte's Sign

敏感度／信頼度スケール
0　1　2　3　4

検査法　患者を座位にして受動的に頭部を前方に屈曲させる（図16.20）.

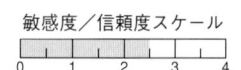

理論的根拠　頸部を屈曲する動作は脊髄と髄膜を緊張させる．鋭い痛みが脊椎や上下肢に放散するときは，神経根や髄膜の刺激が示唆される．また頸部脊髄症や多発硬化症も疑われる．

画像診断の提案
・髄膜の刺激症状
　　単純X線撮影
　　CT
　　MRI
・髄膜炎
　　脳脊髄液検査

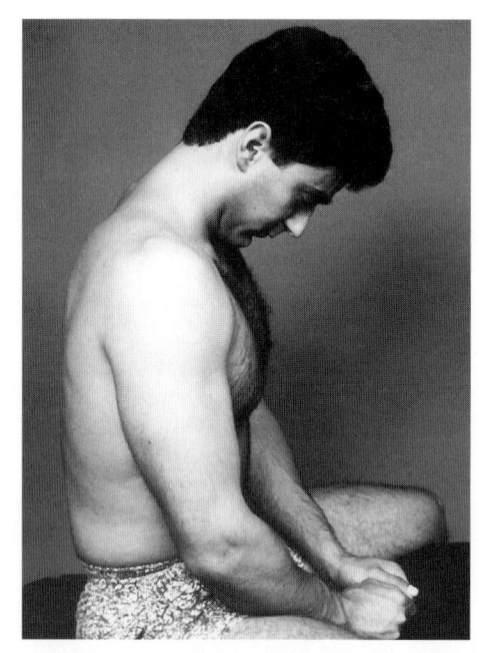

図16.20

脚長測定　LEG MEASUREMENTS

臨床解説　脚長差が見かけ上のものか，解剖学的なものかを評価するために脚長の測定を行う．真に短縮した下肢の原因は，先天的な発育欠陥，骨端の成長障害，骨折などである．見かけ上の脚長差は，機能的骨盤傾斜，脊柱側弯，股関節の内転または外転した変形などが原因である．それらは顕著な生体力学的欠陥を引き起こし，腰痛や局所的な下肢関節の痛みにつながる．腰と下肢関節の検査の所見に目立つ点がない場合は，脚長を測定し，その矯正を行うことで症状を緩和させる．

> **臨床徴候・症状**
> ・下肢の短縮
> ・腰痛
> ・股関節，膝，あるいは足首の痛み

■真の脚長　Actual Leg Length

検査法　患者を立位にして，メジャーで患者の上前腸骨棘の床からの距離を測る（図16.21）．

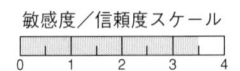

理論的根拠　これは，患者の真の脚長である．両脚の長さを比べて差があるなら，解剖学的な脚の短縮が示唆される．

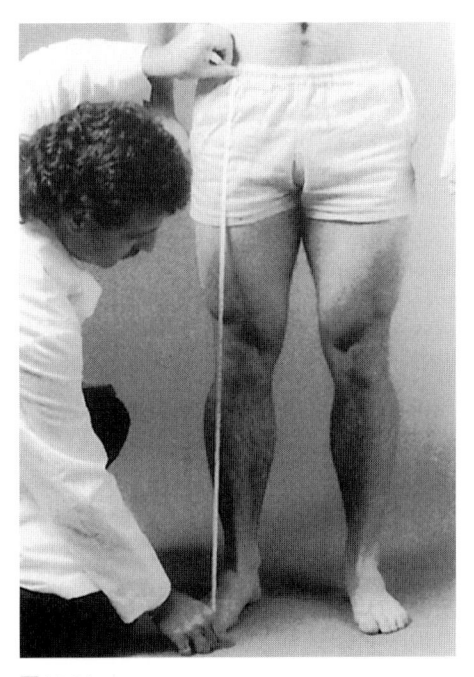

図16.21

■見かけの脚長　Apparent Leg Length

検査法　患者を仰臥位にし，両側の脚について，臍と内果の距離を測る（図16.22）．

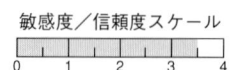

理論的根拠　長さに違いがあるようなら，筋や靱帯の拘縮による変形から生じた脚の機能不全を示す．

敏感度／信頼度スケール
0　1　2　3　4

画像診断の提案
・X線写真スキャン

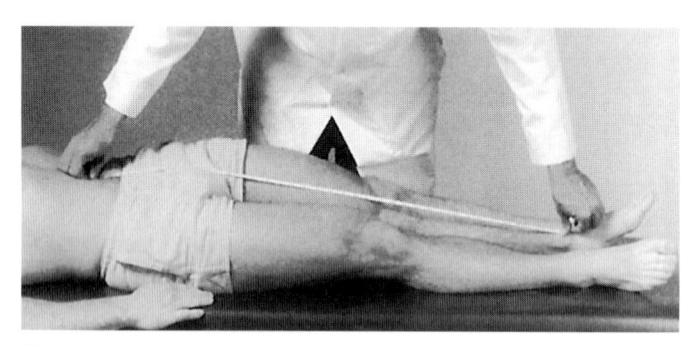

図16.22

参考文献　References

1. Allen EV, Barker NW, Hines EA Jr. Peripheral Vascular Disease. 4th ed. Philadelphia: Saunders, 1972:37-38.
2. Allen EV. Thromboangiitis obliterans: methods of diagnosis of chronic occlusive arterial lesions distal to the wrist. Am J Med Sci 1929;178:238-239.
3. Arieff AJ, Tigay EI, Kurtz JF, et al. The Hoover sign: an objective sign of pain and/or weakness in the back or lower extremities. Arch Neurol 1961;5:673.
4. Hoover CF. A new sign for the detection of malingering and functional paralysis of the lower extremities. JAMA 1928;51:746-749.
5. Kernig W. Concerning a little noted sign of meningitis. Arch Neurol 1969;21:216.
6. Wartenberg R. The signs of Brudzinski and of Kernig. J Pediatr 1950;37:679.
7. Brody IA, Williams KH. The sign of Kernig and Brudzinski. Arch Neurol 1969;21:216.
8. Brudzinski J. A new sign of the lower extremities in meningitis of children (neck sign). Arch Neurol 1969;21:216.

推薦図書　General References

American Society for Surgery of the Hand. The Hand: Examination and Diagnosis. Aurora, CO: ASSH, 1978.

Borenstein D, Wiesel SW, Boden SD. Neck Pain: Medical Diagnosis and Comprehensive Management. Philadelphia: Saunders, 1996.

Edgar VA, Barker NW, Hines EA Jr. Peripheral Vascular Disease. Philadelphia: Saunders, 1946:57-58.

Hoppenfeld S. Physical Examination of the Spine and Extremities. New York: Appleton-Century-Crofts, 1976:127.

Woerman AL, Binder-Macleod SA. Leg-length discrepancy assessment: accuracy and precision in five clinical methods of evaluation. J Orthop Sports Phys Ther 1984;5:230.

第17章

脳神経
CRANIAL NERVES

嗅神経（Ⅰ）　OLFACTORY NERVE　　476

視神経（Ⅱ）　OPTIC NERVE　　477

検眼鏡検査［法］（検眼鏡による眼底検査）　OPHTHALMOSCOPIC EXAMINATION　　480

動眼神経，滑車神経，外転神経（Ⅲ，Ⅳ，Ⅵ）　OCULOMOTOR, TROCHLEAR, AND ABDUCENS NERVES　　482

三叉神経（Ⅴ）　TRIGEMINAL NERVE　　485
 運動神経　Motor　　485
 神経反射　Reflex　　486
  角膜反射　Corneal Reflex　　486
  下顎反射　Jaw Reflex　　486
 知覚神経　Sensory　　487

顔面神経（Ⅶ）　FACIAL NERVE　　488
 運動神経　Motor　　488
 知覚神経　Sensory　　490

聴神経（Ⅷ）　AUDITORY NERVE　　491
 ウェーバーテスト（蝸牛神経）　Weber's Test (Cochlear Nerve)　　491
 リンネテスト（蝸牛神経）　Rinne's Test (Cochlear Nerve)　　492
 方向逸脱テスト（前庭神経）　Veering Test (Vestibular Nerve)　　493
 閉眼示指テスト（前庭神経）　Past Pointing Test (Vestibular Nerve)　　494
 異常・体位眼振（頭位眼振，頭位変換眼振）に対する迷路テスト　Labyrinthine Test for Positional Nystagmus　　495

舌咽神経と迷走神経（Ⅸ，Ⅹ）　GLOSSOPHARYNGEAL AND VAGUS NERVES　　497
 知覚神経　Sensory　　498
 神経反射　Reflex　　499
  咽頭反射　Gag Reflex　　499

副神経脊髄根（XI） SPINAL ACCESSORY NERVE　　*500*
　　僧帽筋テスト　Trapezius Muscle Test　　*500*
　　胸鎖乳突筋テスト　Sternocleidomastoideus Muscle Test　　*501*

舌下神経（XII）HYPOGLOSSAL NERVE　　*502*

12対の脳神経が脳と脳幹から出ている．これらの神経は顔面や頭部，頸部に分布している．視覚，聴覚，臭覚，味覚を含み，これらの領域におけるすべての運動機能と感覚機能を支配している．

頭部外傷，感染，動脈瘤，発作，変性疾患（多発性硬化症），上位運動ニューロン疾患，下位運動ニューロン疾患，頭蓋内圧の増加，異常な占拠性病変や腫瘍などは脳神経に影響を与えることがある．

脳神経の重要な解剖学的特徴は，両側性と片側性の神経分布である．両側性の神経支配では，顔面の特定の部分は脳で左右の大脳半球から均等に神経分布を受けている．嚥下動作や前頭を動かすような両側同期性で行われる運動は，両側性に神経支配されている．片側性の神経支配においては，反対側の半球が特定の部分を支配している．顔面の細かな動きは片側性の脳神経支配の例である．

脳神経障害の多くは，たくさんの症候群（症状）を誘発する．片側性に影響する第Ⅴ，Ⅶ，Ⅷ脳神経は小脳橋角病変を示すこともある．片側性に影響する第Ⅲ，Ⅳ，Ⅴ，Ⅵ脳神経は頸静脈孔症候群を示すこともある．混合して，両側性に影響する第Ⅹ，Ⅺ，Ⅻ脳神経は球麻痺あるいは仮性球麻痺を起こすこともある．多発する脳神経異常を図17.1に示す．

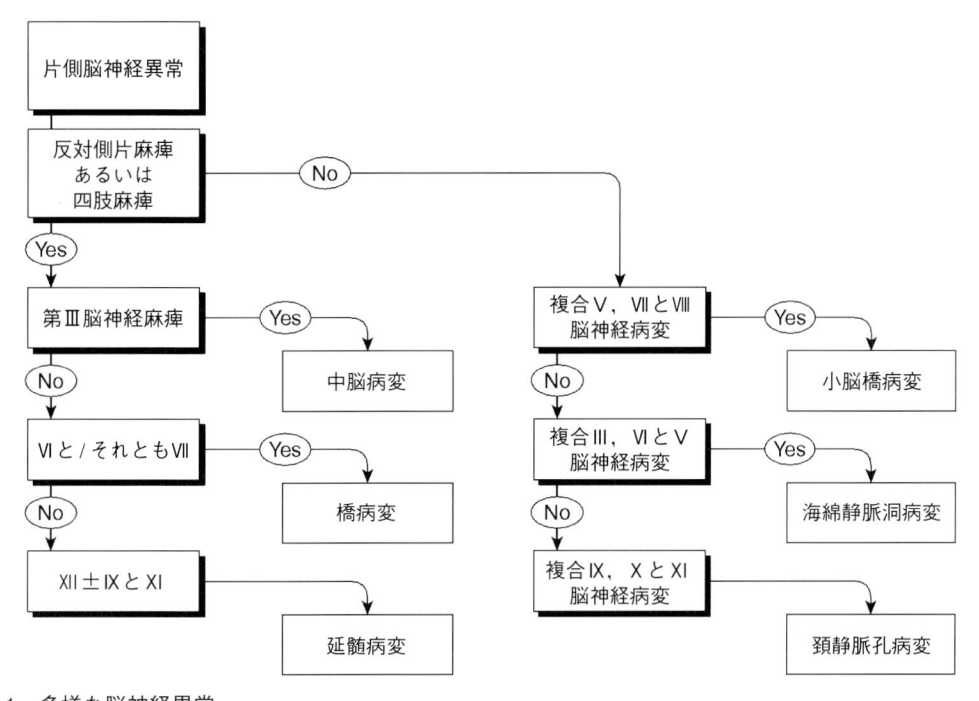

図17.1 多様な脳神経異常
(Fuller G. Neurological Examination Made Easy. London：Churchill Livingstone, 1993.より許可を得て転載)

嗅神経（Ⅰ）　OLFACTORY NERVE

検査法　嗅神経は，嗅覚に敏感である．この神経の試験用に，芳香〔性〕のもの，例えばコーヒー，タバコ，ハッカ油を用意した．被検者の鼻腔の片方を閉じるように指導する．閉じていない鼻腔の下にその物質を置き，「何か臭うか」尋ね，もし臭うなら，「その香りが何か」尋ねる（図17.2）．この方法を反対側の鼻でも繰り返し行う．

理論的根拠　もし，患者が片側性にその臭いを嗅ぐことが不可能であり，その臭いが何かわからなかったなら，嗅神経障害を疑う．もし，両側性に障害されていたなら，嗅神経以外の問題，あるいは両側性の第Ⅰ脳神経病変を考慮する．

Note　嗅覚が鈍くなったり，あるいはほとんど欠如するということは，年配の患者では一般的である．嗅覚の消失が両側性であったり，頭部の外傷がなかったなら，脳神経病変を示唆する．硬膜静脈洞の感染や隔壁の偏位，そして喫煙で生じる病変のような他の非神経原性病変もまた，両側性にも片側性にも嗅覚消失の原因となり得る．

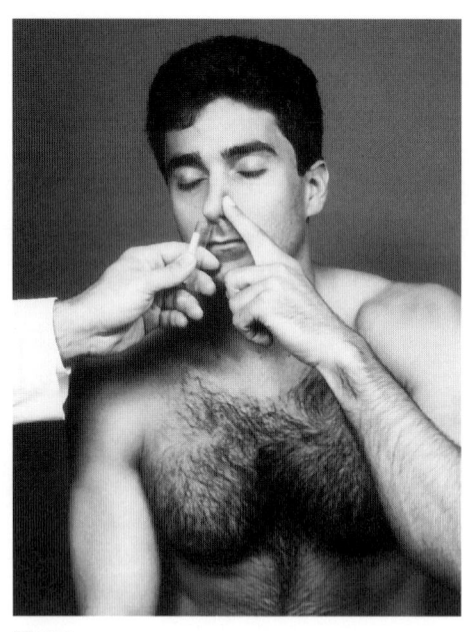

図17.2

◯ 視神経（II） OPTIC NERVE

検査法 視神経は，視力と視野を支配している．視力検査をするには，片眼を覆って視力検査表で読み取れるいちばん小さな文字を確かめる（図17.3）．反対側の眼にも行う．我々は屈折障害に対する視力は測っていない．検査の目的は屈折障害ではなく，視神経障害をみるための視力検査である．したがって，眼鏡やコンタクトレンズをしていても差し支えない．

視野を検査するには，患者に片眼を閉じさせて，検者の鼻を見つめるよう指示する．そのまま検者は，指で大きな十字を，上下左右に描き（図17.4）ながら，指が見えはじめたら返事をするよう指示する．反対側の眼にも繰り返して，結果を記録する．

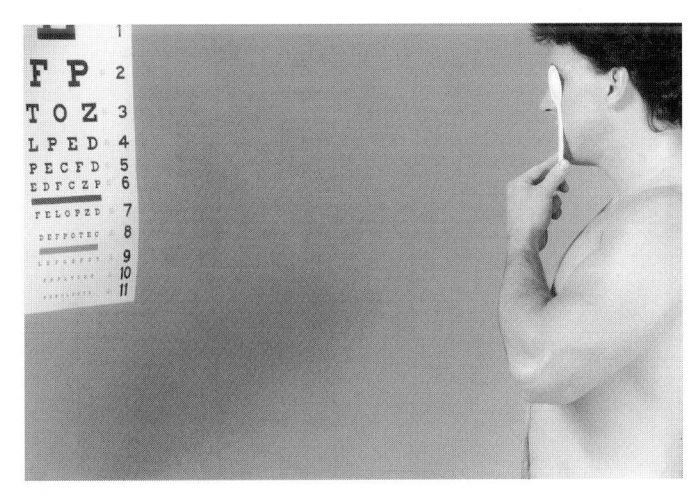

図17.3

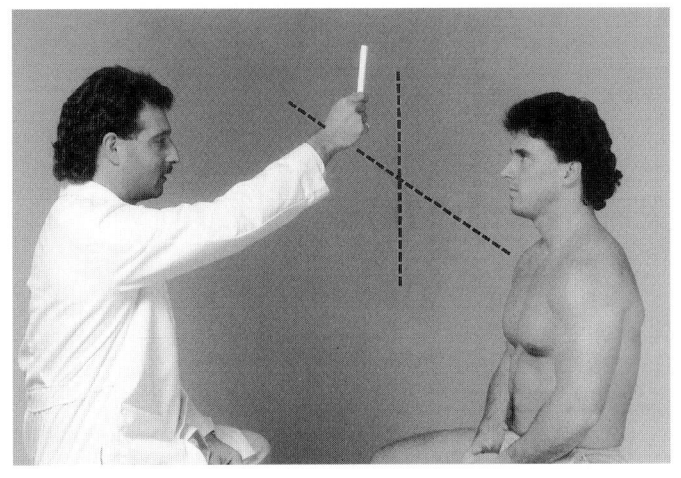

図17.4

理論的根拠　もし片側ないし両側の眼に，完全な視力の脱失あるいは視野の半分が欠損（半盲）していたり，視野の一部に欠損（暗点）があるようなら，視神経の病変が示唆される．

側頭葉病変は，対側性，上方1/4盲を生じる可能性がある．後頭葉病変は，黄斑部の欠如を伴う対側性の同名盲を生じる可能性がある．図17.5に大脳から網膜までの神経経路の模式図を示し，病変の局在とそれによる視野に対する影響を示す．図17.6の視野欠損のフローチャートはその模式図に関連している．

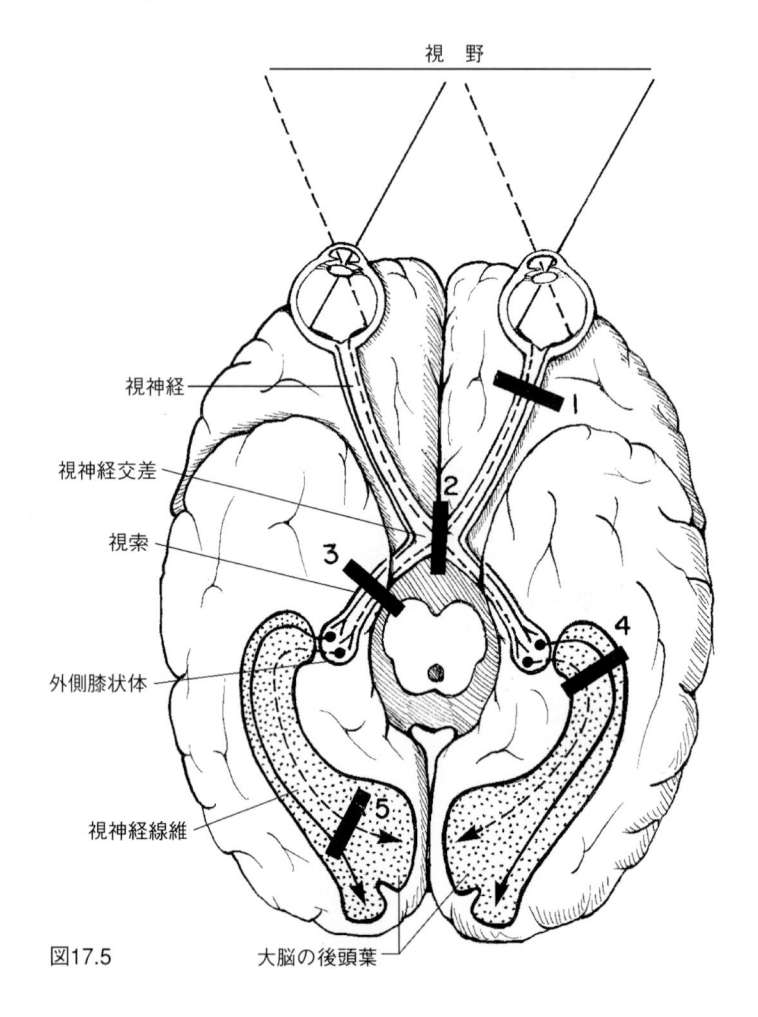

図17.5

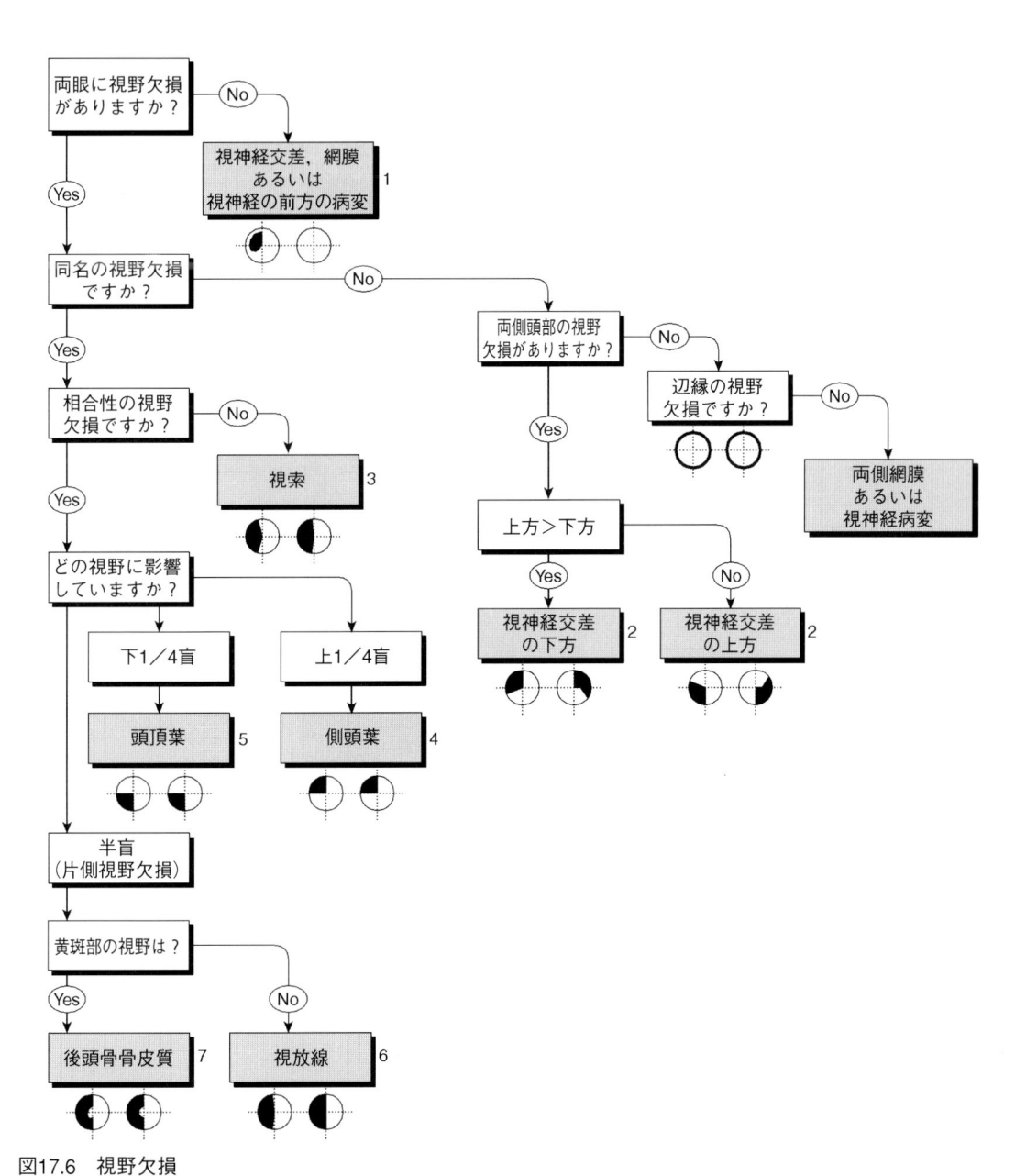

図17.6 視野欠損
Fuller G, ed. Neurological Examination Made Easy. London：Churchill Livingstone, 1993.より許可を得て転載

検眼鏡検査〔法〕（検眼鏡による眼底検査）
OPHTHALMOSCOPIC EXAMINATION

検査法 検眼鏡を用い，患者の眼を覗き込む．検眼鏡を眼から1〜2cmのところに持ってきて，患者に遠くの1点を見つめるようにさせる（図17.7）．検者と被検者の視野を合わせるためにフォーカスリングを用いる．検者あるいは被検者が近視であり，眼鏡やコンタクトを使用していない場合はその眼に焦点を合わせるためにフォーカスリングのダイヤルを反時計回りに回し調節する．視神経乳頭，血管，網膜を確認する．

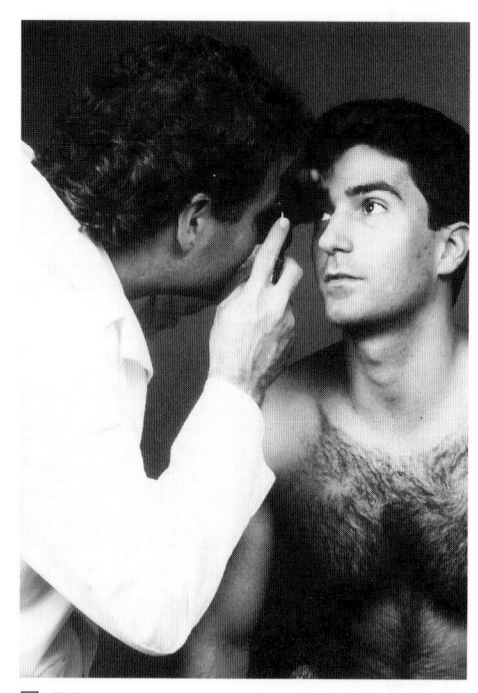

図17.7

理論的根拠 視神経，視神経乳頭，眼杯（胚眼胞の陥入によって生じる二重壁の杯．内部成分は網膜の感覚層になり外層は色素層になる）が腫脹しているのか，萎縮しているのか，がわかるように図示した（図17.8）．

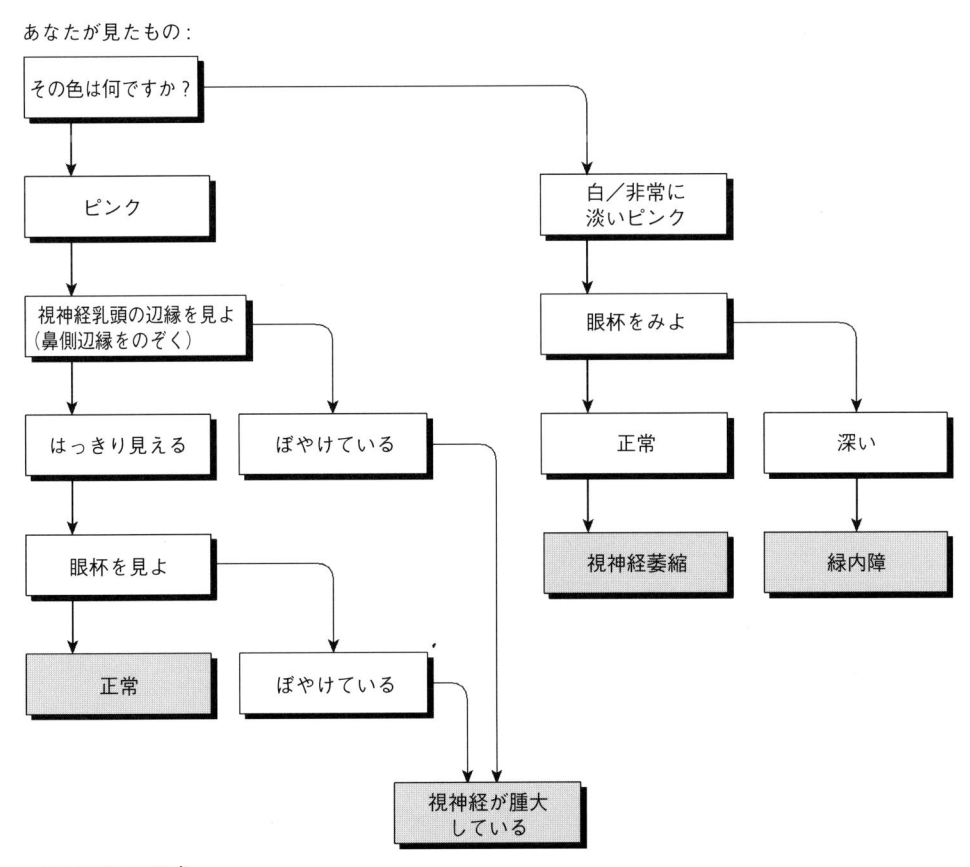

```
あなたが見たもの：
その色は何ですか？
├─ ピンク
│   └─ 視神経乳頭の辺縁を見よ（鼻側辺縁をのぞく）
│       ├─ はっきり見える
│       │   └─ 眼杯を見よ
│       │       ├─ 正常
│       │       └─ ぼやけている → 視神経が腫大している
│       └─ ぼやけている → 視神経が腫大している
└─ 白／非常に淡いピンク
    └─ 眼杯をみよ
        ├─ 正常 → 視神経萎縮
        └─ 深い → 緑内障
```

図17.8 視神経乳頭異常
（Fuller G. Neurological Examination Made Easy. London：Churchill Livingstone, 1993.より許可を得て転載）

動眼神経，滑車神経，外転神経（III, IV, VI）
OCULOMOTOR, TROCHLEAR, AND ABDUCENS NERVES

検査法 第III，IV，VI脳神経はすべて，眼球運動と瞳孔の調節に関与しているので，ひっくるめて検査される．第III脳神経は，眼瞼の動きに反応する眼瞼挙筋も神経支配している．まず，患者の眼瞼を観察し，眼瞼下垂の有無を記載する．眼瞼の検査後，眼球のアライメントをみる．第III，IV，VI脳神経の機能不全により眼球偏位が起こる．次に，瞳孔を検査し，その大きさ，形を調べる．そして患者の片方の眼に光を当てて瞳孔反射をテストする（図17.9）．縮瞳あるいは散瞳があるかを1度に両方の瞳孔でみる．

次に，眼の動きを調べる．検者は指あるいは物体を，あらゆる座標軸から患者の全視野にわたって動かし，患者に眼で追わせる（図17.10）．眼振が生じたり，眼を動かせないような方向がないかどうかを観察する．また，輻輳反射も調べる．検者が何かを持って遠くの方から患者に近づき，患者にその動きを見つめさせる．瞳孔は物を近づけることによって収縮し，一点に集中する．左右各々の場合で両側の瞳孔をみる．

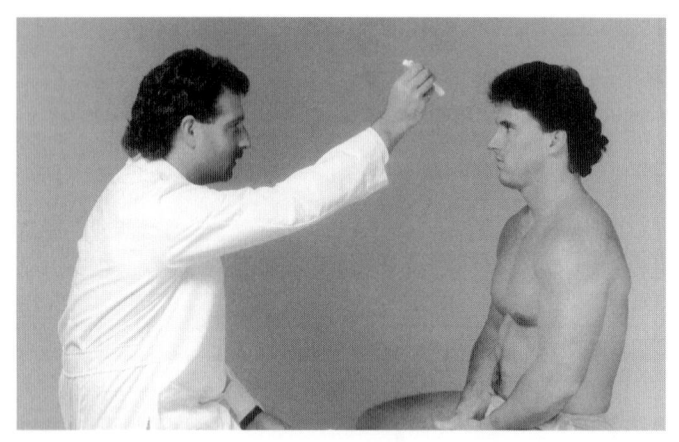

図17.9

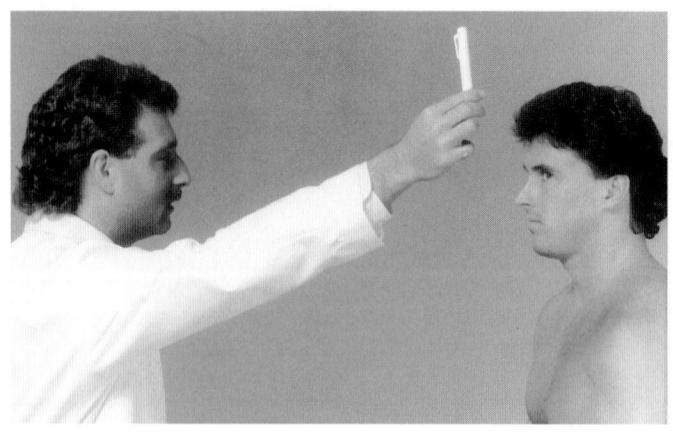

図17.10

理論的根拠 動眼神経病変は，眼瞼挙上が不可能な眼瞼下垂を伴って現れる．視線は下方，外側に向く．内側直筋，上直筋，下直筋，下斜筋の筋力低下によって，眼球の内方，上方，下方への動きが不能になることも観察されるだろう．瞳孔は散瞳したままで，瞳孔反射は欠落する．第Ⅲ脳神経麻痺の最もよくある原因はWillis動脈輪の動脈瘤である．他の条件でも，散瞳や，瞳孔反射欠落の原因となることもある（図17-11）．

滑車神経病変は，上斜筋の筋力低下による眼の上外側への偏位と，下方，内方への眼球運動不能を伴って現れる．

外転神経病変は，外側直筋が筋力低下により外側への眼球運動が不能となり，視線が内方に向いてくることでわかる（図17.12）．

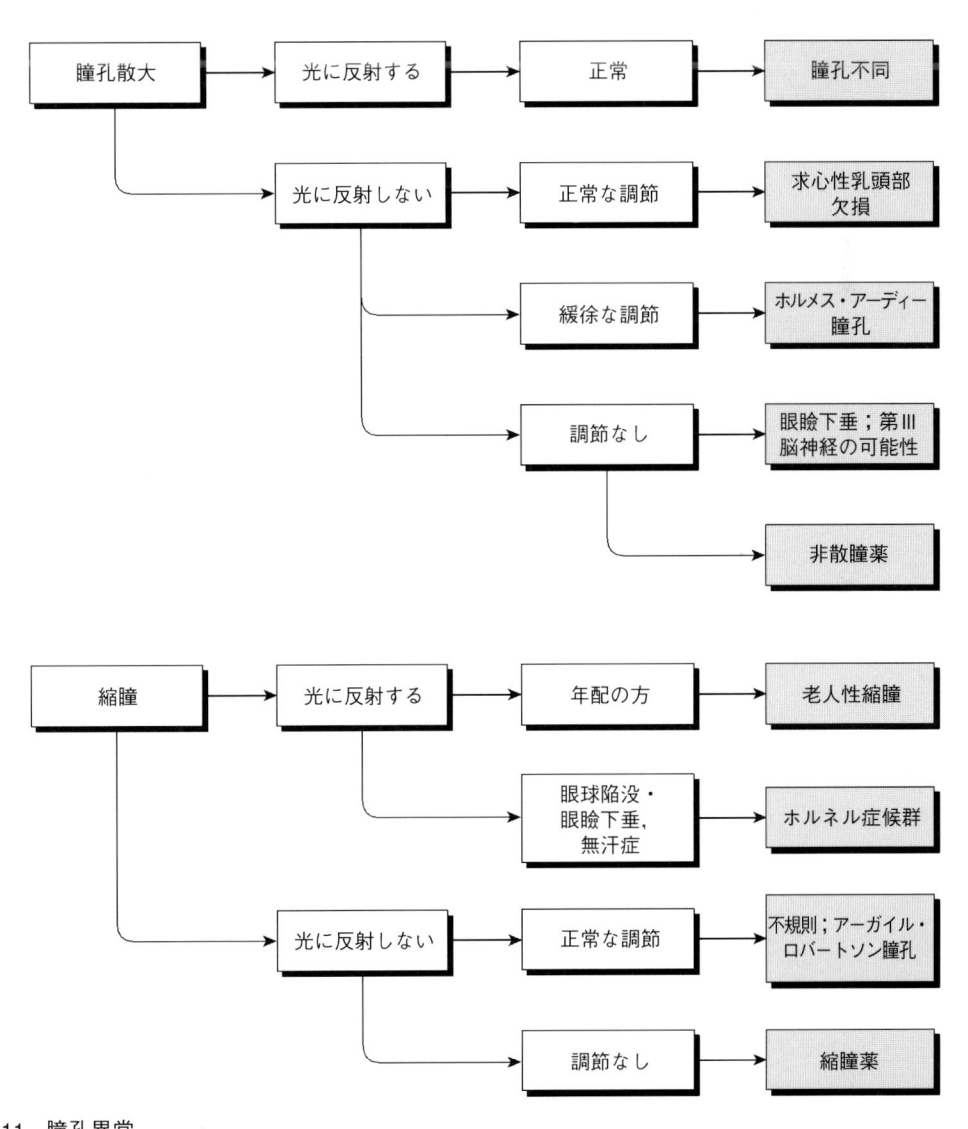

```
瞳孔散大 → 光に反射する → 正常 → 瞳孔不同
        → 光に反射しない → 正常な調節 → 求心性乳頭部欠損
                      → 緩徐な調節 → ホルメス・アーディー瞳孔
                      → 調節なし → 眼瞼下垂；第Ⅲ脳神経の可能性
                              → 非散瞳薬

縮瞳 → 光に反射する → 年配の方 → 老人性縮瞳
              → 眼球陥没・眼瞼下垂，無汗症 → ホルネル症候群
    → 光に反射しない → 正常な調節 → 不規則；アーガイル・ロバートソン瞳孔
                → 調節なし → 縮瞳薬
```

図17.11 瞳孔異常
Fuller G. Neurological Examination Made Easy. London：Churchill Livingstone, 1993.より許可を得て転載

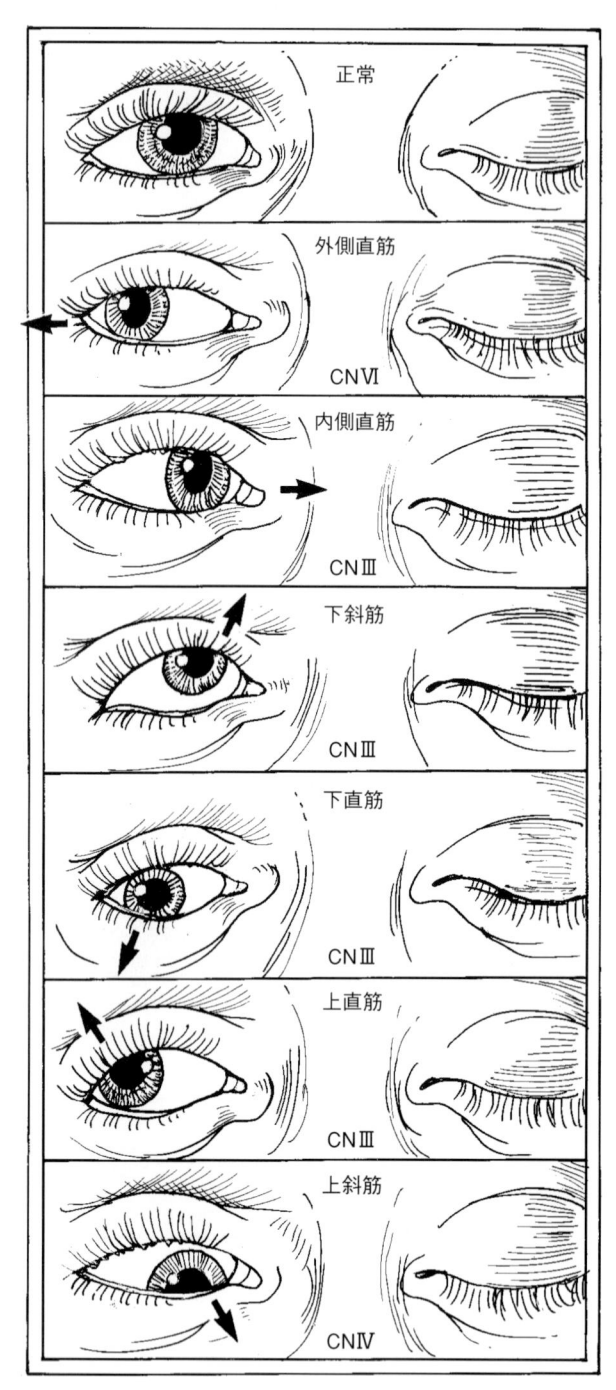

図17.12

三叉神経（V） TRIGEMINAL NERVE

三叉神経は運動神経と知覚神経で構成されている．運動神経は咀嚼筋を支配しており，咬筋，翼突筋，側頭筋がそれらの筋である．知覚神経部分は眼神経（V1），上顎神経（V2），下顎神経（V3）の3つの神経枝に分岐している．

■運動神経　Motor

検査法（咬筋，翼突筋）　咬筋を支配する運動神経の検査—患者に咬合のしぐさをさせながら，検者は咬筋を触診し，両母指で下顎を開かせてみる（図17.13）．翼突筋の検査—検者の抵抗に抗して，下顎を偏らせる（図17.14）．側頭筋の検査では，患者に歯をくいしばらせるようにし，検者は指で側頭筋を触診する（図17.15）．相対的な筋緊張を記録する．

理論的根拠　咬筋，翼突筋の検査で筋力の低下があった場合，三叉神経病変を示すことがある．側頭筋の筋緊張の差異も三叉神経病変を示している．両側の麻痺では顎をしっかり閉じられない．片側の場合，患者が口を開けたとき，顎は病変部側に偏位する．

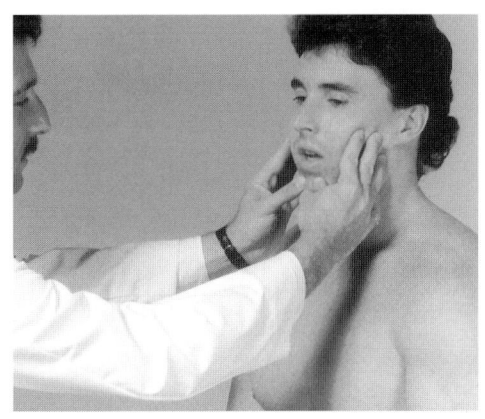

図17.13

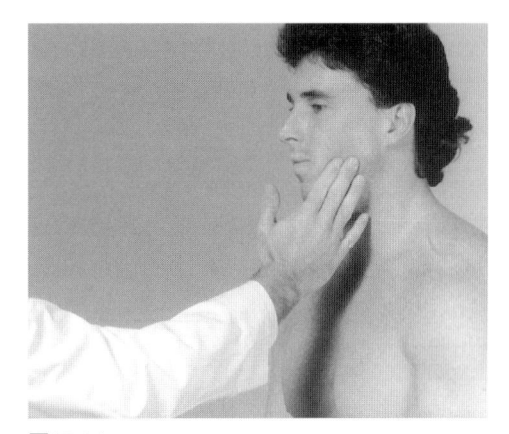

図17.14

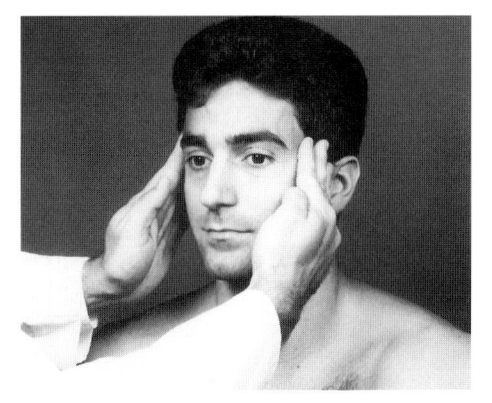

図17.15

■神経反射　Reflex
角膜反射　*Corneal Reflex*

検査法　患者に眼を上内側に寄せるように指示し，検者は角膜を外側の方から綿棒で触る（図17.16）．睫毛（眼瞼縁から生え出ている硬い毛）あるいは結膜（眼球前面と眼瞼後面を包む粘膜）に触れないように注意しなければならない．角膜に触れると，まばたきするはずである．角膜反射は，三叉神経からの感覚線維と顔面神経からの運動線維により起こる．

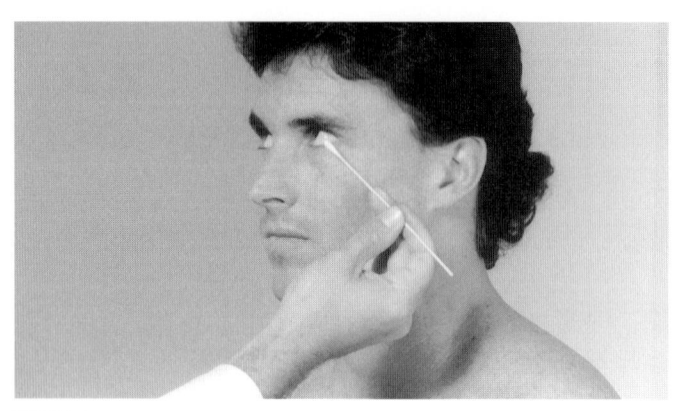

図17.16

下顎反射　*Jaw Reflex*

検査法　患者に軽く口を開かせる．患者の下顎先端の中央の外側に母指あるいは示指を置き，下方への圧をかける．次に，打腱器で検者の指の上を軽く叩く（図17.17）．反射的に顎を閉じるのが，正常な反応である．

理論的根拠　角膜反射と下顎反射の感覚線維は三叉神経が関与している．下顎反射の運動線維は三叉神経が，角膜反射の運動線維は顔面神経が関与している．もし，角膜反射が欠落した場合，三叉神経の感覚線維あるいは顔面神経の運動線維の病変を疑わなければならない．また下顎反射が欠落した場合，三叉神経病変を疑う．

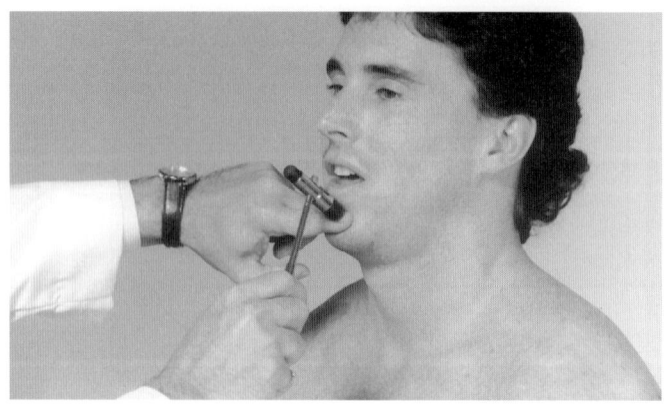

図17.17

■知覚神経　Sensory

検査法　知覚欠損の検査では患者には眼を閉じてもらう．痛覚にはピンで，軽度の触覚には綿棒で，温覚には熱湯と冷水の入った小さなテスト用のチューブで，前額部，頬，下顎を触れる（図17.18〜図17.20）．

顔の両側について行い，患者に両側の感覚の違いを聞く．

次に，患者に口を開かせ，舌，両頬の内側部，硬口蓋（鼻の粘膜により上部を，口腔の天井にあたる部分の粘膜により下部をおおわれた骨口蓋からなり，口蓋血管，神経，粘液腺を有する口蓋の前方部分）を木製の舌圧子を用いて触れる（図17.21）．患者が感覚を感じたときに手を上げてもらうなどのサインを出してもらう．

理論的根拠　片側の知覚低下があれば，支配領域の三叉神経枝の知覚神経に病変のある疑いがある．三叉神経の眼神経枝の病変は額に，上顎神経枝は頬に，下顎神経枝は顎に知覚の低下がみられる．

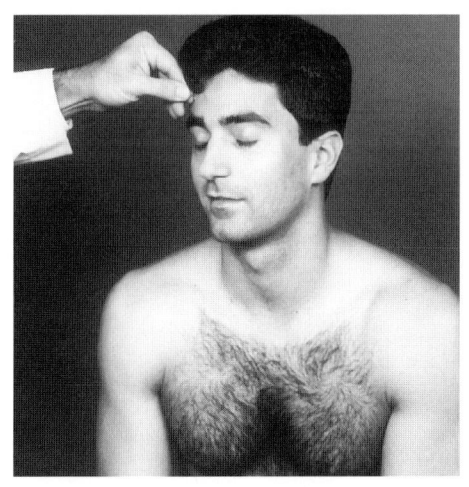

図17.18

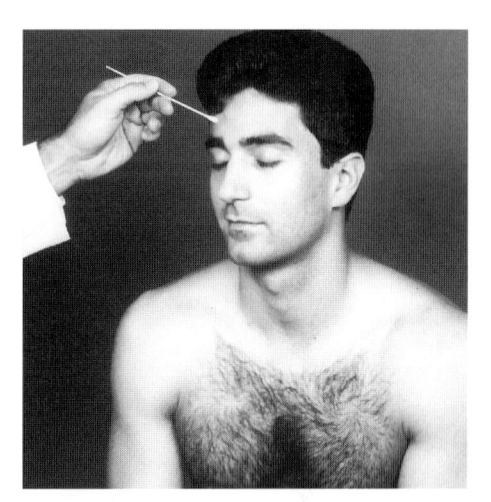

図17.19

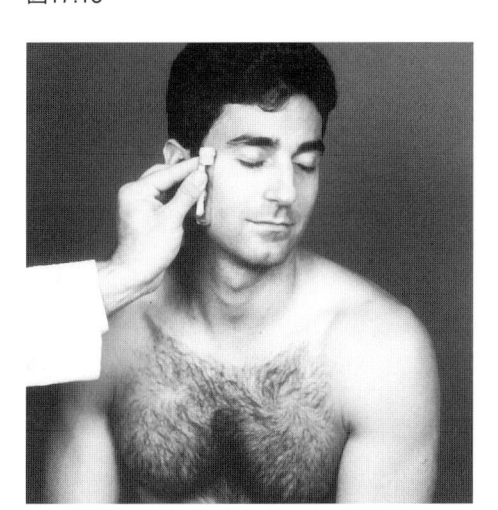

図17.20

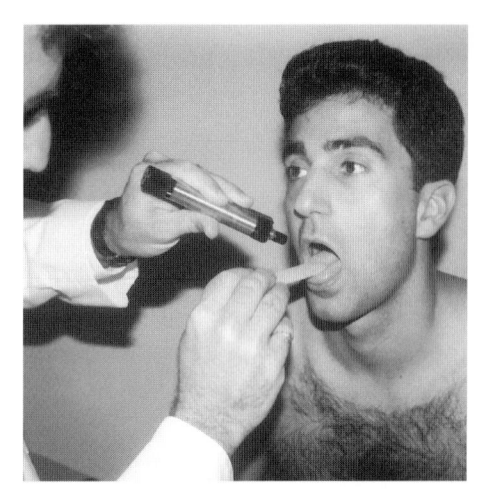

図17.21

顔面神経（Ⅶ）　FACIAL NERVE

■運動神経　Motor

検査法　顔面神経は，運動と知覚の両方の神経線維を持っている．顔面神経は，顔面の筋と広頸筋を支配する．患者の顔にチックや振せんがないかを観察する．また，表情の変化の有無と，その程度に注意する．

運動機能を評価するためには，落ち着いた，普通の状態の顔を観察する．次に患者に顔をしかめたり（眉を寄せる），眉を上げたり，眼を閉じたり，笑ったり，口笛を吹いたり，あるいは口笛を吹かせたりさせる（図17.22～17.25）．

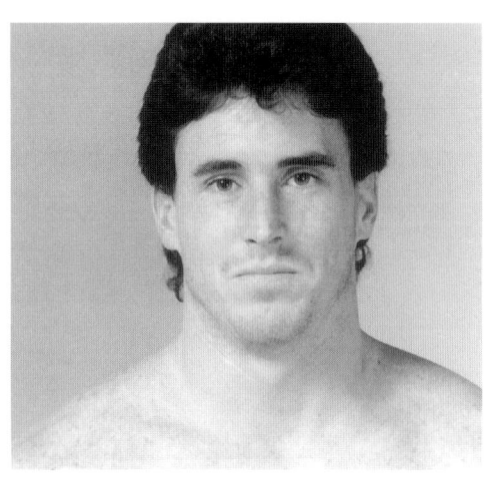

図17.22

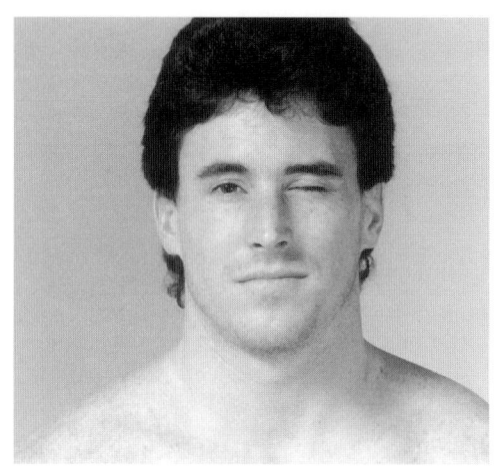

図17.23

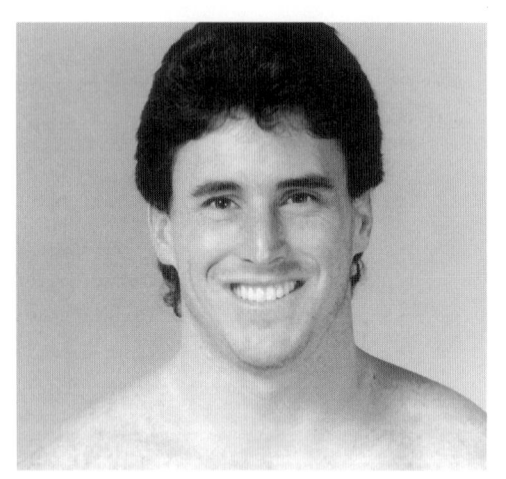

図17.24

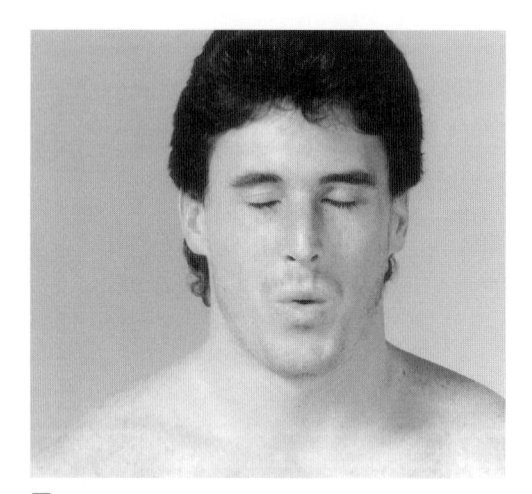

図17.25

理論的根拠 顔面神経病変は，上位運動ニューロンあるいは下位運動ニューロンに由来する．これらのニューロンは，顔面の様々な表情によって見分けることができる．上位運動ニューロン病変は，一般に前額部や眼瞼には影響しない．下位運動ニューロン病変は，眉の上下運動をしても前額部にしわが生じない．上位，下位の運動ニューロン病変では，歯を見せたり，口笛を吹くことができなくなる．下位運動ニューロン病変は，笑顔をしようとしても口の両端が上がらずにニッコリできないこともある．上位ニューロン病変では，笑顔が左右比対称となってしまうことがある．患者がこれらの動きをできない時は，顔面神経の運動部分の病変を示している（図17.26）．

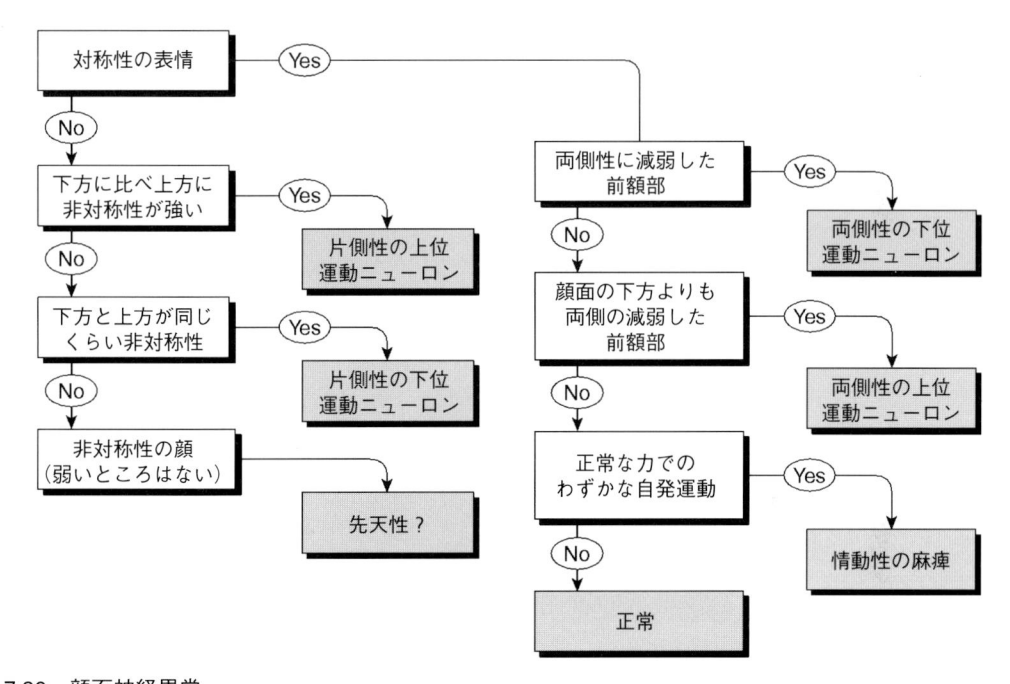

図17.26 顔面神経異常
(Fuller G. Neurological Examination Made Easy. London：Churchill Livingstone, 1993.より許可を得て転載)

■知覚神経　Sensory

検査法　患者には眼を閉じさせ,舌を出させる.砂糖水,塩水,そして（あるいは）酢を舌の片側の前方2／3に塗る（図17.27）．患者には舌を引っ込めさせないで，それぞれの物質が何であるか識別させる．これは患者にカードや紙に書かれた様々な物質のリストを指差させて行う．患者には口をゆすいでもらい，反対側にも他の物質を塗ってみる．

理論的根拠　味がしなかったり，何であるかがわからないようなら，顔面神経のうちの感覚神経の病変が示唆される．

Note　顔面神経病変における味覚の完全な消失はまれである．完全な味覚消失が見られた場合，ウイルス感染，加齢，喫煙，中毒，代謝性疾患等の非神経性のものを考慮すべきである．

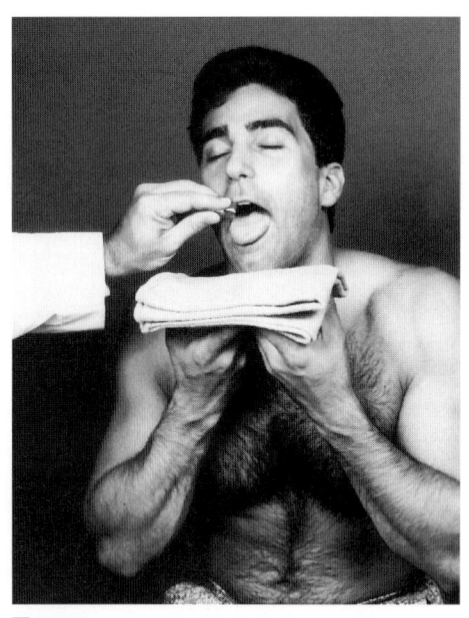

図17.27

聴神経（Ⅷ）　AUDITORY NERVE

聴神経は蝸牛神経と前庭神経から構成されている．

蝸牛部は聴覚を司っており，前庭部は平衡感覚を司っている．蝸牛部は患者の聴力で評価する．聴力検査の最も正確な方法は，オージオメーター（聴力計）を用いることである．ウェーバーテストとリンネテストは蝸牛病変に適応がある．前庭部病変は方向転換や後方指差しテストや，患者の眼振を観察することによっても見つけられる．

■ウェーバーテスト（蝸牛神経）　Weber's Test（Cochlear Nerve）

検査法　256音叉を患者の頭頂部にのせ（図17.28），両耳で同じように聞こえるかどうかを尋ねる．

理論的根拠　両方の耳で音が均等に聞けたなら，そのテストは正常である．その音が片方の耳よりも大きく聞こえたのなら，耳管の閉塞，あるいは大きな音が聞こえた側の中耳疾患のような伝導障害を疑う．もし，神経病変を疑うのなら，音は正常な耳でのみ聞こえるだろう．耳硬化症（あぶみ骨と卵円窓の周囲に海綿質骨が形成され徐々に難聴の度を増すが，耳管あるいは鼓膜の疾患の徴候はない）やメニエール病，髄膜炎，小脳橋角部腫瘍，外傷，あるいは脱髄疾患が原因で聴力障害が起こることもある．

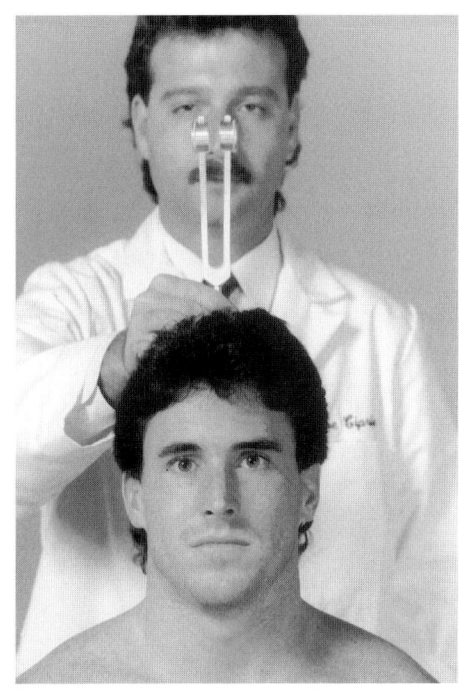

図17.28

■リンネテスト（蝸牛神経） Rinne's Test（Cochlear Nerve）

検査法 乳様突起（側頭骨錐体部にある乳頭様の突起）に，振動させた音叉を当てる（図17.29）．音が聞こえなくなったときはいつかを患者にたずねる．音が聞こえなくなった後，音叉を触れないように外耳道の近くに置く（図17.30）．再度，音が聞こえなくなったときはいつかをたずねる．

理論的根拠 正常では，空気伝導は骨伝導の2倍の大きさである（リンネテスト陽性）．伝導障害や非神経原病変では，骨伝導は空気伝導よりも大きくなる（リンネテスト陰性）．聴神経病変では，空気伝導は骨伝導より大きくなる．

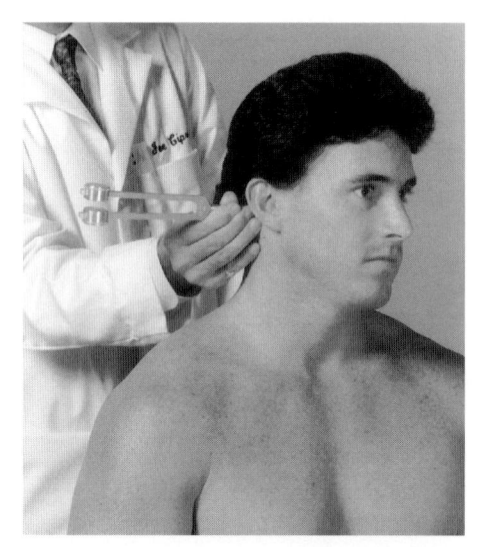

図17.29

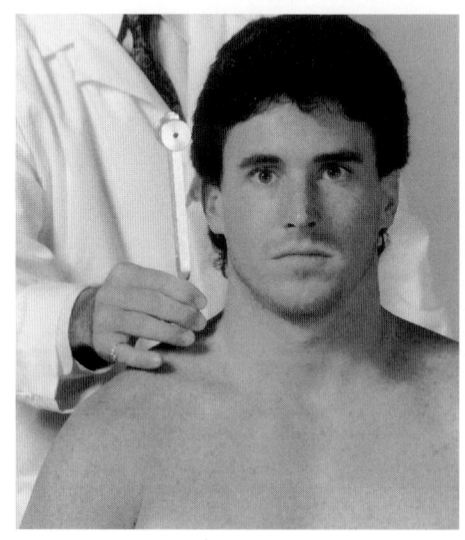

図17.30

■方向逸脱テスト（前庭神経）Veering Test（Vestibular Nerve）

検査法 眼を閉じてまっすぐ歩かせる（図17.31）.

理論的根拠 歩く方向が逸れたり，ロンベルグテストが陽性なら，片側の前庭病変が疑われる．ロンベルグテストについては，第19章526ページを参照.

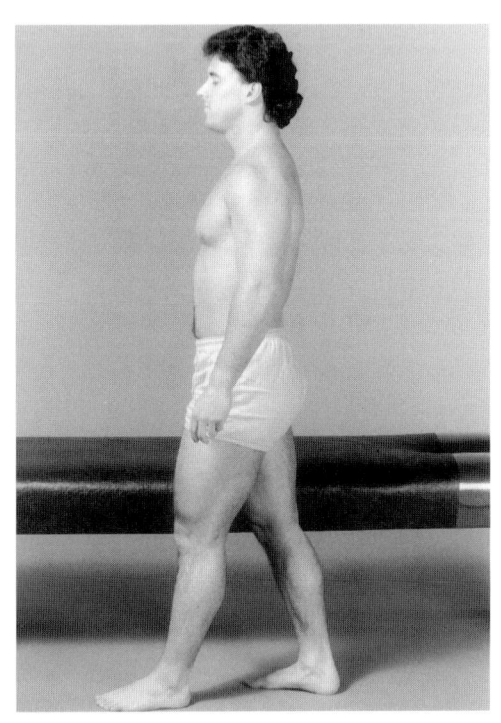

図17.31

■閉眼示指テスト（前庭神経）Past Pointing Test（Vestibular Nerve）

検査法 眼を開けたままで，示指を伸ばして片腕を頭の上の方に上げさせる（図17.32）．次に，検者は自分の片手の指を伸ばして患者の股関節の近くに差し出し，患者に指を下ろして触るよう指示する（図17.33）．この後，眼を閉じさせて同じ動作を指示する．

理論的根拠 前庭病変があれば，眼を閉じると，患者の腕は宙に迷って，検者の指になかなか触れない．

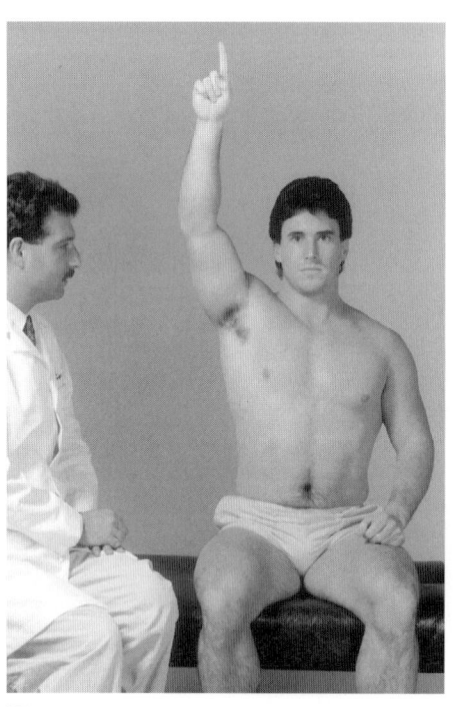

図17.32

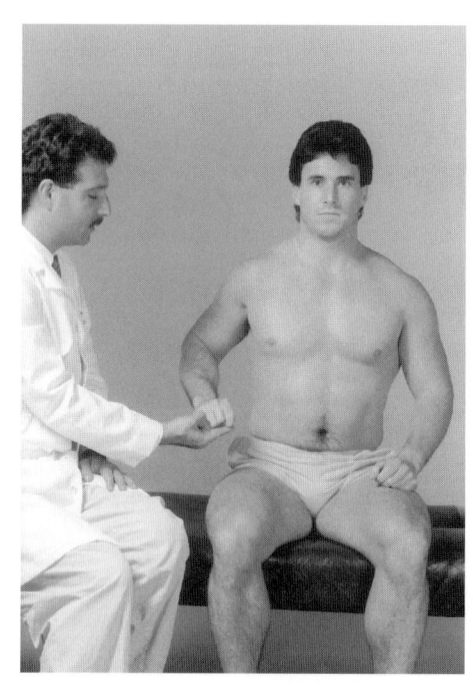

図17.33

■異常・体位眼振（頭位眼振，頭位変換眼振；ある一定の頭位をとったときにのみ起こる眼振）に対する迷路テスト
Labyrinthine Test for Positional Nystagmus

検査法　患者を座位にした状態で，眼を観察し，眼振を記録する（図17.34）．眼振は，まず緩徐に一方向に振れ，反対方向に急速にもどる動きをする．急速相の方向を記載する．次に，患者を仰臥位にさせ，30秒間，眼振を観察する（図17.35）．次に患者を側臥位とし，頭部を安定させる．30秒間，眼振を記録する（図17.36）．繰り返し，患者を反対側に体位変換する．次に患者の頭部を診察台の上で伸展位とし，30秒間眼振を観察する（図17.37）．各検査の間は，患者の眼振が回復するのに十分な時間を与える．

理論的根拠　頭位の変換によって方向が変化したり，繰り返される操作で出現する，持続的な眼振のある患者は，脳幹部や後頭蓋窩の異常が示唆される．一方向のみで眼振がつくられ，繰り返されない，遅延した，軽度な，急速に消失する反応は，体位性めまいを示唆している（図17.38）．

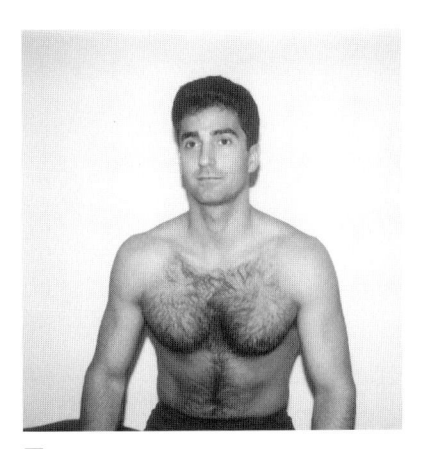

図17.34

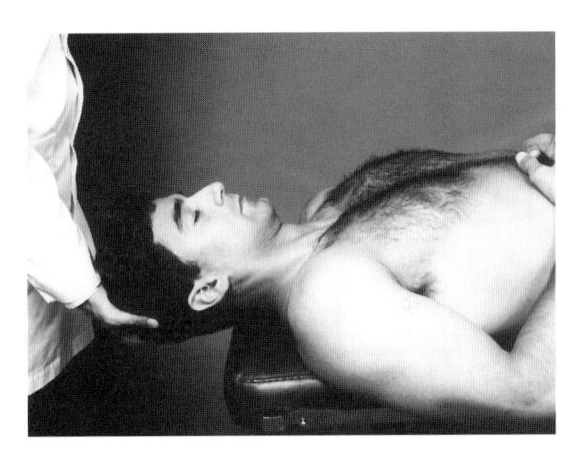

図17.35

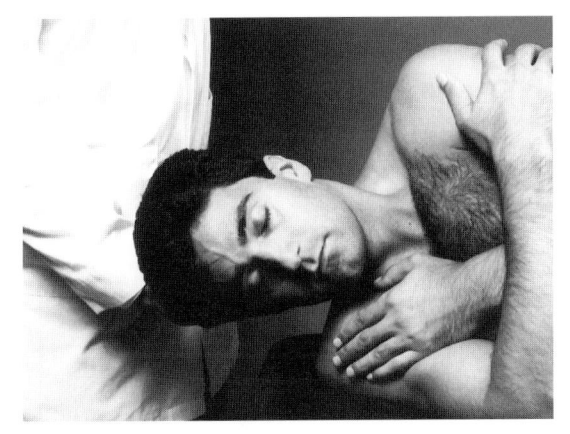

図17.36

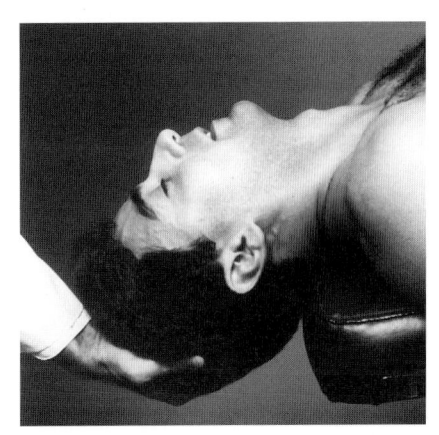

図17.37

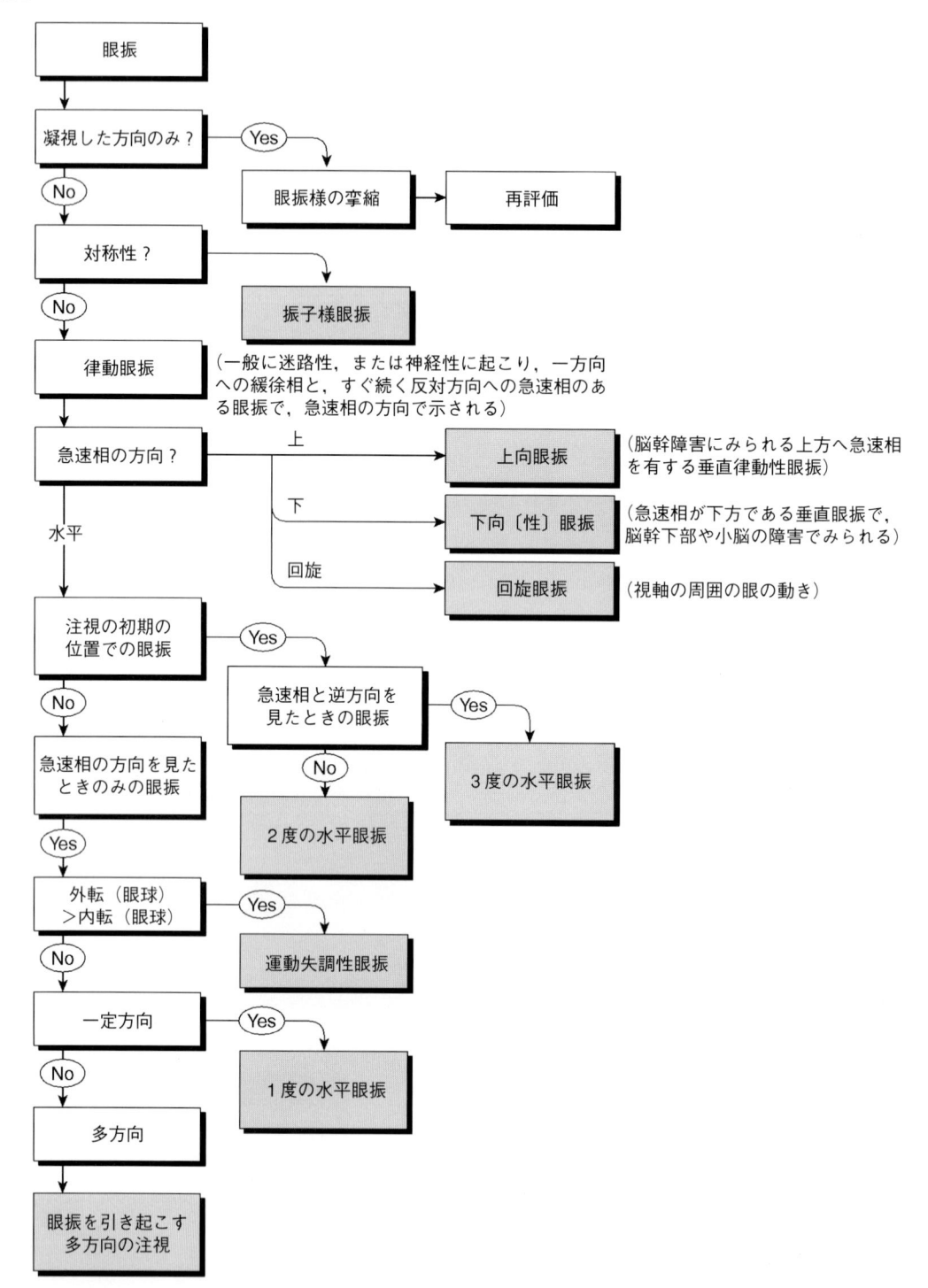

```
眼振
 │
 ▼
凝視した方向のみ？ ──Yes──▶ 眼振様の攣縮 ──▶ 再評価
 │No
 ▼
対称性？ ──────────────▶ 振子様眼振
 │No
 ▼
律動眼振　（一般に迷路性，または神経性に起こり，一方向
 │　　　　への緩徐相と，すぐ続く反対方向への急速相のあ
 │　　　　る眼振で，急速相の方向で示される）
 ▼
急速相の方向？ ──上──▶ 上向眼振　（脳幹障害にみられる上方へ急速相
 │　　　　　　　　　　　　　　　　　を有する垂直律動性眼振）
 │　　　　　　　下──▶ 下向〔性〕眼振（急速相が下方である垂直眼振で，
 │　　　　　　　　　　　　　　　　　脳幹下部や小脳の障害でみられる）
 │　　　　　　　回旋─▶ 回旋眼振　（視軸の周囲の眼の動き）
 │水平
 ▼
注視の初期の位置での眼振 ──Yes──▶ 急速相と逆方向を見たときの眼振 ──Yes──▶ 3度の水平眼振
 │No                                 │No
 ▼                                   ▼
急速相の方向を見たときのみの眼振      2度の水平眼振
 │Yes
 ▼
外転（眼球）＞内転（眼球） ──Yes──▶ 運動失調性眼振
 │No
 ▼
一定方向 ──Yes──▶ 1度の水平眼振
 │No
 ▼
多方向
 │
 ▼
眼振を引き起こす多方向の注視
```

図17.38　眼振
Fuller G. Neurological Examination Made Easy. London：Churchill Livingstone, 1993.より許可を得て転載

舌咽神経と迷走神経（Ⅸ，Ⅹ）
GLOSSOPHARYNGEAL AND VAGUS NERVES

　舌咽神経と迷走神経は，両神経の線維が一部重なり合っており，それゆえ同時に検査されるため，臨床的には区別はできない．舌咽神経は，舌の後方部より味覚が伝えられ，口蓋扁桃や軟口蓋，そして咽頭壁に知覚神経を送っている．迷走神経は，舌咽神経の機能と一部重なっており，喉頭を神経支配している．嗄声や口調の変化を記録する．

　迷走神経は，循環機構，呼吸機構，内臓機構での活動性を調節している．しかし，これらの機能は，様々な分節性そしてホルモンの影響もあり，評価が困難である．

　患者に「あー」と言わせ，口蓋の偏位を観察することで，運動機能を評価する（図17.39）．もし，偏位があるのなら，正常側に偏位しているだろう．次に，気管を触診しながら素早く唾を飲み込んでもらう（図17.40）．嚥下動作の継続による疲労は，重症筋無力症の患者に見られることがある．患者に空気で頬を膨らませるようにしてもらう（図17.41）．鼻からの空気の漏洩は，軟口蓋の筋力低下を示している．この筋力低下は，第Ⅸ，Ⅹ脳神経病変の徴候でもある．空気の漏洩は，鼻をつまむことで止めることができる．

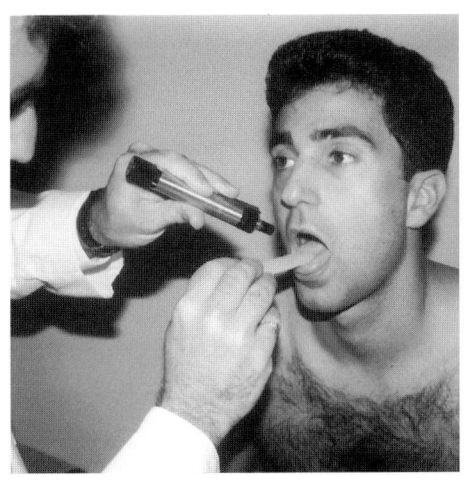

図17.39

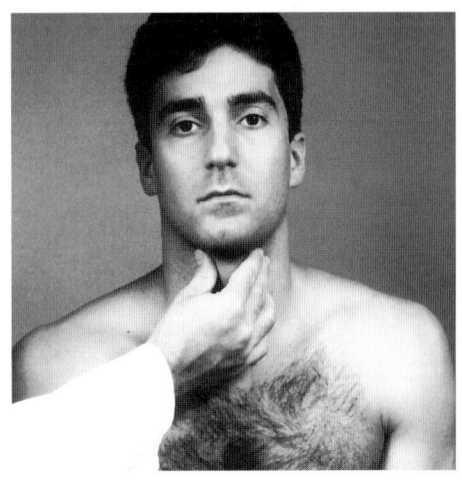

図17.40

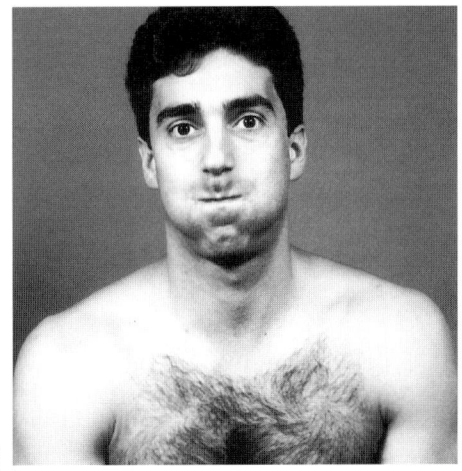

図17.41

■知覚神経　Sensory

検査法　患者には眼を閉じさせ, 舌を出させる. 苦味のものを舌の後方1／3の片側の部分に置く（図17.42）. 舌を引っ込めないで, それぞれの物質が何であるかを当てさせる. これはカードや紙に様々な物質のリストを指差させて行う.

理論的根拠　その物質が何であるかという味の見極めがはっきりしない場合は, 舌咽神経か, または迷走神経の病変が示唆される.

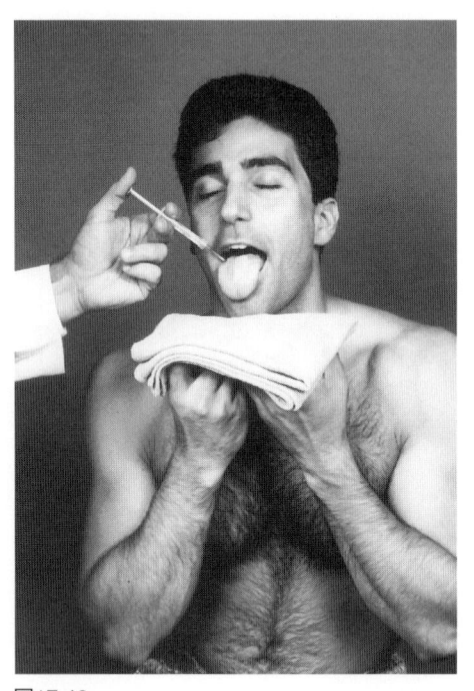

図17.42

■神経反射　Reflex
咽頭反射　*Gag Reflex*

検査法　後咽頭壁を左右順番に舌圧子で触って口蓋の動きを観察する（図17.43）．口蓋の動きと嘔気の様子を観察する．また，左右の刺激の強さに違いがあるかどうかを尋ねる．

理論的根拠　口蓋が片側にずれたり，左右の刺激の感覚に違いがあるようなら，舌咽神経もしくは迷走神経の病変が示唆される．扁桃切除術を受けた患者の場合には，軽い口蓋のずれは正常範囲である．

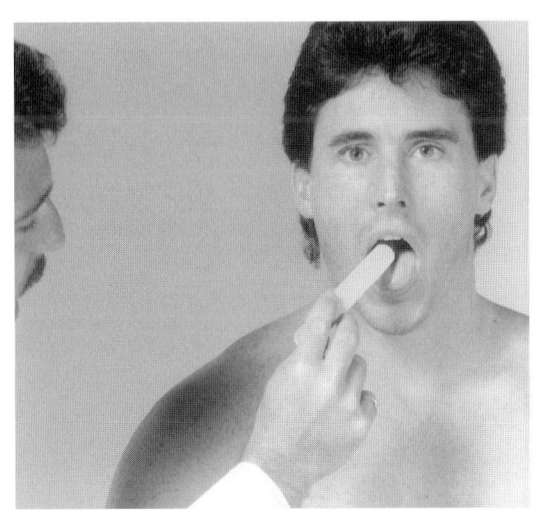

図17.43

◯ 副神経脊髄根（XI） SPINAL ACCESSORY NERVE

　副神経脊髄根は，僧帽筋と胸鎖乳突筋を支配する．副神経脊髄根の検査には，僧帽筋テストと胸鎖乳突筋テストを行う．

■僧帽筋テスト　Trapezius Muscle Test

検査法　患者を座位にして両肩を圧迫し，検者の力に抵抗して肩をすくめるように指示する（図17.44）．それぞれの肩を，第4章103ページの筋力評価分類（Muscle Grading Chart）にしたがって両側を評価する．

理論的根拠　グレード0から4は，副神経脊髄根の病変を示唆する．胸鎖乳突筋の筋力が正常範囲であれば，僧帽筋自体の疲労ないし筋力低下が疑われる．

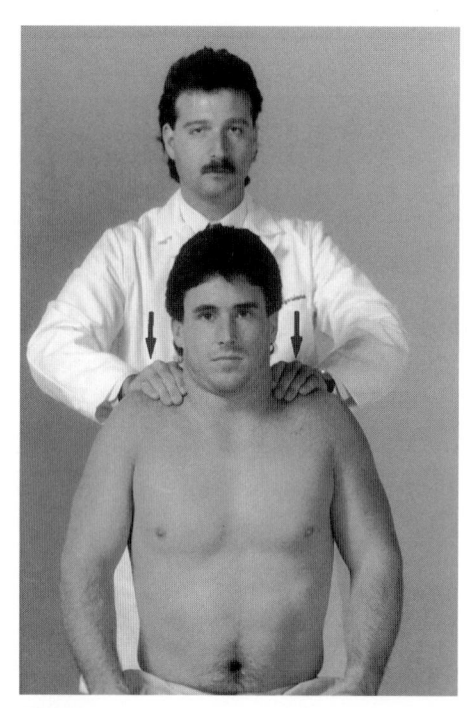

図17.44

■胸鎖乳突筋テスト　Sternocleidomastoideus Muscle Test

検査法　患者を座位にし，顎の外側に検者の手をあてて，検者の力に抵抗しながら，振り向くように指示する（図17.45）．第4章の103ページの筋力評価分類（Muscle Grading Chart）にしたがって両側を評価する．

理論的根拠　グレード0から4は，副神経脊髄根の病変を示唆する．僧帽筋の筋力が正常範囲であれば，胸鎖乳突筋自身の疲労ないし筋力低下が疑われる．

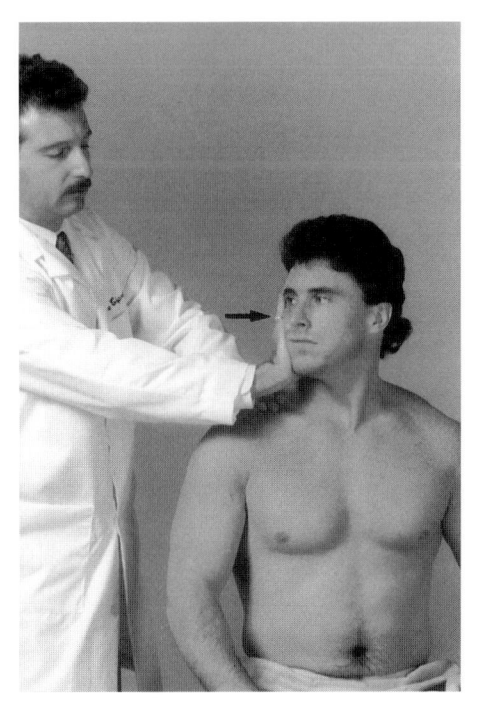

図17.45

◯ 舌下神経（XII） HYPOGLOSSAL NERVE

舌下神経は，純粋な運動神経であり，舌の運動を支配する．

検査法 患者の頬に片手をあて，検者の力に抵抗しながら，舌の先を頬に押しつけるように指示する（図17.46）．これを両側に行う．次に，舌を突き出させる（図17.47）．

理論的根拠 検者の手に感じられる舌の力が左右で違うようなら，片側の舌下神経の病変が疑われる．片側に舌下神経の病変があれば，病変部の方に舌が偏位していることが観察される．

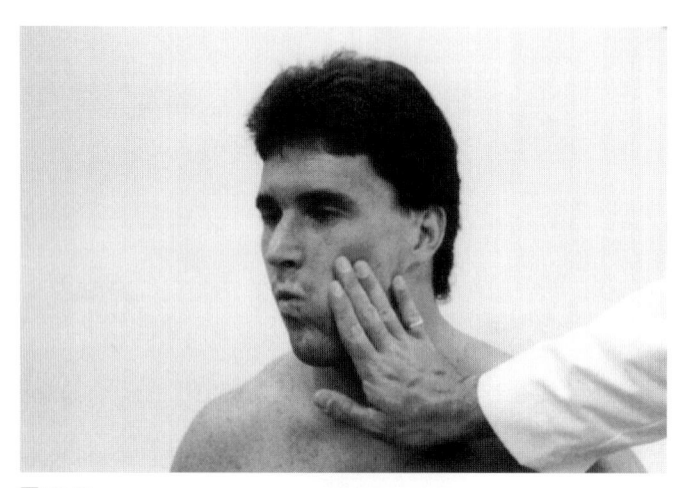

図17.46

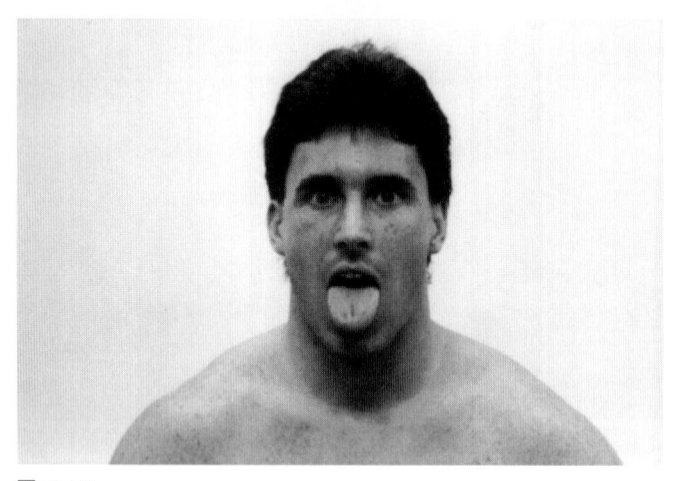

図17.47

推薦図書　General References

Barrows HS. Guide to Neurological Assessment. Philadelphia: JB Lippincott, 1980.

Bickerstaff ER. Neurological Examination in Clinical Practice. 4th ed. Boston: Blackwell Scientific, 1980.

Chusid JG. Correlative neuroanatomy and functional neurology. 17th ed. Los Altos: Lange Medical, 1976.

Colling RD. Illustrated Manual of Neurologic Diagnosis. 2nd ed. Philadelphia: JB Lippincott, 1982.

DeJong RN. The Neurologic Examination. 4th ed. Hagerstown, MD: Harper & Row, 1979.

DeMyer W. Technique of the Neurologic Examination: A Programmed Text. 3rd ed. New York: McGraw-Hill, 1980.

Devinsky O, Feldmann E. Examination of the Cranial and Peripheral Nerves. New York: Churchill Livingstone, 1988.

Fuller G. Neurological Examination Made Easy. London: Churchill Livingstone, 1993.

Mancall E. Essentials of the Neurologic Examination. 2nd ed. Philadelphia: FA Davis, 1981.

Merritt HH. A Textbook of Neurology. 4th ed. Philadelphia: Lea & Febiger, 1967.

VanAllen MW, Rodnitzky RL. Pictorial Manual of Neurologic Tests. 2nd ed. Chicago: Year Book Medical, 1981.

第18章
神経反射
REFLEXES

病的反射（上肢の神経反射）
PATHOLOGICAL UPPER EXTREMITY REFLEXES　　505
　ホフマン徴候　Hoffman's Sign　　505
　トロムナー徴候　Tromner's Sign　　506
　ロッソリモの手徴候　Rossolimo's Hand Sign　　507
　チャドックの手首徴候　Chaddock's Wrist Sign　　508

病的反射（下肢の神経反射）
PATHOLOGICAL LOWER EXTREMITY REFLEXES　　509
　バビンスキー徴候　Babinski's Sign　　509
　オッペンハイム徴候　Oppenheim's Sign　　510
　チャドックの足徴候　Chaddock's Foot Sign　　511
　ロッソリモの足徴候　Rossolimo's Foot Sign　　512
　シェファー徴候　Schaeffer's Sign　　513

皮膚表在反射　SUPERFICIAL CUTANEOUS REFLEXES　　514
　上腹壁反射　Upper Abdominal Reflex　　514
　下腹壁反射　Lower Abdominal Reflex　　515
　表面殿筋反射　Superficial Gluteal Reflex　　515
　角膜表面反射　Corneal Reflex　　516
　咽頭表面反射　Pharyngeal Reflex　　516
　口蓋表面反射　Palatal Reflex　　516

病的反射（上肢の神経反射）
PATHOLOGICAL UPPER EXTREMITY REFLEXES

　この章では，さまざまな病的反射を検討する．それらは普通，卒中・腫瘍・脱髄疾患や血管炎のような錐体路の病変や高位皮質の機能障害で生じる．もし錐体路病変か高位皮質の機能障害がなければ，このような反射は生じないはずである．上記の反射はウェクスラー・スケールにもとづくグレード化ではなく，反射の有無で評価される．幼児には，バビンスキー反射やロッソリモの足徴候がみられることがあるが，これは正常と考えられる．

■ホフマン徴候　Hoffman's Sign

検査法　患者の手関節を回内させて，患者の手と中指を握り，もう一方の手で患者の中指の末節を弾いて，伸展反射を起こさせる（図18.1）．

理論的根拠　患者が反射的に母指と示指を屈曲すれば，陽性徴候である（図18.2）．反射亢進の場合のみが陽性徴候である．錐体路の病変の目安の一つになる．

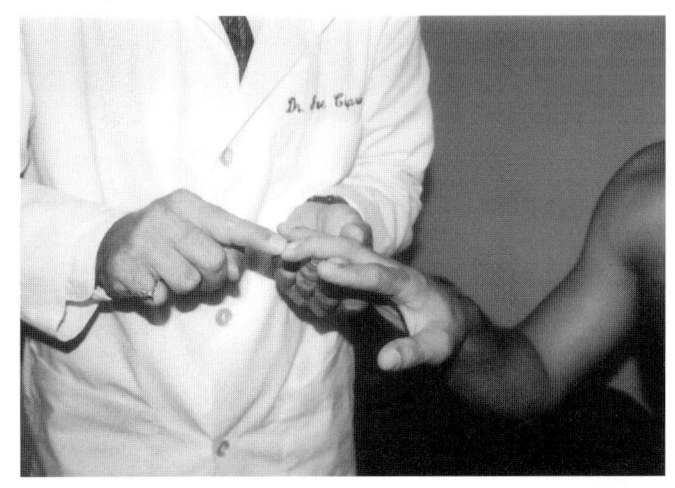

図18.1

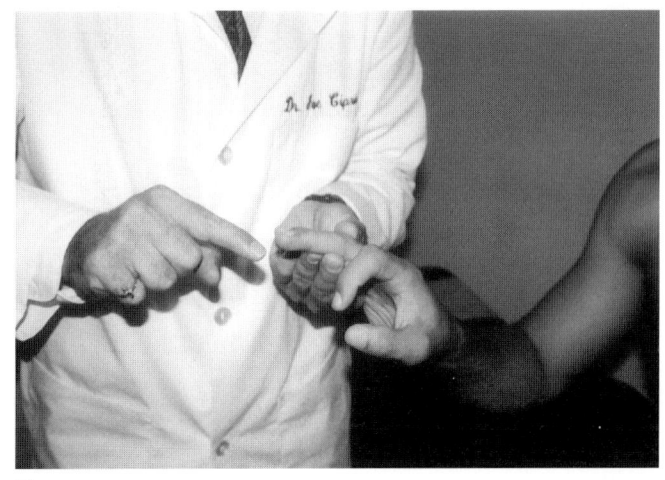

図18.2

■トロムナー徴候　Tromner's Sign

検査法　手関節を回外させて，示指と中指の先を軽く叩く（図18.3）．

理論的根拠　患者がすべての指を屈曲すれば，陽性徴候である（図18.4）．これは，反射亢進の場合のみが陽性徴候である．錐体路の病変の目安の一つになる．

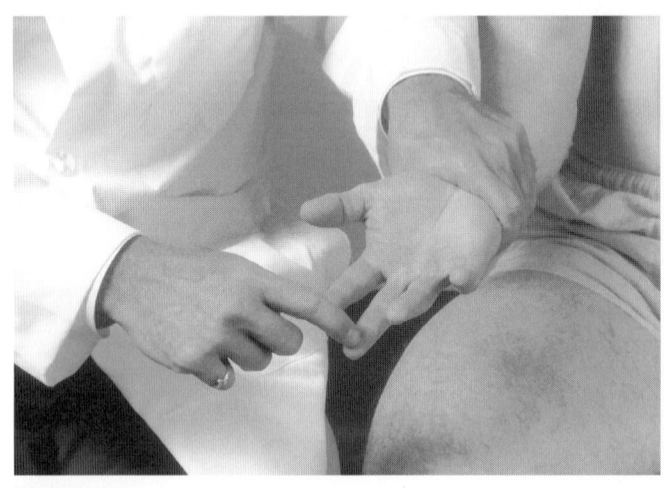

図18.3

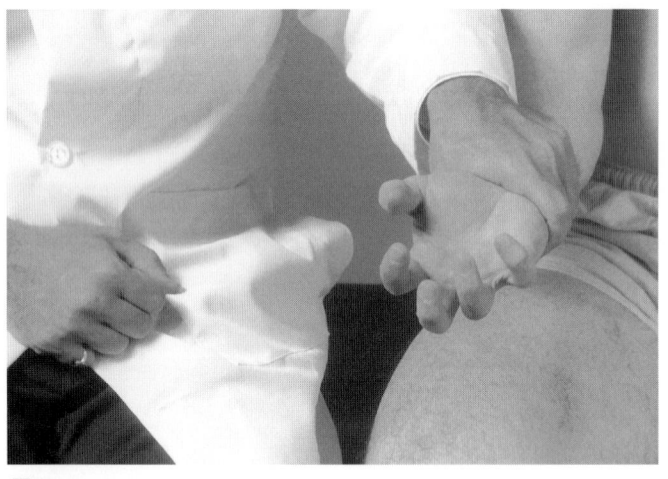

図18.4

■ロッソリモの手徴候　Rossolimo's Hand Sign

検査法　打腱器で，掌側の中手指筋関節の付け根を叩打する（図18.5）．

理論的根拠　患者がすべての指を屈曲すれば，陽性徴候である（図18.6）．これは，錐体路に病変があるときに現れる．

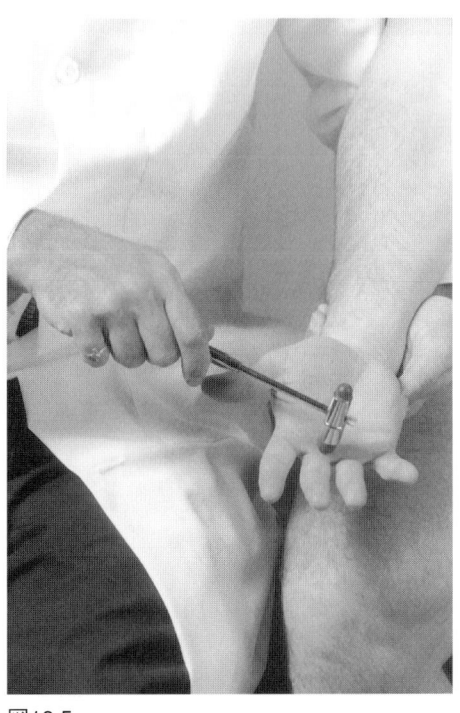

図18.5

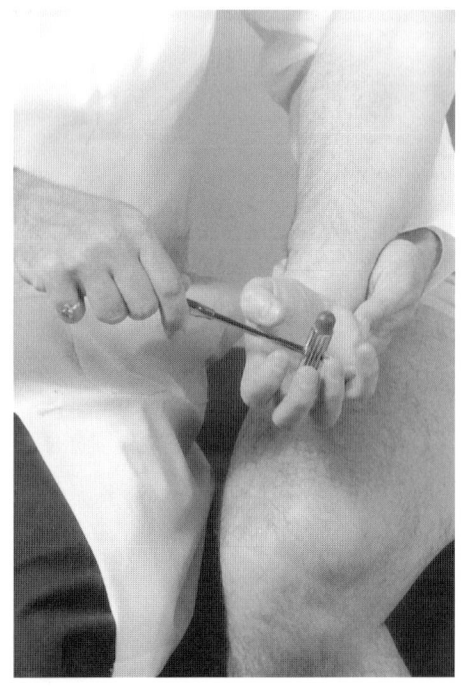

図18.6

■チャドックの手首徴候　Chaddock's Wrist Sign

検査法　患者の長掌筋腱を押さえながら手関節を握る（図18.7）．

理論的根拠　患者が手関節を屈曲してすべての指を伸展すれば，陽性徴候である（図18.8）．これは，錐体路の病変があるときに現れる．

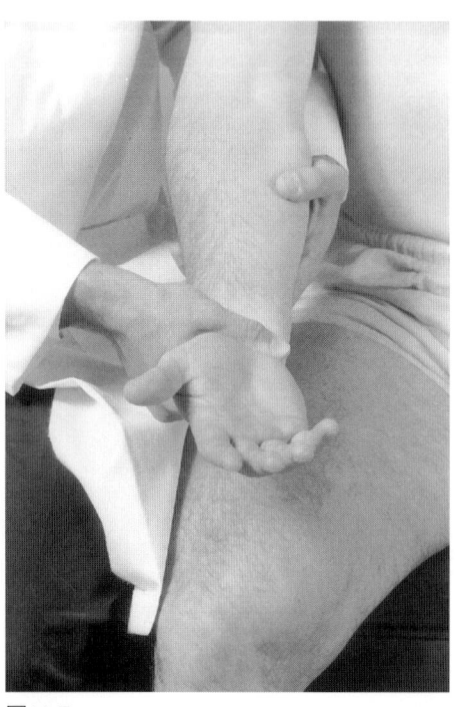

図18.7

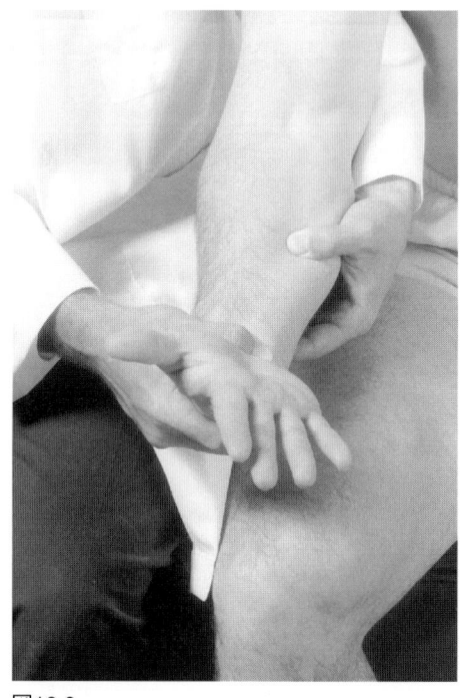

図18.8

病的反射（下肢の神経反射）
PATHOLOGICAL LOWER EXTREMITY REFLEXES
■バビンスキー徴候　Babinski's Sign

検査法　患者を仰臥位にし，足の裏を打腱器の柄のような，滑らかな物体でこする．踵の外側からはじめて上に行き，第1趾の内側まで進める（図18.9）．

理論的根拠　これは，神経学的検査では，非常に重要な徴候である．患者が第1趾を伸展し，他の趾を広げるようなら，明らかな陽性徴候である（図18.10）．このテストが陽性なら，錐体路系の病変を示す典型的な徴候である．ただし，この徴候は，12カ月から16カ月の正常児にも現れることがある．

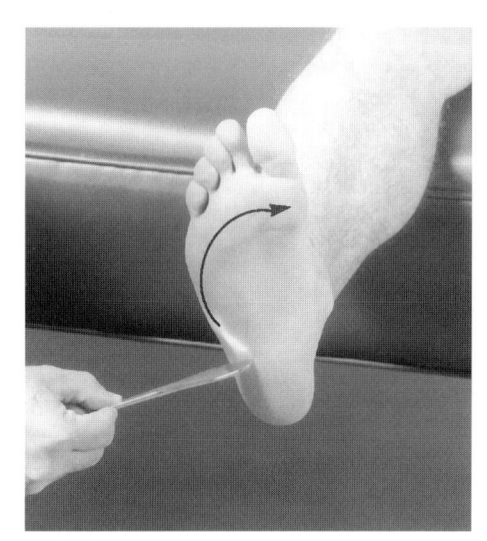

図18.9

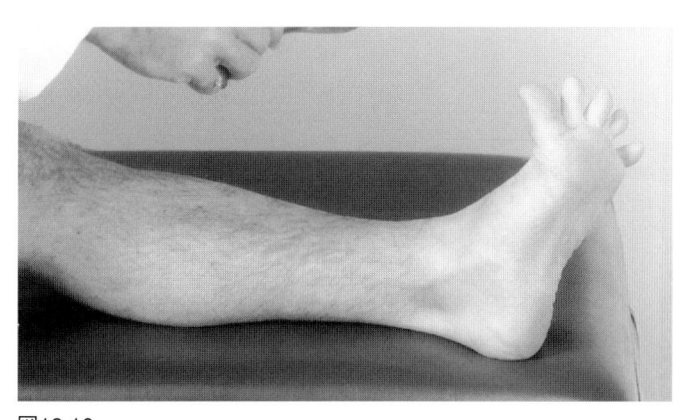

図18.10

■オッペンハイム徴候　Oppenheim's Sign

検査法　患者を仰臥位にし，脛骨の内側を滑らかな物体でこする（図18.11）．

理論的根拠　第1趾を伸展するようなら，陽性徴候である（図18.12）．このような反射があれば，錐体路系の病変を疑う．

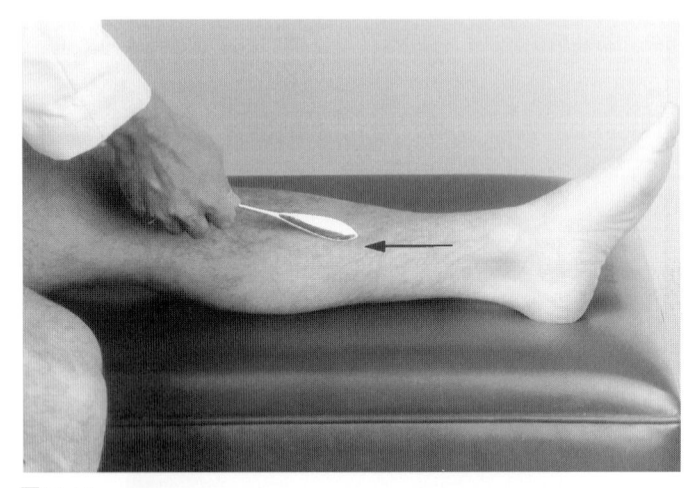

図18.11

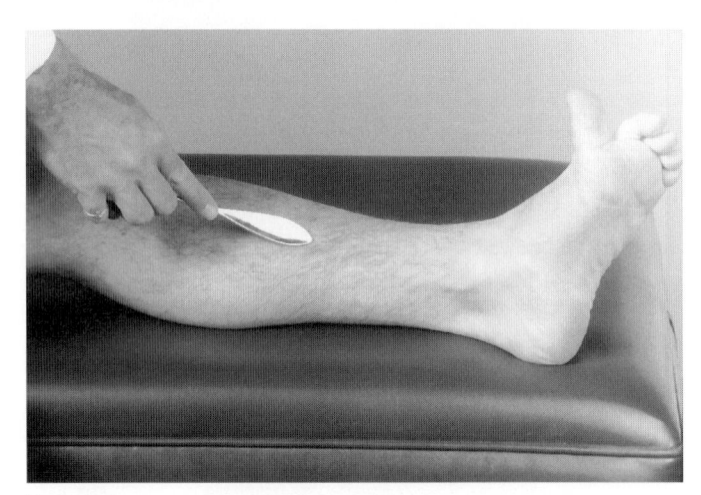

図18.12

■チャドックの足徴候　Chaddock's Foot Sign

検査法　患者を仰臥位にし，外果を滑らかな物体でこする（図18.13）．

理論的根拠　第1趾を伸展するようなら，陽性徴候である（図18.14）．このような反射があれば，錐体路系の病変を疑う．

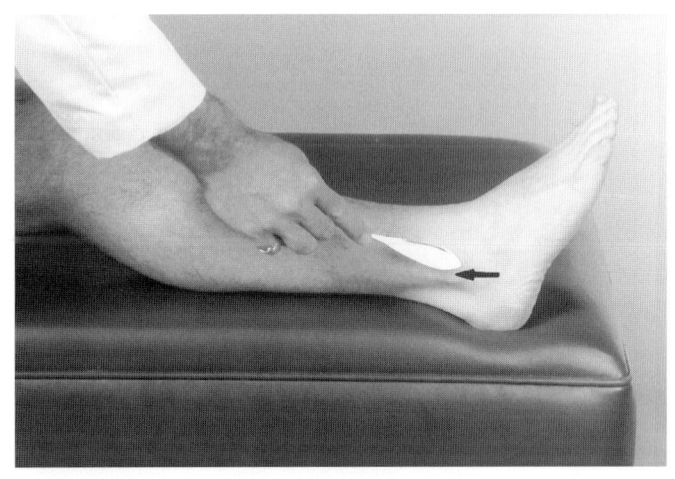

図18.13

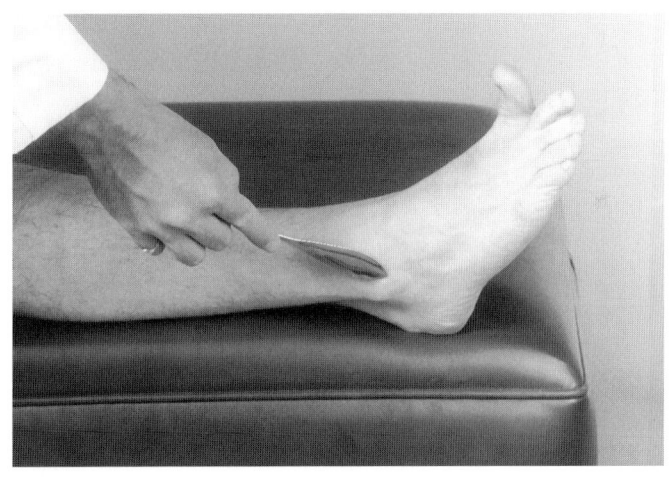

図18.14

■ロッソリモの足徴候　Rossolimo's Foot Sign

検査法　患者を仰臥位にし，第1趾の付け根のふくらみを打腱器で叩打する（図18.15）．

理論的根拠　指を屈曲すれば，陽性徴候である（図18.16）．この徴候は，2, 3カ月から2, 3歳の幼児に現れることがあるが，これは正常な反応と考えられる．他の年齢層で，この徴候やバビンスキー徴候が現れれば，錐体路の病変が疑われる．

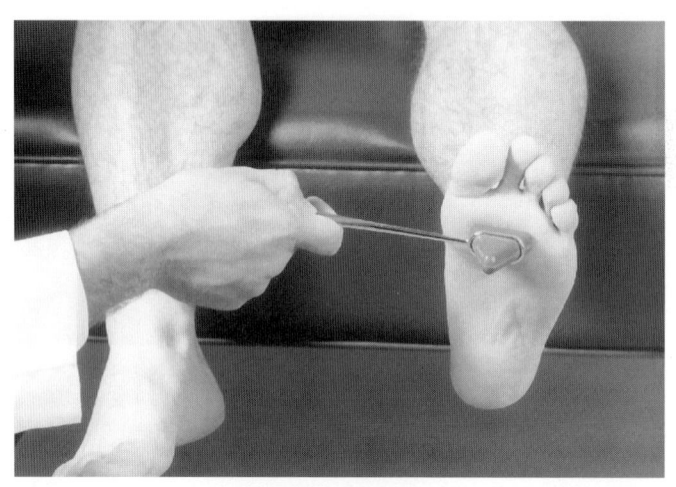

図18.15

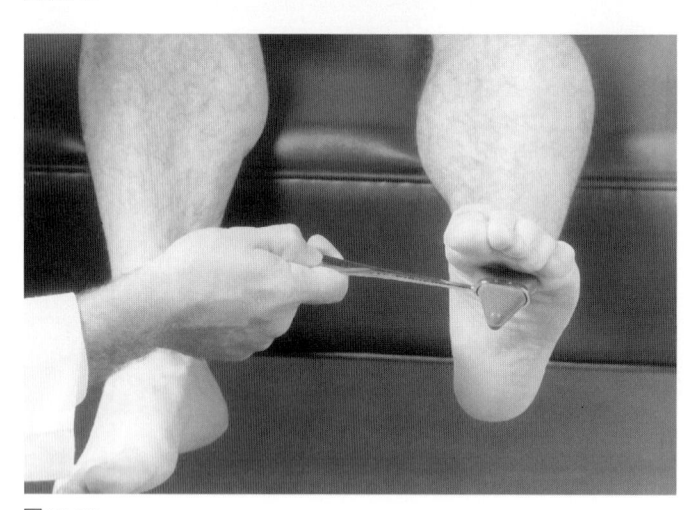

図18.16

■シェファー徴候　Schaeffer's Sign

検査法　患者を仰臥位にし，足を診察台から垂らさせて，アキレス腱を圧縮する（図18.17）．

理論的根拠　第1趾を伸展すれば，陽性徴候である（図18.18）．この徴候が現れれば，錐体路の病変が疑われる．

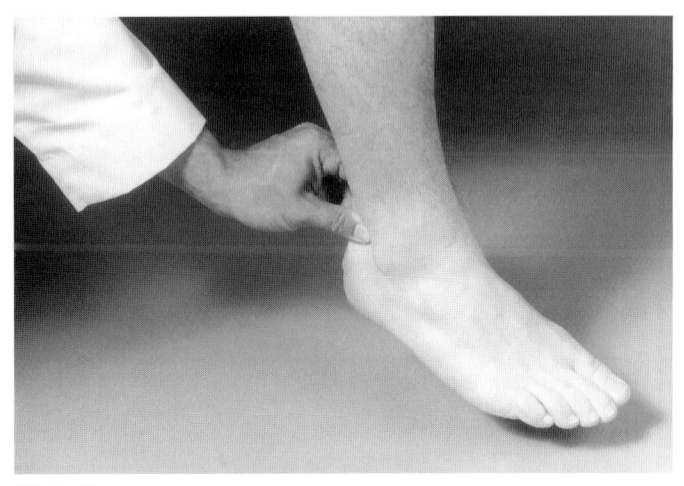

図18.17

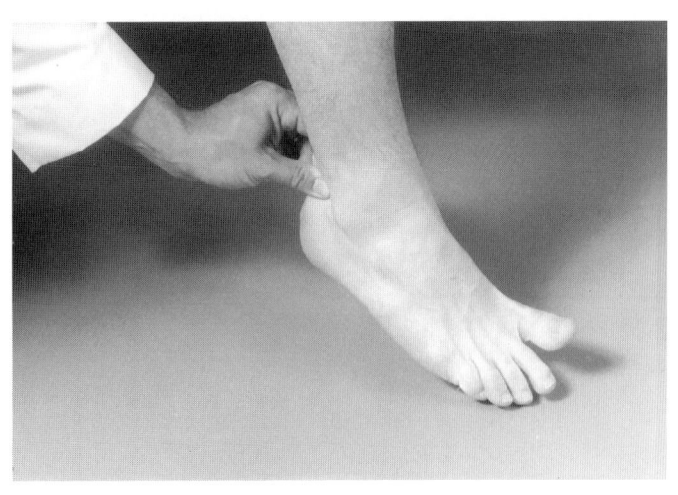

図18.18

皮膚表在反射　SUPERFICIAL CUTANEOUS REFLEXES

皮膚表面の反射は多シナプスによる．それらは，反射弓を通じて伝達されるが，本質的には錐体路系によって支配されている．これらの反射もやはり，ウェクスラー・スケールでグレード化されるのではなく，その有無によって診断される．病的反射とは違なり，皮膚表面の反射は，錐体路の病変がなくても，通常存在する．角膜・咽頭・口蓋の表面反射テストは，このグループに属するが，第17章脳神経で論じている．

上腹壁反射　*Upper Abdominal Reflex*

検査法　患者を仰臥位にし，打腱器の柄の側で臍の上で皮膚を，内側から外側に向けてこする（図18.19）．両側に行って比較する．

理論的根拠　臍が，こすられた方向に動くのが正常な反応である．片側に臍が動かなかったり，反応が遅れるなら，陰性反応である．この反応は，肥満のある患者や妊婦では陰性になることがある．もし，両側ともなければ正常な反応である．片側の反応が陰性ならばT7-T9神経根の病変あるいは錐体路系疾患が示唆される．後者の疑いがあれば，確認のために，他の錐体路系の検査を行う．

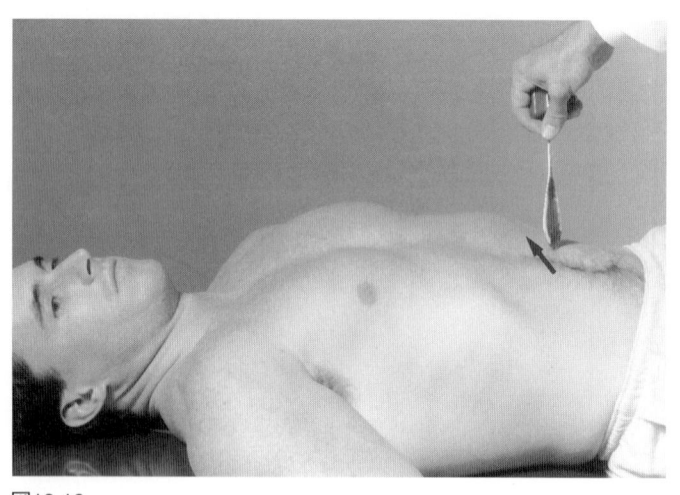

図18.19

下腹壁反射　*Lower Abdominal Reflex*

検査法　患者を仰臥位にし，打腱器の柄の側で臍の下側の皮膚を，内側から外側に向けてこする（図18.20）．両側に行って比較する．

理論的根拠　臍が，こすられた方向に動くのが正常な反応である．片側に臍が動かなかったり，反応が遅れるなら，陰性反応である．この反応は，肥満のある患者や妊婦では陰性になることがある．もし，両側ともなければ正常な反応である．片側の反応が陰性ならばT10-T12神経根の病変あるいは錐体路系の疾患が示唆される．後者の疑いがあれば，確認のために，他の錐体路系の検査を行う．

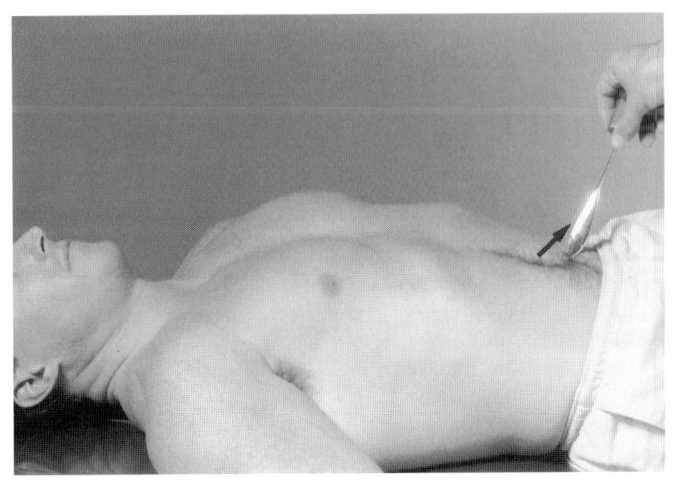

図18.20

表面殿筋反射　*Superficial Gluteal Reflex*

検査法　患者を腹臥位にし，打腱器の柄の側で殿部をこする（図18.21）．両側に行う．

理論的根拠　こすられた側の殿筋が収縮するのが正常な反応である．片側に反応が生じなければ，L4またはL5脊髄神経根の病変あるいは錐体路系の疾患が示唆される．後者の疑いがあれば，確認のために，他の錐体路系の検査を行う．

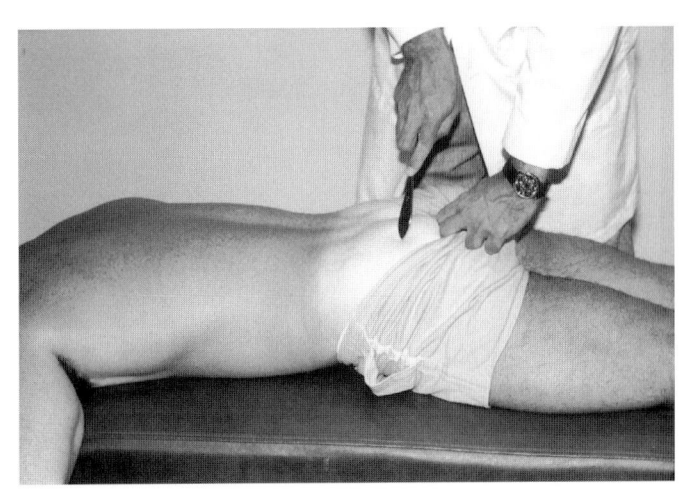

図18.21

角膜表面反射　*Corneal Reflex*

第17章参照.

咽頭表面反射　*Pharyngeal Reflex*

第17章参照.

口蓋表面反射　*Palatal Reflex*

第17章参照.

推薦図書　General References

Adams C. Neurology in Primary Care. Philadelphia：FA Davis, 2000.

Aminoff MJ, Greenberg DA, Simon RP. Clinical Neurology. 3rd ed. Stamford, CT：Appleton & Lange, 1996.

Barrows HS. Guide to Neurological Assessment. Philadelphia：JB Lippincott, 1980.

Bickerstaff ER. Neurological Examination in Clinical Practice. 4th ed. Boston：Blackwell Scientific, 1980.

Bronisch FW. The Clinically Important Reflexes. New York：Grune & Stratton, 1952.

Chusid JG. Correlative Neuroanatomy and Functional Neurology. 16th ed. Los Altos, CA：Lange Medical, 1976.

Colling RD. Illustrated Manual of Neurologic Diagnosis. 2nd ed. Philadelphia：JB Lippincott, 1982.

DeJong RN. The Neurologic Examination. 4th ed. Hagerstown, MD：Harper & Row, 1979.

DeMyer W. Technique of the Neurologic Examination：A Programmed Text. 3rd ed. New York：McGraw-Hill, 1980.

Devinsky O, Feldmann E. Examination of the Cranial and Peripheral Nerves. New York：Churchill Livingstone, 1988.

Heilman NM, Watson RT, Green M. Handbook for Differential Diagnosis of Neurologic Signs and Symptoms. New York：Appleton-Century-Crofts, 1977.

Lapides J, Babbitt JM. Diagnostic value of bulbocavernosus reflex. JAMA 1956；162：971.

Mancall E. Essentials of the Neurologic Examination. 2nd ed. Philadelphia：FA Davis, 1981.

Merritt HH. A Textbook of Neurology. 4th ed. Philadelphia：Lea & Febiger, 1967.

Swanson P. Signs and Symptoms in Neurology. Philadelphia：JB Lippincott, 1989.

VanAllen MW, Rodnitzky RL. Pictorial Manual of Neurologic Tests. 2nd ed. Chicago：Year Book Medical, 1981.

第19章

小脳の機能テスト
CEREBELLAR FUNCTION TESTS

上肢の機能テスト　UPPER EXTREMITY　　*518*
　指-鼻テスト　Finger-Nose Test　　*518*
　指-指テスト　Finger-Finger Test　　*519*
　回内-回外テスト　Pronation-Supination Test　　*520*
　パットテスト　Patting Test　　*521*
　敏捷性テスト　Dexterity Test　　*522*

下肢の機能テスト　LOWER EXTREMITY　　*523*
　踵-膝テスト　Heel-Knee Test　　*523*
　パットテスト　Patting Test　　*524*
　8の字テスト　Figure-Eight Test　　*525*
　ロンベルグテスト　Romberg's Test　　*526*

小脳の機能障害により，求心性の感覚フィードバックと遠心性の運動との協調が妨害される．関節位置覚の障害により運動失調が生じ，それはたいてい，閉眼した時により悪化する．以下のテストは，患者の協調運動や関節位置覚を評価するためのものである．

いずれかのテストが片側に陽性の場合は，同側の小脳症候を示唆する．このような症候は脱髄疾患・血管障害・外傷・腫瘍や膿瘍により生じることがある．いずれかのテストが両側に陽性の場合は，両側の小脳症候を示唆する．このような症候は飲酒・脱髄疾患・血管障害により生じることがある．

◯ 上肢の機能テスト　UPPER EXTREMITY

■指-鼻テスト　Finger-Nose Test

検査法　患者を立位ないし座位にして眼を閉じさせ，両手の示指で交互に鼻に触れさせる（図19.1）．

理論的根拠　この操作は，滑らかに，やすやすとできなければならない．これができないようなら，小脳機能に障害がある．

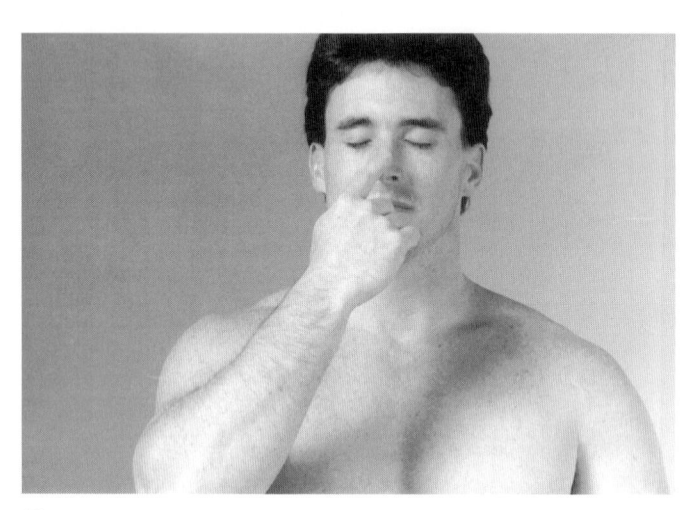

図19.1

■指-指テスト　Finger-Finger Test

検査法　患者の指を検者の指に触れるように指示する．開眼と閉眼状態で何度か繰り返させる（図19.2，図19.3）．

理論的根拠　この操作は，滑らかに，たやすくできなければならない．これができないようなら，小脳機能に障害がある．

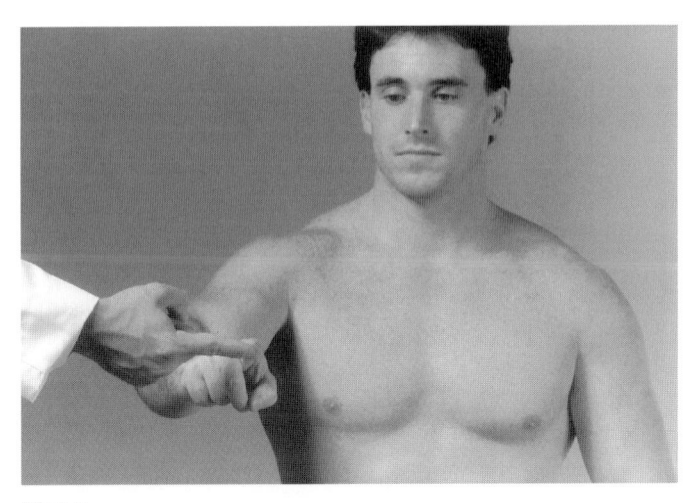

図19.2

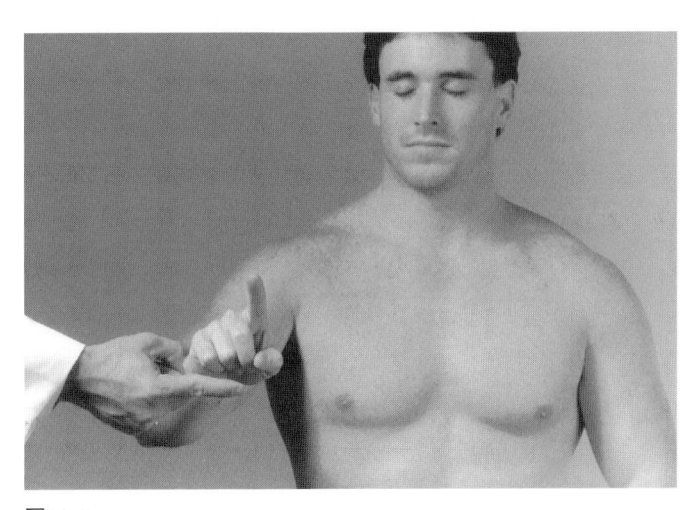

図19.3

■回内−回外テスト　Pronation-Supination Test

検査法　患者を立位にし，両腕を前に伸展するよう指示する．次に，両腕を素早く回内・回外させる（図19.4, 19.5）．

理論的根拠　この操作は，滑らかに，またリズミカルにできなければならない．これができなかったり，痙攣様あるいはバラバラにしかできないようなら，小脳の機能障害が疑われる．

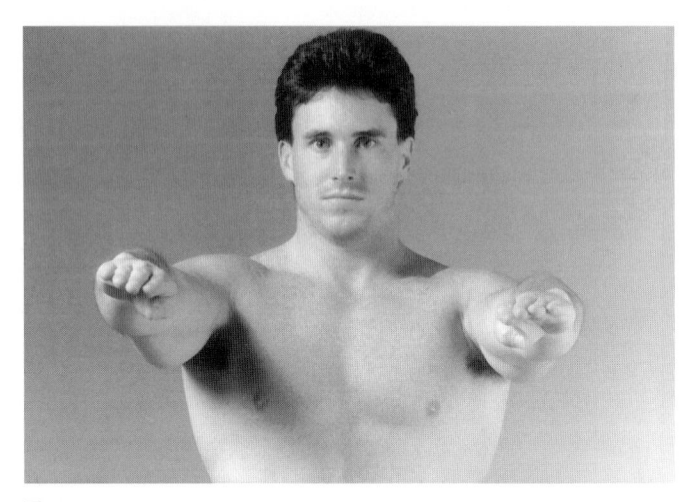

図19.4

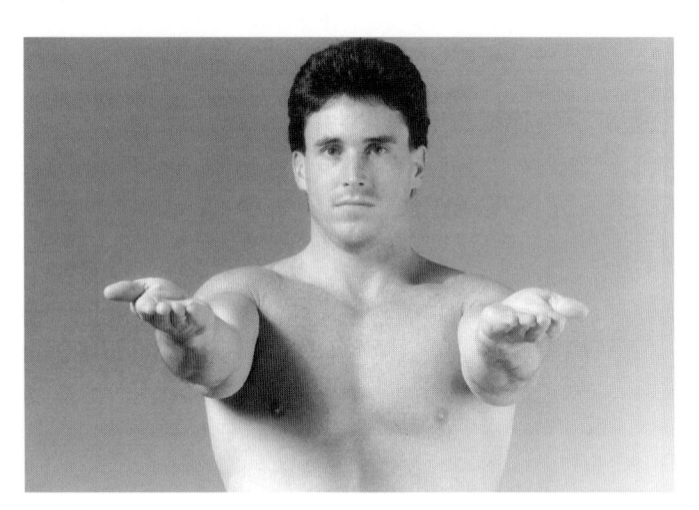

図19.5

■パットテスト　Patting Test

検査法　患者を座位にし，大腿を手で軽く叩かせる（パッティング）（図19.6）．

理論的根拠　この操作は，素早く，また同じ振幅でできなければならない．これができなかったり，のろのろと，痙攣様あるいはバラバラにしかできないようなら，小脳の機能障害が疑われる．

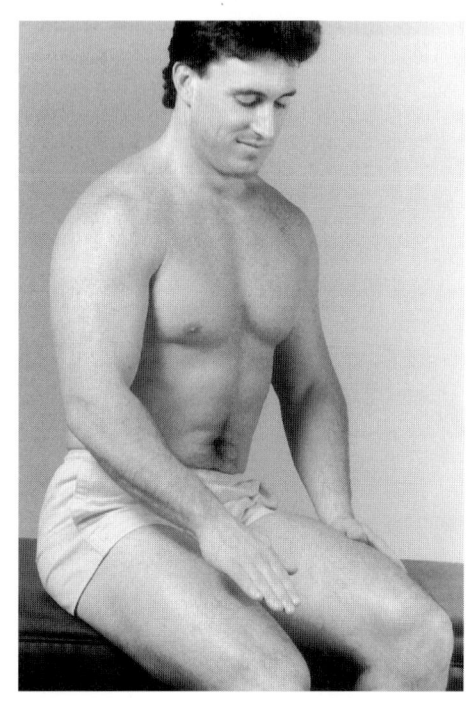

図19.6

■敏捷性テスト　Dexterity Test

検査法　片手の母指に他の指を交互に触れさせる（図19.7，図19.8）．

理論的根拠　この操作は，滑らかに連動してできるのがふつうだ．これができなかったり，痙攣様あるいはバラバラにしかできないようなら，小脳の機能障害が疑われる．

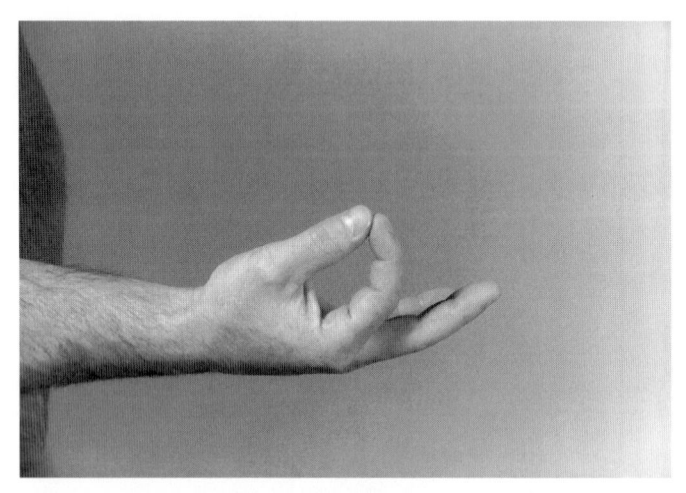

図19.7

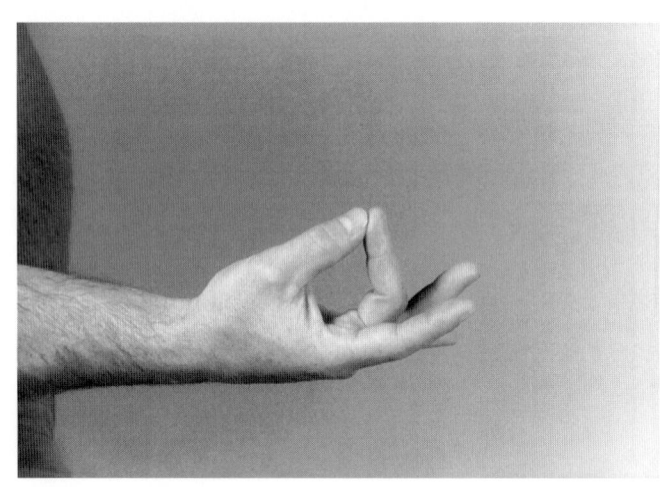

図19.8

下肢の機能テスト　LOWER EXTREMITY

■踵-膝テスト　Heel-Knee Test

検査法　患者を仰臥位にし，踵を反対側の膝にのせるよう指示する（図19.9）．次に，その足を向こう脛に沿って滑り下ろさせる（図19.10）．

理論的根拠　この操作は，滑らかに連動してできるのがふつうだ．これができなかったり，痙攣様あるいはバラバラにしかできないようなら，小脳の機能障害が疑われる．

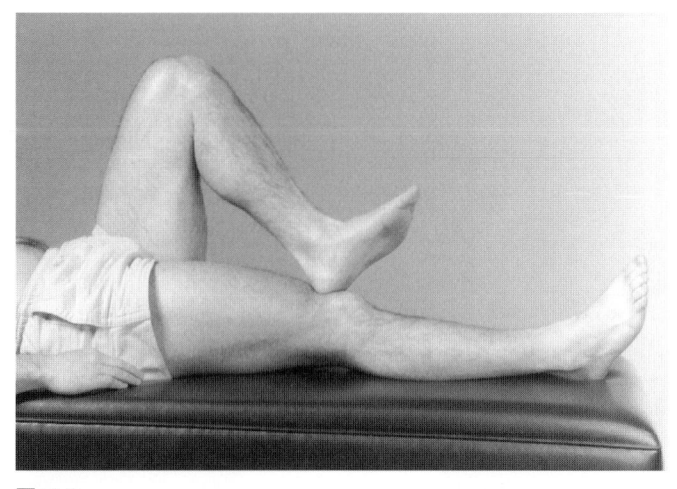

図19.9

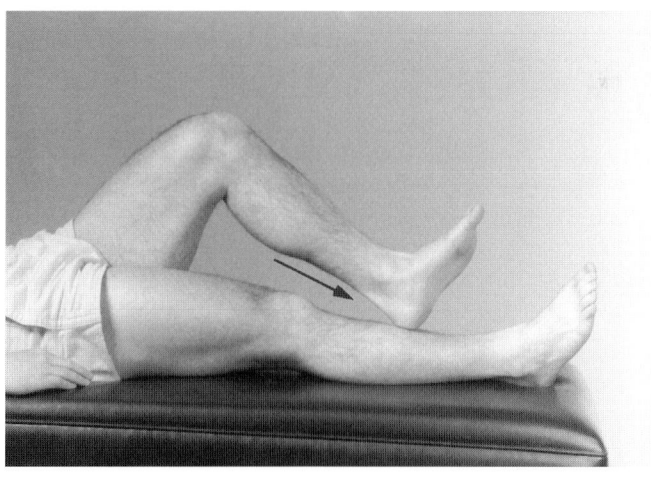

図19.10

■パットテスト　Patting Test

検査法　足で床を素早く何度も軽く叩かせる（図19.11，図19.12）．

理論的根拠　この操作は，素早く，また同じ振幅でできなければならない．これができなかったり，のろのろと，痙攣様あるいはバラバラにしかできないようなら，小脳の機能障害が疑われる．

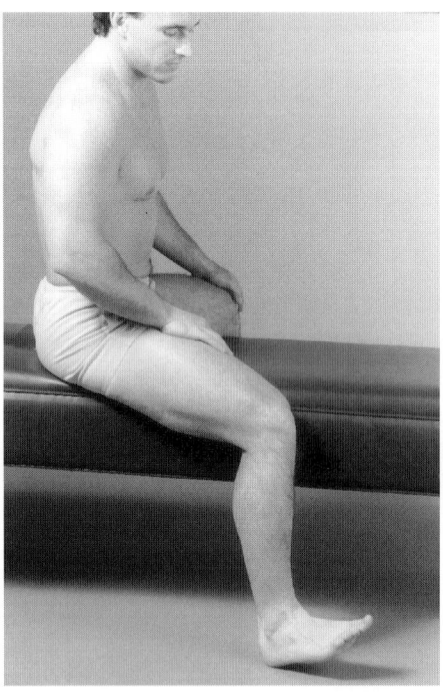

図19.11

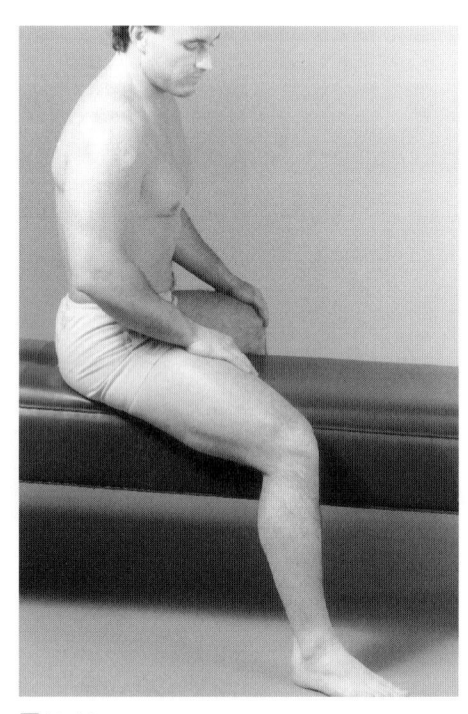

図19.12

第19章　小脳の機能テスト

■8の字テスト　Figure-Eight Test

検査法　患者を仰臥位にし，足の第1趾で空中に8の字を描かせる（図19.13）．

理論的根拠　この操作は，滑らかに連動してできるのがふつうである．これができなかったり，痙攣様あるいはバラバラにしかできないようなら，小脳の機能障害が疑われる．

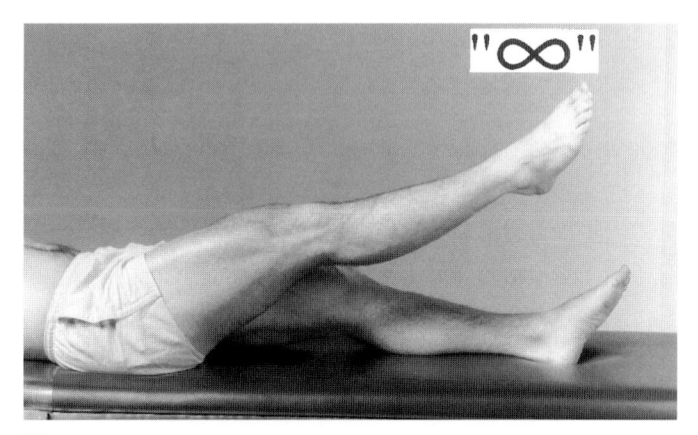

図19.13

■ロンベルグテスト　Romberg's Test

検査法　患者にじっと立つように指示し、体が揺れないかどうかを観察する。そのままの状態で、眼を閉じさせる（図19.14）。

理論的根拠　このテストは、小脳テストそのものではない。しかし、眼を閉じたときに体が揺れるようなら、脊髄後索の障害が示唆される。小脳の機能障害のある患者は、眼を開けていても体が揺れるが、眼を閉じるとさらにひどくなる。

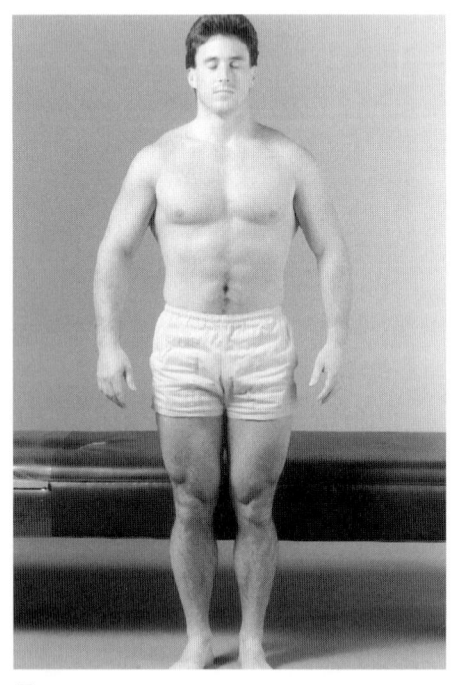

図19.14

推薦図書　General References

Barrows HS. Guide to Neurological Assessment. Philadelphia：JB Lippincott, 1980.

Bickerstaff ER. Neurological Examination in Clinical Practice. 4th ed. Boston：Blackwell Scientific, 1980.

Chusid JG. Correlative Neuroanatomy and Functional Neurology. 16th ed. Los Altos, CA：Lange Medical, 1976.

Colling RD. Illustrated Manual of Neurologic Diagnosis. 2nd ed. Philadelphia：JB Lippincott, 1982.

DeJong RN. The Neurologic Examination. 4th ed. Hagerstown, MD：Harper & Row, 1979.

Greenberg DA, Aminoff MJ, Simon RP. Clinical Neurology. 2nd ed. Norwalk：Appleton & Lange, 1993.

Heilman NM, Watson RT, Green M. Handbook for Differential Diagnosis of Neurologic Signs and Symptoms. New York：Appleton-Century-Crofts, 1977.

Klein R, Mayer-Gross W. The Clinical Examination of Patients With Organic Cerebral Disease. Spring-field, IL：Charles C. Thomas, 1957.

Mancall E. Essentials of the neurologic examination. 2nd ed. Philadelphia：FA Davis, 1981.

Merritt HH. A Textbook of Neurology. 4th ed. Philadelphia：Lea & Febiger, 1967.

Scheinberg P. An Introduction to Diagnosis and Management of Common Neurologic Disorders. 3rd ed. New York：Raven, 1986.

Steegmann AT. Examination of the Nervous System：A Student's Guide. Chicago：Year Book Medical, 1970.

Swanson P. Signs and Symptoms in Neurology. Philadelphia：JB Lippincott, 1989.

VanAllen MW, Rodnitzky RL. Pictorial Manual of Neurologic Tests. 2nd ed. Chicago：Year Book Medical, 1981.

和文索引

ア

アキレス腱　438
アキレス腱叩打テスト　453
アキレス腱の断裂　451
アキレス腱反射　335
アダムの体位　263
圧迫症候群　207
アテローム症　72
アドソンテスト　172
アプレー圧迫テスト　400
アプレー牽引テスト　419
アプレー・スクラッチテスト　137
アボット・ソンダーステスト　168
アリステスト　368
アレンテスト　458
アンダーソン内外側動揺テスト　408
アンダーバーグテスト　68
アンドリューズ前方不安定性テスト　149
アンビルテスト　371

イ

異常・体位眼振に対する迷路テスト　495
イヨーマンテスト　345
咽頭反射　499
咽頭表面反射　516

ウ

ウェーバーテスト　491
ウェクスラー・スケール　101, 103, 321

腹臥位前方不安定性テスト　148

エ

SOAP記録フォーマット　2, 3
SLRテスト　291
X脚　39, 40
エリーテスト　374
嚥下（飲み込み）テスト　86

オ

O脚　40, 41
横靱帯ストレステスト　82
OPQRST記録術　3
オーベルテスト　375
オッペンハイム徴候　510
オドノヒュー検査　75
オルトラニ・クリックテスト　369

カ

外果　434
外側安定性テスト　446
外側上顆　189
外側上顆炎　198, 200
外側側副靱帯　394
外転神経　482
外転ストレステスト　421
回内-回外テスト　520
外反膝　39, 40
外反ストレステスト　206, 242
改変ヘルフェットテスト　405
下顎反射　486
踵・つま先歩行テスト　310
踵-膝テスト　523
蝸牛神経　491, 492
角膜反射　486

角膜表面反射　516
下後腸骨棘　339
下肢の機能テスト　523
下肢の神経反射　509
下前腸骨棘　356
片足立ち腰椎伸展テスト　288
肩関節可動域　130
肩関節多方向不安定性　158
肩関節部整形外科検査フローチャート　121
肩の外転テスト　97
肩の伸延テスト　96
肩引き下げテスト　95
滑液包炎　143, 358, 360, 377
滑車神経　482
滑膜炎　377
下腹壁反射　515
カプラン徴候　201
カボット膝窩徴候　406
患者の病歴　2
関節可動域　6
関節機能障害テスト　285
関節唇損傷　161
関節の不安定性　242
関節包テスト　244
関節面　391, 393
関節リウマチ　191, 240, 241, 244
完全脱臼　204
顔面神経　488

キ

脚長測定　471
逆ファレンテスト　227
逆ラックマンテスト　416
嗅神経　476
胸郭出口症候群　47, 95, 171
胸骨　252

胸骨圧迫テスト 266
胸骨骨折 252
胸鎖関節 122
狭窄性腱鞘炎 232, 233
胸鎖乳突筋 45
胸鎖乳突筋テスト 501
強直性脊椎炎 270, 348
胸椎可動域 259
胸椎の骨折 265
胸椎部整形外科検査フローチャート 251
胸部拡張テスト 270
棘上筋 136
棘上筋腱炎テスト 136
棘上筋テスト 165
棘突起 50, 257, 275
棘突起叩打テスト 77, 265, 289
ギヨン管 217
ギルクレスト徴候 142
筋筋膜症候群 128
筋電図検査 16
筋膜炎 255, 277, 278
筋力評価分類 56, 101, 103, 321

【ク】

駆血帯テスト 229, 449
屈曲圧迫テスト 91
屈筋腱 215
クランクテスト 162
グルテアール・スカイラインテスト 307

【ケ】

脛骨高原 391
脛骨神経 433
頚椎可動域 51
頚椎骨折 76
頚椎挫傷 74
頚椎症性脊髄症 94
頚椎内の神経の圧迫と刺激症状 87
頚椎捻挫 74
頚椎の抵抗下等尺性筋力テスト 56
頚椎不安定性 80
頚椎部整形外科検査フローチャート 44

頚動脈 46
頚内在筋 49
月状骨無腐性壊死 234
月状三角骨間不安定性テスト 234
結節間溝 125
ケルニッヒテスト 468
牽引テスト 175
腱炎 136, 139
検眼鏡検査 480
肩甲骨 128, 254
肩甲骨の回旋 35
肩甲上腕関節の後方不安定性 154
肩甲上腕関節の前方不安定性 146
肩鎖関節 122
腱鞘炎 215, 220
ゲンスレンテスト 343
腱不安定性 246
腱板 124, 164
ケンプテスト 308
肩峰下滑液包 123
肩峰下プッシュボタン徴候 144

【コ】

口蓋表面反射 516
後脛骨筋腱 431
後脛骨動脈 433
後傾骨盤 38
後十字靱帯損傷 416
コーゼンテスト 198
後頭葉病変 478
後部椎間板病変 77
後方観察評価 24
後方引き出しテスト 155
後方不安感テスト 154
股関節 359
股関節可動域 362
股関節拘縮テスト 372
股関節障害 377
股関節の骨折 371
股関節部整形外科検査フローチャート 355
呼吸機能障害 262
ゴシック肩 34
骨化性筋炎 390
骨粗鬆症 289, 371

骨盤の外側への傾き 37
骨盤不安定性テスト 349
骨膜炎 339
ゴルドスウェートテスト 314
ゴルフ肘 202
ゴルフ肘テスト 203
コンピュータ断層撮影 12

【サ】

浅指屈筋 113
最大椎間孔圧迫テスト 93
鎖骨 122
鎖骨下動脈の異常 72
坐骨結節 341
鎖骨上窩 47
坐骨神経 281, 292, 297
坐骨神経緊張テスト 306
坐骨神経痛 279, 280, 292
詐病 462
サルカス徴候 160
三角筋 104, 127
三角筋下滑液包 123
三角巾 430
三叉神経 485
三頭筋反射 112

【シ】

シェファー徴候 513
シカールテスト 298
磁気共鳴映像法 13
耳硬化症 491
示指伸筋 111
支持前屈テスト 315
視神経 477
姿勢症候群 29
指節骨 241
膝窩 395
膝蓋下滑液包炎 389
膝蓋腱反射 327, 329
膝蓋骨 386
膝蓋骨圧迫テスト 422
膝蓋骨外側脱臼 423
膝蓋骨軟化症 387, 422
膝蓋骨不安感テスト 423
膝蓋骨離断性骨軟骨炎 422
膝蓋上滑液包炎 389
膝蓋靱帯（腱） 386

膝蓋前滑液包炎　387, 389, 422
膝蓋大腿関節炎　422
膝蓋大腿機能障害　422
膝蓋跳動テスト　425
膝蓋内側滑模テスト　410
膝蓋軟骨軟化症　422
膝関節可動域　397
膝関節水腫　425
膝関節部整形外科検査フローチャート　385
自動的関節可動域　8
シャープ・パーサーテスト　81
尺側手根屈筋　110
尺側側副靱帯　188
ジャクソン圧迫テスト　89
尺骨遠位端骨折　219
尺骨茎状突起　219
尺骨神経　186
尺骨神経炎　209
尺骨神経管　217
尺骨神経管3徴候　231
尺骨神経管症候群　231
尺骨動脈　218
重症筋無力症　497
自由問診法　3
手関節可動域　221
手関節伸筋腱群　189
手関節のチネル様徴候　225
手関節部整形外科検査フローチャート　214
踵骨下滑液包　438
踵骨滑液包　438
手根圧迫テスト　228
手根管　216
手根管症候群　216, 225, 234
手根不安定性　234
シュペルマン徴候　269
小指球　239
小指伸筋　111
上肢の機能テスト　518
上肢の神経反射　505
ジョージのスクリーニング法　64, 73
上肢の内旋　36
上前腸骨棘　356
掌側骨間筋　114
小脳橋角部腫瘍　491
上腹壁反射　514
上腕横靱帯テスト　170

上腕骨外側上顆炎　189
上腕三頭筋　109, 192
上腕二頭筋　105, 107, 126, 139
上腕二頭筋腱の不安定性　166
触診　5
ジョージの脳血管・頭頚部機能検査　64
伸筋腱　220
伸筋の腱　240
神経合併症　262, 265
神経根障害　267
神経障害　207
深指屈筋腱テスト　246
靱帯緊張テスト　245
靱帯損傷　190
靱帯不安定性　204, 412, 444
伸展圧迫テスト　90
深部静脈血栓症　460

【ス】

髄膜炎　94, 491
髄膜の刺激症状と炎症　467
スコアリングテスト　380
スタイマン圧痛移動テスト　403
ストロークテスト　426
スパーリングテスト　92
スピードテスト　140
スランプテスト　293
スロカムテスト　417

【セ】

脊髄造影法　14
脊柱管狭窄症　290
脊柱後弯症　263
脊柱後弯の検査　262
脊柱側弯症　257, 263
脊柱側弯の検査　262
脊柱内在筋　277
脊柱の外側逸脱　36
脊椎炎　270
脊柱骨折　265
脊椎すべり症　288
脊椎分離症　285, 288
脊椎分離すべり症　285, 288
舌咽神経　497
石灰化　391, 393, 394
舌下神経　502

線維症　409
線維性筋痛症　255, 277, 278
占拠性病変　84, 85, 86, 311
前脛骨筋　328, 436
前傾骨盤　38
仙結節靱帯テスト　347
前後・前面観察　27
仙腸関節　340
仙腸関節炎　344
仙腸関節障害　348
仙腸関節症候群　314
仙腸関節ストレッチテスト　346
仙腸関節の捻挫　342
仙腸関節部整形外科検査フローチャート　338
仙腸関節への外転抵抗テスト　346
前庭神経　493, 494
先天性股関節形成不全　368
前方膝滑液包　388
前方スライドテスト　163
前方引き出しテスト　146
前方不安感テスト　147

【ソ】

総指伸筋　111
総指伸筋テスト　248
ソート・ホールテスト　78
ソート・ホールテスト　266
僧帽筋　48, 129
僧帽筋テスト　500
足関節可動域　440
足関節のチネル様徴候　450
足関節部整形外科検査フローチャート　429
足根管症候群　448
側頭葉病変　478
側面観察　25
側弯　36

【タ】

帯状疱疹ウイルス感染　253, 258
体性感覚誘発電位　16
大腿筋模張筋　360
大腿骨外側顆　393
大腿骨頭の阻血性壊死　377

大腿骨頭の無腐性壊死　378
大腿骨内側顆　391
大腿三角　361
大腿四頭筋　326, 390
大腿四頭筋腱　386
大腿神経伸展テスト　296
大腿直筋拘縮テスト　373
大転子　358
脱髄疾患　491
他動的関節可動域　6
他動的肩甲骨接近テスト　267
多発性硬化症　94
短趾伸筋　332
単純X線撮影　11
短橈側手根伸筋　107
短腓骨筋　334
短腓骨筋腱　435

チ

チネル様徴候　180
チャドックの足徴候　511
チャドックの手首徴候　508
肘窩　193
肘関節可動域　194
肘関節のチネル様徴候　208
肘関節部整形外科検査フローチャート　185
肘屈曲テスト　210
中手骨　241
中殿筋　331
肘頭　191
腸脛靱帯　394
腸骨稜　339, 356
長趾屈筋腱　431
長趾伸筋　332
長趾伸筋腱　436
聴神経　491
長橈側手根伸筋　107
長腓骨筋　334
長腓骨筋腱　435
長母趾屈筋腱　431
長母指屈筋テスト　247
長母趾伸筋　330
長母趾伸筋腱　436
長母指伸筋テスト　247
腸腰筋　324
直接的問診法　3
鎮痛傾斜徴候　303

ツ

椎間関節　50
椎間関節炎　308
椎間関節包炎　96
椎間孔圧迫テスト　88
椎間板損傷　85～89, 94～96, 265
椎間板ヘルニア　279, 300, 312
椎骨動脈圧迫症候群　63
椎骨動脈テスト　66
椎骨脳底動脈の機能検査　64
椎骨脳底部の循環の評価　60

テ

ティーツェ症候群　253
抵抗可動域　9
手首の屈筋群　110
デクリーンテスト　67
デジェリン3徴候　312
デジェリン徴候　86
テニス肘　198
デューガステスト　153
テレスコーピングサイン　370
殿筋群　279
殿部徴候テスト　317, 350

ト

頭位眼振　495
頭位変換眼振　495
動眼神経　482
橈骨　224
橈骨遠位端骨折　219
橈骨動脈　218
橈側手根屈筋　110
橈側側副靱帯　190
糖尿病　456
ドーバーンテスト　145
頭部前傾姿勢　31
トーマステスト　372
特発性脊柱側弯症　263
ドレイヤーテスト　424
トレンデレンブルグテスト　37, 368, 379
ドロップアームテスト　164
トロムナー徴候　506
トンプソンテスト　452

ナ

内果　430
内側安定性テスト　447
内側上顆　187
内側上顆炎　187, 202, 203
内側側副靱帯　392
内側ハムストリング反射　332
内転ストレステスト　204, 420
内反膝　40, 41
内反ストレステスト　242
ナクラステスト　316
ナフツィガーテスト　313
軟骨骨折　234, 422

ニ

ニアーインピンジメント徴候　138
二頭筋反射　105

ノ

脳神経病変　476
脳波検査　16
ノルウッドストレステスト　156

ハ

バージャーテスト　457
バージャー病　456
バーン・ベンチテスト　464
背側筋群　255
背側骨間筋　114
配列異常症候群　422
バコーディ徴候　97
8の字テスト　525
パットテスト　521, 524
波動テスト　426
パトリック（フェーバー）テスト　378
バネル-リットラーテスト　244
バビンスキー徴候　509
バルサルバ検査法　85, 311
バルサルバ法　86
ハルステッド検査　176
破裂骨折　289
バレ・リーウー徴候　63

半月板消去テスト　404
半月板損傷　400, 403, 407
半月板断裂　401, 403, 404, 405, 406, 408
半月板不安定性　399

ヒ

ビーバー徴候　268
皮下の軟部組織　4, 5
引き出し徴候　413, 445
ビケル徴候　178
膝屈曲テスト　302
膝曲がり徴候　295
ひだテスト　409
ヒップテスト　348, 381
皮膚　4, 5
皮膚表在反射　514
びまん性特発性過骨症　348
ヒューストン滑模ひだテスト　411
病的反射　505, 509
表面殿筋反射　515
敏捷性テスト　522
ピンチグリップテスト　211
ピンチテスト　230

フ

ファレンテスト　226
フィージンテスト　158
フィンケルスタインテスト　233
フーバー徴候　463
フェジェルツタインテスト　299
不均衡肩　33
副神経脊髄根　500
腹部不均整　37
付着靱帯　434
プッシュ・プルテスト　157
部分不安定性テスト　287
ブラガード　291
ブラガードテスト　297
フラミンゴテスト　351
フルクラムテスト　152
ブルジンスキー徴候　469

ヘ

閉眼示指テスト　494

ベーラー徴候　407
ベヒテルーテスト　300
ヘルニア　97
変形性関節症　50, 122, 241, 244, 348, 380, 381

ホ

ホーキンス・ケネディインピンジメントテスト　137
方向逸脱テスト　493
ボウストリング徴候　305
ホータントテスト　68
ホーマン徴候　461
ホールパイク検査　70
母指球　238
母指尺側側副靱帯弛緩テスト　243
骨シンチグラフィー　15
骨の構造　4, 6
ポパイ徴候　166
ホフマン徴候　505
ボンスホームテスト　402

マ

マイグネテスト　65
マイナー徴候　301
マグヌソンテスト　465
マックマレーテスト　401
マッケンジー・スライドグライドテスト　264
末梢動脈不全　456
丸みを帯びた肩　36
マンコッフ操作　466

ミ

脈拍　6
ミリグラムテスト　312
ミルテスト　200

メ

迷走神経　497
メニエール病　491

ヤ

ヤーガンソンテスト　167

ユ

指-鼻テスト　518
指-指テスト　519

ヨ

腰椎可動域　282
腰椎骨折　289
腰椎部整形外科検査フローチャート　274
腰方形筋　278
翼状肩甲　35
翼状靱帯ストレステスト　83

ラ

ラーミット徴候　94
ライトテスト　174
ラグレテスト　381
ラストの徴候　79
ラセーグテスト　291, 292
ラックマンテスト　416

リ

リウマチ性関節炎　219, 234
梨状筋　280
梨状筋テスト　307, 376
リスター結節　219
リップマンテスト　141
輪状靱帯　190
リンドナー徴候　309
リンネテスト　492

ル

ルイン・ゲンスレンテスト　344
ルーインの鼻かぎテスト　312
ルディングトンテスト　169

レ

レイノー現象　456

レールミット徴候　470
裂離骨折　204

ロ

ロウ前方不安定性テスト　151
ローテーター・カフ　124
ローテーター・カフ不安定性　164
ロウ多方向不安定性テスト　159
肋鎖テスト　173
肋椎関節強直症　270
肋軟骨　253
肋軟骨炎　253
肋膜の線維性炎症　269
肋間隙　253, 258
肋間神経炎　253, 269
肋間神経痛　258
ロックウッドテスト　150
肋骨　253, 258
ロッシーテスト　418
ロッソリモの足徴候　512
ロッソリモの手徴候　507
ロンベルグテスト　526

ワ

ワーテンバーグ徴候　209
ワトソンテスト　235
腕神経叢緊張テスト　179
腕神経叢伸展テスト　177
腕神経叢の刺激症状　177
腕橈骨筋反射　108

欧文索引

A

Abbott-Saunders Test　168
Abdominal Asymmetry　37
Abducens Nerve　482
Abduction Stress Test　206, 421
Achilles Reflex　335
Achilles Tap Test　453
Achilles Tendon　438
Achilles Tendon Rupture　451
Acromioclavicular Joints　122
Active Range of Motion　8
Adam's Position　263
Adduction Stress Test　204, 420
Adson's Test　172
Alar Ligament Stress Test　83
Allen's Test　458
Allis Test　368
Anderson Medial-Lateral Grind Test　408
Andrews Anterior Instability Test　149
Ankle Range of Motion　440
Annular Ligament　190
Antalgic Lean Sign　303
Anterior Apprehension Test　147
Anterior Drawer Test　146
Anterior Glenohumeral Instability　146
Anterior Inferior Iliac Spine　356
Anterior Knee Bursa　388
Anterior Slide Test　163
Anterior Superior Iliac spine　356
Anteroposterior／Front View　27
Anvil Test　371
Apley's Compression Test　400
Apley Scratch Test　137
Apley's Distraction Test　419
Attached Ligaments　434
Auditory Nerve　491

B

Babinski's Sign　509
Barré-Liéou Sign　63
Bechterew's Test　300
Beevor's Sign　268
Biceps Muscle　126
Biceps Tendon Instability　166
Bicipital Groove　125
Bikele's Sign　178
Bohler's Sign　407
Bony Structure　4, 6
Bounce Home Test　402
Bowstring Sign　305
Brachial Plexus Irritation　177
Brachial Plexus Stretch Test　177
Brachial Plexus Tension Test　179
Bragard's Test　297
Brudzinski's Sign　469
Buckling Sign　295
Buerger's Test　457
Bunnel-Littler Test　244
Burn's Bench Test　464
Bursitis　143

C

C5　104
C6　107
C7　109
C8　113
Cabot's Popliteal Sign　406
Calcaneal Bursa　438
Carotid Arteries　46
Carpal Compression Test　228
Carpal Instability　234
Carpal Tunnel　216
Carpal Tunnel Syndrome　225
Cervical Fractures　76
Cervical Instability　80
Cervical Intrinsic Musculature　49
Cervical Neurological Compression and Irritation　87
Cervical Range of Motion　51
Cervical Resistive Isometric Muscle Testing　56
Chaddock's Foot Sign　511
Chaddock's Wrist Sign　508
Chest Expansion Test　270
Clavicle　122
Closed-Ended History　3
Clunk Test　162
Cochlear Nerve　491, 492
Compression Syndromes　207
Computed Tomography　12
Congenital Hip Dysplasia　368
Corneal Reflex　486, 516
Costal Cartilages　253
Costoclavicular Test　173
Costovertebral Joint Ankylosis　270
Cozen's Test　198

CT 12
Cubital Fossa 193

D

Dawbarn's Test 145
Deep Vein Thrombosis 460
Déjérine's Sign 86
Déjérine's Triad 312
Dekleyn's Test 67
Deltoid Ligament 430
Deltoid Muscle 127
Dexterity Test 522
Distraction Test 96
Drawer's Foot Sign 445
Drawer Sign 413
Dreyer's Test 424
Drop Arm Test 164
Dugas Test 153

E

EEG 16
Elbow Flexion Test 210
Elbow Range of Motion 194
Electroencephalography 16
Electromyography 16
Ely's Test 374
EMG 16
Extension Compression Test 90
Extensor Digitorum brevis 332
Extensor Digitorum Communis Test 248
Extensor Digitorum Longus 332
Extensor Digitorum Longus Tendon 436
Extensor Hallucis Longus 330
Extensor Hallucis Longus Tendon 436
Extensor Tendons 220, 240

F

Facet Joints 50
Facial Nerve 488
Fajersztajn's Test 299
Feagin Test 158

Femoral Nerve Traction Test 296
Femoral Triangle 361
Figure-Eight Test 525
Finger-Finger Test 519
Finger-Nose Test 518
Finkelstein's Test 233
Flamingo Test 351
Flexion Compression Test 91
Flexor and Extensor Pollicis Longus Test 247
Flexor Digitorum Longus Tendon 431
Flexor Hallucis Longus Tendon 431
Flexor Tendons 215
Fluctuation Test 426
Foraminal Compression Test 88
Forward Head Posture 31
Fulcrum Test 152

G

Gaenslen's Test 343
Gag Reflex 499
General Hip Joint Lesions 377
General Sacroiliac Joint Lesions 348
Genu Valga 39
George's Screening Procedure 73
Gilchrest's Sign 142
Glossopharyngeal Nerve 497
Gluteal Muscles 279
Gluteal Skyline Test 307
Gluteus Medius 331
Goldthwaith's Test 314
Golfer's Elbow 202
Golfer's Elbow Test 203
Greater Trochanter 358
Guyon's Canal 217

H

Hallpike's Maneuver 70
Halstead Maneuver 176
Hautant's Test 68
Hawkins-Kennedy lmpingement Test 137
Heel-Knee Test 523
Heel-Toe Walk Test 310
Hibb's Test 348, 381
Hip Contracture Tests 372
Hip Fractures 371
Hip Joint 359
Hip Range of Motion 362
Hoffman's Sign 505
Homan's Sign 461
Hoover's Sign 463
Hughston Plica Test 411
Hypoglossal Nerve 502
Hypothenar Eminence 239

I

Iliac Crest 339, 356
Iliopsoas 324
Iliotibial Band 394
Intercostal Spaces 253, 258
Internal Rotation of the Upper Extremity 36
Intrinsic Spinal Muscles 277
Ischial Tuberosity 341

J

Jackson's Compression Test 89
Jaw Reflex 486
Joint Capsule Tests 244
Joint Dysfunction Tests 285
Joint Instability 242
Joint Line 391, 393

K

Kaplan's Sign 201
Kemp's Test 308
Kernig's Test 468
Knee Flexion Test 302
Knee Joint Effusion 425
Knee Range of Motion 397
Knock Knees 39
Kyphosis Screening 262

L

L1 321, 324
L2 321, 324, 326
L3 321, 324, 326
L4 326, 328
L5 330
Labral Tears 161
Labyrinthine Test for Positional Nystagmus 495
Lachman's Test 416
Laguerre's Test 381
Lasègue's Test 292
Lateral Collateral Ligament 394
Lateral Epicondyle 189
Lateral Epicondylitis 198
Lateral Femoral Condyle 393
Lateral Malleolus 434
Lateral Pelvic Tilt 37
Lateral Spinal Deviation 36
Lateral Stability Test 446
Lateral View 25
Leg Measurements 471
Lewin-Gaenslen Test 344
Lhermitte's Sign 94, 470
Ligamentous Instability 204, 412, 444
Lindner's Sign 309
Lippman's Test 141
Losee Test 418
Lower Abdominal Reflex 515
Lower Extremity 523
Lower Extremity Reflexes 509
Ludington's Test 169
Lumbar Fractures 289
Lumbar Range of Motion 282
Lunatotriquetral Ballottement Test 234

M

Magnetic Resonance Imaging 13
Magnuson's Test 465
Maigne's Test 65
Mannkopf's Maneuver 466
Maximal Foraminal Compression Test 93
McKenzie's Slide Glide Test 264
McMurray's Test 401
Medial Collateral Ligament 392
Medial Epicondyle 187
Medial Epicondylitis 202
Medial Femoral Condyle 391
Medial Hamstring Reflex 332
Medial Malleolus 430
Medial Stability Test 447
Mediopatella Plica Test 410
Meningeal Irritation and Inflammation 467
Meniscus Instability 399
Metacarpals 241
Milgram's Test 312
Mill's Test 200
Minor's Sign 301
Modified Helfet's Test 405
MRI 13
Multidirectional Shoulder Instability 158
Muscle Grading Chart 56, 101, 103, 321
Myelography 14

N

Nachlas Test 316
Naffziger's Test 313
Neer Impingement Sign 138
Nerve Root Lesions 267
Neuropathy 207
Norwood Stress Test 156

O

Ober's Test 375
Oculomotor Nerve 482
O'Donoghue's Maneuver 75
Olecranon Process 191
Olfactory Nerve 476
One Leg Standing Lumbar Extension Test 288
Open-Ended History 3
Ophthalmoscopic Examination 480
Oppenheim's Sign 510
Optic Nerve 477
Ortolani's Click Test 369

P

Palatal Reflex 516
Palpation 5
Parathoracic Musculature 255
Passive Range of Motion 6
Passive Scapular Approximation Test 267
Past Pointing Test 494
Patella 386
Patella Apprehension Test 423
Patella Ballottement Test 425
Patella Grinding Test 422
Patella Ligament (tendon) 386
Patella Reflex 327, 329
Patellofemoral Dysfunction 422
Pathological Reflexes 505, 509
Patient History 2
Patrick (Faber) Test 378
Patting Test 521, 524
Pelvic Rock (Iliac Compression) Test 349
Peripheral Arterial Insufficiency 456
Peroneus Brevis 334
Peroneus Brevis Tendons 435
Peroneus Longus 334
Peroneus Long us Tendons 435
Phalanges 241
Phalen's Test 226
Pharyngeal Reflex 516
Pinch Test 230
Pintch Grip Test 211
Piriformis Muscle 280
Piriformis Test 307, 376
Plain Film Radiology 11
Plica Tests 409
Popliteal Fossa 395
Posterior Apprehension Test 154
Posterior Drawer Test 155
Posterior Glenohumeral Instability 154
Posterior Superior Iliac Spine 339

Posterior Tibial Artery   433
Posterior View Evaluation   24
Postural Syndromes   29
Profundus Test   246
Pronation-Supination Test   520
Prone Anterior Instability Test   148
Pulse   6
Push-Pull Test   157

Q

Quadratus Lumborum   278
Quadriceps Femoris Muscle   390
Quadriceps Femoris Tendon   386
Quadriceps Muscle   326

R

Radial Artery   218
Radial Collateral Ligament   190
Radial Deviation   224
Radial Tubercle   219
Range of Motion Evaluation   6
Rectus Femoris Contracture Test   373
Resisted Range of Motion   9
Retreating Meniscus Test   404
Retrocalcaneal Bursa   438
Reverse Lachman's Test   416
Reverse Phalen's Test   227
Ribs   253, 258
Rinne's Test   492
Rockwood Test   150
Romberg's Test   526
Rossolimo's Foot Sign   512
Rossolimo's Hand Sign   507
Rotator Cuff   124
Rotator Cuff Instability   164
Round Shoulders   36
Rowe Test for Anterior Instability   151
Rowe Test for Multidirectional Instability   159
Rust's Sign   79

S

S1   334
Sacroiliac Articulations   340
Sacroiliac Resisted Abduction Test   346
Sacroiliac Sprain   342
Sacroiliac Stretch Test   346
Sacrotuberous Ligament Stress Test   347
Scapula   128, 254
Scapula Rotation   35
Scapula Winging   35
Schaeffer's Sign   513
Schepelmann's Sign   269
Sciatic Nerve   281
Sciatic Tension Test   306
Scoliosis   36, 262
Scouring Test   380
Segmental Instability Test   287
Sharp-Purser Test   81
Shoulder Abduction Test (Bakody's Sign)   97
Shoulder Depression Test   95
Shoulder Range of Motion   130
Sicard's Test   298
Sign of the Buttock Test   317, 350
Skeletal Scintigraphy   15
Skin   4, 5
Slocum Test   417
Slump Test   293
Somatosensory Evoked Potential   16
Soto-Hall Test   78, 266
Space-Occupying Lesions   84, 311
Speed's Test   140
Spinal Accessory Nerve   500
Spinal Percussion Test   77, 265, 289
Spinous Process   50
Spinous Processes   257, 275
Spurling's Test   92
SSEP   16
Steinman's Tenderness Displacement Test   403

Stenosing Tenosynovitis   232
Sternal Compression Test   266
Sternoclavicvlar Joint   122
Sternocleidomastoideus Muscle Test   501
Sternocleidomastoid Muscle   45
Sternum   252
Straight Leg Raising Test   291
Stroke Test   426
Subacromial Bursa   123
Subacromial Push-Button Sign   144
Subclavian Artery Compromise   72
Subcutaneous Soft Tissue   4, 5
Subdeltoid Bursa   123
Sulcus Sign   160
Superficial Cutaneous Reflexes   514
Superficial Gluteal Reflex   515
Supported Forward Bending Test   315
Supraclavicular Fossa   47
Supraspinatus Tendinitis Test   136
Supraspinatus Test   165
Swallowing Test   86
Symptom Magnification   462

T

T1   116
T12   321, 324
Tarsal Tunnel Syndrome   448
Telescoping Sign   370
Tendinitis   136, 139
Tendon Instability   246
Tennis Elbow   198
Tensor Fasciae Latae Muscle   360
Test for Tight Retinacular Ligaments   245
Thenar Eminence   238
Thomas Test   372
Thompson's Test   452
Thoracic Fractures   265
Thoracic Outlet Syndrome   171
Thoracic Range of Motion   259

Thumb Ulnar Collateral Ligament Laxity Test   243
Tibialis Anterior   328, 436
Tibialis Posterior tendon   431
Tibial Nerve   433
Tibial Plateau   391
Tinel's Foot Sign   450
Tinel's Sign   180, 208
Tinel's Wrist Sign   225
Tourniquet Test   229, 449
Traction Test   175
Transverse Humeral Ligament Test   170
Transverse Ligament Stress Test   82
Trapezius Muscle   48, 129
Trapezius Muscle Test   500
Trendelenburg Test   379
Triceps Muscle   192
Trigeminal Nerve   485
Trochlear Nerve   482
Tromner's Sign   506

U

Ulnar Artery   218
Ulnar Collateral Ligament   188
Ulnar Nerve   186
Ulnar Styloid Process   219
Ulnar Tunnel   217
Ulnar Tunnel Syndrome   231
Ulnar Tunnel Triad   231
Underburg's Test   68
Unlevel Shoulders   33
Upper Abdominal Reflex   514
Upper Extremity   518
Upper Extremity Reflexes   505

V

Vagus Nerve   497
Valgus Stress Test   242
Valsalva's Maneuver   85, 311
Varus Stress Test   242
Veering Test   493

Vertebral Artery Test   66
Vertebrobasilar Artery Functional Maneuver   64
Vertebrobasilar Circulation Assessment   60
Vestibular Nerve   493, 494

W

Wartenberg's Sign   209
Watson's Test   235
Weber's Test   491
Wexler Scale   103
Wright's Test   174
Wrist Extensor Tendons   189
Wrist Range of Motion   221

Y

Yeoman's Test   345
Yergason's Test   167

監訳者略歴

斉藤 明義（さいとう あきよし）

1972年 3月	日本大学医学部卒業	
	5月	日本大学医学部整形外科学教室に入局
1979年 9月	医学博士学位取得	
1986年 1月	日本大学医学部講師	
1987年 9月	米国ボストン大学留学客員教授	
1988年10月	駿河台日本大学病院整形外科 外来医長	
1990年 1月	駿河台日本大学病院整形外科 病棟医長	
1994年 6月	駿河台日本大学病院整形外科 教育医長	
1997年 7月	駿河台日本大学病院スポーツ・健康増進クリニック室長	
1998年 5月	日本大学医学部整形外科助教授	
2006年 4月	駿河台日本大学病院整形外科部長	
2007年 7月	日本大学医学部整形外科教授	
2010年 6月～2015年 3月	同大学医学部整形外科客員教授	
2017年 4月	同大学スポーツ科学部客員教授	
2018年 4月	医療法人社団AZroad高輪台さいとう整形外科 理事長・院長	

写真で学ぶ
整形外科テスト法 ［増補改訂新版］

2004年 8月10日　初版 1刷
2018年10月30日　初版11刷

著　者　ジョセフ J. シプリアーノ
監訳者　斉藤明義
発行者　戸部慎一郎
発行所　株式会社　医道の日本社
　　　　〒237-0068　横須賀市追浜本町1-105
　　　　電話（046）865-2161
　　　　FAX（046）865-2707
2004　ⒸIdo-no-Nippon Sha
印刷　図書印刷株式会社
ISBN978-4-7529-3074-7 C3047